범죄의 현장

세계를 놀라게 한 범죄사건을 통해 본
법과학과 과학수사의 모든 것

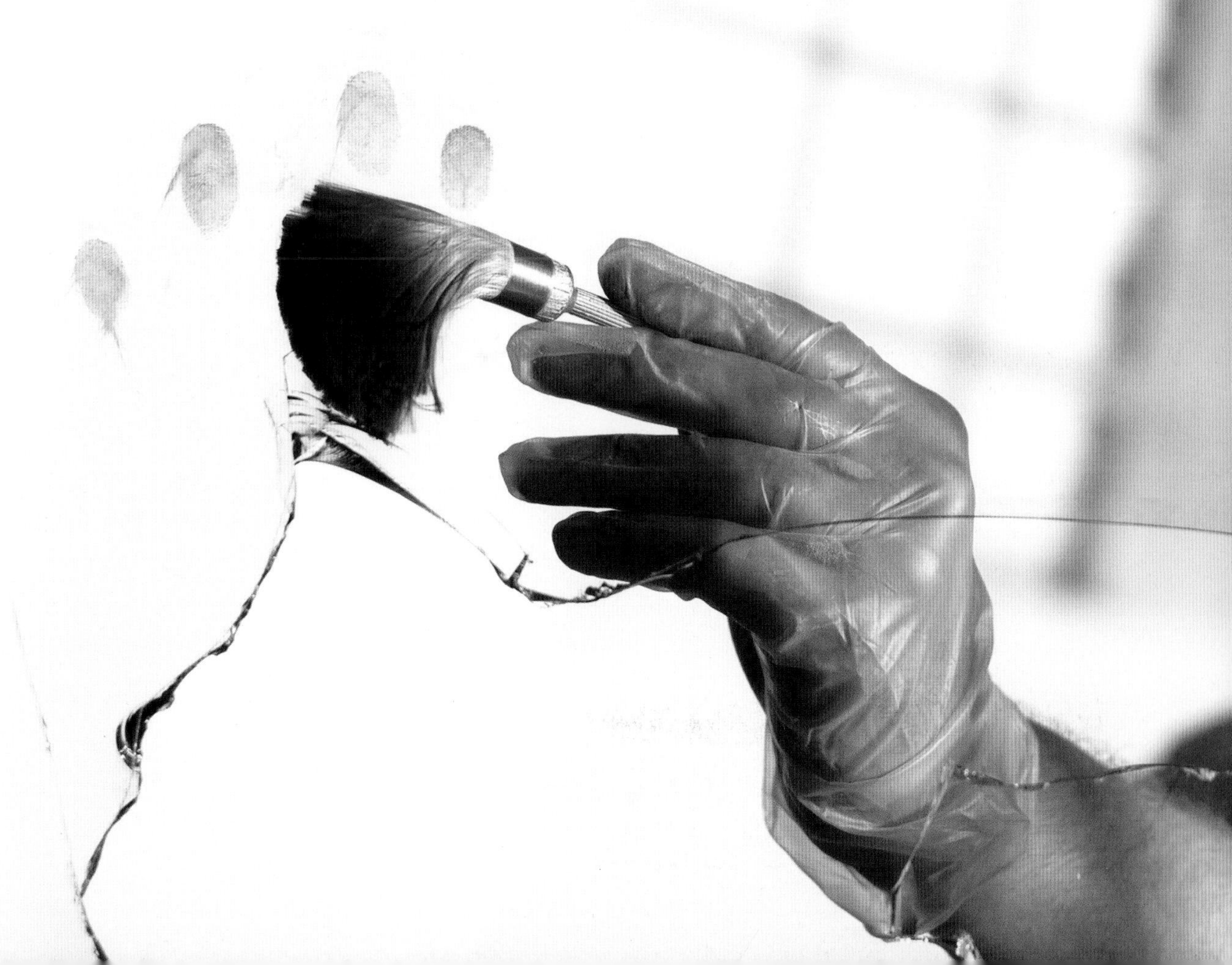

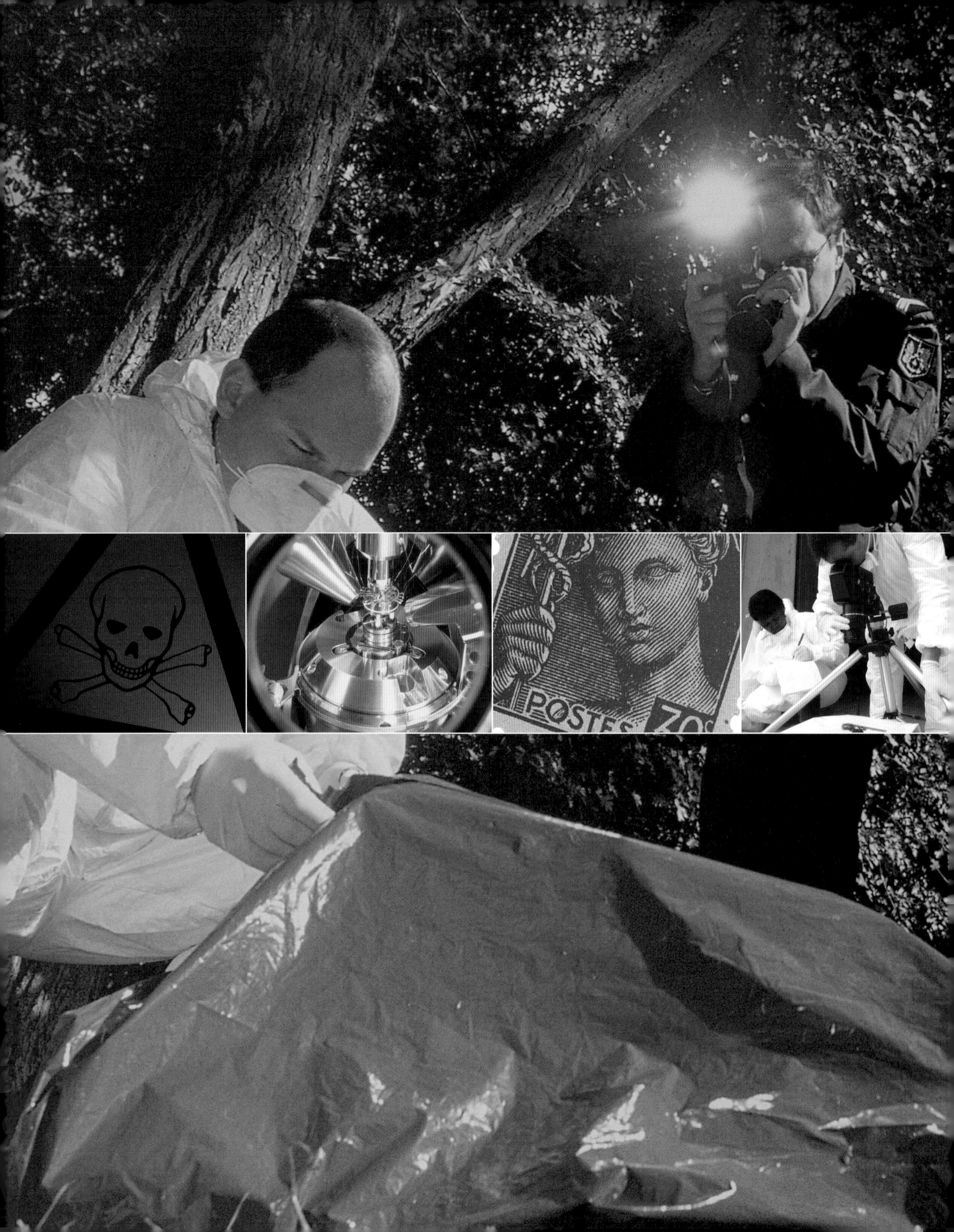
POSTES

범죄의 현장

세계를 놀라게 한 범죄사건을 통해 본 법과학과 과학수사의 모든 것

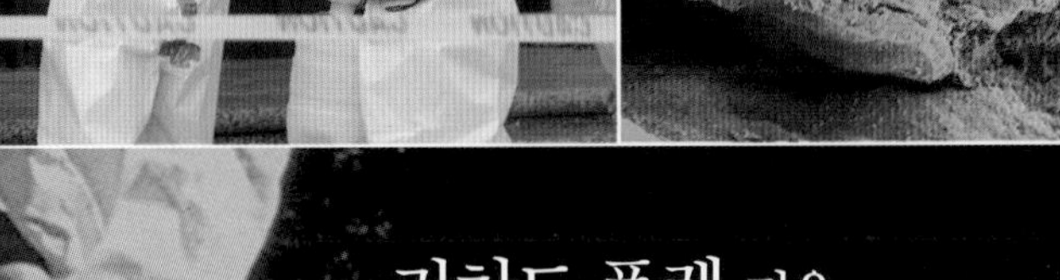

리처드 플랫 지음
안재권 옮김

해나무

"A Dorling Kindersley Book"
www.dk.com

옮긴이 **안재권**
서울대학교 수학과를 졸업하고 영국 에든버러 대학에서 철학을 공부했다. 과학 분야를 중심으로 전문 번역가로 활동 중이며, 옮긴 책으로는 『행복한 기적을 키우는 사람들』 『죽은 자들은 토크쇼 게스트보다 더 많은 말을 한다』 등이 있다.

범죄의 현장
초판인쇄 2005년 11월 15일
초판발행 2005년 11월 25일
지은이 리처드 플랫
옮긴이 안재권
펴낸이 지수현
펴낸곳 해나무
출판등록 2001년 4월 7일 제406-2003-058호
주소 413-756 경기도 파주시 교하읍 문발리 파주출판도시 513-8
전자우편 henamu@hotmail.com
전화번호 031) 955-8896
팩스 031) 955-8855

ISBN 89-89799-49-X 03510

이 도서의 국립중앙도서관 출판시 도서목록(CIP)은
e-CIP 홈페이지(http://www.nl.go.kr/cip.php)에서 확인할 수 있습니다.(CIP제어번호: CIP 2005001353)

차례

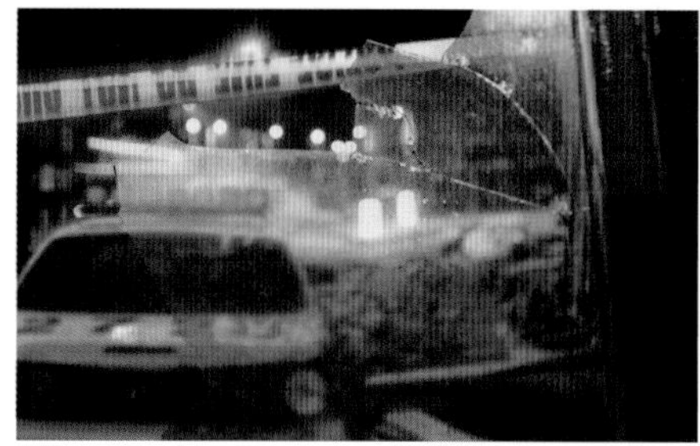

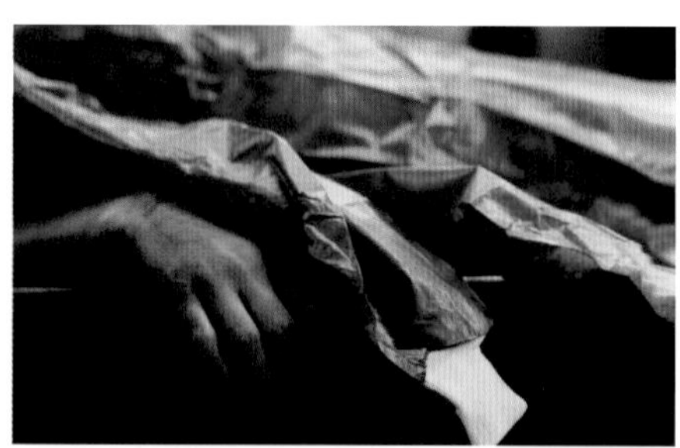

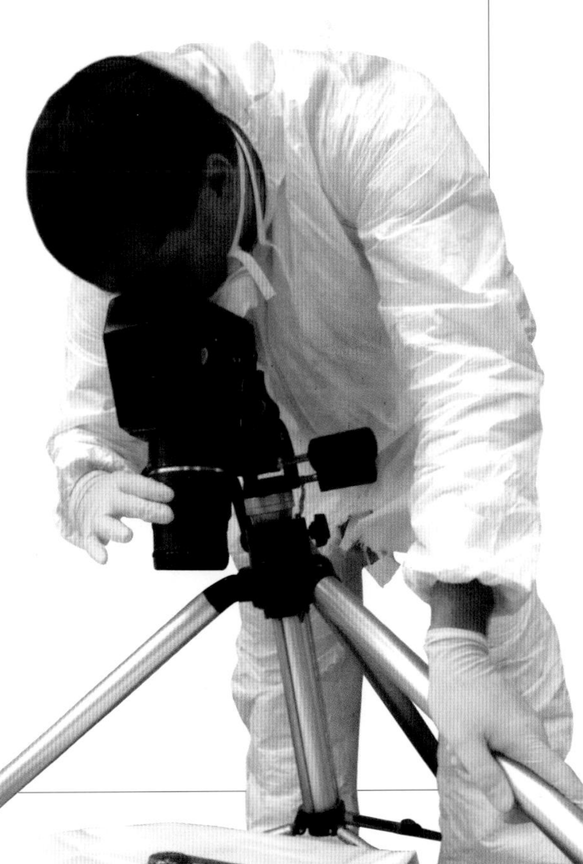

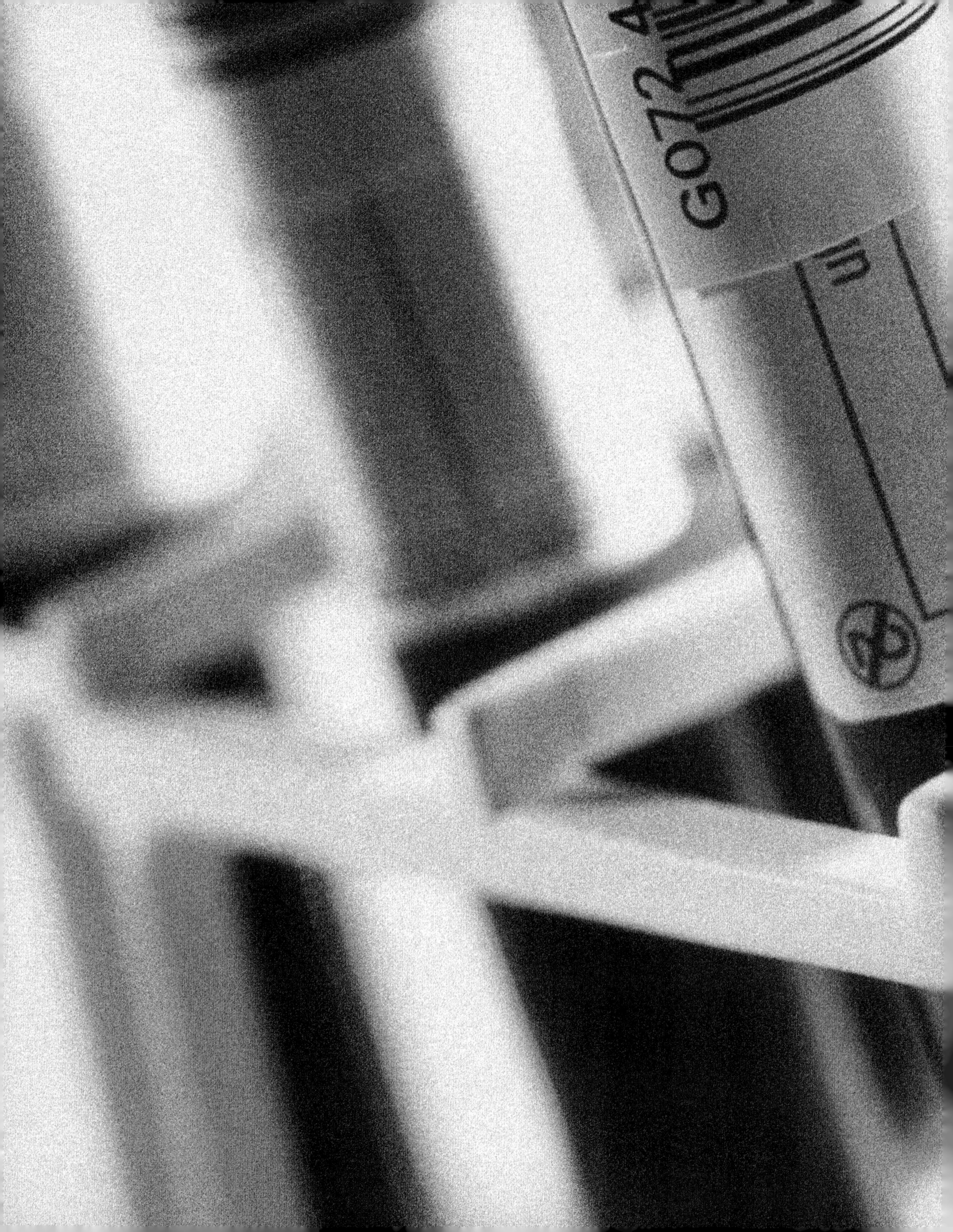

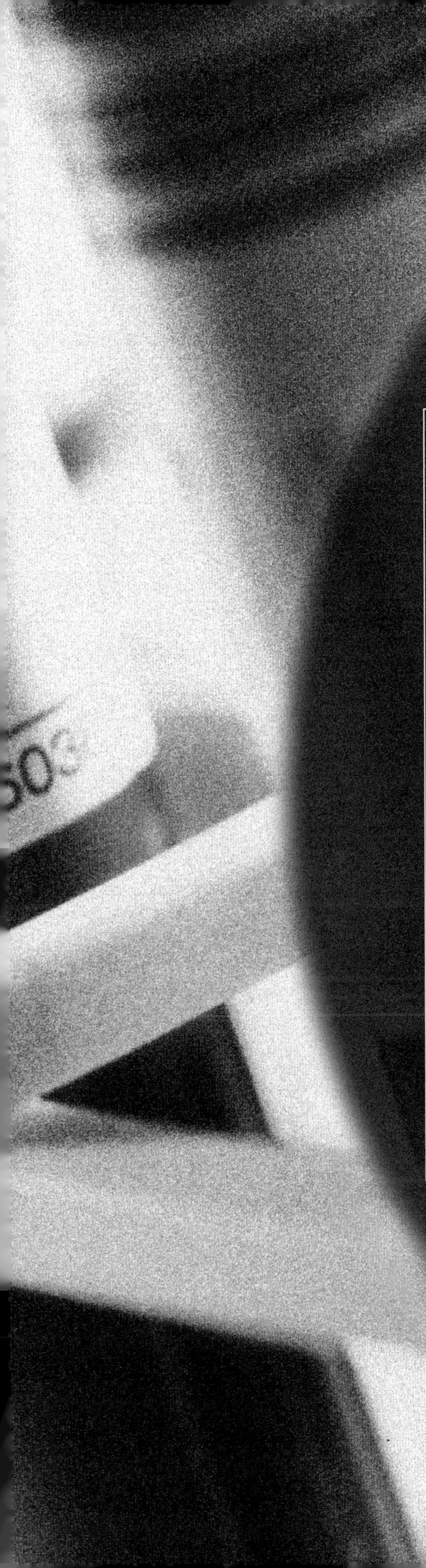

몇 주 동안 텔레비전으로 방영된 O.J. 심슨의 범죄공판을 지켜본 사람들은 법과학자들이 정연하게 제시하는 DNA, 발자국, 모발, 섬유, 혈청학 등 여러 증거들에 매료되었을 것이다. 그 이후 기술이 발전하면서 법과학(법률과 관련된 과학)은 거의 모든 범죄자들의 유죄를—합리적인 의심을 넘어서—증명하는 데 보다 효과적으로 사용되고 있다. 수십 편의 영화와 텔레비전 프로그램에서 중추적인 역할을 담당하기도 했다. 하지만 시청자들을 즐겁게 해주기 위해 왜곡한 경우가 대부분이었다.

독자들이 이 책을 읽는다면 여러 분야의 법과학을 간단하면서도 정확하게, 그리고 풍부한 도판으로 더욱 재미있게 배울 수 있을 것이다. 각 장에는 빼어난 사진들과 함께 올바른 정보가 가득하며, 실제적인 사례연구도 포함되어 있다. 이 책에서는 진실을 밝히고 문제를 해결하는 데 도움을 주면서 결국 법정에서 이용될 첨단 도구와 기법들을 훌륭한 수사(搜査)와 함께 설명한다.

나는 FBI 연구소 책임자와 사립 조사관으로 30여 년을 보내며 수천 건의 사건을 다루었고, 유명한 재판에 수없이 관계해왔다. 그러면서 겪은 가장 어려운 일은 내 전문분야뿐 아니라 법과학의 다른 많은 분야를 친구, 보도기관, 학생, 배심원과 판사, 그리고 그 밖의 사람들에게 설명하는 것이었다. 이제는 그저 『범죄의 현장』을 건네주기만 하면 된다. 책을 받은 사람들은 이 멋진 분야의 최고 개론서를 얻은 것이라 자신한다.

제럴드 B. 리처즈

전 FBI 특별수사관

FBI 연구소 특별사진반, 문서작업 및 연구반 책임자 역임

수사절차

법과학은 범죄수사에서 다방면으로 사용되는, 엄청나게 강력한 도구이다. 하지만 범인을 잡는 데는 과학만으로 충분하지 않다. 법과학이 성공을 거두기 위해서는 형사, 경찰관, 민간전문가, 행정담당자의 지식과 경험, 직관을 합쳐야 한다.

국제도시에서 범죄가 일어난다. 범인은 그 지역 주민, 아니 전 국민 중 누구나 될 수 있다. 어쩌면 이미 외국으로 도피했는지도 모른다. 수사관들은 잠재적인 용의자들을 체계적으로 제외시키며 신문 가능한 명단으로 줄여 나가야 한다.

이렇게만 하면 된다는 법칙은 없다. 범죄기록과 법과학 데이터베이스에서 유사범죄를 가려내고, 용의자가 될 만한 전과자 명단을 뽑을 수도 있다. 범죄현장을 조사함으로써 실마리를 찾는 것도 가능하다. 피해자나 목격자가 용의자의 정보를 경찰에 제공하는 경우도 많다. 목격자를 확보하지 못했을 때는 수사를 공개하고 대중매체를 통해 주저하는 목격자가 나서도록 설득할 수도 있다.

유익한 의심

피해자나 목격자가 범인의 성별과 연령에 대한 정보를 제공하는 경우가 많다. 이를 통해 용의자들을 절반 이상 줄일 수도 있다. 그러나 정보에 따르는 것은 겉보기만큼 간단하지 않다. 증인의 진술은 의심까지는 아니더라도 그 한계를 염두에 두고 세밀히 검토해보아야 한다. 증인이 "현장에서 달아나는 여자를 보았어요"라고 진술했다면 남자는 조사대상에서 제외시키는 것이 타당할 듯하다. 하지만 금발을 길게 기른 남자를 보고 여자라 지레짐작했다면?

경험에 따르면, 증인의 인식이나 기억은 다른 점에서도 정확하지 않을 수 있다. 그래서 증인이 "스물다섯 먹은 사람"이라 했다면 수사관들은 12세에서 40세에 이르는 용의자들을 찾아본다.

중대한 가정

목격자나 피해자의 진술로 용의자를 줄여 나

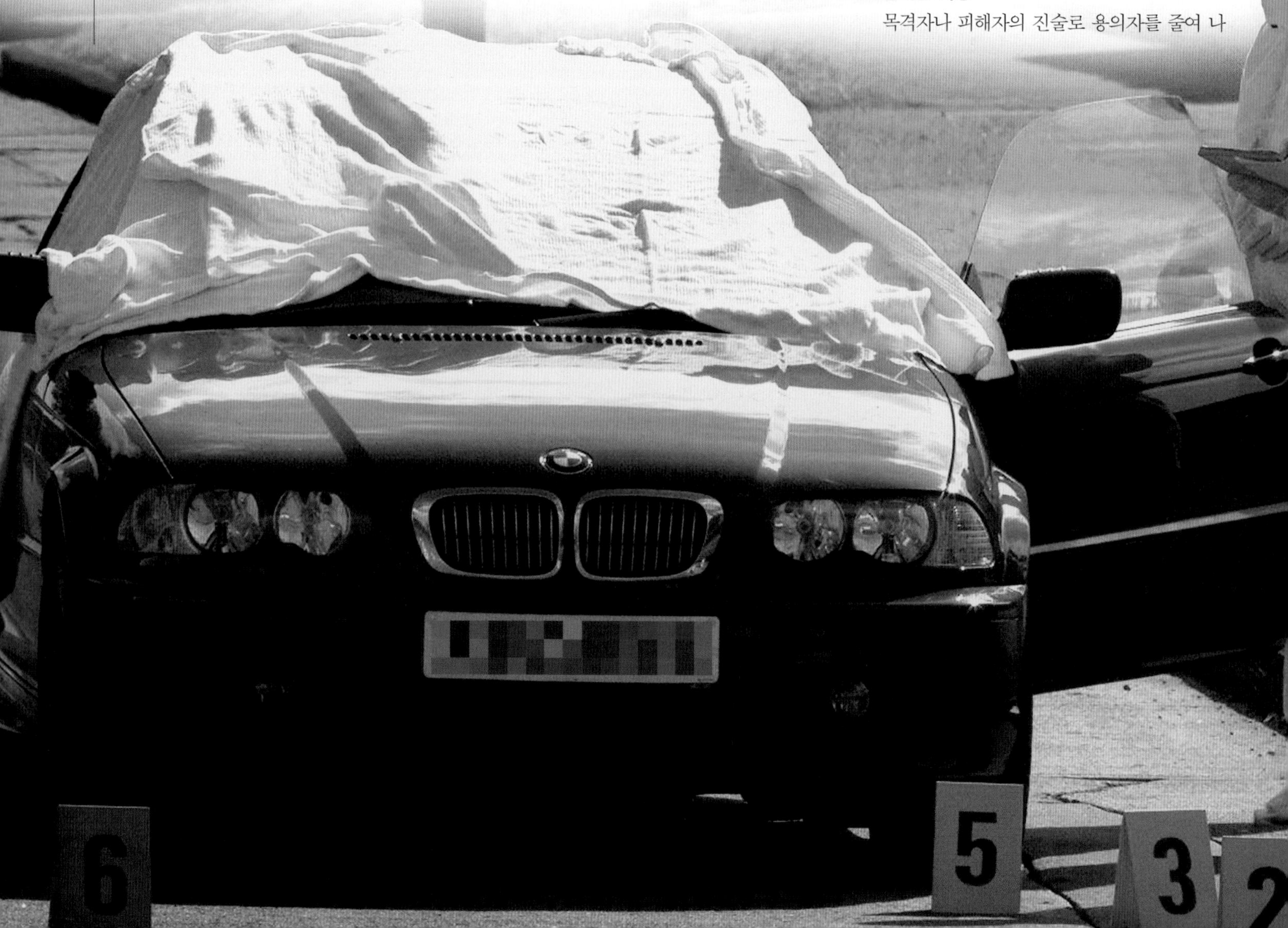

갈 수 없는 경우 수사관들은 초기범위를 좁혀줄 가정을 세워야 한다. 예를 들면 '대부분의 범죄는 범인의 집 부근에서 일어난다.' 그래서 수사는 범죄현장 주변에서 시작된다. 지역주민들의 집을 방문해 조사하면 당장은 관련이 없어 보여도 나중에 결정적인 정보를 끌어낼 수도 있다.

이 과정에서 확증을 찾는 것이 도움이 된다. 수사관들은 수많은 사람들에게 같은 질문을 던져 목격자 진술의 동기와 신빙성을 평가하게 된다. 예를 들어서 적지 않은 집들을 방문해 "이 집엔 몇 명이 사나요?" "옆집에는요?"라고 질문하다 보면 무고(誣告)도 밝혀질 것이다.

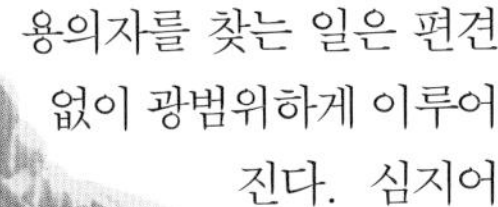

누구나 용의자다

용의자를 찾는 일은 편견 없이 광범위하게 이루어진다. 심지어 범죄를 신고한 사람까지 용의자에 포함된다. 시체를 '발견'한 당사자가 살인자인 경우도 흔하기 때문이다. 아무리 죄가 없는 듯해도, 그 논리적인 귀결이 납득할 수 없는 것이라 하더라도, 유죄의 혐의가 대중적인 선입관과 충돌한다 해도 누구든 용의자에서 배제해서는 안 된다.

어린이 유괴살인은 이 원칙에 대한 교훈적인 예가 될 것이다. '낯선 사람에게 당한 위험'에 대중매체는 엄청난 관심을 보이지만, 사실 그러한 경우는 드물기 때문이다. 절대다수의 범죄에서 범인은 피해자와 잘 아는 사람이다.

이런 까닭에 수사관들은 들개가 아이를 물어 갔다는 린디 체임벌린의 주장을 의심했다 (64쪽 참조).

이 악명 높은 오스트레일리아의 사건은 선입관이 초래하는 위험을 잘 보여주고 있다. 서둘러 결론을 내린 수사관들은 처음에 가진 생각과 모순되는 증거들을 간과해버리기 쉽다. 수사가 가정에 끌려 다니면 다닐수록 그런 가정을 제쳐두고 대안을 고려하기가 쉽지 않다. '들개 아기' 사건에서도 바로 이런 이유로 오심(誤審)이 일어난 것이다.

끈질긴 형사들은 믿을 만한 증거도 의심해 보는 습관을 기른다. 가령 용의자가 자백하면 확실한 유죄로 보이지만, 진짜 범인을 보호하거나 더 큰 범죄를 숨기려고 자기가 저지르지 않은 죄를 말했을 수도 있다. 자백한 사람이 정말로 범인임을 증명하려면 더욱 세밀한 조사와 증거가 필수적이다.

유죄의 확증

유죄판결은 '합리적인 의심'(기소된 사람의 유·무죄를 판단하는 한 기준으로서, 합리적인 의심이 없는 경우에만 유죄로 인정하게 된다-옮긴이)을 넘어서는 증거로 보장된다. 이제 수사관들은 자칫 불충분하기 쉬운 증거를 객관적이고 타당한 수준으로 법과학이 제공해줄 수 있음을 안다. 오늘날 법과학은 범죄현장에서 법정에 이르기까지 수사의 모든 단계에서 중요한 역할을 한다.

◀ 총격현장
총격현장에서 체계적으로 증거목록을 작성함으로써 범죄현장 담당경관들은 수사의 토대를 마련한다.

법과학의 역할

앞으로 이 책에서 법과학의 다양한 분야를 다루게 될 것이다. 실제로 그것이 체포와 유죄판결로 이어지는 범죄수사에서 어떤 도움을 주는지 알아보자.

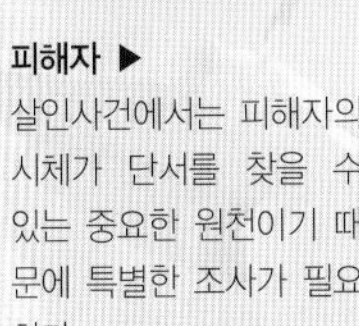

◀ 범죄현장에서
범죄현장에서 수사관들이 처음에 못 보고 지나친 증거는 다시는 찾을 수 없게 되거나 법정에서 증거능력을 인정받지 못한다.

피해자 ▶
살인사건에서는 피해자의 시체가 단서를 찾을 수 있는 중요한 원천이기 때문에 특별한 조사가 필요하다.

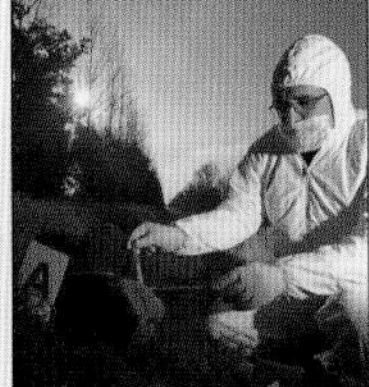

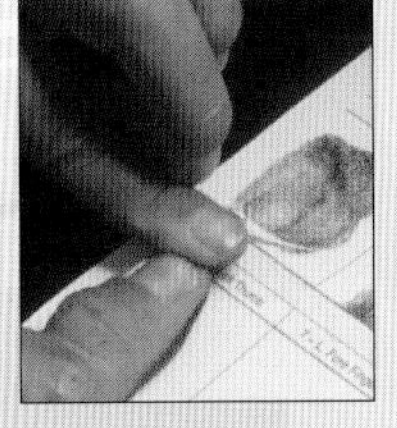

◀ 신원확인
지문에서 DNA에 이르는 법과학 기법들은 용의자와 피해자의 신원을 찾아내는 데 도움을 준다.

용의자 ▶
용의자의 추적에는 심리학뿐만 아니라 오류를 범할 수 있는 목격자의 기억과 판단에 대한 평가도 필요하다.

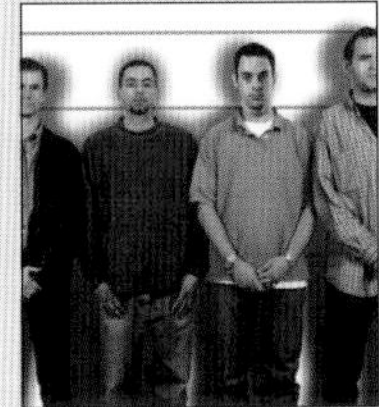

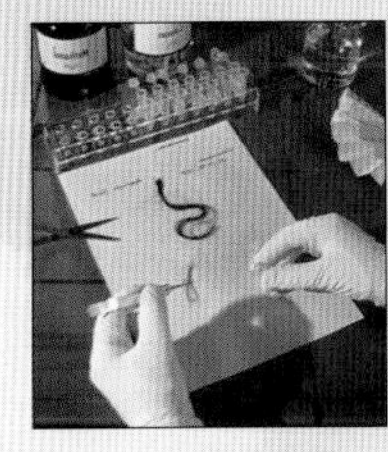

◀ 증거분석
사건을 종결시킬 수 있는 중요한 단서를 증거물에서 찾아내기 위해 범죄실험실에서는 정교한 실험을 한다.

살인도구 ▶
죽음은 여러 형태로 발생한다. 법과학 기법은 빠른 속도로 발사된 총알에서부터 극미량의 독약에 이르기까지 모든 흔적의 추적에 도움이 된다.

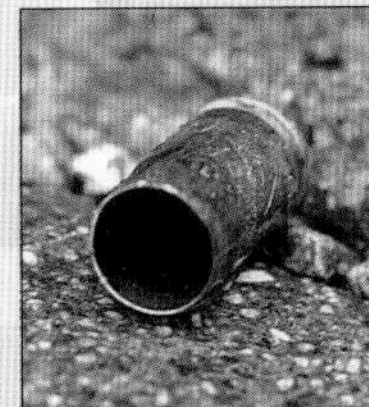

이 책의 마지막 장에서는 미술작품·화폐·문서의 위조, 컴퓨터 범죄 같은 소위 '화이트칼라범죄'와 야생생물과 환경에 가하는 범죄적 위해를 검토하기로 한다.

범죄현장에서

컴퓨터처럼 작은 것이든, 비행기 추락처럼 큰 것이든, 범죄현장이야말로 이후의 수사를 위한 소중한 증거를 담고 있을 수 있는 가장 광범위한 곳이다.

범죄현장을 조직적으로 보호하고 수색하며 기록함으로써 경찰과 법과학 전문가들은 중요한 것이라면 그 무엇이든 조사를 거치지 않을 수 없도록 협력한다. 유리창에 묻은 작디작은 얼룩조차 유용하다고 판명될 수 있으므로.

증거에 대한 기본적인 조치를 미리 해놓지 않으면 범죄수사는 제대로 시작하기도 전에 치명적인 타격을 받게 된다.

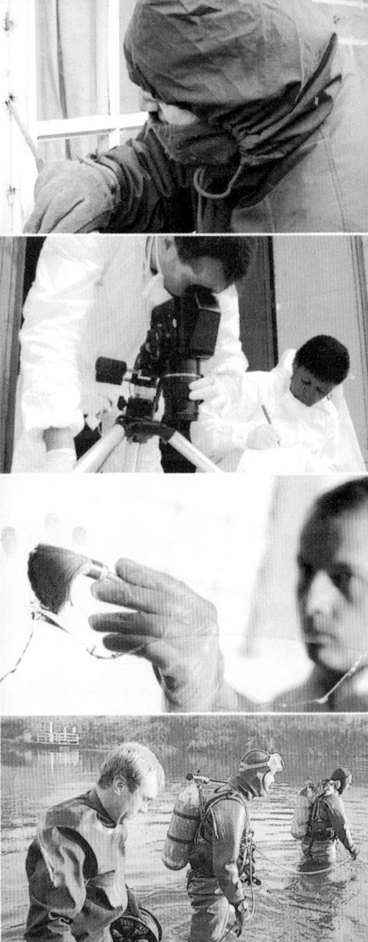

현장 초기대응

사이렌을 울리며 긴급구조대가 범죄현장으로 급히 달려간다. 경찰관, 소방관, 구급차요원들은 다른 수사관들이 결코 보지 못한, 아무도 손대지 않은 현장을 보게 된다. 하지만 증거를 보존하고 기록할 이 유일한 기회를 활용하기 전에 보다 시급한 의무를 수행해야 할 때도 있다.

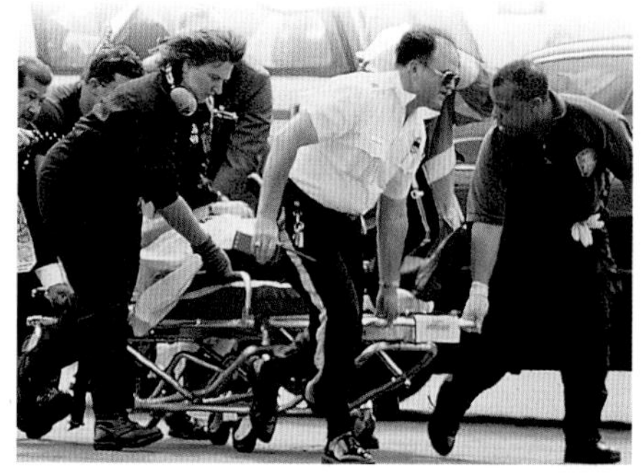

인명을 구하기 위한 돌진 ▲
인명이 위험에 처한 경우 범죄수사관들은 기다려야 한다. 1998년 미국 워싱턴 국회의사당에서 벌어진 총격사건의 피해자가 환자수송기로 급히 후송되고 있다.

우선순위

1 인명을 구하고 보호한다.
2 현장에서 부상자들에게 응급조치를 실시한다.
3 현장에 있는 모든 용의자들을 검거, 구금, 호송한다.
4 다른 응급요원들과 협력해 수사관들과 법과학조사관들이 현장에 안전하게 진입할 수 있도록 한다.
5 범죄현장을 확보하고 보존한다. 출입자는 모두 기록한다.
6 공식적인 수사가 시작되기 전에 부패하거나 망가지기 쉬운 증거, 혹은 파괴될 수 있는 증거는 기록하고 보존한다.
7 모든 증인의 신원을 확인해 확보하고, 가능한 한 진술을 받기 전에 서로 떨어뜨려놓는다.
8 최초의 수사를 조정하거나 수사경찰관을 지명할 선임경찰관과 의사소통을 한다.

웨지우드 대학살
1999년 미국 텍사스 주 웨지우드 침례교회에서 벌어진 대학살사건 현장에 긴급구조대가 도착하고 있다(편집증을 앓던 범인 래리 애시브룩이 권총을 쏘아 14명의 사상자를 내고 자살한 사건-옮긴이).

인명보호

어느 범죄현장에서나 우선적으로 인명을 보호하고, 모든 피해자를 도와 어떤 위험에도 처하지 않도록 해야 한다.

하지만 부상을 입은 피해자들이 안전해지고 안정을 찾게 되면 그들을 돕는 일과 그로 인해 증거가 손상될 위험성을 저울질해보아야 한다.

예를 들면 공격을 당한 피해자의 손에 용의자의 피나 피부, 모발이 묻어 있는 경우 웬만하면 씻지 않도록 한다.

현장의 용의자들

피해자들을 도와준 다음 경찰이 해야 할 일은 용의자들을 구금해 호송하는 것이다. 체포된 사람들은 몸수색을 하고, 그들의 상태나 진술, 행동을 모두 기록한다. 의류 역시 법과학 분석을 위해 압수할 수 있다.

이에 비해 잘 알려져 있지 않은 경찰의 임무는 용의자들이 범죄현장에 되돌아가지 못하게 하는 것이다. 용의자들이 되돌아가게 되면 발자국, 옷의 보풀(섬유), 모발 같은 흔적이 범죄가 일어났을 때 남겨진 것이라는 사실을 재판에서 입증하기 어려워진다.

또한 용의자들이 범죄현장에 다시 나타나면 그들을 또 목격한 구경꾼들이 신원을 증언할 때 편견을 가질 수 있다.

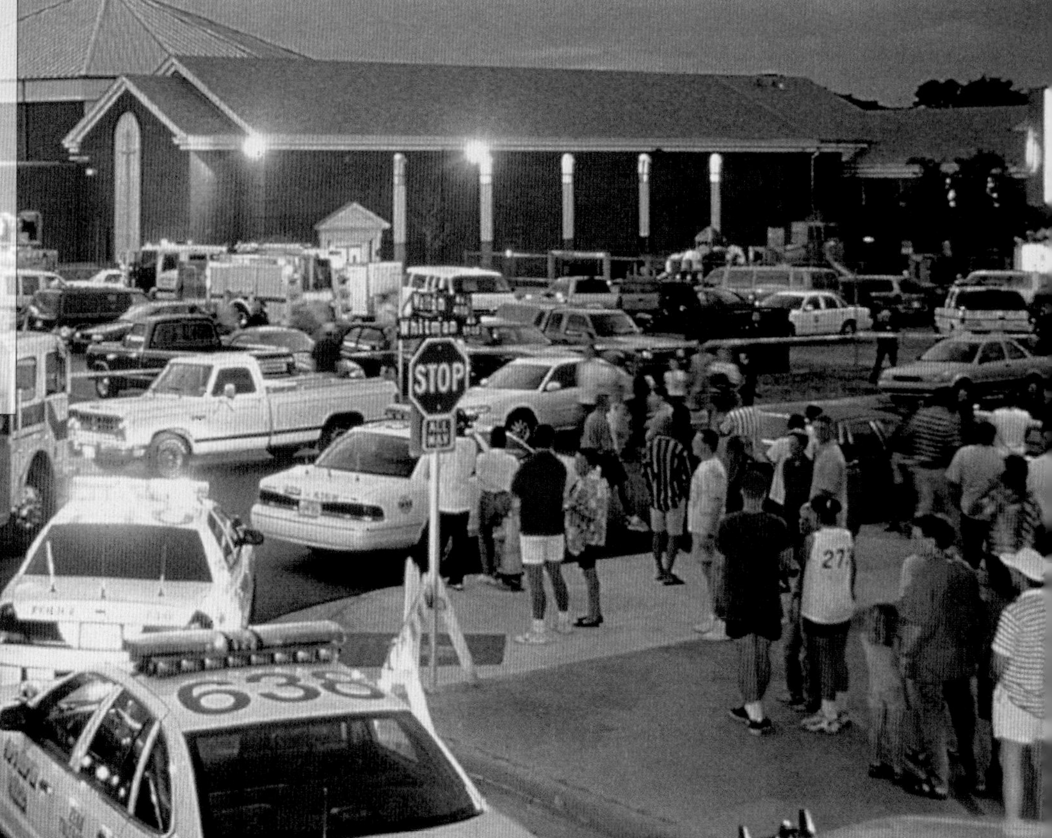

증인확보

현장에 처음 출동한 사람들의 임무 중 하나는 자발적인 증인이든 마지못한 증인이든 모두 확보해두는 것이다. 범죄를 목격한 사람이라도 정의실현을 위해 자신의 경험을 열심히 돌이켜본다는 법이 없기 때문이다. 현장 주변에 있던 사람들은 목격자가 아니더라도 수사과정에서 소중한 것으로 판명되는 정보를 제공하기도 한다.

즉시 진술을 받는 것이 불가능하다면 증인들이 서로 목격담을 나누지 못하도록 분리해 놓아야 한다. 이렇게 하면 증인의 기억이 다른 사람들로 인해 왜곡되는 것을 차단할 뿐만 아니라, 용의자가 재판에 회부된 경우 변호인이 목격자의 증언에 의문을 던질 여지도 줄어들게 된다.

현장통제

범죄현장을 방문한 사람들이 많을수록 수사관들이 범죄를 재구성해 잠재적인 용의자들을 찾아내기 어려워진다. 따라서 그 다음으로 중요한 일은 범죄현장을 봉쇄하고 거기에 있는 모든 증거를 보호하는 것이다.

봉쇄할 면적은 각각의 상황에 따라 다르지만, 범죄가 일어난 현장뿐만 아니라 그곳을 드나드는 어귀, 즉 출입지점을 둘러쌀 수 있을 정도로 커야 한다.

특히 강력범죄의 수사에서 수사관들만 접근할 수 있도록 범죄발생 현장보다 훨씬 멀리 떨어진 곳에 차단선을 설치해야 한다.

보다 넓은 지역에 일반인들이 접근하지 못하도록 해야 현장을 관리하기 쉬우며, 수송로 및 사고차량, 언론기관을 위한 안전지대가 확보된다.

범죄현장의 봉쇄는 테이프로 둘러치는 것만으로 끝나지 않는다. 효율적인 현장통제 계획에서라면 출입경로는 하나로 제한된다. 보통은 법과학수사관들과 현장수사관들을 위한 별도의 경로를 정해놓는다. 요원의 숫자는 최소한으로 유지해야 하며, 모든 방문자들은 교차오염을 방지하기 위해 보호복을 착용해야 한다.

현장을 방문한 모든 사람들을 기록하는 것도 중요하다. 언제 왔다가 갔으며 무엇을 가져갔는지 정확하게 기록해놓으면 재판에서 피고 측의 '증거조작'이라는 비난을 피하는 데 이용할 수 있다.

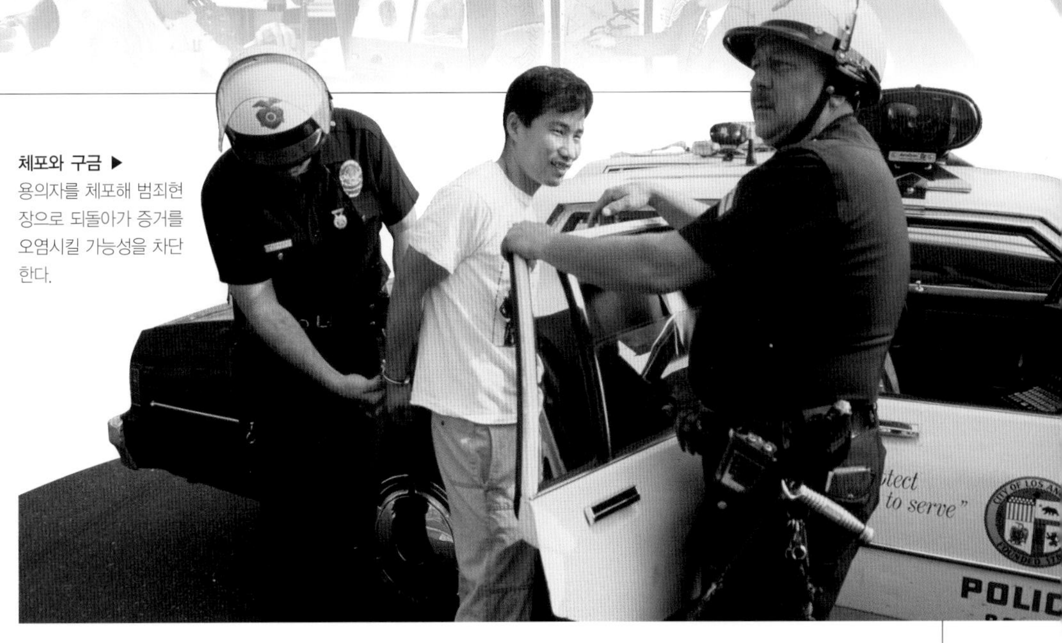

체포와 구금 ▶
용의자를 체포해 범죄현장으로 되돌아가 증거를 오염시킬 가능성을 차단한다.

범죄현장의 조사

현장에 먼저 출동한 이들이 선견지명을 가지고 체계적으로 일을 처리하면 손상될 수 있는 증거의 기록과 보존에 도움이 된다. 화장실 물을 내린다든지 전화를 거는 등의 부주의한 습관으로 중요한 증거가 사라질 수도 있고, 문의 개폐 상태를 기록해둔 덕에 무죄방면될 뻔한 살인자가 감옥에 갈 수도 있다.

범죄현장 책임자가 현장에 도착해 가장 먼저 할 일은 최초로 출동한 경찰관들을 면담해 범죄현장을 기록해두는 것이다.

수사관들은 범죄현장을 돌아다니며 냄새와 같이 곧 사라져버릴 증거를 수집하기도 한다. 따라서 온전한 현장에 대해 가급적 많은 정보를 기록해두어야 한다. 이후의 법과학 조사가 그 보고에 좌우될 수도 있으므로.

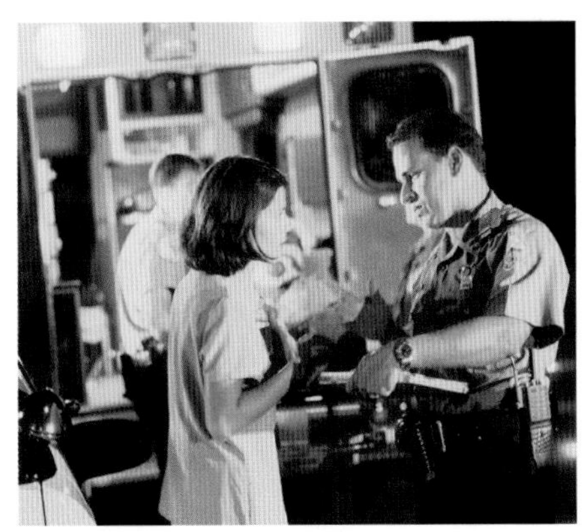

목격자 진술 ▲
현장에 처음으로 출동한 경찰관들이 수집해 기록한 진술은 법과학 전문가들이 수사를 진행할 방향을 제시한다.

담당

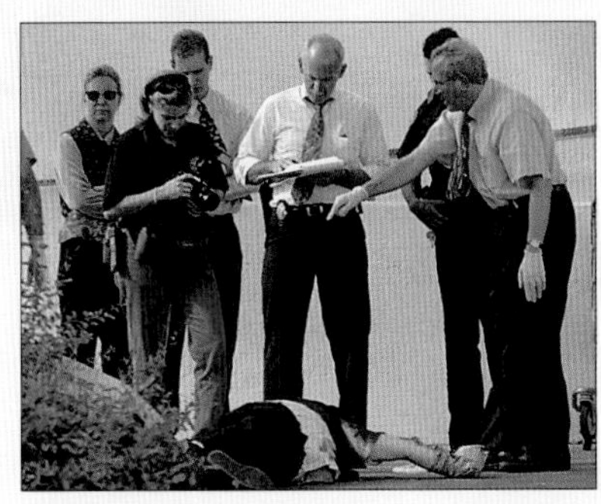

선임 수사경관 ▲
선임 수사경관이 자신이 거느린 살인사건 수사팀을 지휘하고 있다.

현장에 처음 출동한 사람들의 요청에 따라 상급경관들과 다른 기관들이 동원된다.

강력범죄라면 수백 명의 경관과 민간전문가들이 수사에 참여하기도 한다.

이들을 조정하는 것이 선임 수사경관의 임무이다. 선임 수사경관은 신문팀, 호별방문팀, 범죄현장팀을 배치하고, 증거를 확인하고 정리하며 분석할 사무관들을 지휘한다.

범죄현장 책임자가 지휘하는 범죄현장팀은 범죄현장 조정관의 감독을 받는데, 선임 수사경관에게 직접 보고한다.

다수의 범죄현장을 수사한다면 그 각각의 장소에 별도의 범죄현장팀을 배치하게 된다.

이렇게 하면 증거가 한 장소에서 다른 장소로(예를 들면 신발에 묻어서) 우연히 옮겨지는 교차오염을 방지하는 데 도움이 된다.

사진사

카메라는 형사의 수첩과는 비교가 되지 않는 정확성으로 범죄현장을 세밀하게 기록한다. 카메라로는 눈에 찍힌 발자국처럼 파괴되기 쉽고 금세 사라지는 증거들을 보존할 수 있다. 배심원들에게 범죄현장을 생생하게 보여줄 수도 있다. 어느 수사팀에서든 사진사가 핵심적인 요원인 것은 당연하다.

범죄현장 책임자가 일차적으로 조사를 마치면 두 번째 순서로 사진사들이 작업에 착수하는 것이 보통이다. 그들이 가장 먼저 해야 할 일은 교란되지 않은 범죄현장의 결정적인 장면들을 '기록'하는 것이다. 그런 증거들은 법과학 연구소에서 추가적으로 분석할 수 있기 때문이다.

그런 다음 사진사들은 보다 광범위하고 포괄적으로 촬영한다. 사진에는 출입경로, 건물의 안팎, 특정한 방들 사이의 연결관계, 증거물들의 위치 등이 포함된다. 사진은 보통 형사소송을 위해 촬영하지만, 용의자의 해명을 입증하는 데 도움이 되기도 한다.

범죄현장 사진사들은 그들이 필요로 하는 것보다 더 많은 사진을 찍는다. 선별한 사진은 법원에 증거로 제출한다. 그러나 피고 측은 미사용 사진도 볼 권리를 가지고 있다. 따라서 사진사의 촬영으로부터 현상실에 이르기까지 증거품의 연속성이 유지되었음을 증명하기 위해 사진사의 인적사항, 카메라 세팅, 촬영 일시와 장소, 현상 과정 등도 체계적으로 기록해두어야 한다.

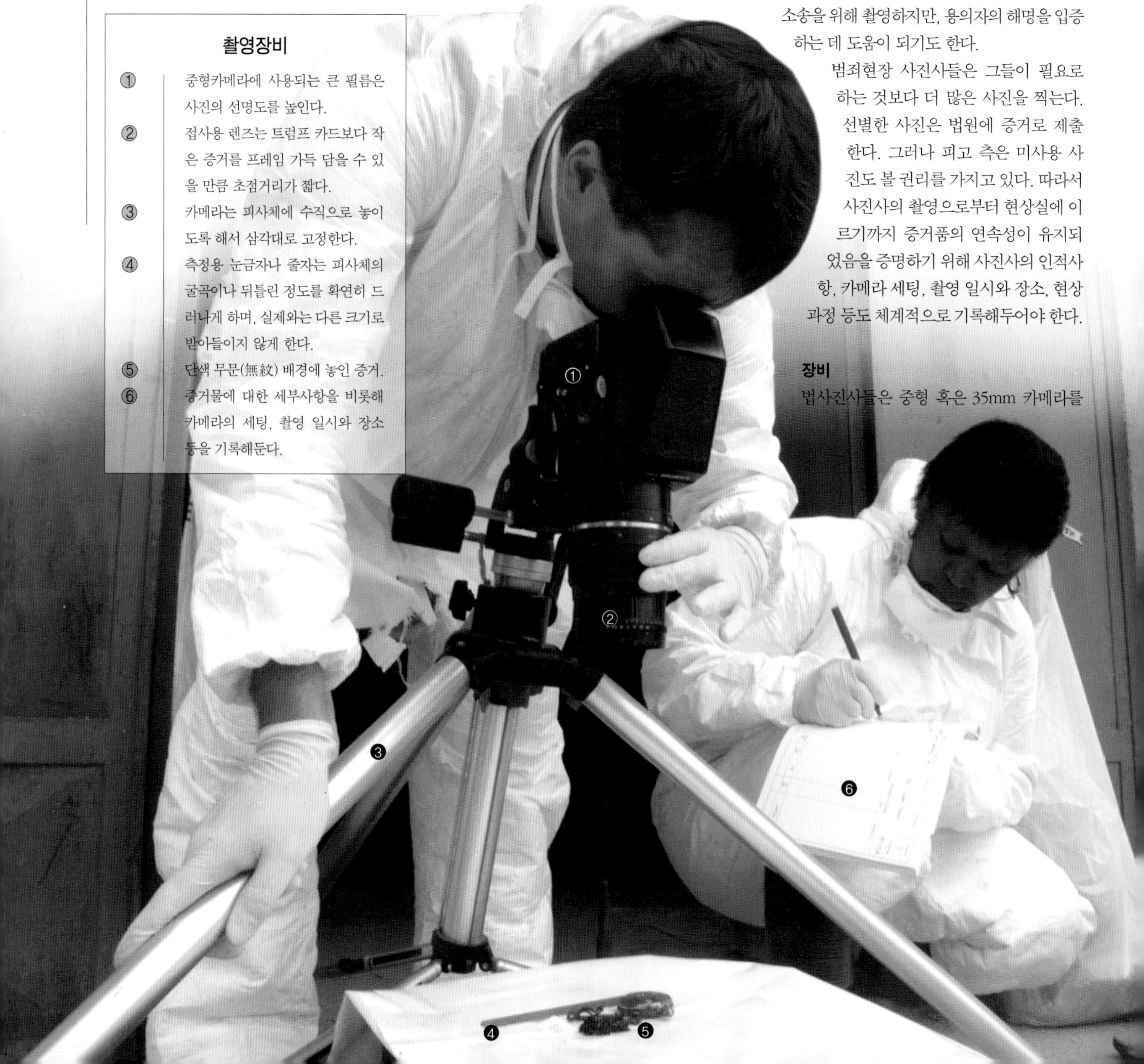

촬영장비

① 중형카메라에 사용되는 큰 필름은 사진의 선명도를 높인다.

② 접사용 렌즈는 트럼프 카드보다 작은 증거를 프레임 가득 담을 수 있을 만큼 초점거리가 짧다.

③ 카메라는 피사체에 수직으로 놓이도록 해서 삼각대로 고정한다.

④ 측정용 눈금자나 줄자는 피사체의 굴곡이나 뒤틀린 정도를 확연히 드러나게 하며, 실제와는 다른 크기로 받아들이지 않게 한다.

⑤ 단색 무문(無紋) 배경에 놓인 증거.

⑥ 증거물에 대한 세부사항을 비롯해 카메라의 세팅, 촬영 일시와 장소 등을 기록해둔다.

장비

법사진사들은 중형 혹은 35mm 카메라를

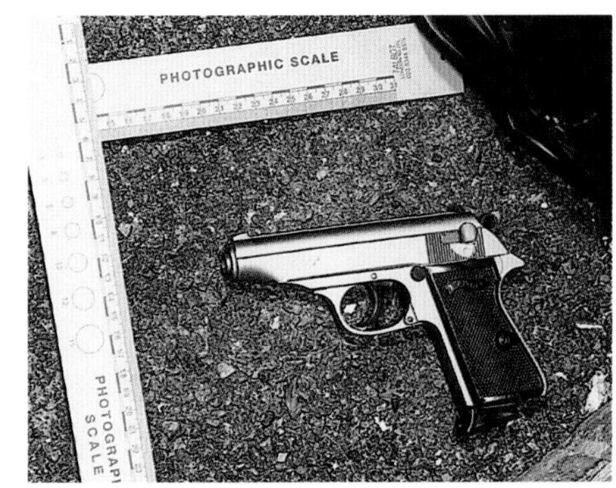

◀ **발견된 상태 그대로의 증거**
총과 같은 증거는 발견된 그 상태에서 자를 놓거나 놓지 않고 촬영한다. 자를 놓지 않는 이유는 이후 중요한 것으로 밝혀질 수 있는 주변의 세부가 잘 드러나게 하기 위해서이다.

사용하는 경향이 있다. 사진의 품질과 경제성, 휴대성과 편리성을 절충한 결과이다. 일안(一眼)리플렉스카메라의 렌즈는 서로 바꿔 끼울 수 있어 특별히 융통성이 있고, 그 파인더는 피사체가 필름에 기록되는 대로 정확하게 보여준다. 증거를 접사(接寫)하는 경우 카메라를 삼각대에 장착해서 요구되는 품질과 안정성을 얻는다.

디지털카메라는 많은 장점을 지녔다. 화학적 처리과정을 거칠 필요 없이 컴퓨터 데이터베이스에 수록할 수 있다. 또한 사진사는 카메라의 화면을 통해 사진이 제대로 찍혔는지 곧바로 확인할 수 있다. 하지만 디지털영상은 손쉽게 변조할 수 있기 때문에 증거로 사용되지 못한다. 그래도 디지털 '워터마크'(Watermark: 편지지의 제작회사를 나타내기 위해 희미하게 프린트된 투명 무늬로부터 유래된 용어로, 디지털 워터마크의 경우 안 보이거나 안 들리게 설계된다-옮긴이) 시스템을 이용하면 이런 상황은 바뀌게 될 것이다.

수사관들은 범죄현장을 저렴한 비용으로 빠르게 기록하기 위해 비디오카메라를 사용하기도 한다. 카메라를 수평으로 한 바퀴 쭉 돌리면서 방을 찍어두면, 배심원들은 방의 네 모퉁이를 각각 찍어놓은 사진들에서보다 현장감을 더 느낄 수 있다. 범죄현장 비디오는 현장에 가보지 않은 경찰관들을 위한 브리핑에서 사용되기도 한다.

기법

범죄현장 촬영에 일반적으로 사용되는 기술은 여느 아마추어 사진가들에게도 익숙한 것이지만, 증거를 접사할 때는 보다 엄격한 요건이 따른다. 접사사진은 피사체의 크기, 모양, 그리고 색상균형이 정확하게 재현되어야 한다. 보통 이런 경우에는 카메라를 피사체와 수직으로 두고 두 개의 자를 직각으로 놓아둔 상태에서 촬영한다.

특수조명

일반적인 범죄현장 사진촬영에는 재래식 플래시와 조명이면 충분하지만, 증거를 접사할 때는 조명에 충분히 주의를 기울여야 한다. 예를 들어 비스듬한 조명을 주면 진흙에 찍힌 신발자국처럼 결이 있는 표면의 세부가 뚜렷하게 드러난다.

법과학용 광원은 특별한 증거에 대한 사진촬영에 혁명을 불러왔다. 착색필터와 휨성 도광장치(導光裝置)를 장착한 이러한 광원들은 밝고 폭이 좁은 광선을 피사체에 비춘다. 필터를 바꾸면 여러 가지 다양한 증거를 검출해 낼 수 있다. 예를 들어 자외선을 비추면 얼룩과 일부 지문이 빛난다. 보랏빛을 비추면 사격 잔류물(101쪽 참조)과 혈액이 눈에 띄게 되고, 파랑·초록빛은 돋보이게 약품 처리된 지문과 섬유, 소변, 정액을 드러내는 데 사용된다.

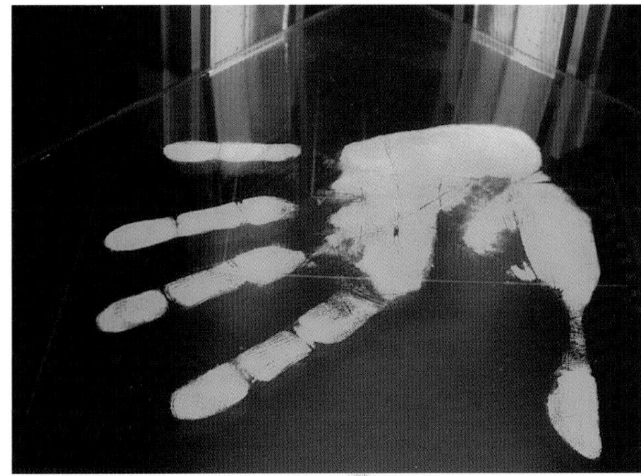

▲ **자외선 조명**
자외선을 조사했을 때 자연적으로 형광을 발하는 지문은 거의 없지만, 기름이나 유지로 오염된 경우 빛을 발하기도 한다. 자외선은 DFO나 슈퍼글루로 처리한 지문(16쪽 참조)을 촬영할 때 광원으로 흔히 사용된다.

체계적인 사진촬영

촬영은 기록에 필요한 준비를 철저히 한 다음 현장 전반과 세부적인 것들을 체계적으로 망라해 이루어져야 한다.

예를 들면 사진사는 범죄현장을 멀리서부터 찍기 시작하고(맨 오른쪽 사진), 그 후에야 비로소 버려진 탄피를 가까이서 찍는다(오른쪽 사진).

중요한 증거인 경우에는 여러 관점에서 찍는다. 지면 가까이나 높은 곳에서 찍은 사진은 보통의 눈높이에서는 드러나지 않는 단서를 제공하기도 한다.

조명은 보다 세밀하게 포착하는 데 도움이 된다. 낮이어도 플래시를 터뜨리면 피사체에 그림자가 생기지 않게 된다.

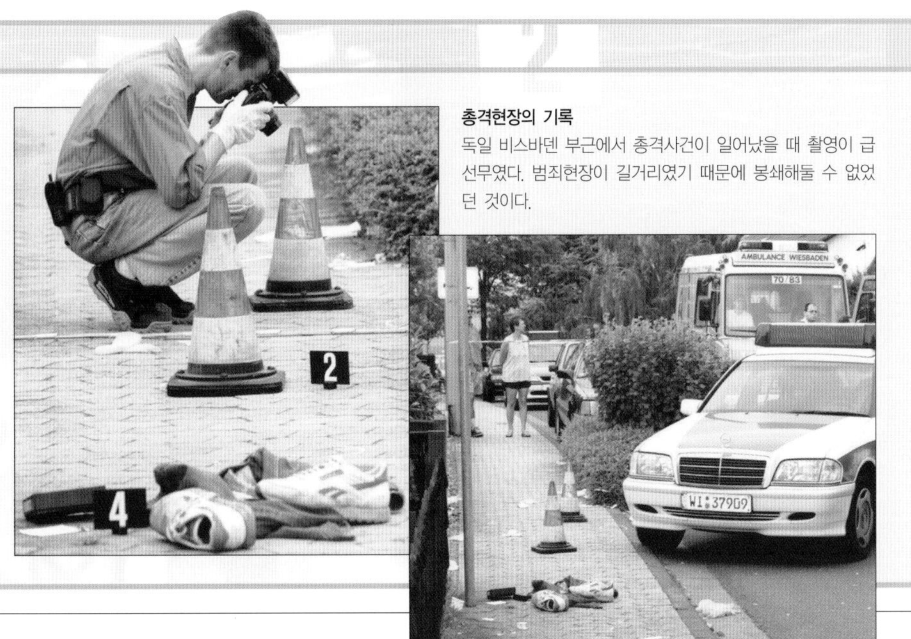

총격현장의 기록
독일 비스바덴 부근에서 총격사건이 일어났을 때 촬영이 급선무였다. 범죄현장이 길거리였기 때문에 봉쇄해둘 수 없었던 것이다.

증거수색

증거수색이 철저하게 잘 이루어졌는가의 여부는 범죄수사를 성공으로 이끌 수도 있고 방해할 수도 있다. 대부분 기회는 한 번뿐이기 때문이다. 일단 수색을 마치고 범죄현장의 차단선을 해제하고 나면 소중한 단서들이 파괴되거나 사라질 수도 있고, 법정에서의 증거가치가 상실될 수도 있다.

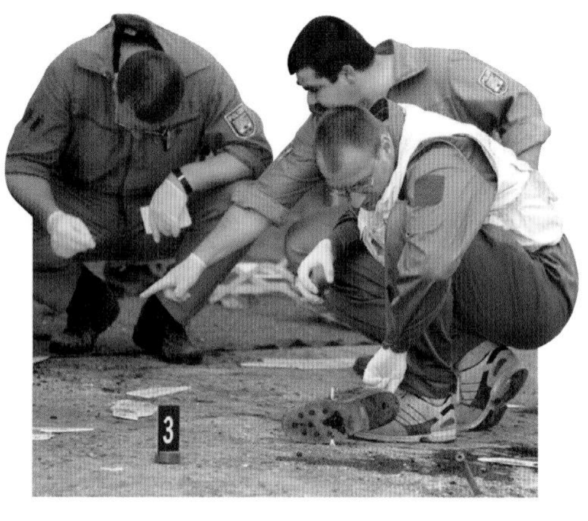

중요한 증거의 표시 ▲
증거가 발견된 곳에 번호판을 놓아두면 여러 물품의 위치를 한 장의 사진에 기록할 수 있다. 이러한 번호들은 기록을 통해 한편으로는 증거목록과, 다른 한편으로는 현장도면과 연계된다.

촉지수색

① 소매가 붙은 상하일체식 작업복을 착용해 수색요원의 옷에서 떨어진 물질로 현장이 오염되는 것을 방지한다.

② 수술용 장갑은 증거에 묻은 유전물질이 수색요원의 손에서 나온 것이 아님을 보장해준다.

③ 이 사진에서 착용한 마스크는 증거를 보호하기 위한 것이지만, 생물학적 물질을 다룰 때는 수색요원의 안전을 위해 착용한다.

④ 어깨를 맞대고 하는 촉지(觸指) 수색은 보통 범죄현장이 협소한 경우에만 가능하다. 보다 광범위한 수색에서는 수색요원들 간의 간격이 더 넓어져 걸어서 움직이는 경우가 많다.

⑤ 범죄현장에서 수색을 진행하며 작성한 기록은 나중에 기억을 더듬어 생각해낸 정보보다 증거로서 훨씬 더 가치가 있다.

⑥ 범죄현장을 사진기와 비디오카메라로 기록하는 것은 정해진 절차이다.

어깨를 맞대고
2001년 여행가방에서 여성의 시체가 발견된 영국 요크셔 주에서 경찰들이 증거수색을 벌이고 있다.

어떠한 범죄현장도 거기에 있는 증거를 보호하겠다고 무한정 확보해둘 수는 없는 노릇이다. 따라서 수사가 시작되면 범죄현장의 봉쇄를 푸는 것에 대비해 관련증거를 철저하게 수색해야 한다.

하지만 수사관들은 관련증거를 어떻게 구별할까?

뻔한 증거를 넘어서

그에 대한 대답을 명확히 내릴 수는 없다. 가령 옥외에서 범죄가 일어났을 때 흙의 표본을 채취해두었다고 하자. 후일 용의자의 옷이나 신발에서 발견된 것과 이 표본이 일치하는 경우, 용의자가 현장에 있었음이 증명된다. 시골이라면 흙에 꽃가루나 씨앗 같은 식물자료까지 포함되기도 한다. 이를 근거로 용의자가 현장에 있었음을 시간적으로 증명하는 것도 가능하다.

흙 표본이 단서를 제공하듯이 현장에 존재하는 거의 모든 것과 용의자를 함께 엮을 수 있다.

하지만 범죄와 연관된 것처럼 보여 무엇이든 모으면 행정상 엄청난 혼란이 야기된다. 무관한 자료의 홍수 속에 정작 중요한 단서들은 묻히고 말지도 모른다.

그 반대로 수사관들이 지나치게 자료를 선별하면 범죄의 해결로 이어질 수 있는 증거를

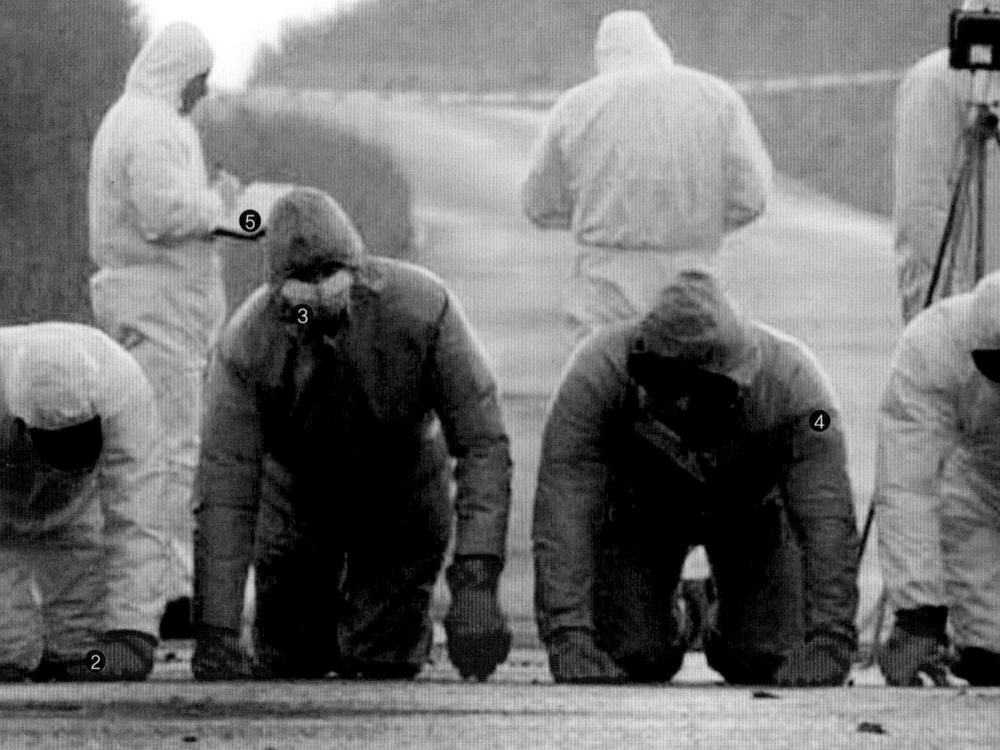

놓치게 된다.

수색요원들은 훈련과 경험을 통해 넘치지도 모자라지도 않게 증거를 수집한다. 현장의 단서를 기록해두면 수집해야 할 물품들의 수를 관리할 수 있다.

수색방법론

범죄와 그 현장은 워낙 다양해서 그때마다 다른 방법이 요구된다. 실내살인인 경우 집중적인 수색을 펼칠 수 있지만, 폭발이나 대형사고인 경우 증거는 광범위한 넓이에 걸쳐 흩어지게 된다. 그럼에도 수색을 계획할 때 범죄현장 책임자들이 따라야 할 일반적인 법칙이 있다.

수색의 순서는 대부분 범죄현장의 성격에 따라 결정된다. 먼저 옥외를 수색하는데, 날씨로 인해 증거가 손상 · 파괴될 수 있기 때문이다.

공공장소 역시 사적인 공간보다 현장확보가 어려워 우선순위가 높다. 주변을 수색하기 전에 시체를 후송할 수 없는 경우에는 그곳에 대한 수색이 우선된다. 용의자의 출입경로에 대한 수색이 주변에 대한 수색보다 성과를 올릴 가능성이 높다.

수색방침

수색방침도 범죄현장에 맞게 세운다. 넓은 장소에서는 수사관들이 가로로 늘어서 함께 앞으로 나아가는 일렬수색이 적합하다.

격자수색은 수색요원들이 한 방향으로 가로지른 다음 그 방향과 직각으로 다시 지나가면서 같은 장소를 두 번 수색하는 방법이다.

그러나 이들 방법은 실내에서는 적합하지 못하다. 실내에서는 방마다 차례로 수색하는 것이 좋다.

증거의 기록

범죄와 관련되어 보이는 물품이나 흔적을 찾았을 경우 그 위치와 놓인 상태를 기록해두는 것이 대단히 중요하다.

치우기 전에 사진을 찍고 상대적인 위치를 기록해둔다. 이렇게 해두면 스케치나 3차원모형, 혹은 사용빈도가 점점 늘어나고 있는 컴퓨터 가상모형으로 범죄현장을 재구성하는 데 도움이 된다.

오염의 방지

마지막으로 수사관들은 보관과 분석을 위해 증거를 조직적으로 포장하고 기록한다. 이처럼 딱지를 붙이면서 증거를 공들여 분리시켜 놓는 일은 분석기법이 발전하면서 더욱 중요해졌다.

최신 DNA분석법으로 피검사자의 신원을 현장에서 찾아낸 극미량의 생물학 표본과 맞추어볼 수 있게 되었다. 그러나 표본이 이를 발견한 수색요원의 DNA로 오염되었다면 맞추어보는 일도 무의미하다.

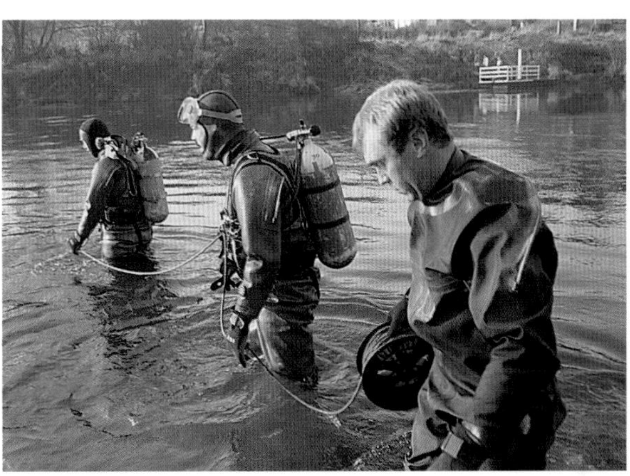

특수수색 ▲
강, 호수, 연못 등의 수중수색이라면 가시도가 떨어지기 때문에 증거를 찾기 힘들다. 땅에 묻혀 있는 증거를 찾기 위해 금속탐지기, 자기측정기, 지하레이더 등이 사용되기도 한다. 마약을 찾는 데는 탐색견을 동원할 수도 있다.

증거의 수거

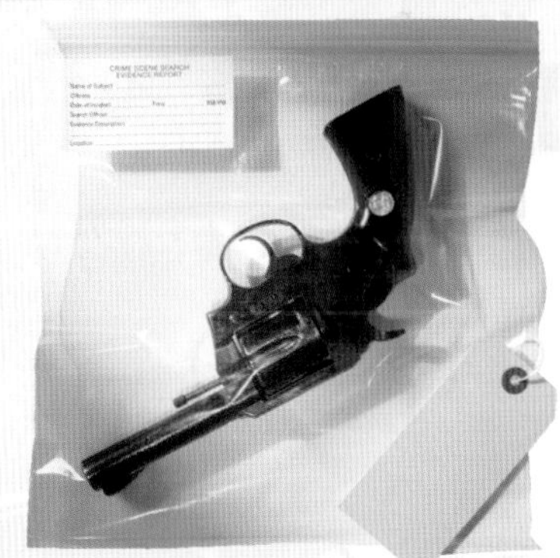

증거를 조직적으로 포장하고 기록하는 데에는 두 가지 중요한 이유가 있다.
용기를 사용하면 우선 그 내용물의 오염과 자연적인 부패를 막을 수 있다. 그리고 증거가 고의적으로 제거, 첨부, 변조되지 않았다는 것을 증명하는 데 도움이 된다.
증거용기는 일부러 조작하는 경우 쉽게 드러나도록 밀봉된다. 세심한 기록이 덧붙여지면 '물증보관의 연속성', 즉 범죄현장에서 법정에 이르기까지 증거물품에 손을 댔던 모든 사람들의 명단을 증명하는 데 도움이 된다.

6

지문의 발견

지문만큼 신원을 정확하게 밝혀주는 것도 별로 없다. 지문은 유일무이할 뿐 아니라 단순하고 친숙하기 때문에 증거로서 힘을 발휘한다. 범죄현장에서 지문을 채취해 분석하는 데에는 복잡한 기술이 필요하지 않고, 비용도 적게 든다. 배심원들은 감정인의 설명 없이도 지문을 이해하고 신뢰한다.

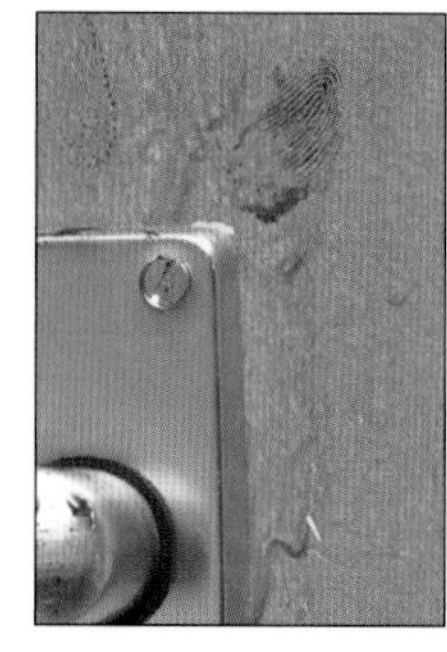

◀ 눈에 보이는 지문
손에 더러운 물질이나 피가 묻었던 경우, 혹은 접촉한 표면에 먼지가 앉아 있던 경우에는 범죄현장에 눈에 보이는 지문이 남게 된다. 이런 지문은 먼저 촬영한 다음 가시성을 높이기 위한 조치를 취하는 경우가 많다.

손가락 끝의 소용돌이 무늬는 사람마다 독특하다. 동일한 DNA를 가진 일란성 쌍둥이조차 손가락의 융선(隆線)을 보면 서로 구분이 된다.

손으로 만진 모든 사물에 증거가 되는 흔적을 남기는 것은 이 융선과 땀샘에서 나온 분비액이다.

반질거리는 표면에 난 지문과는 달리 육안으로 보기에 희미한 지문이 범죄현장에 남겨지기도 한다. 이러한 잠재지문은 분말이나 화학약품, 조명기법 등을 이용해 잘 드러나게 한다.

손바닥자국, 맨발자국, 심지어는 귀자국까지도 같은 방법으로 찾아낸다. 그러나 이 같은 특별한 흔적은 그 용도가 제한되어 있다. 경찰이 지문에 대한 데이터베이스 기록만을 보유하고 있는 까닭이다.

비다공질 표면에 난 자국

가장 잘 알려져 있고 지금도 가장 널리 사용되는 기법은 분말도포이다.

조사관들은 부드러운 솔로 용의자가 만졌을지도 모를 비다공질(非多孔質) 표면에 곱게 분쇄한 알루미늄 등의 분말을 도포한다. 분말은 피부융선이 남긴 축축하고 기름기 있는 선들에 달라붙는다. 표면의 색깔에 따라 지문이 눈에 잘 띌 수 있도록 밝은 색이나 어두운 색, 혹은 유채색의 분말을 사용한다.

일단 분말을 도포하고 나면 점도가 낮은 접착테이프로 자국을 표면에서 '떠서' 아세테이트지에 붙여 증거로 보존할 수 있다.

다공질 표면

종이나 판지 같은 다공질 표면인 경우 땀의 잔류물은 그 소재에 흡수된다. 웬만한 분말을 도포해서는 통하지 않지만 자성분말로 결과를 얻을 수 있다.

기공이 아주 많은 표면에는 땀 속의 화학물질과 반응하는 닌히드린이나 DFO(1,8-Diaza-Fluoren-9-One)를 사용한다. 다공질 물체는 용액에 담그거나 용액을 분무하고 오븐에서 열을 가한다. 닌히드린으로 처리한 지문은 보라색을 띠고, DFO로 처리한 지문은 레이저나 청·녹색 광선을 조사했을 때 빛을 띠게 된다.

널리 사용되는 화학처리 방법에는 몇 가지가 더 있다. 은과 철의 화합물인 물리현상액(physical developer: PD)은 물에 젖은 다공질 표면의 지문을 드러나게 한다.

요오드 증기를 쐬면 지문이 갈색으로 변하지만 금

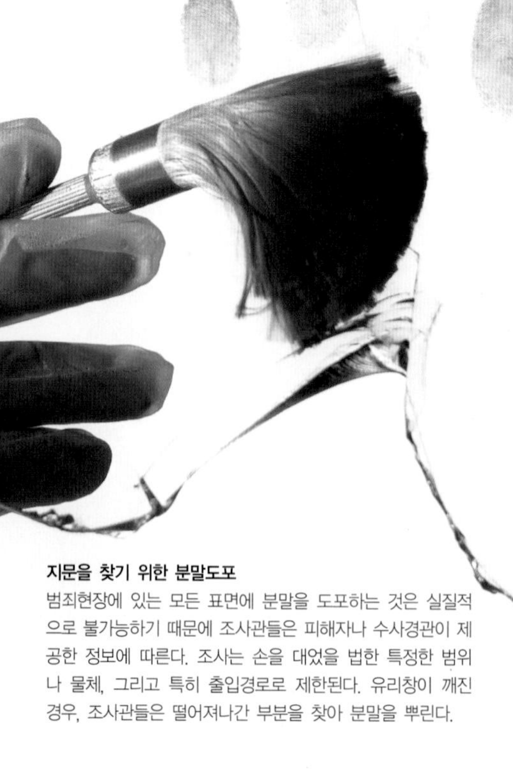

지문을 찾기 위한 분말도포
범죄현장에 있는 모든 표면에 분말을 도포하는 것은 실질적으로 불가능하기 때문에 조사관들은 피해자나 수사경관이 제공한 정보에 따른다. 조사는 손을 대었을 법한 특정한 범위나 물체, 그리고 특히 출입경로로 제한된다. 유리창이 깨진 경우, 조사관들은 떨어져나간 부분을 찾아 분말을 뿌린다.

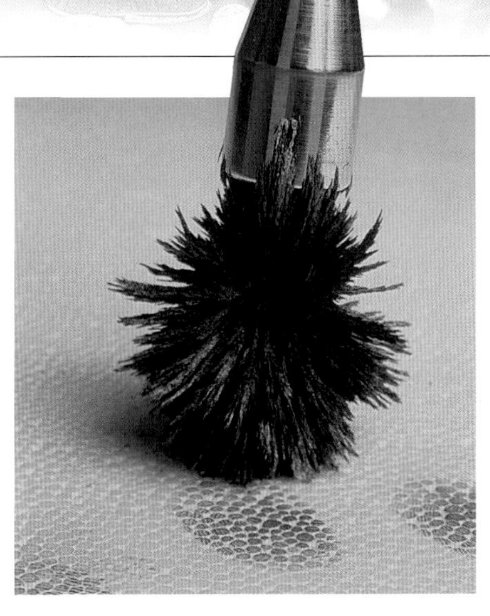

세 사라지므로 그 즉시 사진을 찍어 기록해야 한다(요오드 훈증은 비다공질 표면의 지문 채취에도 사용된다).

드러나게 하는 기법의 일부는 파괴적인 영향을 미칠 수도 있다. 또 다른 처리를 하고 난 다음에는 효과가 없는 기법도 있다.

범죄현장의 조사관들이나 연구소 기술자들은 지식과 경험을 동원해 어떤 방법을 사용할지 판단한다. 처리과정에서 현상된 흔적이 지워질 수도 있으므로 각 단계마다 촬영해둔다.

조명과 사진촬영

창문을 닦으려고 열거나 유리에 빛을 비추었을 때 안 보이던 지문이 또렷하게 보이는 것을 경험해보았을 것이다. 법사진사들이 지문을 기록하기 위해 사용하는 가장 기본적인 조명기법도 바로 이러하다.

강력한 백색광을 비춘 다음 지문이 드러나도록 카메라와 조명을 움직인다. 매우 반질거리는 표면의 흐릿한 지문은 동축조명(同軸照明)을 받으면 잘 나타나기도 한다.

반투명거울을 카메라 렌즈 앞에 비스듬히 갖다대면 한 줄기 광선이 지문으로 반사되는데, 이때 지문은 하얀 배경에 거무스름한 무늬로 드러난다.

지문을 잘 보이게 하는 촬영에는 대부분 백색광보다 특수조명을 사용한다. 번쩍거리는 환한 빛을 비추면 지문이 잘 드러나는 경우가 많은데, 닌히드린이나 DFO로 처리한 경우에는 이런 현상이 두드러진다. 자외선조사는 슈

◀ 자성분말
화학처리를 할 필요가 없도록 일정한 다공질 표면에 자성 '막대'를 사용하기도 한다. 이러한 막대에는 솔이 달려 있지 않으며, 기름기 있는 땀의 침전물에 달라붙는, 쇳가루가 포함된 분말을 뿌린다.

퍼글루로 훈증한 다음 형광분말과 함께 사용한다(오른쪽 상자글 참조). 아르곤이온 (청색 · 녹색) 레이저 광선은 다른 처리에 반응하지 않는 지문을 드러내기도 한다. 이 기법은 1984년 FBI(Federal Bureau of Investigation: 연방수사국)가, 전범 발레리안 트리파(루마니아의 파시스트 단체 철위단Iron Guard을 이끌며 나치에 협력. 전후 미국으로 이주해 로마정교회 주교로 재임–옮긴이가 1942년에 나치 친위대 책임자에게 보낸 엽서로부터 지문을 채취하는 데 사용되었다.

제외와 대조

범죄현장에서 범인이 남긴 흔적만 드러나는 것은 아니다. 무고한 사람들, 이를테면 물건을 도난당한 집주인 같은 사람들의 지문이 훨씬 더 많은 것은 당연하다. 수사에서 제외시키기 위해 이들의 지문을 채취해 기록해둔다.

◀ 조명기법
광섬유 도광장치를 이용해 지문에 단색광을 비추고 있다. 화학처리로 광원을 지문에 밀착시켜 빛나게 할 수도 있지만, 손가락이 기름으로 오염된 경우에는 처리를 거치지 않고도 지문이 형광을 발하기도 한다.

지문을 용의자 및 전과자들의 지문과 대조해보는 과정은 46-47쪽에서 자세히 설명하기로 한다.

특수처리

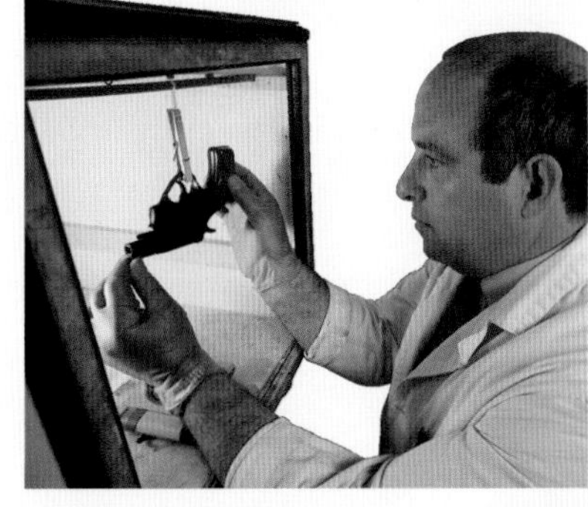

범죄현장에서 사용하기 곤란하거나 독성시약이 필요한 지문현상은 연구소에서 실시한다. 가장 흔히 사용되는 기법은 슈퍼글루(시아노아크릴레이트) 훈증이다.

습한 조건에서는 슈퍼글루의 증기가 잠재지문에 밀착되어 잘 휘어지는 플라스틱처럼 다루기 까다로운 표면에서도 지문이 드러나게 한다. 현상된 흔적은 이후 염색을 하거나 분말과 특수조명을 사용해 보다 선명하게 만든다.

진공금속침착(vacuum Metal Deposition: VMD)은 실험실에서 사용되는 기법 중에서도 가장 민감한 것이다. 압력용기에 잠재지문이 있는 물체를 넣고 공기를 뽑아낸 다음 금속 증기를 채운다. 먼저 금 증기를, 그 다음으로는 아연 증기를 사용한다. 융선에 응축된 금속으로 인해 지문이 드러나게 되는데, 슈퍼글루로 사후처리를 하는 경우도 있다.

VMD는 시간과 비용이 많이 들지만 오래된 지문이나 물에 노출된 지문을 드러나게 할 수 있다.

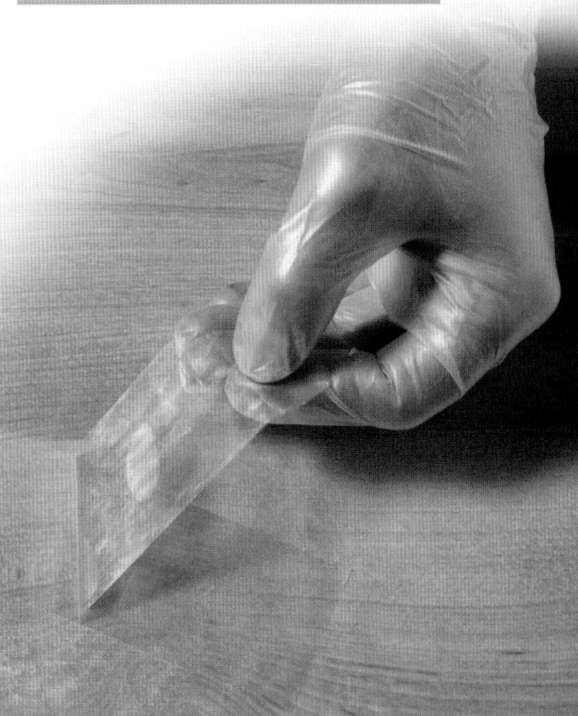

지문 뜨기 ▶
점도가 낮은 접착테이프는 쉽게 떼어지지만, 지문의 영구적인 기록을 남기기에는 충분한 점성을 지니고 있다. 지문을 떠내면 범죄현장에서 촬영할 필요가 줄어든다.

신발자국과 타이어자국

소설에서라면 탐정이 발자국을 따라 범죄자가 숨어 있는 곳으로 곧장 향한다. 그러나 현실에서는 그처럼 눈에 띄게 신발자국이나 타이어자국이 남지 않는다. 그보다는 어떤 사람, 혹은 차량이 범죄현장에 갔다는 것을 증명하는 데 도움이 되는 경우가 많다. 또한 신발자국은 범죄자의 신장과 걸음걸이를 보여주기도 한다.

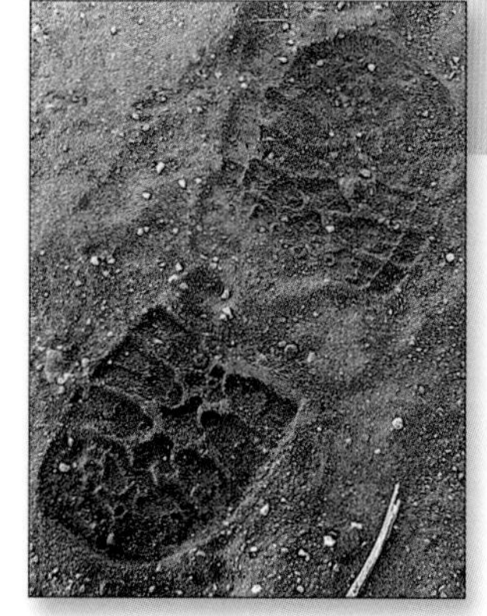

두 종류의 발자국
'신발 흔적'은 단단한 표면에 신발이 남긴 흙이나 먼지의 자국이다(위). 부드러운 지면에 난 자국은(왼쪽) '눌린 흔적'이라고 하는데, 신발 밑창과 등 부분에 대한 보다 상세한 정보를 제공하는 경우가 많다.

범죄현장 조사관은 신발자국을 어떻게 다룰까? 그것은 자국이 찍힌 표면에 따라, 그리고 신발에서 표면으로 어떤 물질이 옮겨졌는가에 따라 달라진다. 부드러운 지면에 찍힌 발자국은 신발창의 무늬가 선명하기 때문에 촬영하고 본을 뜰 수 있다. 법사진사들은 요철을 강조하기 위해 비스듬한 조명을 이용한다. 이때 사진기는 지면과 마주 보게 한다. 자국 옆에 놓아두는 자는 실물크기의 사진과 용의자의 신발을 비교하기 위한 것이다.

석고를 사용하면 사진보다 더 상세한 부분을 기록으로 남길 수도 있다. 조사관들은 발자국에 먼저 정착액(定着液)을 뿌려 부서지기 쉬운 물질을 고정시키거나 이형제(離型劑)를 뿌려 본이 발자국에서 쉽게 떨어지도록 하기도 한다. 눈에 찍힌 발자국은 왁스 분무액으로 덮은 다음 냉각한 본뜨기 재료로 채운다.

찍힌 흔적이 남지 않은 자국

단단한 마루나 지면, 카펫에 남아 있는 눈에 보이는 자국은 찍힌 자국과 마찬가지로 촬영할 수 있다. 조명을 비스듬히 주는 것은 도움이 되지 않지만, 고휘도(高輝度) 법과학 광원을 사용하면 세부가 돋보이기도 한다.

젖은 신발이 남긴 발자국은 쉽게 촬영할 수 있다. 먼지에 남은 건조한 발자국은 찾아내기 힘들다. 표면에서 이를 채취하는 방법에는 두 가지가 있다. 첫 번째는 두껍고 끈적거리는 젤층에 직물로 뒤를 댄 젤라틴 리프터를 사용하는 것으로, 지문을 들어낼 때 사용하는 테이프와 비슷한 방식으로 신발자국을 들어내게 된다. 두 번째는 정전기 리프터를 사용하는 방법인데, 이는 검은색 플라스틱을 입힌 금속박을 정전기를 발생시키는 기구에 연결한 것이다. 발자국의 먼지가 검은색 표면에 달라붙어 보다 뚜렷이 보이게 된다. 신발자국이 그다지 뚜렷하지 않은 경우, 조사관들은 분말도포나

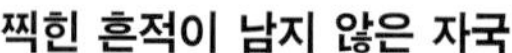

◀ 진흙투성이 편상화(編上靴)
신발의 바닥에 묻었다가 신발자국에 남겨진 물질의 흔적은 신발을 신었던 사람이 범죄현장에 오기 전에 있었던 장소를 시사한다.

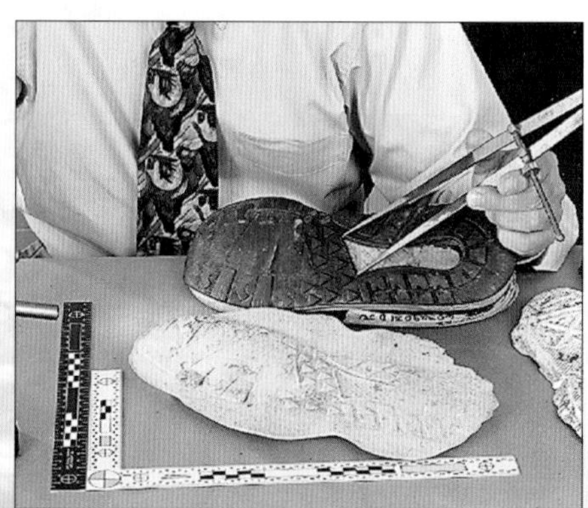

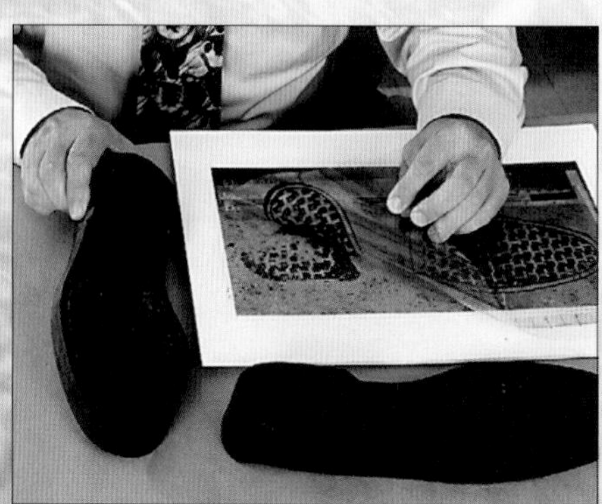

밑창의 비교 ▶
간단한 측정(오른쪽 위)만으로도 발자국의 본이나 사진을 용의자에게서 압수한 신발과 신속하게 연관시킬 수 있다. 아세테이트지에 발자국을 베껴놓으면(오른쪽 아래) 모든 세부사항을 직접 비교하는 것이 가능하다.

슈퍼글루 훈증처럼 지문을 드러낼 때 사용하는 조치를 취하기도 한다. 다공질 표면이라면 피 묻은 신발자국을 잘 보이게 하기 위해 닌히드린과 DFO(18쪽 참조)를 사용할 수도 있다.

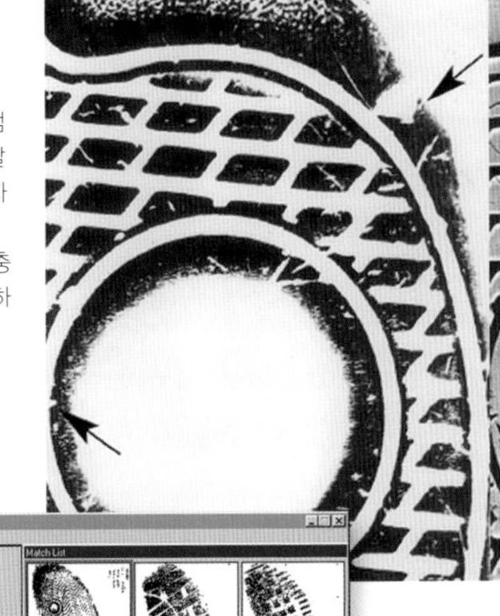
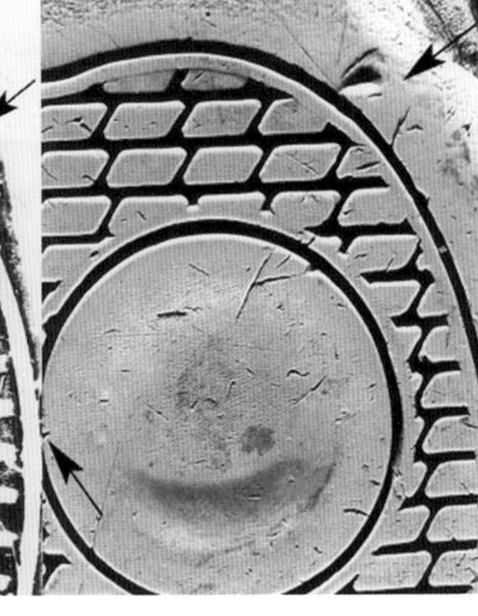

마모자국 ▶
생산 당시부터 있던 흠집은 여러 신발에 공통된 것일 수 있으므로 그것만으로는 범죄현장에서 발견한 발자국(오른쪽)을 용의자의 신발 밑창(오른쪽 끝)과 비교하기에 불충분하다. 하지만 독특하게 생긴 흠집(화살표)은 밑창 각각에 고유한 것이다.

신발자국 증거의 이용

발견된 발자국은 용의자의 신발과 나란히 놓고 비교한다. 밑창의 무늬와 마모 자국이 일치하는 경우, 신발의 주인이 범죄현장에 있었음을 강력히 시사하는 것이다.

신발자국은 무관해 보였던 범죄와의 연관을 증명해 용의자 추적에 새 방향을 열어주기도 한다. 신발 데이터베이스를 이용한 발자국 대조를 통해 신발의 제조사와 종류를 찾아낼 수 있다. 또한 신발의 크기는 신장과 대략적으로 비례하며, 발자국을 종합해보면 걸음걸이의 특색을 짐작할 수 있다.

◀ 신발 데이터베이스
SICAR(Shoeprint Image Capture And Retrieval)와 같은 색인정보를 이용해 신발자국을 다른 현장에서 발견된 것과 비교해볼 수 있다. 신발 제조사들이 제공한, 새로 나온 밑창의 무늬를 이 데이터베이스에 수록한다.

타이어자국

수사관들은 발자국과 유사하게 타이어자국에도 촬영, 본뜨기, 들어내기 같은 기법을 사용한다. 그러나 타이어자국의 길이 때문에 실행에 문제가 생기기도 한다. 대형트럭의 바퀴자국을 기록하기 위해 촬영이나 본뜨기를 수차례 반복하는 경우도 있다.

신발과 마찬가지로 타이어 역시 접지면에 고유의 무늬를 지니고 있다. 접지면은 마모된 정도와 제조사에서 소음을 줄이거나 접지력을 높이기 위해 도입한 미묘한 변형을 통해 구분이 가능하다. 수사관들은 타이어자국을 『트레드 디자인 가이드 *Tread Design Guide*』와 같은 표준 참고서적과 대조해봄으로써 타이어 종류를 찾아낸다. 신발과 마찬가지로 접지면에 생긴 손상은 독특한 자국을 만들어내기 때문에 바퀴자국을 특정한 타이어와 연관시킬 수 있다.

타이어자국 사이의 거리나 급회전시의 반경은 결정적인 정보를 제공하지는 않지만, 수사에서 특정 차량을 배제하거나 수색의 범위를 좁히는 데 도움을 주기도 한다.

타이어 본 ▼
바퀴자국에서 떠낸 본이 용의차량의 타이어와 대략 일치하는 경우, 수사관들은 타이어의 둘레를 모두 검사해 유사점을 찾아낸다.

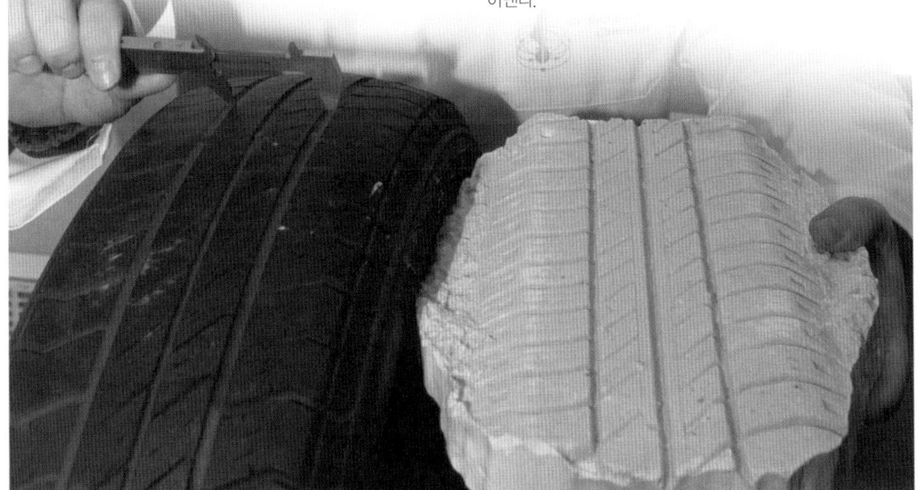

사례연구

영국 남서부에 있는 토키 읍의 경찰은 2001년 '트레드마크 시스템'을 시험해보고 신발자국 데이터베이스의 가치를 확신하게 되었다.

한 사건에서 어떤 고객이 토키에 있는 한 운동용품점의 창고에 들어가 '나이키' 재킷을 한 벌 훔쳐 2층 창문으로 달아났다. 경찰은 별다른 단서를 찾지 못하고 있었지만, 그로부터 3주 후 상점직원이 신발상자를 열어보다가 낡은 신발 한 켤레를 찾아냈다. 재킷을 훔친 범인이 신발도 새 운동화로 바꿔 신고 간 것이다.

형사들은 이 낡은 신발의 밑창을 스캔했고, 트레드마크 시스템으로 이와는 무관한 범죄로 체포된 적이 있는 남자의 신발과 일치하는 것을 발견했다. 이러한 증거를 들이대자 용의자는 범행을 모두 시인했다.

사례연구

유죄를 입증하는 흔적들

증인도 없다. 지문도 없다. 발자국도 없다. DNA도 없다. 노련하고 영리하며 조직적인 범죄자는 수사관들이 무엇을 찾는지 잘 알고 있고, 찾지 못하도록 하기 위해 애쓴다. 그러나 사용한 도구나 착용했던 장갑도 미묘한 흔적을 남기는 경우가 있다. 이러한 흔적을 조사하면 경찰이 용의자를 범죄현장과 연관시키는 데 도움이 된다.

도구는 여러 다양한 범죄에서 중요한 역할을 한다. 문이나 창문을 억지로 열거나 자물쇠를 부수는 일, 심지어는 시체를 절단하는 데에도 도구를 사용한다. 도구로 자르고 두드리고 긁다 보면 접촉하는 모든 표면에 자국을 남기게 된다. 또렷하기만 하다면 이런 흔적은 그 원인이 되는 도구와 대조해서 일치점을 확인할 수 있다.

도구흔적의 유형

도구흔적에는 기본적으로 두 가지가 있다. 다중접촉흔적과 단독접촉흔적이다.

다중접촉흔적은 표면을 반복해 자르는 경우에 발생한다. 증거로서의 가치에는 한계가 있다. 톱이냐 칼이냐 하는 것 같은, 사용된 도구의 종류와 대략적인 크기 및 모양을 증명할 수 있을 따름이다.

단독접촉흔적은 표면을 한 번만 가격한 경우에 생긴다. 망치로 금속 표면을 두드린 자국이나 드라이버로 창문을 억지로 열려고 할 때 창틀을 긁으면서 생기는 자국이 여기에 해당한다.

줄무늬 흔적은 오른쪽 위의 사진에서처럼 표면에 평행으로 옴폭하게 난 자국이다. 독특한 무늬가 남아서 사용된 도구를 알아낼 수 있다. 그러나 도구를 도난당하거나 빌려줄 수도 있고, 또 범죄현장 주변에 굴러다녀서 사용한 것일 수도 있기 때문에 그 도구의 주인이 범죄를 저질렀다고 단정하기는 어렵다.

흔적의 생성

도구흔적은 사용되는 도구 표면에 있는 작은 흠집을 보여주기도 한다. 이러한 흠집은 도구가 생산되는 과정에서 생긴 것일 수도 있고, 마손(磨損)에 의한 것일 수도 있다.

생산과정에서 발생한 하자는 함께 생산된 어느 것에나 있을 수 있으므로 도구의 출처를 밝히는 데는 도움이 될지 몰라도, 이를 통해 증거가 일치한다고 증명할 수는 없다.

이에 비해, 도구는 마손으로 인해 독특한 것이 될 수 있다.

잘린 사슬 ▶
사슬의 고리가 볼트절단기로 잘렸다. 잘린 부분을 세밀하게 조사해보면 도구로 인한 흔적을 발견할 수 있다.

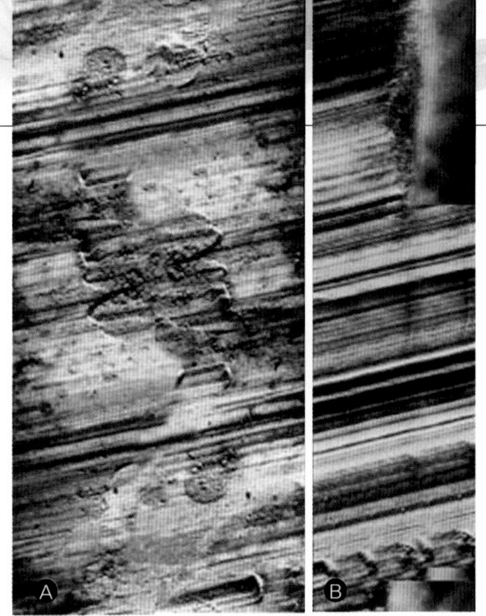

볼트절단기의 일치 ▲
선조(線條)라고도 하는 미세한 융기는 현장에서 발견된 사슬고리에 남겨진 것이다(A). 용의자의 볼트절단기를 부드러운 납에 대고 눌러보니 흔적이 정확히 일치한다(B).

부드러운 재료에 생긴 자국의 경우 도구의 자디잔 생채기, 움푹 들어간 곳이나 긁힌 자국까지도 정확히 재현해낸다. 이것이 도구흔적의 중요한 이점이지만 한계로 작용하기도 한다. 도구를 일상적으로 사용하면 그 증거로서의 가치는 범행이 일어난 후 시간이 지날수록 감소하게 된다. 결국 새로운 흠집이 오래된 흠집을 지워버릴 것이기 때문에 6개월이 지난 도구흔적은 데이터베이스에서 지우는 정보기관이 많다.

도구의 흠집이 아주 뚜렷하다면 다중접촉의 경우에도 명확한 흔적을 남길 수 있다. 예를 들어 이가 부러진 톱은 자를 때 특징적인 흔적을 남긴다.

도구흔적의 발견과 기록

본래 도구흔적은 힘을 쓸 때 발생하는 것이다. 수사관들은 도구흔적을 범죄현장의 진입지점(억지로 열어젖힌 창문이나 문, 잘려나간 맹꽁이자물쇠 등)에서 찾는다. 그 밖에도 시체의 절단된 팔다리라든가 난도질된 자동차 타이어의 경우처럼 손상되거나 도구가 사용된 부위에서 찾을 수 있다.

도구흔적을 채집하는 이상적인 방법은 흔적이 난 그 물체를 현장에서 수거해오는 것이다. 이것이 불가능하면 흔적이 두드러져 보이도록 비스듬한 각도로 조명을 주면서 촬영한다. 불투명수지로 본을 뜰 경우에는 보통 발자국에 사용하는 석고보다 훨씬 미세한 세부사항을 기록할 수 있다.

조사와 비교

조사관들은 도구흔적을 용의자가 지니고 있던 도구와 비교해본다. 저배율 실체현미경(89쪽 참조)을 이용한 초기 조사와 측정만으로도 그와 같은 흔적을 만들어낼 수 없는 도구를 제외하기에 충분하다.

유사하다고 판단되는 경우에는 실제로 그 도구를 사용해 범죄현장에서 발견된 자국을 재현해보면 된다. 가령 범인이 맹꽁이자물쇠를 절단하는 데 사용했을 것으로 의심되는 볼트절단기로 납이나 알루미늄 막대를 잘라보는 식이다(약한 금속을 자르는 이유는 도구 자체에 자국이 남을 위험을 줄이기 위해서이다. 그래도 손상될 수 있으므로 조사관들은 이러한 시험을 최후까지 미루어둔다). 두 흔적 사이에 유사점이 많으면 많을수록 범행에 사용된 도구라는 설득력도 높아진다.

조사관들이 도구흔적만 단독으로 조사하는 일은 거의 없다. 도구에 옮겨졌을지도 모를, 현장에서 채취한 다른 증적(證迹)들과 함께 분석한다. 이렇게 하면 흔적을 해석하는 데 도움이 될 뿐 아니라 보다 설득력 있는 근거를 얻는 경우가 많다.

가령 볼트절단기로 쇠사슬을 자를 때, 실제로 금속을 자른 것은 날의 작은 부분에 불과하다.

시행착오를 거치면서 사슬에 난 자국과 일치하는 날의 부분을 찾아내기란 쉽지 않다. 그러나 화학적인 점적시험(點滴試驗: 원소나 화합물의 미량정성분석을 하는 시험-옮긴이)을 해보면 사슬에 난 흔적을 밝혀내고, 비교대상이 되는 날의 부분을 집어낼 수 있다.

도구에 남겨진 다른 흔적들도 유죄를 입증하는 데 도움이 된다. 전화선을 끊는 데 사용된 펜치에 플라스틱 절연체의 흔적이 남는 것이 그 한 예가 될 수 있다.

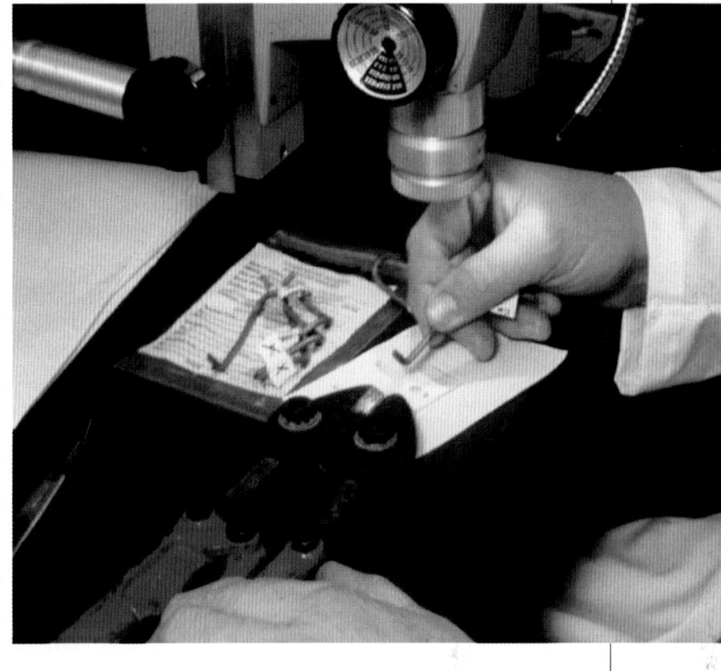

실험실 분석 ▲
용의자의 볼트절단기를 실험실에서 분석하고 있다. 기술자는 도구에서 줄무늬 흔적의 단서를 찾을 뿐만 아니라 증적이 남지 않았는지 조사해본다.

직물자국

직물에 의한 자국은 지문이나 발자국의 경우처럼 분말을 도포하고 테이프로 들어내거나 정전기 리프터로 채취(20쪽 참조)할 수 있다.
올이 성긴 경우 흔적은 보다 뚜렷한데, 장갑으로 인한 것이 흔하다. 범죄현장의 자국이 새 장갑에 의해 생겼을 경우 단서가 될 만한 것은 별로 없다. 하지만 도구와 마찬가지로 장갑도 사용하면서 독특한 특징이 누적된다.
이 사진에서는 방향을 좌우로 뒤집어놓은 자국과 장갑을 비교하고 있다. 장갑 손가락의 찢어진 부분과 말라붙은 도료 덕분에 독특한 자국과 맞춰보는 일이 쉬워진다.
직물자국은 뺑소니사고에서도 발생한다. 피해자가 입은 옷의 올과 결이 차량의 엔진덮개에 자국을 남기기도 하는 것이다.

창문틀에 남겨진 장갑 자국은 지문감식용 분말을 이용해 발견한다.

손가락 부분에 묻은 도료 탓에 자국의 무늬가 현저히 끊어져 있다.

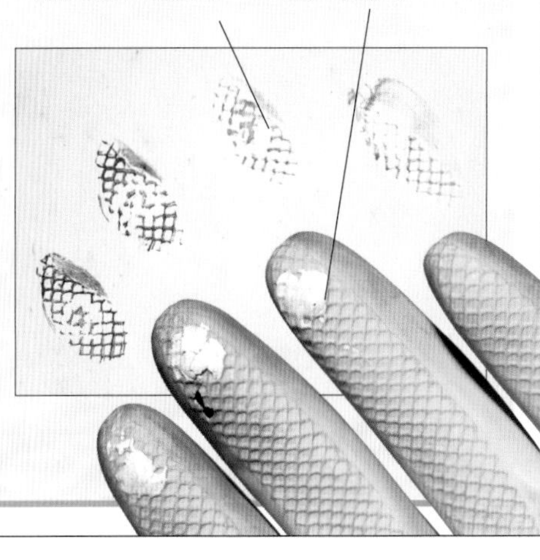

경찰 피의자 사진 ▲
46세의 오렌탈 제임스 심슨은 자신의 전처를 살해한 혐의로 체포되었지만 폭력혐의를 받은 것은 이번이 처음은 아니었다. 6년 전에도 아내를 구타해 유죄판결을 받고 사회봉사와 보호관찰 명령이 내려졌다.

봉지에 담긴 증거 ▼
피고인 측 변호인단은 수사관들이 심슨의 혈액 표본을 만진 다음 범죄현장 증거를 봉지에 넣기 전에 끼고 있던 장갑을 교체하지 않았다고 주장했다. 따라서 심슨의 DNA가 이 장갑을 오염시켰을지도 모른다는 것이다.

O.J. 심슨, 재판을 받다

니콜 브라운 심슨이 로스앤젤레스의 집에서 죽은 채 발견되었을 때, 혐의는 그녀의 전 남편 O.J. 심슨에게 집중되었다. 엄청난 대중의 관심 속에 벌어진 재판에서 기소된 것은 이 잊혀져가던 유명 운동선수뿐만이 아니었다. 경찰의 사건 처리과정과 증거 역시 피고석에 올라앉았다.

1994년 6월 12일 밤 사건을 알린 것은 니콜이 키우던 개였다. 이웃들은 밤 10시 15분부터 계속 개 짖는 소리를 들었다. 결국 그들은 피를 뒤집어쓰고 있는 개를 발견했다. 개를 따라 로스앤젤레스 근교 브렌트우드에 있는 사우스 번디 거리 875번지 대문까지 가보았다. 들여다보니 피 묻은 발자국이 죽 나 있었다. 그 뒤로는 현관의 등이 비추는 가운데 피의 바다에 니콜의 시체가 누워 있었다.

현장의 경찰

로스앤젤레스 경찰국 경찰차는 자정이 조금 지나 도착했고, 순찰경관들은 자세히 들여다보기 위해 대문을 열었다. 니콜은 잔인하게 폭행당해 목이 거의 잘린 상태였다. 니콜의 친구 로널드 골드먼 역시 칼에 맞은 시체로 발견되었다. 주변에는 모자와 피 묻은 장갑 왼짝도 흩어져 있었다. 집 안에는 니콜의 여섯 살과 아홉 살짜리 두 아들이 깊이 잠들어 있었다.

정복경찰들은 잠자던 강력계 형사들에게 전화를 걸었다. 현장에 모인 형사들은 거기서 5분 거리인 로킹햄 가에 있는 심슨의 호화저택으로 차를 몰았다. 집에는 불이 켜져 있었지만 문을 열어주는 사람이 없었다. 심슨의 딸이 잠에서 깨어 형사들을 집안으로 들여놓았다. 또 다른 단층집에서는 손님 카토 카엘린이 자고 있었다. 그는 형사들에게 심슨은 밤 비행기를 타고 시카고로 갔다고 했다.

형사들은 대문의 인터폰을 누르다가 바깥에 주차되어 있던 심슨의 자동차에 피가 묻어 있음을 발견했다. 그리고 핏자국이 자동차에서 저택의 앞문까지 이어져 있는 것도 목격했다. 마크 푸어맨 형사는 니콜의 시체 부근에서 발견된 장갑과 짝이 맞는 피 묻은 다른 한 짝의 장갑도 발견했다.

심슨이 묵고 있던 호텔에 경찰이 전화를 걸

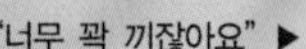
"너무 꽉 끼잖아요" ▶
심슨이 핵심적인 증거를 손에 껴보느라 애를 먹고 있다. 검찰 측은 장갑이 줄어든 것이라고 주장했지만, 배심원들은 피고 측이 내놓은 구호인 "맞지 않으면 무죄임에 틀림없다"는 말을 신뢰했다.

었을 때는 동이 터오고 있었다. 심슨은 심란한 듯했지만 전처의 죽음에 이상할 정도로 무관심해 보였다. 그는 가장 빠른 항공편으로 돌아오겠다고 했고, 점심시간 즈음에는 이미 형사들이 그를 신문하고 있었다. 이야기를 나누다 보니 심슨의 손에 반창고가 붙은 것이 눈에 띄었다. 예전에 벤 자국인데 호텔 방에서 깨진 유리 때문에 상처가 다시 벌어졌다고 했다.

형사들은 그의 손을 촬영하고 지문을 채취했다. 그런 다음 간호사가 DNA 시험을 위해 혈액 표본을 채취해 EDTA라는 항응고제가 든 약병에 담아 형사들에게 건네주었다.

한편, 수사는 두 곳의 범죄현장에서 진행되고 있었다. 피고인 측의 이의제기에 대비해 심슨의 가택을 수색하는 장면을 비디오카메라로 녹화해두었다. 오후 4, 5시 즈음에는 심슨의 집을 수색하던 형사들도 로킹햄 가의 수사팀에 합류했다. 오후 5시 20분 형사들은 혈액이 든 약병을 인계해 다른 현장증거들과 함께 보관해두었다.

대중매체의 주목

이후 4일 동안 이 사건을 둘러싸고 대중매체가 들끓었다. 심슨은 로스앤젤레스 고속도로망에서 경찰의 추격을 받은 후 체포되었다. 재판이 엄청난 뉴스거리가 된 것은 당연했다.

7개월 후 재판이 시작되었을 때 주정부는 압도적으로 유리한 것처럼 보였다. 심슨은 알리바이도 없었고, 모발과 섬유 증거를 통해 살해현장에서 발견된 모자와 결부되었다. DNA 분석을 통해 심슨의 침실에서 발견된 양말에 묻은 피가 니콜의 것이었고, 자동차와 오른쪽 장갑에 얼룩진 피는 심슨과 두 사람의 피해자 것임이 밝혀졌다. 지방검사보의 말을 빌리자면, "번디 거리에서 심슨의 자동차, 그리고 그의 집까지 이어진 핏자국은 그가 유죄라는 것을 압도적으로 증명한다."

그러나 심슨은 일류 변호인단을 고용했다. 처음부터 그들은 백인 인종차별주의자 형사가 결백한 흑인 피고를 함정에 빠뜨리고 있는 것으로 묘사했다. 푸어맨 형사가 찾은 증거는 그 자신이 '깜둥이'라는 말을 마흔한 차례나 반복한 녹음테이프가 배심원들에게 공개되면서 치명타를 받았다. 또한 피고인 측은 형사들이 심슨을 함정에 빠뜨릴 수단과 기회를 모두 갖추고 있었다고 주장했다.

심슨에게서 채취한 혈액 표본이 증거로 공식 기록되기 전에 약 1/4 찻숟갈 분량의 피가 사라졌다. 피고인 측은 이렇게 사라진 피를 형사들이 범죄현장 여기저기에 묻혀놓기에 충분한 시간이 있었음을 암시했다. 게다가 현장에서 채취한 표본 일부에는 EDTA의 흔적이 남아 있었다. 장갑은 함정에 빠뜨리기 위해 일부러 놓아둔 것일 수도 있었고, 더구나 심슨에게 맞지도 않았다. 마지막으로, 수색현장을 찍은 비디오가 있었다. 비디오에 드러난 경찰의 처리과정은 피고인 측의 이의를 무마하기는커녕 도리어 그들의 입장을 탄탄하게 해주는 것이었다.

검찰 측은 외견상 드러나는 수많은 결점을 해명할 수 있었다. 가령 약간의 EDTA 흔적쯤은 혈액에서 자연적으로 발생하는 것이다. 하지만 이러한 해명으로도 뉴스의 관심을 받으며 9개월 동안 재판을 진행하느라 지치고 많은 전문가 증언에 당황한 배심원들을 설득할 수 없었다. 심슨이 살인한 게 아니라는 결정을 내리는 데는 6시간밖에 걸리지 않았다.

현장에서

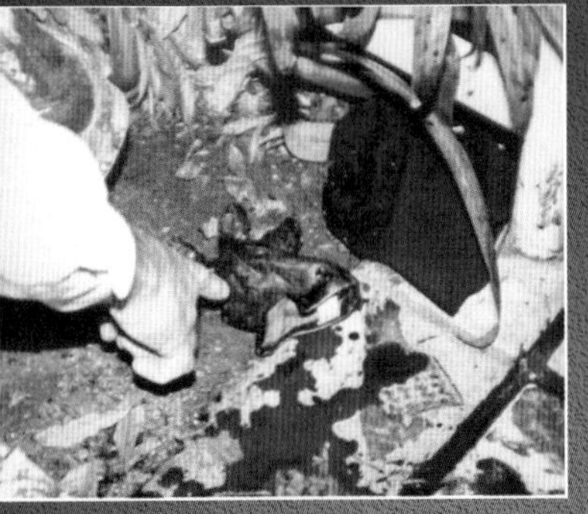

경찰의 처리과정 일부는 검찰 측의 주장에 불리하게 작용했다.

정복경관들은 살인을 보고하면서 니콜의 전화기를 사용했고, 그 결과 지문증거가 파괴되었을 가능성이 있었다. 형사들이 도착했을 때 그 중 한 명이 니콜의 시체를 보도카메라가 촬영하지 못하도록 가린다면서 담요로 덮었고, 그래서 섬유증거의 가치를 떨어뜨렸을 수도 있다. 핏자국이 묻은 가죽장갑을 가리키고 있는 수사관을 촬영한 위의 사진은 그가 살균된 상하 일체식 작업복과 장갑을 착용하는 기본적인 예방조치를 취하지 않았음을 보여준다. 경찰이 찍은 비디오에는 그 외에도 터무니없는 실수들이 잡혔는데, 하급수사관이 피를 닦아낸 솜을 떨어뜨리고 더러운 손으로 핀셋을 닦아내는 모습이 보인다. 형사들은 정복경관들이 발견했던, 니콜의 대문에 있던 핏자국도 놓쳐버렸다. 이 핏자국은 근 3주가 지나서야 채취되었다.

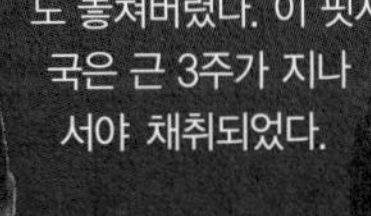

무죄! ▶

F. 리 베일리 변호사와 심슨, 그리고 법정대리인이었던 자니 코크런(왼쪽에서 오른쪽 순서)이 평결 결과를 축하하고 있다. 그러나 민사법정은 심슨이 유죄라고 판시하면서 3천3백만 달러에 달하는 손해배상을 명령했다.

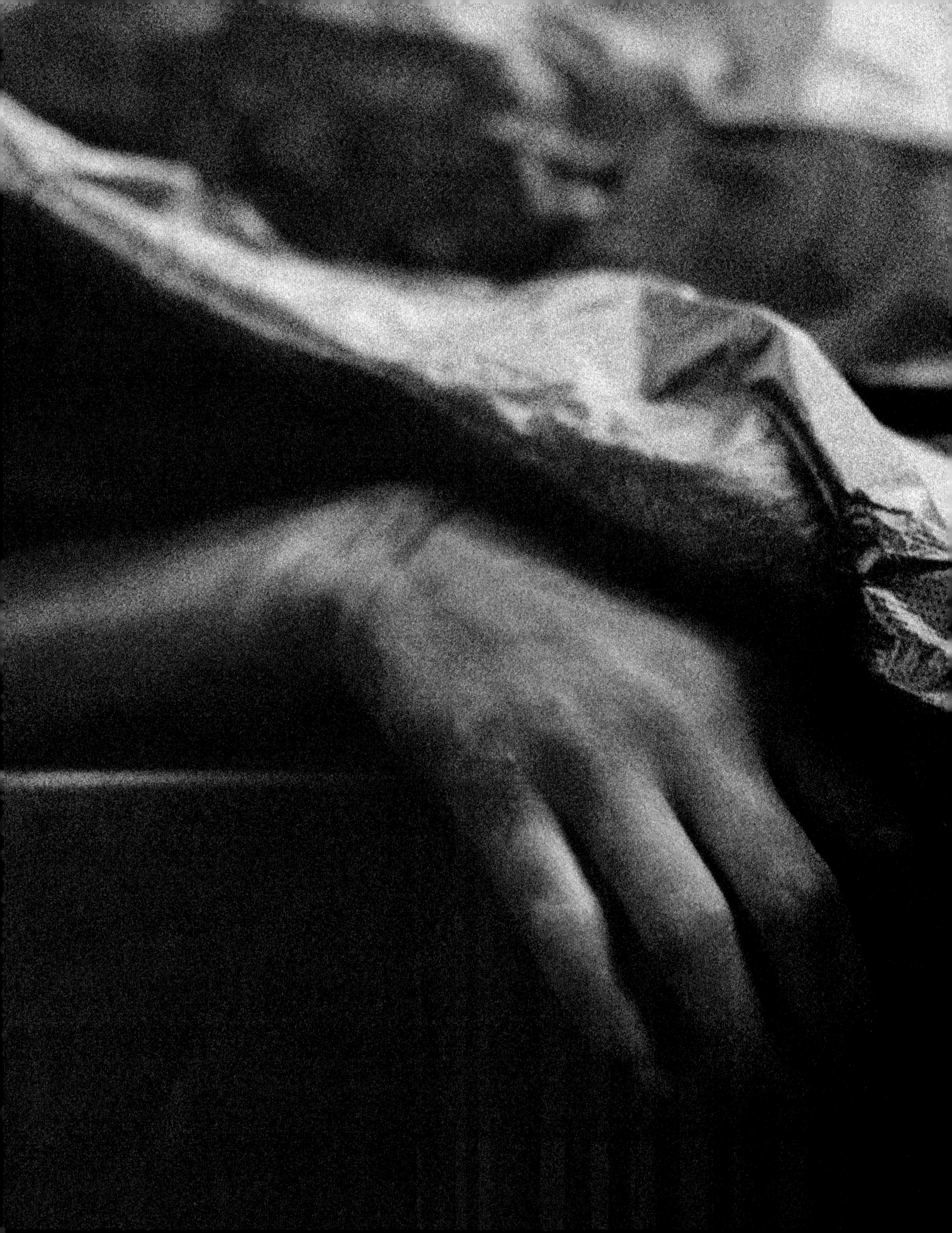

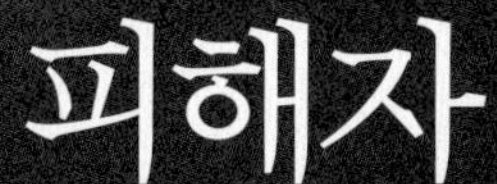

피해자

어떠한 유형의 범죄든 피해자의 삶을 망쳐놓는다. 고통과 파괴, 손실을 남겨둔 채…. 살인사건 피해자의 경우에는 이러한 손실이 전면적이다. 그러한 까닭에, 그리고 사회는 극단적인 폭력범죄를 특별히 증오하는 까닭에, 살인사건의 수사는 통상의 철저함을 뛰어넘는다.

살인사건 피해자의 시신은 그 자체가 범죄현장이다. 그 상태, 그리고 시체에 나 있는 자국과 흔적들은 살인자의 신원, 범행의 방법과 동기에 대한 소중한 단서를 제공해줄 수 있다.

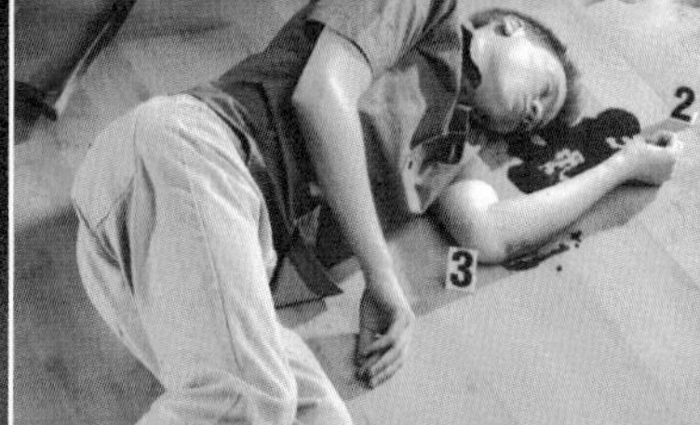

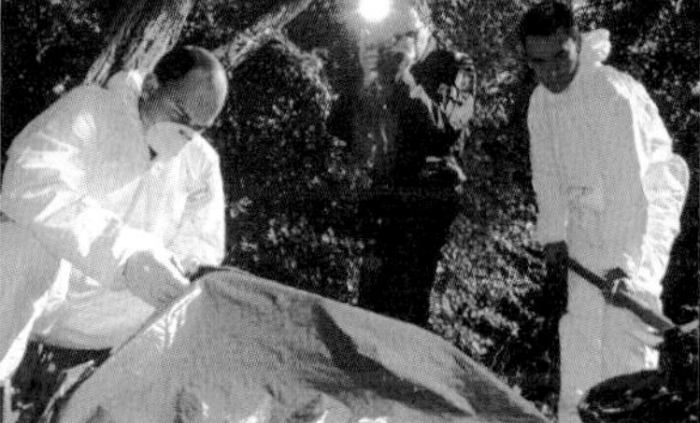

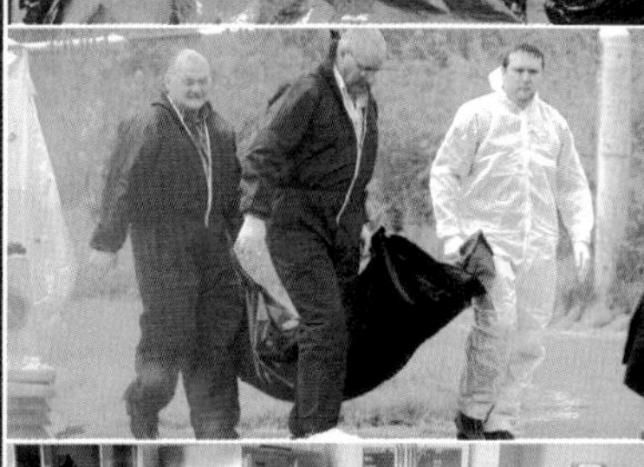

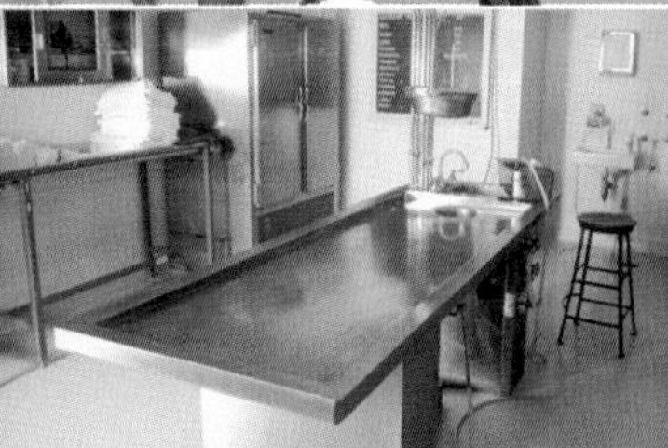

사망사건 수사관들

피를 흥건히 흘리며 죽어 있건 이미 말라버린 유골 더미가 되었건, 시체가 발견되면 특별한 수사가 시작된다. 수사의 체제, 과정, 참가자는 죽음이 어떻게 일어났는가에 따라 다르다—자연사였는가, 사고사였는가, 자살이었는가, 아니면 살인이었는가? 의문의 여지가 있다면, 사망은 수상한 것으로 취급된다.

그 상황이야 어찌 되었든, 시체가 발견되면 법의관이 범죄현장으로 출동한다. 예전에는 '경찰의' 라고 불렸던 법의관은 보통 경찰업무와 일반진료를 겸업하는 의사인 경우가 많다.

오늘날에는 모두 최소한 기본적인 법의학 훈련은 거친 사람들이고, 경찰업무를 전업으로 삼은 사람도 없지 않다.

법의관은 법의 세계와 의학의 세계가 교차하는 수많은 상황에서 경찰에 조언을 해준다. 이를테면 폭력범죄의 피해자를 조사하고, 부상당한 수감자들을 치료한다. 특별한 경우에는 법의병리학자가 범죄현장에 호출되기도 한다.

목숨이 붙어 있는지 확인한다

그러나 범죄현장에서 법의관의 중요한 임무는 사망선고를 내리는 것이다. 사체가 목이 떨어져 나갔거나 부패한 경우처럼 피해자가 죽은 것이 분명하더라도 공식적인 사망진단이 필요하다.

죽은 지 몇 시간에서 며칠이 지난, 최근에 발생한 사망의 경우 법의관은 주변(공기) 온도를 측정하는데, 이는 사망시간에 중요한 단서를 제공하는 시체의 냉각속도에 주변 온도가 영향을 미치는 까닭이다. 법의관은 사망의 종류에 대한 초기평가도 수행한다(다음 쪽 참조).

의학 형사

법의병리학자는 의학적 기술과 법률적 기술을 겸비한 전문가이다. 임상병리학자와 마찬가지로 인체의 부상과 질병에 대한 전문가이다. 그러나 다른 의사들과는 달리

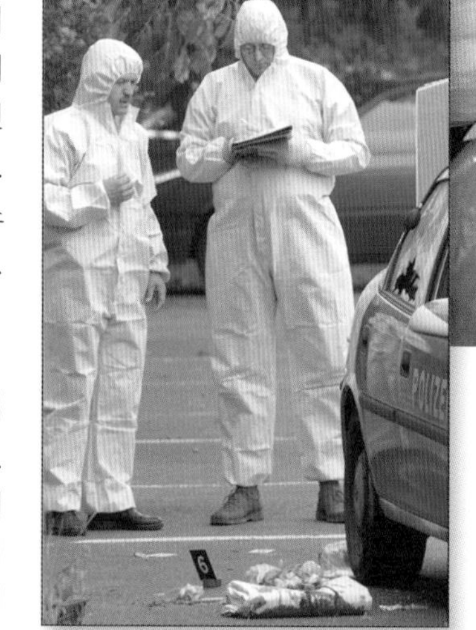

◀ **공동작업**
범죄현장 책임자(왼쪽)가 현장에서 소견을 기록하는 병리학자와 정보를 나누고 있다.

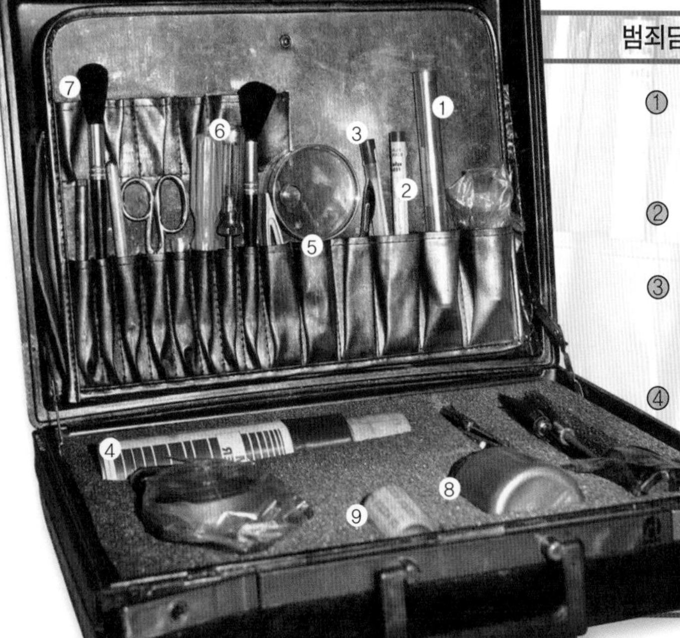

범죄담당 경찰관의 키트

① 표본용기는 섬유나 모발처럼 작고 미세한 표본을 보관하는 데 유용하다.

② 면봉은 체액표본을 채취하기 위한 것이다.

③ 불변잉크 매직펜은 지문용 아세테이트지에 상세한 사항을 기록하기 위한 것이다.

④ 분무시약을 표면에 분무한 다음 특수조명을 비춰보면 숨겨진 자국이나 심지어 닦아낸 핏자국까지도 발견할 수 있다.

⑤ 확대경은 자국의 상태를 평가하는 데 사용된다.

⑥ 드라이버는 문고리 같은 증거물품을 떼어내어 실험실로 돌아가 자국이나 도구흔적의 증거를 조사할 필요가 있을 때 유용하다.

⑦ 지문용 솔은 다람쥐 털로 만든 것인데, 섬세한 지문에 분말을 뿌릴 때 사용한다.

⑧ 알루미늄 도포분말은 지문에 도포한다.

⑨ 들어내기 테이프는 자국을 채집해 아세테이트지에 고정하는 데 사용된다.

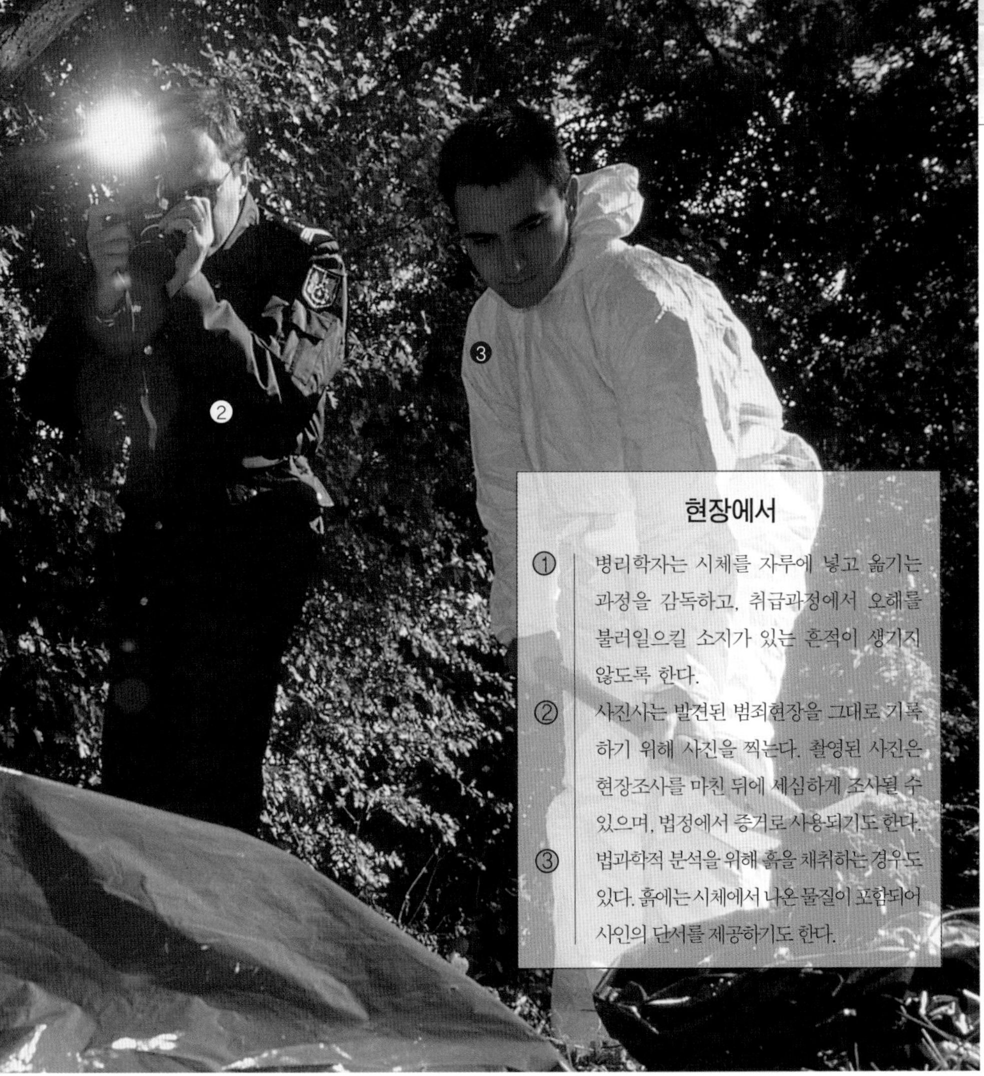

현장에서

① 병리학자는 시체를 자루에 넣고 옮기는 과정을 감독하고, 취급과정에서 오해를 불러일으킬 소지가 있는 흔적이 생기지 않도록 한다.

② 사진사는 발견된 범죄현장을 그대로 기록하기 위해 사진을 찍는다. 촬영된 사진은 현장조사를 마친 뒤에 세심하게 조사될 수 있으며, 법정에서 증거로 사용되기도 한다.

③ 법과학적 분석을 위해 흙을 채취하는 경우도 있다. 흙에는 시체에서 나온 물질이 포함되어 사인의 단서를 제공하기도 한다.

▲ 오염의 방지
범죄 현장에서 착용하는 보호복은 일회용이지만 현장이 오염되지 않도록 적절한 조치를 취했음을 증명하기 위해 이를 보관해두는 경찰당국도 있다.

법의병리학자는 살아 있는 사람들이 아니라 죽은 사람들에, 특히 사인(死因)이 범죄수사와 공판에 미칠 영향에 집중한다. 용의자가 체포되어 법정에 서게 되면 병리학자는 감정인으로서 증거를 제공하기 위해 소환되기도 한다.

범죄현장에서 병리학자가 하는 일에는 시체와 그 주변을 조사하는 일도 포함된다(30쪽 참조). 나중에 시체보관소에서 행하는 부검(34쪽 참조)을 통해 병리학자는 보다 철저히 조사할 기회를 갖게 된다. 하지만 범죄현장에서는 범죄현장 책임자의 감독하에 있는 수사팀과 함께 작업한다.

수사가 진행되면서 병리학자가 다른 전문가들의 도움을 필요로 하는 경우도 있다. 시체의 부패가 상당히 진행된 경우, 법치의학자(50쪽 참조)가 치과기록을 검토해 신원을 확인할 수 있는 경우가 많다.

법인류학자가 피해자의 연령과 성별을 확인하는 데 도움을 주기도 한다. 이후에 실시된 부검에서 시체가 독살되었을 가능성이 제기되는 경우에는 법독물학자의 전문지식이 필요할 수도 있다.

병리학자의 목표는 장기(臟器)의 기능정지를 분석해 사인을 발견하는 것이다. 어떠한 도구나 작용으로 장기의 기능이 정지되었을 것인가에 대한 증거를 제시할 수도 있다.

사고사와 일부 자연사를 포함해 의문의 여지가 있는 죽음이라면 언제든 검시관이 심리(審理)를 열게 된다. 그리고 여기서 죽음이 사고사가 아닌 것으로 평결이 나면 경찰수사가 시작된다.

심리

검시관의 수사는 심리로 종결된다. 증거에 대한 청취를 마친 검시관은 사망의 종류—자연사, 사고사, 자살 혹은 살인—와 사망이 언제 어디서 어떻게 일어났는가에 대한 평결을 내린다.

사망의 종류

사망의 종류를 밝혀낼 때 법의병리학자는 죽음을 둘러싼 정황에 대한 소중한 정보를 제공한다.
이러한 정보에 따라 경찰이 벌일 수사의 종류가 결정되며 사망이 자연사인지 사고사인지, 자살인지 살인인지 검시관이 판단을 내리는 데 도움을 주기도 한다.

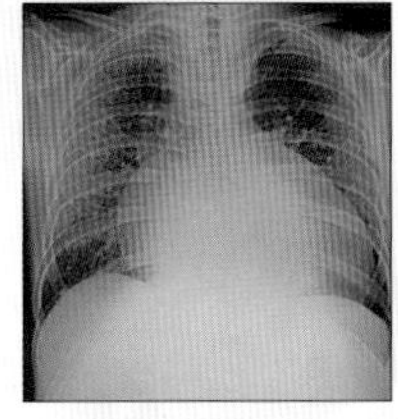

자연사 ▶
대부분의 사람들은 심장마비(옆에 있는 X선 사진에 나온 것처럼)와 같은 자연적인 이유로 사망한다. 그러나 사망이 갑작스레 혹은 예기치 않게 발생했거나, 사망자가 지병을 앓고 있기는 했지만 죽기 전 2주 동안 의사의 진찰을 받은 적이 없는 경우 검시관의 검시대상이 될 수 있다.

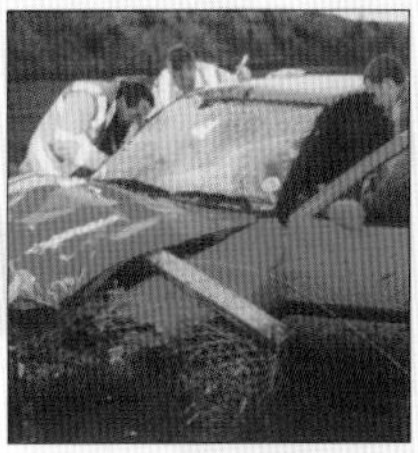

◀ 사고사
검시관은 사고사도 검시한다.
그리고 예방할 수 있었거나 예방했어야 할 사고인 경우(예를 들면 위험한 기계에 안전장치를 갖춰놓지 않아 발생한 경우)에는 검시관의 판단으로 범죄수사를 시작하도록 할 수도 있다.

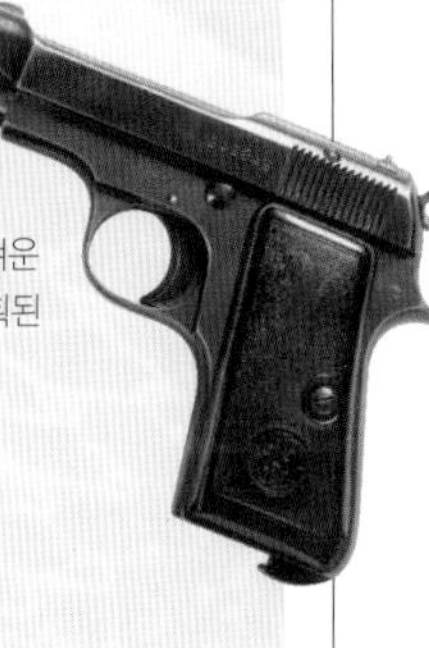

살인 ▶
말 그대로 '사람을 죽이는 행위'인 살인은 대개 살인자가 누군가를 죽일 계획적인 의도를 가진 모살(謀殺)이나 그보다는 가벼운 범죄인 고살(故殺), 즉 사망이 계획된 것이 아닌 경우를 의미한다.

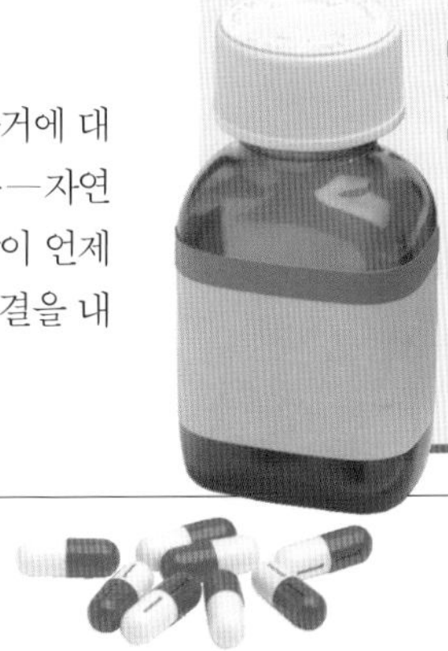

◀ 자살
다른 사람이 스스로 목숨을 끊는 것을 도와주는 행위는 법에 어긋난다. 동반자살을 기도했다가 한 사람이 살아난 경우에도 고살혐의를 받을 수 있다.

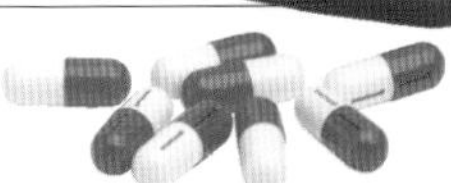

현장의 시체

어떠한 죽음도 똑같지는 않지만, 모든 시체의 조사는 비슷한 절차를 밟는다. 표준절차를 밟으면 운에 맡기는 일이란 있을 수 없다. 시체의 처리는 법에 따르게 되고, 분실되거나 못 보고 넘어가는 증거도 없게 되며, 사망자에게는 응당 받아야 할 존중과 품위를 보장해주게 된다.

현장에 처음으로 도착한 이들이 무엇보다 먼저 하는 일은 아직 목숨이 붙은 피해자를 소생시키는 것이다. 소생의 시도가 실패할 경우 유용하게 쓰일 증거를 파괴할 위험이 있기는 하지만, 그보다는 피해자의 소생이 훨씬 더 중요하다.

활력징후 검사

소생에 실패하거나 사망한 지 얼마 되지 않은 경우 법의관이 처음으로 하는 일은 활력징후를 철저히 검사하는 것이다. 이 검사에는 맥박을 짚어보고, 미약한 심박동이 있는지 청진기로 들어보고, 거울을 코와 입 앞에 대어 입김이 서리는지 보고, 안구 정맥에 피가 흐르는지 살펴보는 것이 포함된다.

법의관은 이 모든 검사의 결과가 부정적이거나 이미 검사할 필요가 없는 경우에만 사망을 증명한다.

증거의 보존

법의병리학자의 일에는 시체를 옮기는 것도 포함된다. 시체를 옮기면 증거가 흐트러질 수 있어 먼저 범죄현장을 스케치하거나 사진과 비디오에 담는다. 범죄현장 책임자가 시체와 그 주변에 대한 일반적인 사진촬영을 지휘하지만, 병리학자가 특별히 요청하는 경우도 있다. 범죄현장 책임자는 현장을 흐트러뜨리지 않는 방법으로 시체에 대한 접근을 지휘한다.

절차

①	법의관은 맥박이나 미약한 심박동, 호흡을 살펴 활력징후를 점검한다.
②	사진사는 번호표를 기준으로 삼아 증거를 기록한다.
③	병리학자는 현장에서 후송하기 전에 시체를 조사한다.
④	피가 튄 자국을 분석하면 앞서 일어난 사건들을 추측하는 데 도움이 된다.

현장에서의 병리학자

범죄현장에서 병리학자의 조사는 불가피하게 외적인 것에 머무르게 되며, 시체에 대한 광범위한 검토는 시체가 일단 시체보관소로 옮겨진 다음에야 이루어진다.

병리학자는 시체를 보러 출동할 때 필기도구만 지참한다. 그 외에 필요한 것, 이를테면 새 면봉이나 표본을 담기 위한 용기, 시체의 심부체온(深部體溫 : 몸 안의 온도-옮긴이)을 측정하는 데 쓸 온도계 등은 법의관이나 범죄현장 책임자가 건네준다.

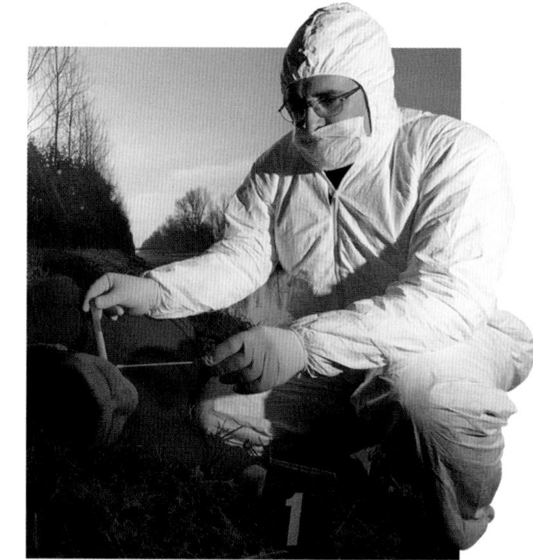

온도검사 ▶
사망 후 24시간 동안은 사망시점을 알아내는 데 체온의 하강이 가장 신뢰할 만한 지표가 된다.

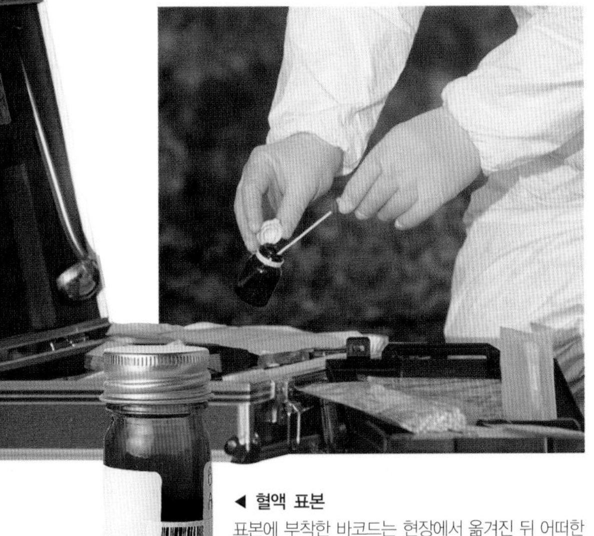

면봉을 이용한 채취 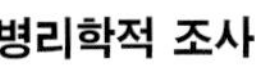
범죄현장에서 면봉을 이용해 채취한 증거는 특별히 밀봉된 용기에 보관한다. 그런 다음 실험실로 가져가 분석한다.

◀ **혈액 표본**
표본에 부착한 바코드는 현장에서 옮겨진 뒤 어떠한 경로를 거쳤는지 추적하고 기록하는 데 사용된다.

병리학적 조사

병리학자는 시체를 조사하면서 시체가 보관소에 옮겨지면 변화할 가능성이 가장 높은 요소들에 초점을 맞춘다. 사망시점과 관련된 지표(32쪽 참조)의 상당수가 이런 범주에 해당된다.

예를 들어 이미 굳어진 시체를 자루에 넣고 옮기다보면 사후경직(死後硬直)이 훼손된다. 따라서 병리학자는 사지를 구부리고 턱이나 목, 눈꺼풀을 움직여보면서 경직된 정도를 점검한다.

옷을 벗기기도 한다. 시반(피부의 변색)을 찾거나 직장(直腸)에 온도계를 집어넣기 위해서이다. 사진사는 시체의 사진을 찍는다. 각각의 물품은 봉지에 넣어 꼬리표를 붙이고 기록한다.

시체나 그 옷에 묻은 액체나 얼룩이 이동할 때 변질될 가능성이 있는 경우, 병리학자는 면봉으로 이를 채취한다.

살인자가 성적인 동기를 지니고 있었다는 의심이 조금이라도 들면 면봉으로 표본을 보다 광범위하게 채취한다.

주변조사

이후 수사관들이 범죄현장을 철저히 수색한다 해도 병리학자는 시체의 주변을 살핀다. 병리학자로서 받은 훈련과 의학적인 통찰력 덕분에 다른 사람들이 놓치는 것을 찾아낼 수 있기 때문이다.

또한 찰과상(擦過傷)이나 열상(裂傷) 같은 시체의 상처는 주변 물품에 생긴 유사한 흔적이나 우발적으로 사용된 흉기와 비교해볼 필요가 있다.

시체가 묶이거나 목 졸려 있는 경우 끈을 제거하기 전에 사진을 찍어둔다. 매듭은 묶인 방식에 따라 다른 범죄에서 단서를 찾을 수도 있는 까닭에 그 자체가 증거이다. 따라서 매듭은 풀지 않으며, 시체를 옮길 때는 끈을 자른다.

이런 과정은 시체가 본래 상태대로 시체보관소에 도착할 수 있게 신중히 이루어진다. 범죄현장 책임자는 머리와 손발을 별도의 봉지로 감싸고 테이프로 헐겁게 고정한 다음, 후송을 위해 시체 전체를 자루에 담는다.

병리학자는 마지막 단계까지 감독하는데, 부주의한 취급 때문에 살갗에 오해를 불러일으키는 흔적이 남을 수도 있기 때문이다.

주변의 흔적

수사관들도 범죄현장에 있는 흔적들을 철저하게 기록하지만, 병리학자 역시 자신의 공책에 기록한다.
특히 이러한 흔적들이 시체에 난 흔적들과 부합하는 경우 기록은 더욱 신중해진다.
예를 들어 아래의 사진에서 피가 튄 자국들은 살인자가 피해자를 공격하려고 흉기를 휘두를 때 그 끝에서 뿌려진 것이다.

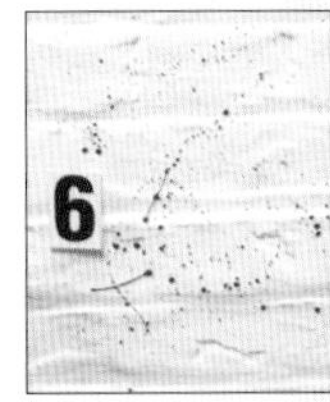

◀ **혈액의 얼룩**
주변의 벽에 생긴 흔적은 촬영한 다음 혈흔분석가(84쪽 참조)에게 분석을 맡겨 살인의 특징을 해명해낸다.

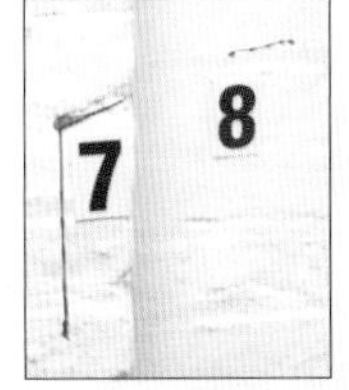

◀ **혈흔 방향**
혈흔이 특정한 방향으로 움직이는 것처럼 보이기도 한다. 이에 유의하면 방의 어느 위치에서 살인이 일어났는지 추론해내는 데 도움이 될 수 있다.

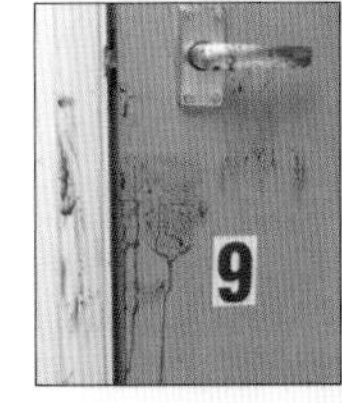

◀ **출구지점**
문이나 창문은 점검해보아야 할 중요한 장소이다. 그 이유는 방에서 나가거나 나가려고 하면서 흔적을 남기는 경우가 있기 때문이다.

◀ **시체자루**
경찰이 자루에 넣은 시체를 추가적인 조사를 위해 시체보관소로 옮기고 있다.

사후 경과시간

사망 후 시간이 얼마나 흘렀는지 정확히 알아낼 수는 없다. 그러나 용의자가 특정한 시간에 범죄현장이나 그 부근에 있었다면 언제 사망했는지 대략적으로라도 파악해두어야 한다. 시체의 온도와 경직 정도는 가장 중요한 단서이다. 사후 경과시간을 보다 정확히 판단하기 위해 범죄현장에 대한 세심한 관찰과 더불어 실험실에서 실험이 이루어진다.

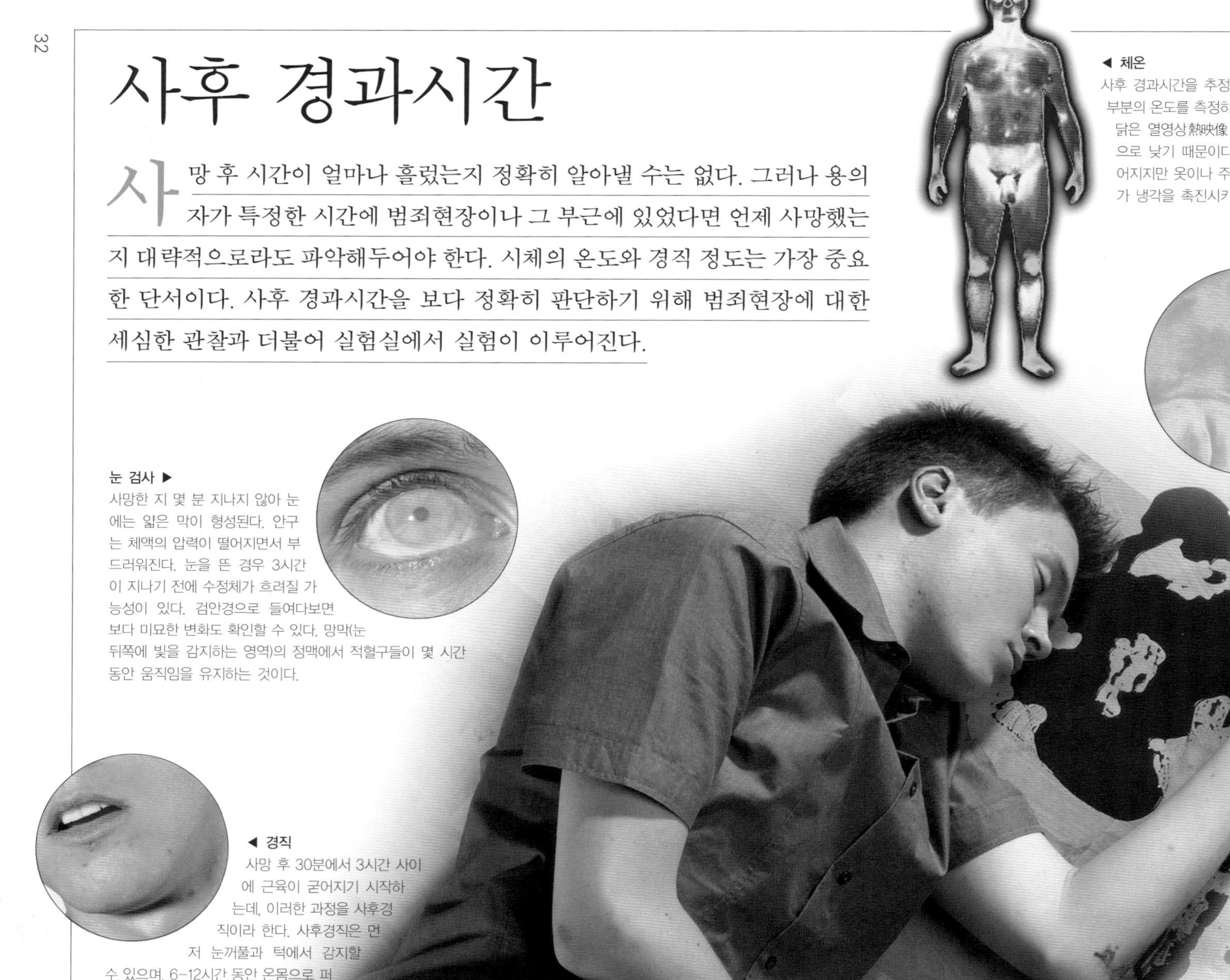

◀ 체온
사후 경과시간을 추정하는 간단한 방법 중 하나는 시체 중심부분의 온도를 측정하는 것이다(말단부분을 측정하지 않는 까닭은 열영상熱映像 사진에서 볼 수 있듯이 온도가 상대적으로 낮기 때문이다). 심부체온은 대략 시간당 0.8℃씩 떨어지지만 옷이나 주변온도, 습도, 공기의 흐름, 시체의 크기가 냉각을 촉진시키거나 저하시키기도 한다.

◀ 혈액침하
피가 흐름을 멈추면 시체의 가장 낮은 부분으로 가라앉아 피부를 분홍빛이나 붉은 빛으로 바꾸어놓는다. 병리학자들이 흑청색화(黑淸色化) 혹은 혈액침하(血液沈下)라 부르는 이 과정은 6시간 안에 완료된다(피부색이 대단히 검은 사람에게는 영향을 미치지 않는다). 조금만 눌러보아도 색이 엷어진다.

눈 검사 ▶
사망한 지 몇 분 지나지 않아 눈에는 얇은 막이 형성된다. 안구는 체액의 압력이 떨어지면서 부드러워진다. 눈을 뜬 경우 3시간이 지나기 전에 수정체가 흐려질 가능성이 있다. 검안경으로 들여다보면 보다 미묘한 변화도 확인할 수 있다. 망막(눈 뒤쪽에 빛을 감지하는 영역)의 정맥에서 적혈구들이 몇 시간 동안 움직임을 유지하는 것이다.

위장관(胃腸管) 내용물 ▼
살인사건 피해자의 내장에 든 음식물은 사망시점에 대한 중요한 단서를 제공한다. 특히 희생자가 마지막으로 식사한 때가 확인된 경우에는 더욱 그러하다. 그러나 정확한 시간을 확정할 수는 없다. 육류처럼 소화가 잘되지 않는 음식물은 소화가 잘 되는 음식물에 비해 위장에 오래 남아 있으며, 소화속도는 질병, 공포, 알코올성 음료 및 약물 같은 요소들에 영향을 받는다.

◀ 경직
사망 후 30분에서 3시간 사이에 근육이 굳어지기 시작하는데, 이러한 과정을 사후경직이라 한다. 사후경직은 먼저 눈꺼풀과 턱에서 감지할 수 있으며, 6–12시간 동안 온몸으로 퍼져 나간다. 이후 6–12시간 동안 유지되다가, 그 다음 6–12시간 동안 사라져간다. 수많은 요인이 경직에 영향을 미친다. 온도가 낮은 경우 전혀 나타나지 않기도 하고, 죽기 전에 대단히 활발하게 움직였던 근육은 그렇지 않았던 경우에 비해 보다 빠른 경직을 보인다.

씹힌 음식물은 몇 초 안에 식도를 통과해 위장으로 내려간다.

약 3시간이 지나면 음식물은 위장을 빠져나간다.

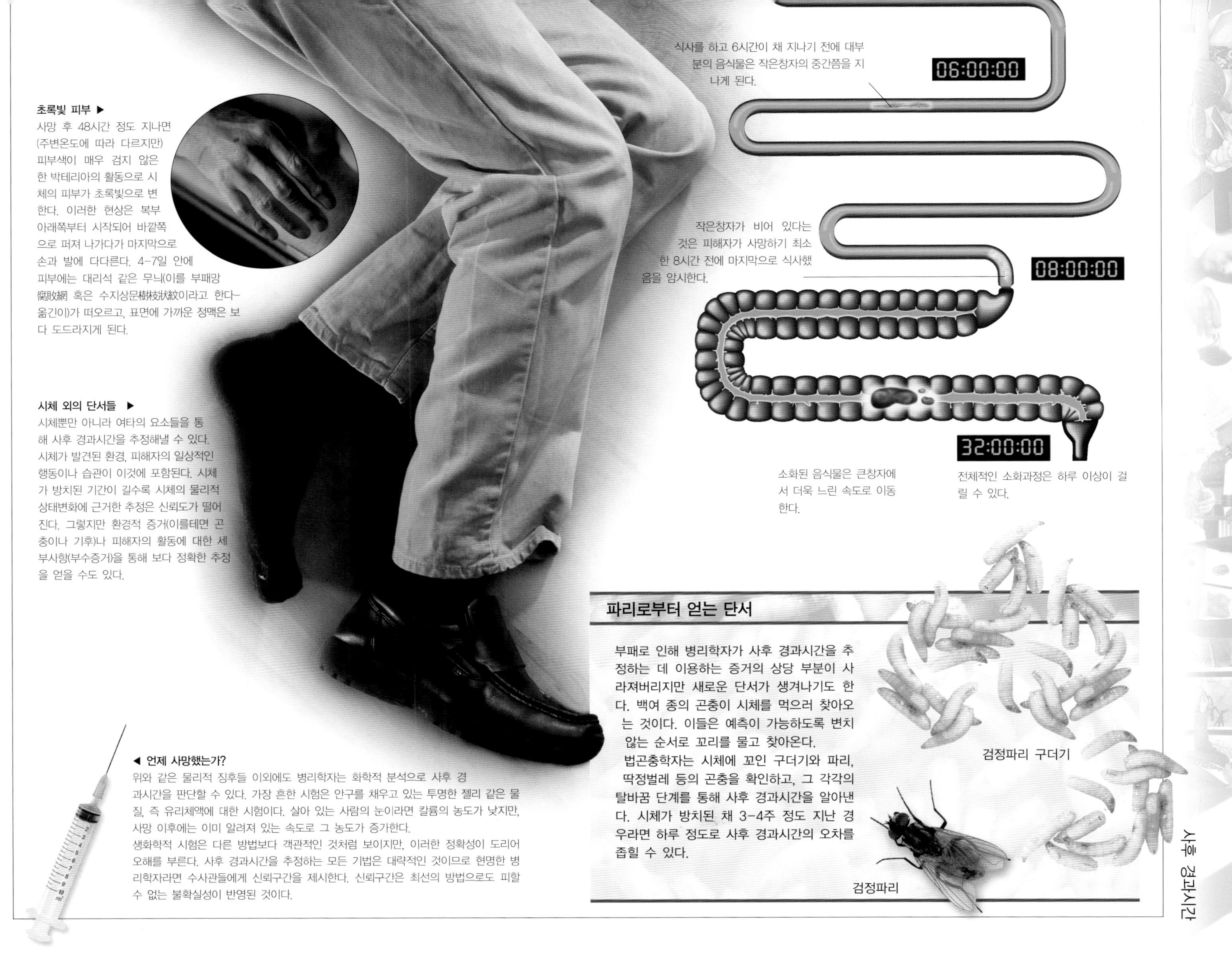

식사를 하고 6시간이 채 지나기 전에 대부분의 음식물은 작은창자의 중간쯤을 지나게 된다.

작은창자가 비어 있다는 것은 피해자가 사망하기 최소한 8시간 전에 마지막으로 식사했음을 암시한다.

소화된 음식물은 큰창자에서 더욱 느린 속도로 이동한다.

전체적인 소화과정은 하루 이상이 걸릴 수 있다.

초록빛 피부 ▶
사망 후 48시간 정도 지나면 (주변온도에 따라 다르지만) 피부색이 매우 검지 않은 한 박테리아의 활동으로 시체의 피부가 초록빛으로 변한다. 이러한 현상은 복부 아래쪽부터 시작되어 바깥쪽으로 퍼져 나가다가 마지막으로 손과 발에 다다른다. 4–7일 안에 피부에는 대리석 같은 무늬(이를 부패망腐敗網 혹은 수지상문樹枝狀紋이라고 한다–옮긴이)가 떠오르고, 표면에 가까운 정맥은 보다 도드라지게 된다.

시체 외의 단서들 ▶
시체뿐만 아니라 여타의 요소들을 통해 사후 경과시간을 추정해낼 수 있다. 시체가 발견된 환경, 피해자의 일상적인 행동이나 습관이 이것에 포함된다. 시체가 방치된 기간이 길수록 시체의 물리적 상태변화에 근거한 추정은 신뢰도가 떨어진다. 그렇지만 환경적 증거(이를테면 곤충이나 기후)나 피해자의 활동에 대한 세부사항(부수증거)을 통해 보다 정확한 추정을 얻을 수도 있다.

파리로부터 얻는 단서

부패로 인해 병리학자가 사후 경과시간을 추정하는 데 이용하는 증거의 상당 부분이 사라져버리지만 새로운 단서가 생겨나기도 한다. 백여 종의 곤충이 시체를 먹으러 찾아오는 것이다. 이들은 예측이 가능하도록 변치 않는 순서로 꼬리를 물고 찾아온다.

법곤충학자는 시체에 꼬인 구더기와 파리, 딱정벌레 등의 곤충을 확인하고, 그 각각의 탈바꿈 단계를 통해 사후 경과시간을 알아낸다. 시체가 방치된 채 3–4주 정도 지난 경우라면 하루 정도로 사후 경과시간의 오차를 좁힐 수 있다.

검정파리 구더기

검정파리

◀ 언제 사망했는가?
위와 같은 물리적 징후들 이외에도 병리학자는 화학적 분석으로 사후 경과시간을 판단할 수 있다. 가장 흔한 시험은 안구를 채우고 있는 투명한 젤리 같은 물질, 즉 유리체액에 대한 시험이다. 살아 있는 사람의 눈이라면 칼륨의 농도가 낮지만, 사망 이후에는 이미 알려져 있는 속도로 그 농도가 증가한다.
생화학적 시험은 다른 방법보다 객관적인 것처럼 보이지만, 이러한 정확성이 도리어 오해를 부른다. 사후 경과시간을 추정하는 모든 기법은 대략적인 것이므로 현명한 병리학자라면 수사관들에게 신뢰구간을 제시한다. 신뢰구간은 최선의 방법으로도 피할 수 없는 불확실성이 반영된 것이다.

부검

어떠한 부검이든 그 목적은 사인을 밝혀내는 것이다. 그러나 병리학자가 해부용 메스를 다룰 때에는 특별한 법률적 책임을 지게 된다. 그들이 내놓는 소견과 거기서 이끌어낸 결론은 경찰의 수사가 나아갈 바를 제시한다. 살인자를 법에 따라 처벌하는 데 필요한 결정적인 증거를 제공할 수도 있다.

시체해부는 사망자의 신원을 확인하고 외관을 촬영하며 때로는 X선 검사가 포함되기도 하는 광범위한 검시의 일부에 지나지 않는다.

시체보관소팀

시체보관소에 병리학자만 있는 것은 아니다. 해부병리학 기술자는 시체를 준비할 뿐만 아니라 부검을 보조하고, 증거담당 경찰관은 시체를 세척하기 전에 피부에 붙어 있는 물질들의 표본을 채취하며, 사진사는 전 과정을 촬영한다.

살인사건인 경우에는 경찰증인이 참석하기도 한다.

시체는 앞면부터 뒷면까지 상세하고 충분하게 촬영한다. 시체가 옷을 입은 채 발견된 경우에는 우선 그 상태대로 촬영한 다음 병리학자가 옷을 한 꺼풀씩 벗겨낼 때마다 다시 촬영한다.

부검을 시작하기 전에 병리학자는 모발 표본을 잘라내거나 손톱을 자르거나 손톱 밑을 긁어낸다.

이런 표본에 대한 DNA분석을 통해 가해자의 신원을 확인할 수도 있고, 독물이나 약물의 흔적을 발견해낼 수도 있다.

해부에 들어가기 전에 병리학자는 구강과 직장 그리고 생식기를 면봉으로 닦아 표본을 채취하고, 피부에 나 있는 모든 흔적(부상뿐만 아니라 문신과 흉터까지도)을 기록한다. 이는 시체의 신원이 밝혀지지 않은 경우 신원 확인에 도움이 된다(44쪽 참조).

해부는 보통 흉강(아래 그림 참조)을 여는 것으로 시작하지만 순서가 바뀔 수도 있다. 예를 들어 목을 조른 흔적이 있는 경우 부검은 머리와 목부터 시작된다. 이와는 달리 칼로 찌른 사건이라면 병리학자는 피부에 난 칼자국을 따라 메스를 댄다.

독물학 검사나 조직학 검사(조직에 대한 현미경 조사)를 거치고 나서야 사인이 확실해지는 경우도 있다.

병리학자는 보고서를 작성할 때, 경찰수사의 맥락에 따라 소견을 기술하면서 보고서가 법정에서 증거능력을 인정받을 수 있도록 해야 한다.

부검실

① 위생상의 이유뿐만 아니라 증거의 오염을 막기 위해서도 청결이 필수적이다.

② 모든 체액은 스테인리스 해부대의 가장자리를 따라 한쪽 끝에 있는 배수구로 흘러간다.

③ 병리학자가 각각의 장기를 꺼내면서 조사하고 절단하는 곳.

④ 장기들의 무게를 재기 위한 저울.

⑤ 주요 장기들의 무게를 기록하기 위한 칠판.

⑥ 주요 장기에서 채취한 표본들은 분석을 의뢰할 때까지 냉장실에 보관한다.

절 차

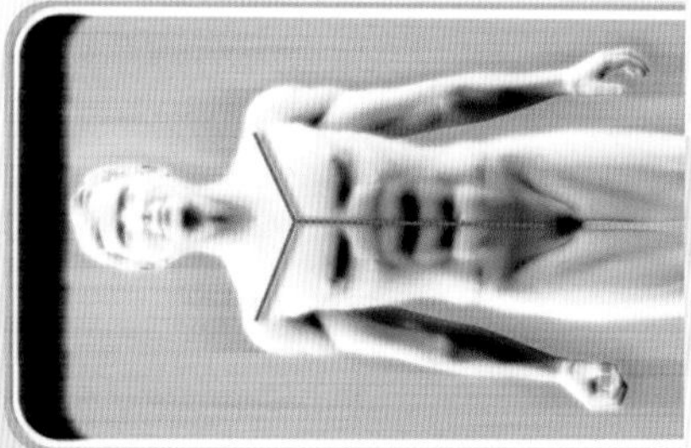

외관조사 ▲
외상, 흔적, 얼룩은 부검순서에 영향을 미치기도 한다. 그러므로 병리학자는 먼저 외관을 세심하게 조사한다. 외인사(外因死)인 경우에는 상처가 뚜렷한 것이 보통이지만, 미묘한 징후가 변사(變死)를 암시하는 경우도 있다.

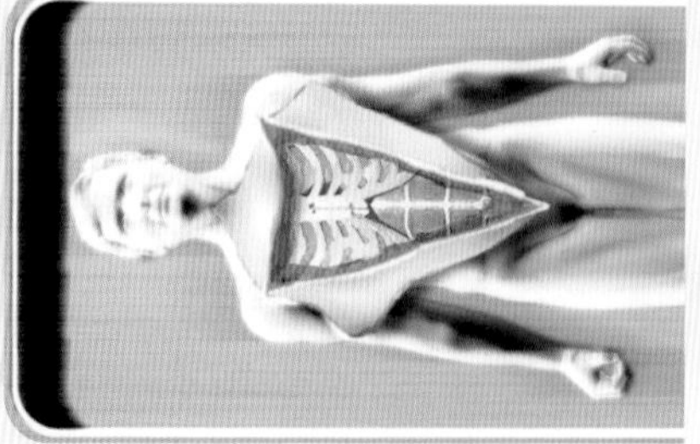

단순절개 ▲
자연사로 여겨지는 경우, 병리학자는 몸통 전체를 한 번에 절개하고 내부 장기들을 꺼내어 조사한다. 이러한 절차는 사인을 입증하고 질병의 경과를 기록하는 의학적 부검과 유사하다.

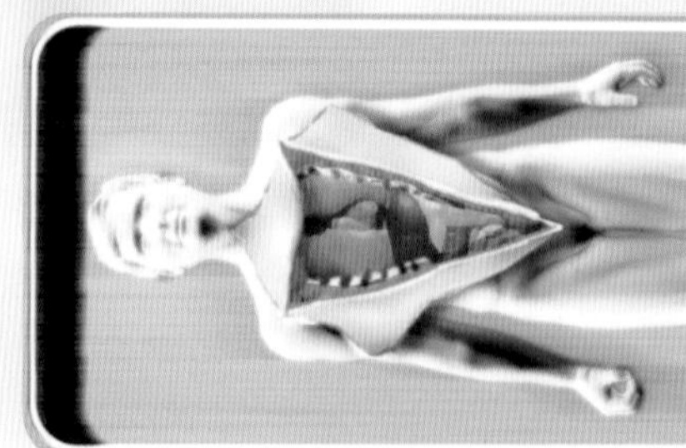

의심스러운 죽음 ▲
범죄 피해자의 경우에는 병리학자가 T자나 Y자로 절개해 체강(體腔)에 보다 잘 접근할 수 있도록 한다. 목이나 머리에 부상을 입은 경우에는 흉부와 복부를 열기 전에 그 곳부터 작업을 시작한다.

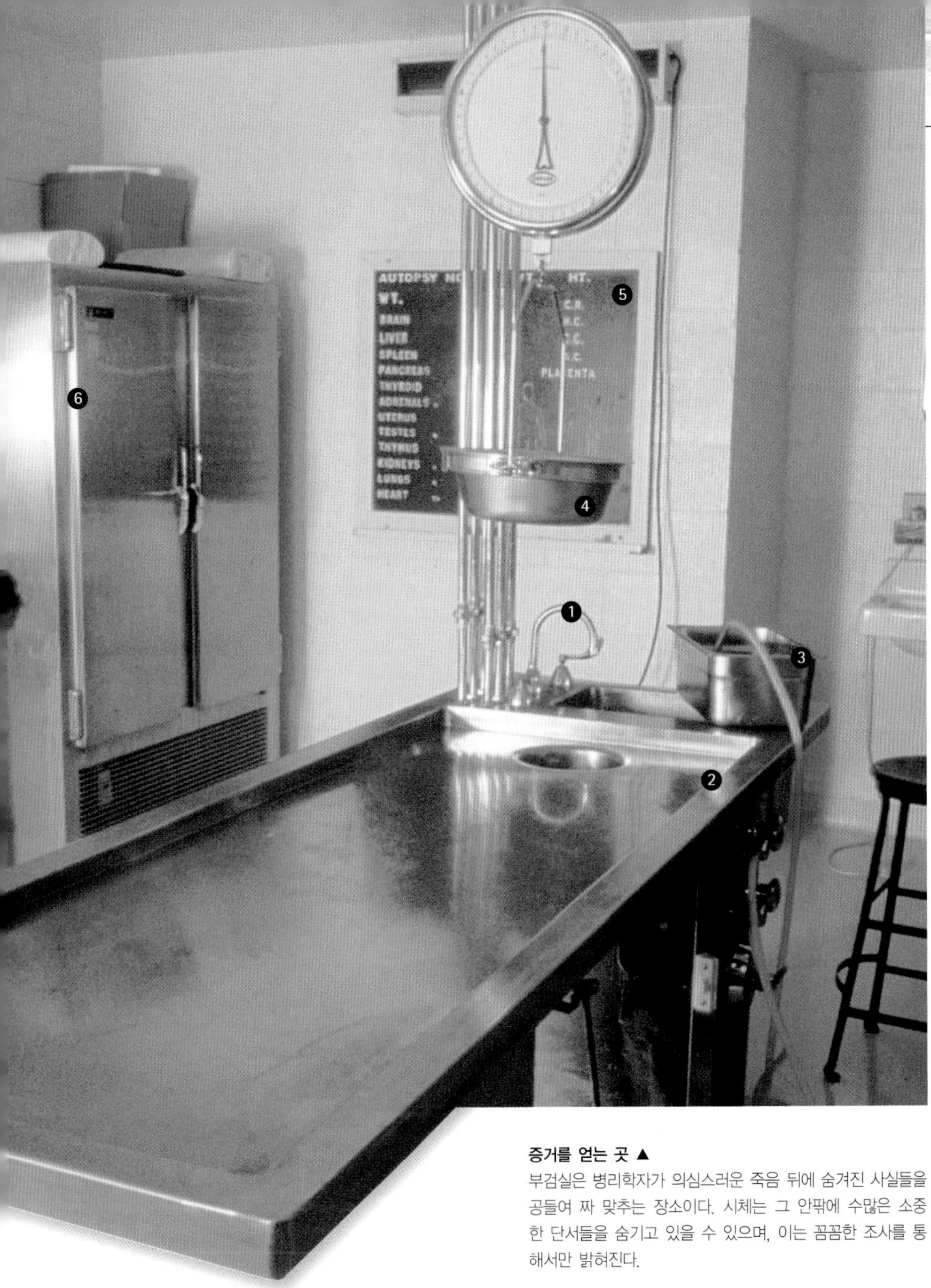

작업도구

병리학자가 처리절차를 완전히 끝마치려면 다양한 도구와 장비가 필요하다. 사용되는 기구의 몇 가지 예를 보면 다음과 같다.

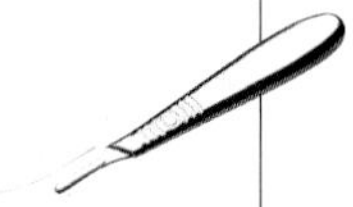

메스 ▶
여러 가지 모양의 교체 가능한 칼날을 사용해 다양한 소규모 절단작업을 할 수 있다.

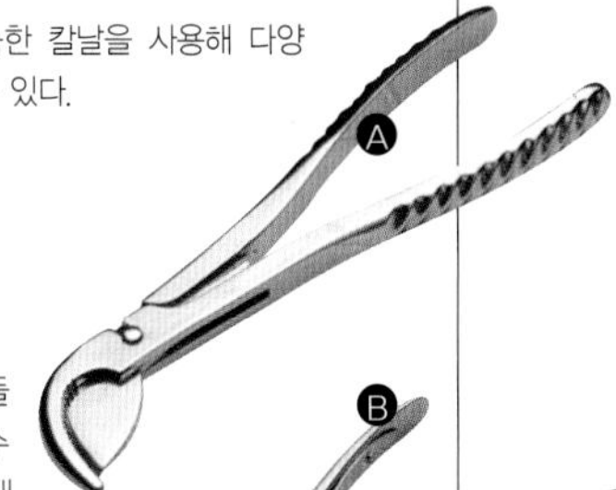

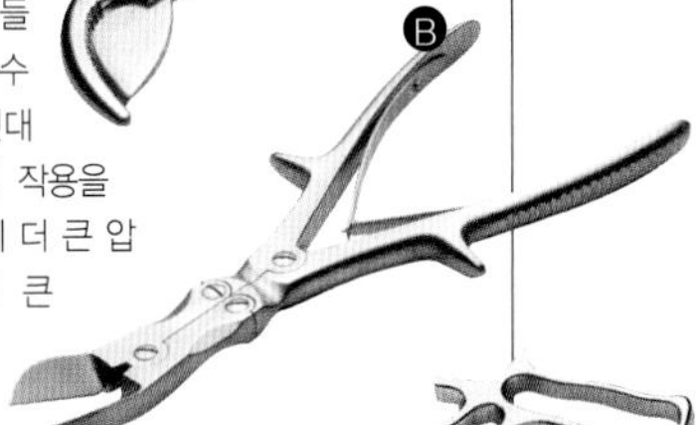

골(骨) 절단기 ▶
갈빗대를 잘라내어 흉판을 들어내고 내부 장기에 접근할 수 있게 해준다. A는 작은 갈빗대에 사용한다. B는 복합적인 작용을 통해 같은 힘을 들여도 날에 더 큰 압력이 가해지도록 설계되어 큰 갈빗대에 사용한다.

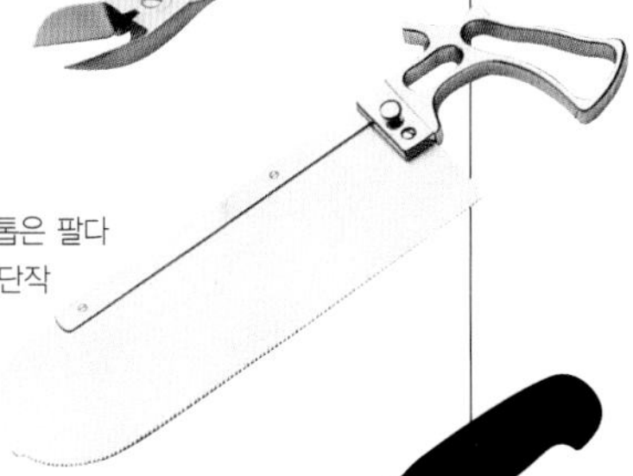

소형 톱 ▶
견고한 스테인리스 소형 톱은 팔다리의 절단 등 다양한 절단작업에 사용한다.

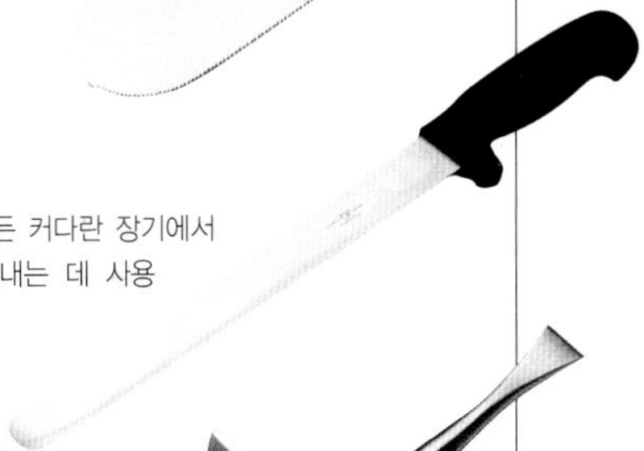

뇌도(腦刀) ▶
뇌뿐만 아니라 모든 커다란 장기에서 표본을 얇게 베어내는 데 사용한다.

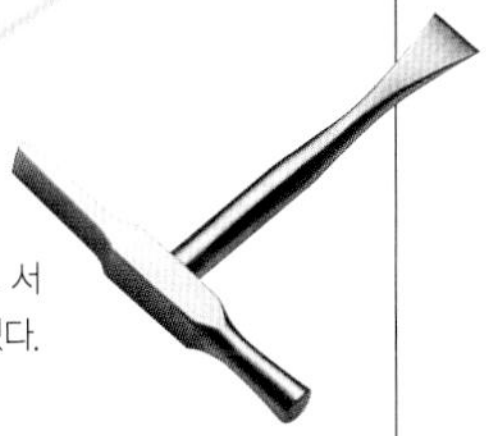

두개골 끌 ▶
톱으로 두개골에 홈을 낸 다음 끌로 서서히 분리해내어 뇌에 접근할 수 있다.

증거를 얻는 곳 ▲
부검실은 병리학자가 의심스러운 죽음 뒤에 숨겨진 사실들을 공들여 짜 맞추는 장소이다. 시체는 그 안팎에 수많은 소중한 단서들을 숨기고 있을 수 있으며, 이는 꼼꼼한 조사를 통해서만 밝혀진다.

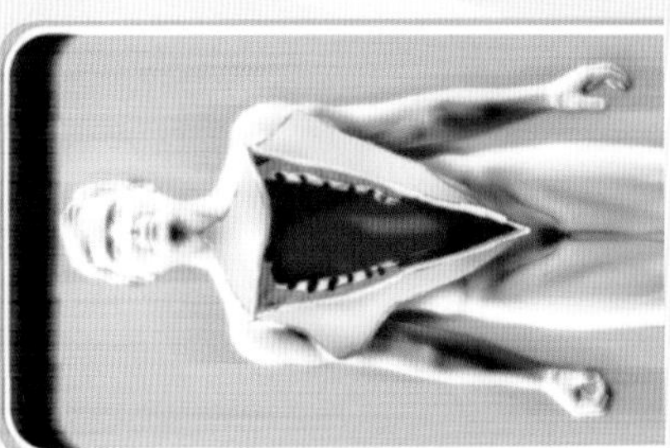

주요 장기 ▲
갈빗대를 절개하면 흉판을 떼어낼 수 있다. 심장과 폐, 기관(氣管)과 식도를 한꺼번에 꺼내는 병리학자도 있고 따로따로 꺼내는 병리학자도 있다. 복부의 장기도 비슷하게 다룬다. 분석을 위해 체액 표본을 채취한다.

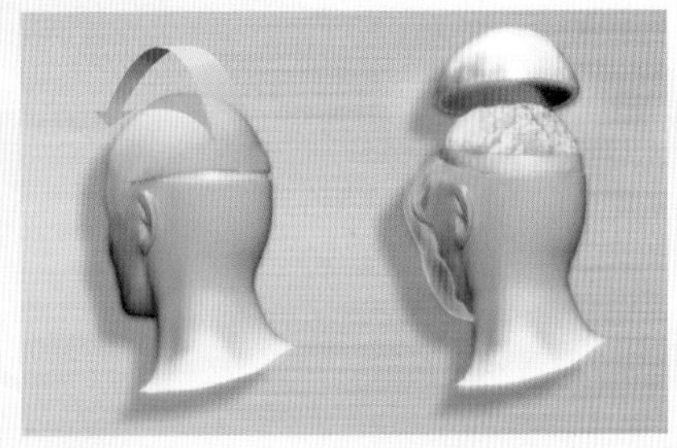

머리 ▲
두개골과 신경, 혈관을 잘라내면 뇌를 들어낼 수 있게 된다. 육안으로는 별다른 것을 밝혀내기 힘들다. 그러나 뇌 조직을 아주 얇게 잘라 현미경으로 조사하면 찢긴 상처와 작은 핏덩이들을 볼 수 있다.

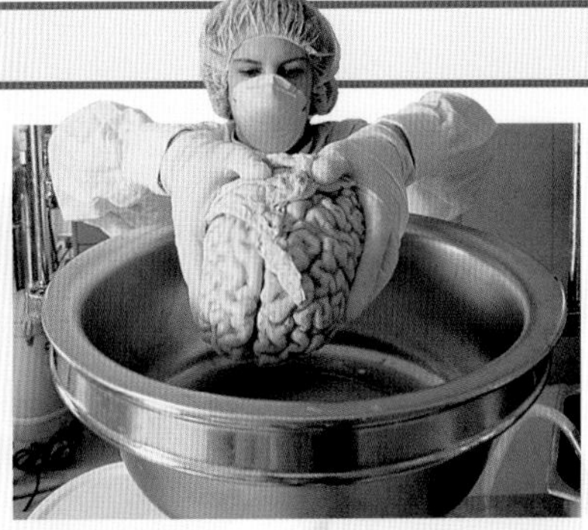

무게와 크기 측정 ▲
법의학자는 기관을 들어내면서 무게를 잰다. 추측되는 죽음의 형태에 따라 현미경 조직분석을 위해 모든 장기에서 표본을 잘라내는 경우도 있다. 이렇게 하면 시체를 보다 완전하게 조사할 수 있게 된다.

폭력의 흔적

살인은 흔적을 남긴다. 살인자가 아무리 교활해도 피해자의 몸에 남아 비밀을 폭로하는 폭력의 흔적들을 감추지는 못한다. 병리학자는 부검을 통해 지도에 그려진 기호와 같은 사망의 흔적을 추적한다. 그리고 그 원인을 찾아내어 살인이 아닌가 하는 의심을 확인하거나 벗겨낸다.

◀ 교살(絞殺)
끈이나 손은 목에 독특한 타박상을 남길 수 있다. 대개의 끈은 뚜렷한 선을 남기지만 목도리처럼 부드러운 직물은 타박상을 거의 남기지 않는다. 피부에 흔적이 남지 않은 경우, 해부해보면 피하조직에 타박상의 징후가 뚜렷이 드러난다.

뇌출혈 ▶
뇌출혈로 인한 사망은 외적인 징후가 잘 드러나지 않지만, 내적인 조사나 사진에서처럼 컴퓨터 단층촬영을 통해 치명적인 응혈이 드러나게 된다.

어떠한 살해방법도 시체에 특징적인 흔적을 남기기 마련이지만, 모든 흔적이 알기 쉽게 눈에 띄는 것은 아니다. 독물이나 약물은 눈에 띄는 흔적을 전혀 남기지 않아 분석을 통해서만 검출이 가능하다.

그와는 정반대로 외인사의 징후는 외관을 조사해보면 곧 쉽게 드러난다. 이러한 상처들은 보통 둔기손상(鈍器損傷:날이 없고, 끝이 날카롭지 않은 둔탁한 물체에 의한 손상-옮긴이), 총상(銃傷), 예기손상(銳器損傷:날이 있거나 끝이 날카로운 도구에 의한 손상-옮긴이)으로 나눈다.

살인사건의 대다수는 이렇게 눈에 띄는 징후를 남기는 공격이 차지한다. 명백한 징후를 남기지 않는 사인은 탐정소설에서와는 달리 현실에서는 매우 드물다.

가장 흔한 사망의 징후를 아래에 설명한다. 6장 '치명적인 도구'에 보다 상세한 설명이 기다리고 있다.

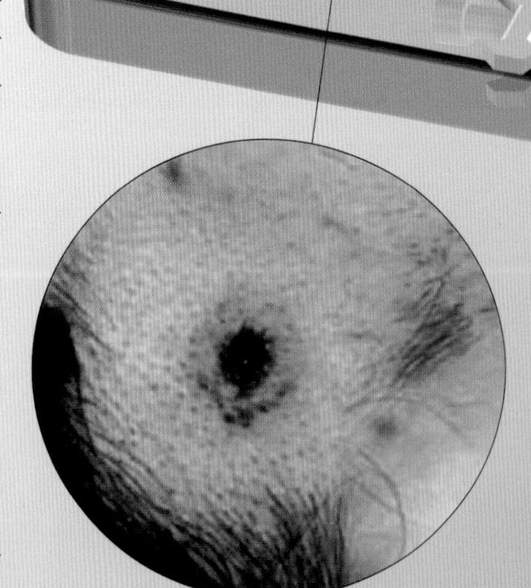

총격 ▲
총상의 세부사항은 사망의 정황에 대한 정보를 제공한다. 이를테면 자살의 가능성을 배제할 수 있다(다만 증명할 수는 없다). 상처의 크기는 무기의 구경(口徑)을 알려주는 지표이다. 피부의 화상자국은 피해자가 가까운 거리에서 총에 맞았음을 말해준다.

타박상 ▲
흔히 좌상(挫傷)이라고도 하는 타박상은 둔기에 의해 작은 혈관들이 파열된 것을 말한다. 그 모양은 충격방향을 보여주기도 하고, 색깔은 부상이 얼마나 오래전에 발생했는지 가리킨다. 타박상은 치유되면서 색깔이 붉은색이나 보라색에서 갈색, 녹색, 노란색으로 바뀌어간다. 타박상의 해석은 단순하지가 않다. 그 까닭은 타박상이 생기는 속도도 다를뿐더러 사망 이후에도 타박상의 전개는 지속되기 때문이다.

변색

어떤 사망의 작인(作因)은 시체 외형에 변화를 일으키는데, 이를테면 변색 같은 것이다. 물론 피부가 대단히 검은 사람은 예외이지만, 예를 들어 일산화탄소 중독일 경우 피부에 독특한 '선홍색' 변색이 일어난다. 비구폐색성 질식사(鼻口閉塞性窒息死:코와 입이 동시에 기계적으로 막혀 사망하는 것-옮긴이)나 흉부의 압착으로 인해 얼굴에 생겨나는 출혈반점들은 대단히 광범위해서 얼굴 전체가 푸른 빛을 띠게 되는 경우도 있다. 여타의 변색은 사인과 직접적으로 연관되어 있지는 않지만 수사에는 상당히 중요하다.

화상자국

몸에 광범위한 화상을 입으면 그대로 사망할 수 있다. 그러나 작디작은 화상도 피부에 다른 징후가 없을 때는 중요하다. 감전사를 암시하는 것일 수도 있기 때문이다. 전류의 접촉지점에는 수포가 생기기도 하지만, 피해자가 욕조에 들어가 있었다거나 해서 접촉부위가 넓은 경우에는 피부에 흔적이 남지 않을 수 있다. 뇌격(雷擊:벼락에 노출되는 것-옮긴이)인 경우에는 시체 외부에 아무런 흔적도 남지 않기도 하지만, 강력한 전류가 버클이나 지퍼와 같은 금속물체를 달궈서 피부에 화상을 일으킬 수도 있다.

내부손상

대개 치명적인 내부손상은 외부에도 흔적을 남긴다. 병리학자가 시체를 조사하면서 처음에 의심한 것이 해부를 해보면 확인되는 경우가 많다. 장기에 치명적인 손상을 입힐 만큼 강한 타격이었다면 피부에 타박상이 남는 것이 보통이다.

뇌손상은 예외에 해당한다. 머리를 가격하거나 유아의 머리를 난폭하게 흔들어댄 경우 타박상이나 찰과상이 남지 않더라도 두개골 내의 출혈로 사망할 수 있다.

◀ 칼로 인한 상처
살갗에 난 절창(切創:날이 있는 도구나 물체에 의해 피부에 생긴 손상-옮긴이)의 모양에 따라 흉기가 단날인지 양날인지 밝혀진다. 창구(創口)의 각도를 통해 사고사의 가능성을 배제할 수 있게 되며, 깊이는 사용된 힘의 정도를 암시하므로 살인 의도를 나타내는 중요한 증거가 된다.

◀ 산탄총
산탄총은 가까운 거리에서 발사된 경우 한 개의 커다란 상처를 낸다. 거리가 멀어지면 사진에서 보듯이 각각의 납탄들에 의한 상처가 생긴다. 수사관들은 병리학자에게 상처의 분포에 근거해 살인자와 피해자 간의 거리를 추정해달라고 부탁하기도 한다. 하지만 사용된 무기의 종류, 탄약의 생산조건, 온도 등 수많은 요인이 영향을 미치기 때문에 추정의 신뢰도는 떨어지게 된다.

열상(裂傷) ▲
열상(피부 따위가 찢어진 상처-옮긴이)을 면밀히 조사해 보면 사용된 흉기에 대한 보다 자세한 사항을 알아낼 수 있다. 칼날의 넓이에 대한 정보는 신뢰도가 떨어지는 경우가 많은데, 그 이유는 일단 찌르고 나서 칼을 움직이기도 하기 때문이다.

칼을 든 몸싸움 ▲
자상(刺傷:끝이 날카로운 도구에 의해 피부에 생긴 손상-옮긴이)을 입은 피해자의 손에 절창이 발견되면, 부검을 실시한 병리학자는 칼을 빼앗으려는 몸싸움을 했다고 결론 내릴 수 있다. 그렇다면 살인자도 부상을 입었을 가능성이 있다.

조직학

눈에 잘 안 띄는 징후들은 장기들을 고배율로 확대해서 보아야 확인되기도 한다. 이것이 조직학이다. 박절기(薄切機)를 사용해 조직을 얇고 투명한 조각으로 잘라내며, 이렇게 잘라낸 것을 현미경 슬라이드에 장착한다. 슬라이드는 화학적으로 착색해 조직의 이상을 돋보이게 한다. 이상이 발견되면 특정한 손상이나 질병이 드러나도록 추가적으로 착색하기도 한다.

사인

발견된 시체의 정황으로 피해자가 어떻게 사망했는지 명확하게 드러나는 경우가 있다. 그러나 표면적인 증거가 확정적이지 않을 때는? 이런 경우 부검은 검시관이 사망원인을 판단하고, 범죄와 무관한 것처럼 보이는 죽음이 실은 위장된 살인은 아닌지 밝혀내는 데 도움이 된다.

사망의 종류(자살, 자연사, 사고사, 살인)를 판단하는 것은 병리학자의 임무가 아니다. 그러나 사인(예를 들면, 두부의 총상)을 조사하면서 사망의 종류에 대한 증거를 밝혀낸다. 여기 세 가지 예는 병리학자가 탐정과 비슷하게 작업하는 것을 보여준다.

병리학자는 추론을 통해 죽음을 둘러싼 진상을 밝혀낸다.

화재현장에서 발견된 시체

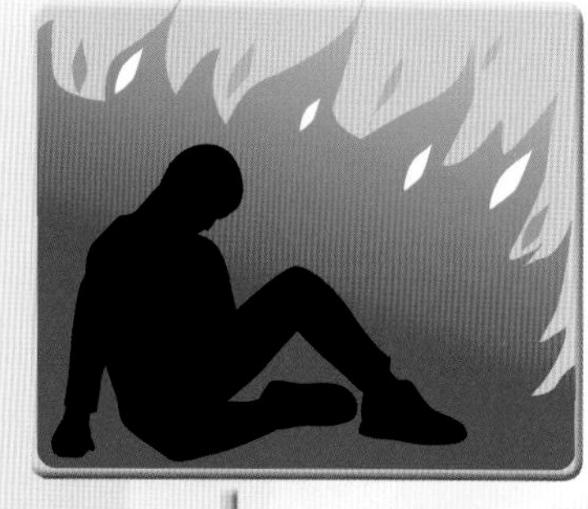

기도에서 그을음이 발견되었는가?

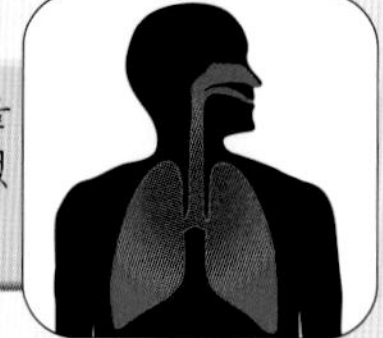

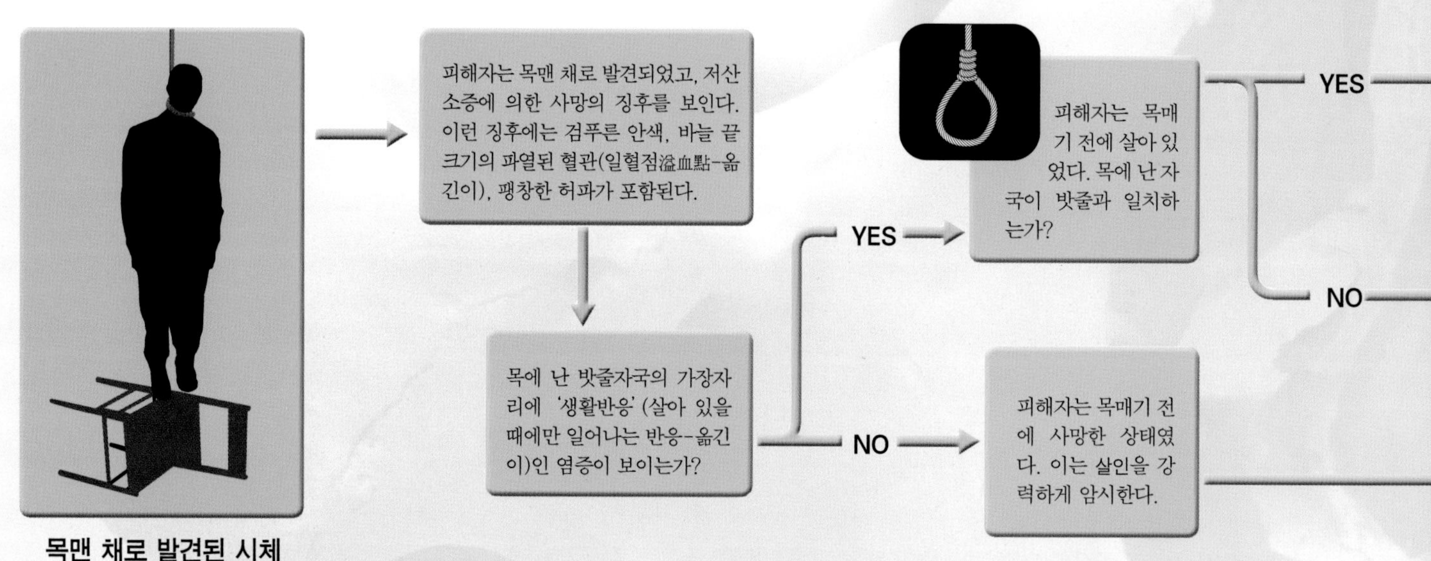

목맨 채로 발견된 시체

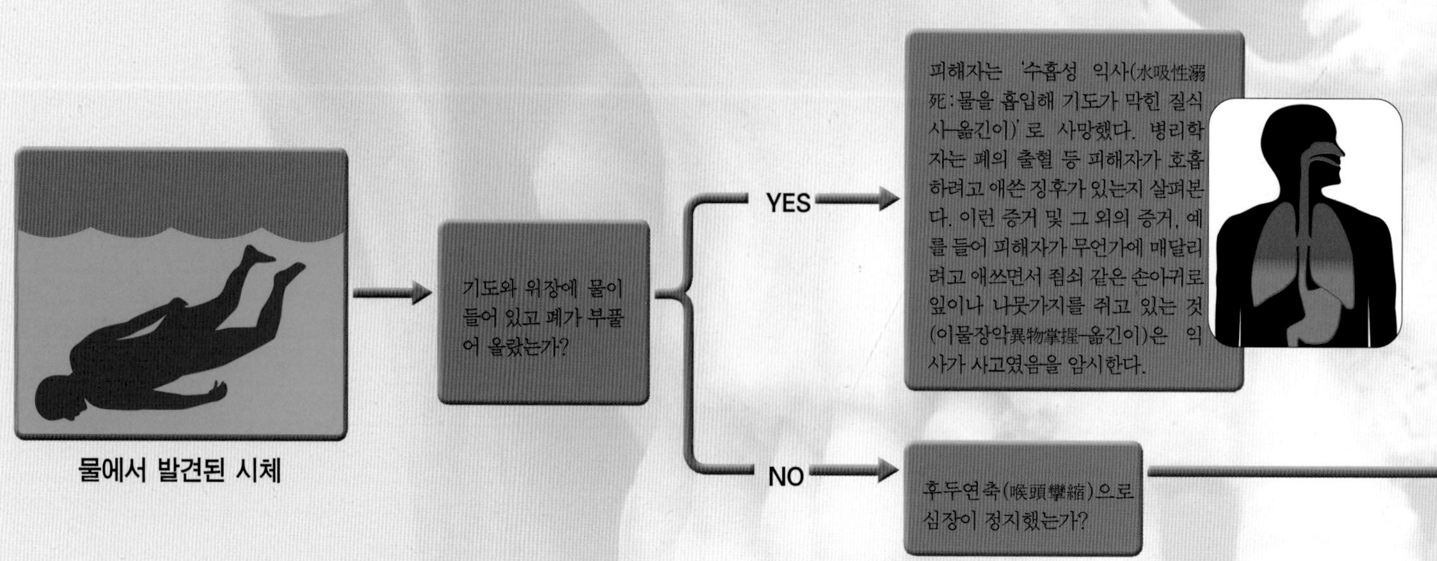

물에서 발견된 시체

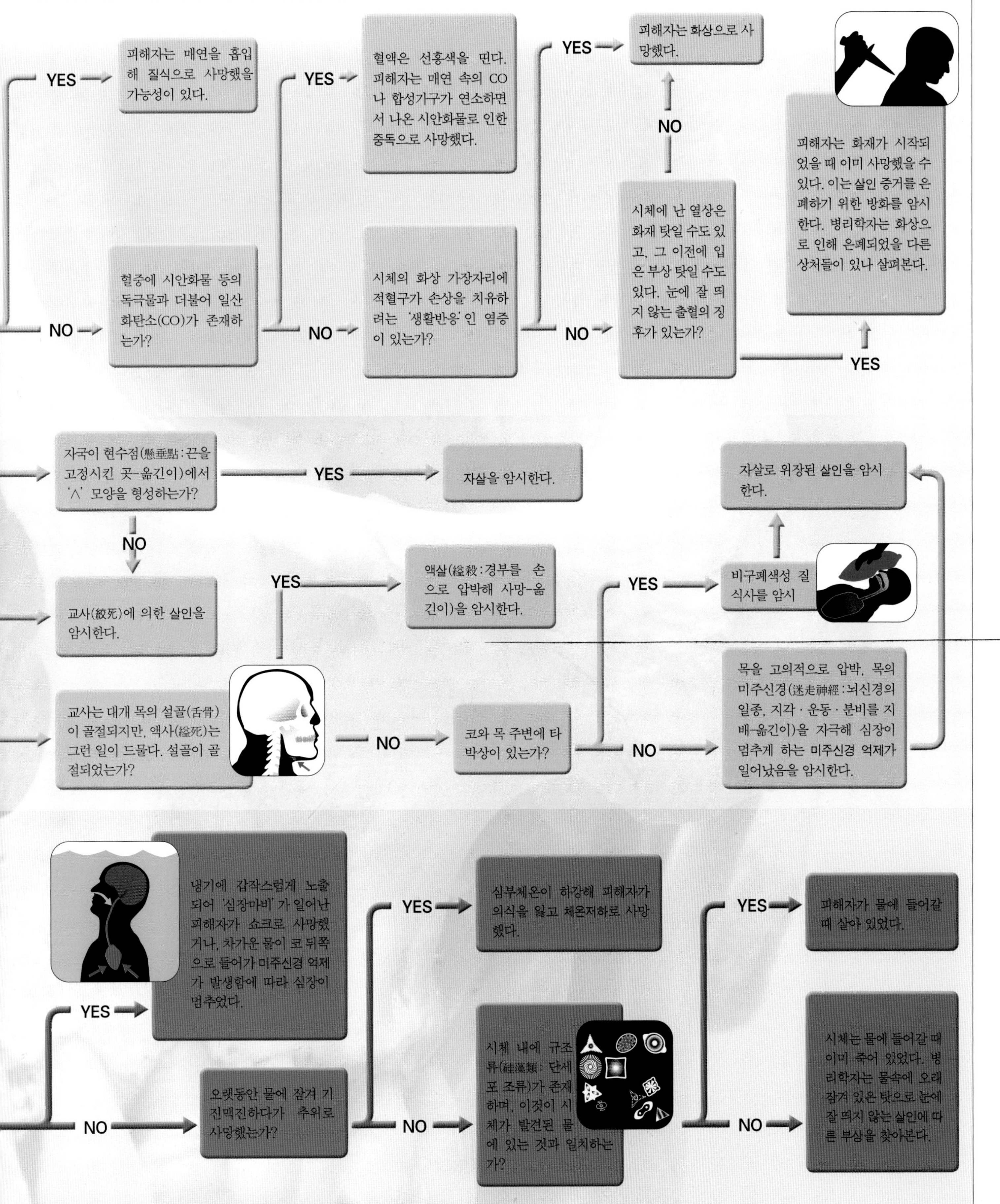
혈중에 시안화물 등의 독극물과 더불어 일산화탄소(CO)가 존재하는가?
YES
피해자는 매연을 흡입해 질식으로 사망했을 가능성이 있다.
NO
YES
혈액은 선홍색을 띤다. 피해자는 매연 속의 CO나 합성가구가 연소하면서 나온 시안화물로 인한 중독으로 사망했다.
NO
시체의 화상 가장자리에 적혈구가 손상을 치유하려는 '생활반응'인 염증이 있는가?
YES
피해자는 화상으로 사망했다.
NO
시체에 난 열상은 화재 탓일 수도 있고, 그 이전에 입은 부상 탓일 수도 있다. 눈에 잘 띄지 않는 출혈의 징후가 있는가?
NO
YES
피해자는 화재가 시작되었을 때 이미 사망했을 수 있다. 이는 살인 증거를 은폐하기 위한 방화를 암시한다. 병리학자는 화상으로 인해 은폐되었을 다른 상처들이 있나 살펴본다.
자국이 현수점(懸垂點 : 끈을 고정시킨 곳—옮긴이)에서 '∧' 모양을 형성하는가?
YES
자살을 암시한다.
NO
교사(絞死)에 의한 살인을 암시한다.
YES
액살(縊殺 : 경부를 손으로 압박해 사망—옮긴이)을 암시한다.
교사는 대개 목의 설골(舌骨)이 골절되지만, 액사(縊死)는 그런 일이 드물다. 설골이 골절되었는가?
NO
코와 목 주변에 타박상이 있는가?
YES
비구폐색성 질식사를 암시
자살로 위장된 살인을 암시한다.
NO
목을 고의적으로 압박, 목의 미주신경(迷走神經 : 뇌신경의 일종, 지각 · 운동 · 분비를 지배—옮긴이)을 자극해 심장이 멈추게 하는 미주신경 억제가 일어났음을 암시한다.
YES
냉기에 갑작스럽게 노출되어 '심장마비'가 일어난 피해자가 쇼크로 사망했거나, 차가운 물이 코 뒤쪽으로 들어가 미주신경 억제가 발생함에 따라 심장이 멈추었다.
NO
오랫동안 물에 잠겨 기진맥진하다가 추위로 사망했는가?
YES
심부체온이 하강해 피해자가 의식을 잃고 체온저하로 사망했다.
NO
시체 내에 규조류(硅藻類 : 단세포 조류)가 존재하며, 이것이 시체가 발견된 물에 있는 것과 일치하는가?
YES
피해자가 물에 들어갈 때 살아 있었다.
NO
시체는 물에 들어갈 때 이미 죽어 있었다. 병리학자는 물속에 오래 잠겨 있은 탓으로 눈에 잘 띄지 않는 살인에 따른 부상을 찾아본다.

파리에게 잡히다

올턴 콜먼은 마치 파리를 잡듯 아무렇지도 않게 자신이 먹이로 삼은 사람들을 살해한, 끔찍하고 무자비한 강간범이었다. 공교롭게도 그가 사형선고를 받은 것도 파리—통통하고 번쩍거리는 금파리—때문이었다. 곤충의 생활사 지식을 통해 살해당한 지 한 달이 지난 희생자의 사망시점을 정확하게 알아낸 것이 결정적이었다.

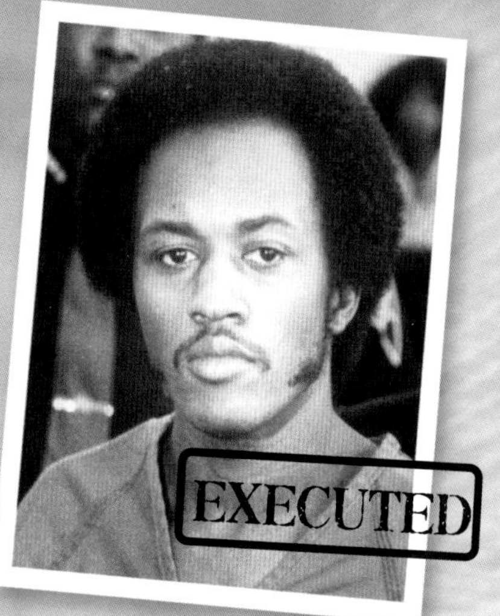

올턴 콜먼 ▲
1956년 시카고 북쪽에 인접한 워키건에서 태어난 올턴 콜먼은 이미 십대일 때부터 경찰의 골칫거리였다. 강간 혐의로 몇 차례 체포되었지만 증인들을 협박해 유죄판결을 피했다.

올턴 콜먼만큼 비열한 인물을 만나기도 쉽지 않을 것이다. 말재주가 그럴듯하고 교활했던 그는 만난 사람들의 신뢰를 얻은 다음, 그 신뢰를 이용해 자신의 성욕을 충족시켰다. 난잡한 색광이었던 그는 남녀를 가리지 않았다. 심지어 아이들에게도 성욕을 느꼈다. 피해자들이 어찌나 겁을 먹었던지 불리한 증언을 하지 않아 유죄판결을 비켜간 적도 많았다.

1984년 여름, 콜먼이 산발적으로 저지르던 경미한 범죄, 강간, 성폭행의 빈도가 급격히 높아졌다. 연인 데브러 브라운과 함께 5개 주를 넘나들며 강간과 살인으로 광란의 향연을 계속해 나갔던 것이다. 7월에 들어 경찰이 체포했을 때 그들은 8건의 살인과 7건의 강간, 그리고 14건의 무장강도 혐의로 지명수배 중이었다. 이들의 유죄판결을 얻어내는 것은 당연히 쉬워 보였다. 하지만 예전에 콜먼은 간단한 사건들에서 빠져나간 적이 있었다. 그는 법정에서 자신의 결백을 당당히 주장하며 처신하는 법을 잘 알고 있었다.

따라서 검사들은 그를 법정에 세울 준비를 하면서 가장 강력한 증거의 범죄들, 그리고 처벌이 가장 엄격할 것으로 예상되는 주에서 일어난 범죄들부터 살펴보았다.

버니타 위트

그들이 골라낸 사건 중에는 사형제도를 유지하는 일리노이 주에서 일어난 살인사건도 있었다. 콜먼이 저지른 범죄가 다 그렇듯 이 사건도 섬뜩하고 잔인했다. 그는 위스콘신 주 커노샤에 사는 한 미혼모와 한 달에 걸쳐 친분을 맺었다. 그러다가 5월 29일 콜먼은 그녀의 아홉 살짜리 딸 버니타를 데리고 뒤늦은 어머니날 선물로 중고 스테레오를 고르고, 지역축제에 놀러가도 된다는 허락을 얻어냈다. 그들은 돌아오지 않았다.

증거수집

버니타의 시체는 3주 후 그곳에서 가까운 일리노이 주 워키건에 있는 폐가의 화장실에서 발견되었다. 아이의 시체에는 구더기가 들끓어 거죽만 남은 것이나 다름없는 상태였다.

수사관들은 증거를 찾기 위해 화장실을 샅샅이 수색하고 문짝을 실험실로 가져가 지문을 찾아보았다. 문에서도 콜먼의 지문이 발견되기는 했지만 그것만으로 유죄를 증명하기에 불충분했다. 그들에게 필요한 것은 아이가 유괴된 오후부터 다음날 이른 아침 사이에 사망했다는 증거였다. 브라운은 콜먼이 밤새 집에 들어오지 않았으며, 아침 8시에 아파트로 돌아온 그가 "정말 나쁜" 일을 저질렀다고 이야기했음을 인정했다.

◀ 공범
콜먼의 공범 데브러 브라운은 지능이 지체되어 콜먼에 의해 좌지우지된 것으로 판단되었지만, 그럼에도 불구하고 사형선고를 받았다. 처형될 것인지는 명확하지 않다.

FBI는 법곤충학자 버나드 그린버그에게 연결고리를 찾아달라고 의뢰했다. 그린버그에게 주어진 것은 버니타의 시체를 차지하고 있던 곤충들과 시체 주변에서 발견된 엄청난 수의 번데기였다. 그린버그가 사망시점을 알려주기를 바라면서.

쉬운 일은 아니었다. 번데기 껍질들은 아이가 사망한 지 얼마 지나지 않아 시체에 낳아 놓은 알들에서 태어난 검정금파리들의 것이었고, 시체가 발견되었을 때 주변을 날아다니던 파리 떼는 그 다음 세대였다.

검정금파리가 생활사를 완료하는 데 2주가 조금 더 걸리기 때문에 정확한 자료를 얻을 수 없었다. 그래서 그는 FBI가 화장실 바닥에서 채취한, 아직 부화하지 않은 번데기들에게 관심을 돌렸다.

이 번데기들을 실험실 사육장에서 조심스럽게 부화시켰다.

시일이 지나자 검정금파리들이 또다시 등장했다. 뒤이어 양검정파리가 나왔지만, 쓸모없기는 마찬가지였다. 역시 생활사가 너무 짧은 탓이었다.

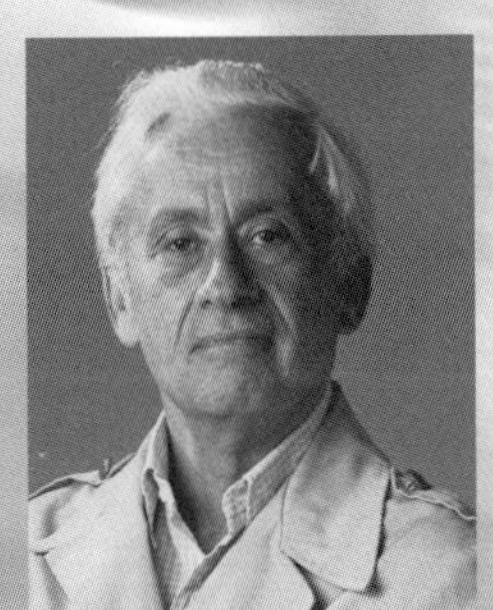

◀ **그린버그**
법곤충학의 선구자 버나드 그린버그는 농약살포를 위한 계산 결과를 거꾸로 이용해 버니타 위트가 사망 후 얼마나 오래 방치되어 있었는지 계산해냈다.

부화하는 희망

버니타가 유괴된 지 한 달 하루가 지나고서야 그린버그는 원하는 것을 얻게 되었다. 사육장에서 들리는, 바리톤처럼 나지막이 왱왱거리는 소리가 통통한 검정파리 한 떼가 번데기에서 나왔음을 알렸다.

온도가 15°C로 일정할 경우 검정파리의 갓 낳은 알이 구더기와 번데기를 거쳐 성충이 되기까지 33일이 걸린다는 것은 알고 있었다. 하지만 일리노이 주의 6월의 온도는 이보다 높다. 16°C 밑으로 내려가는 일은 드물고, 낮 평균온도는 25°C이다. 온도가 이렇게 높아지면 생활사도 짧아질 터였다.

그린버그는 늘 이런 변수들을 고려해 과학적인 추정을 해왔지만, 법정에서 '추측' 정도로 받아들여질 것이라는 점을 알았다. 그는 수학적이라 할 만한 해결책을 원했다. 그는 이례적인 근거로 눈을 돌렸다. 농업곤충학이었다.

시간을 정확히 맞추다

그린버그는 곤충학자들이 농부들에게 언제 농약을 살포해야 해충들의 생활사에서 가장 취약한 시점에 타격을 입힐 수 있는지 알려준다는 사실을 알았다. '누적 온도-시간'이라는 개념을 이용함으로써 가능한 일이었다. 농업곤충학자들은 온도에 좌우되는 곤충의 생장을 열량단위 당 성장의 공식으로 나타낼 수 있다는 사실을 발견했다. 따라서 가상의 곤충이 15°C에서 일정한 단계에 이르는 데 100시간이 걸린다고 하면, 30°C에서는 50시간이면 충분할 것이다.

범죄현장 부근의 기상관측소에서 작성한 700여 건의 시간별 기상통보 자료를 손에 쥔 그린버그는 검정파리가 부화하기 시작한 시점에서 '시간을 되돌리는' 작업에 착수했다.

작업을 마친 그는 알이 나온 순간에 대한 객관적인 추정 결과를 얻었다. 그 시점은 5월 30일 자정이었다. 하지만 검정파리는 밤에는 활동하지 않기 때문에, 올턴 콜먼의 재판에 감정인으로 등장한 그는 알들이 분명 다음날 아침 일찍 나왔을 것이라고 설명했다.

배심원들을 설득하는 데는 이것으로 충분했고, 올턴 콜먼은 버니타를 살해한 죄로 사형을 선고받았다. 그러나 다른 주가 선수를 쳤다. 결국 콜먼은 오하이오 주 출신의 말린 월터스(44세)를 살해한 죄로 2002년 4월 26일에 처형되었다.

처형 ▶
콜먼은 결국 버니타 위트를 살해한 죄가 아니라 다른 살인 죄로 처형되었다. 사진은 교도관들이 자루에 넣은 그의 시체를 치우는 모습이다.

곤충의 시간

시체가 부패되어가면서 사망시점을 가리키는 지표들(32쪽 참조)은 쓸모가 없어진다. 법곤충학자들은 알려진 순서대로 시체에 무리를 형성한 곤충들을 살펴본다.

부패 단계	곤충 종류
초기 0–3일 사망 직후 탄수화물과 단백질이 분해되면서 시체를 처음으로 차지하는 곤충들 중에는 검정금파리 성충이 있다.	검정금파리
팽창 4–7일 시체가 부패하기 시작해 기체를 생성하면서 복부가 부풀어 오르면, 파리 유충들과 딱정벌레들이 침범한다.	반날개
부식 8–18 복벽(腹壁)이 찢어지면 시체는 부식하기 시작한다. 개미와 바퀴벌레, 딱정벌레들이 우위를 차지한다.	개미
후기부식 19–30일 다습한 장소에서는 시체가 여전히 축축하고 끈적거리지만, 건조한 장소에서는 시체가 말라 다양한 종류의 곤충들을 끌어들인다.	톡토기
건조 31일 이후 따뜻한 여름 같은 조건에서는 한 달만 지나도 남아 있는 뼈, 모발, 건조된 피부에서 흙냄새만 난다.	아프리카 딱정벌레

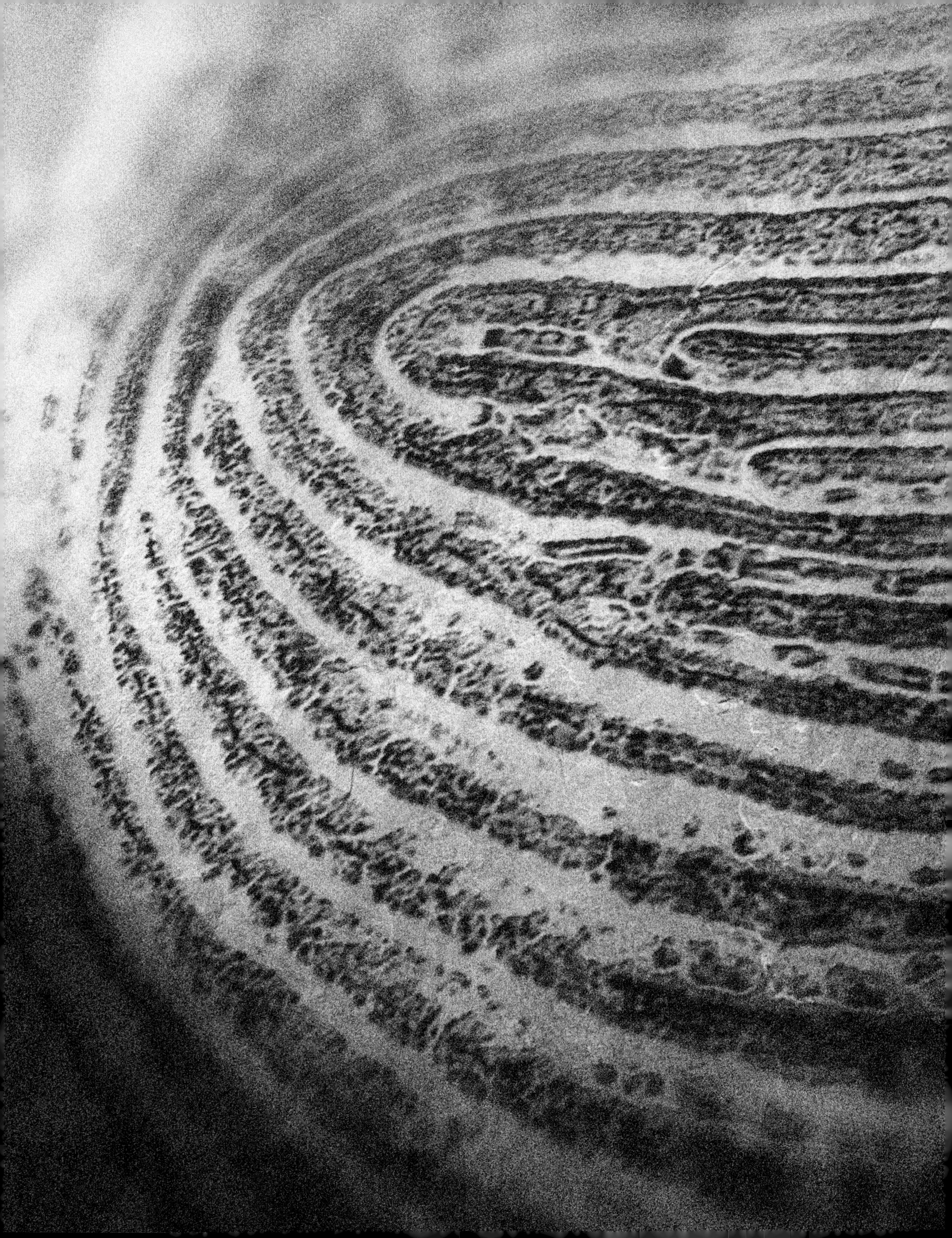

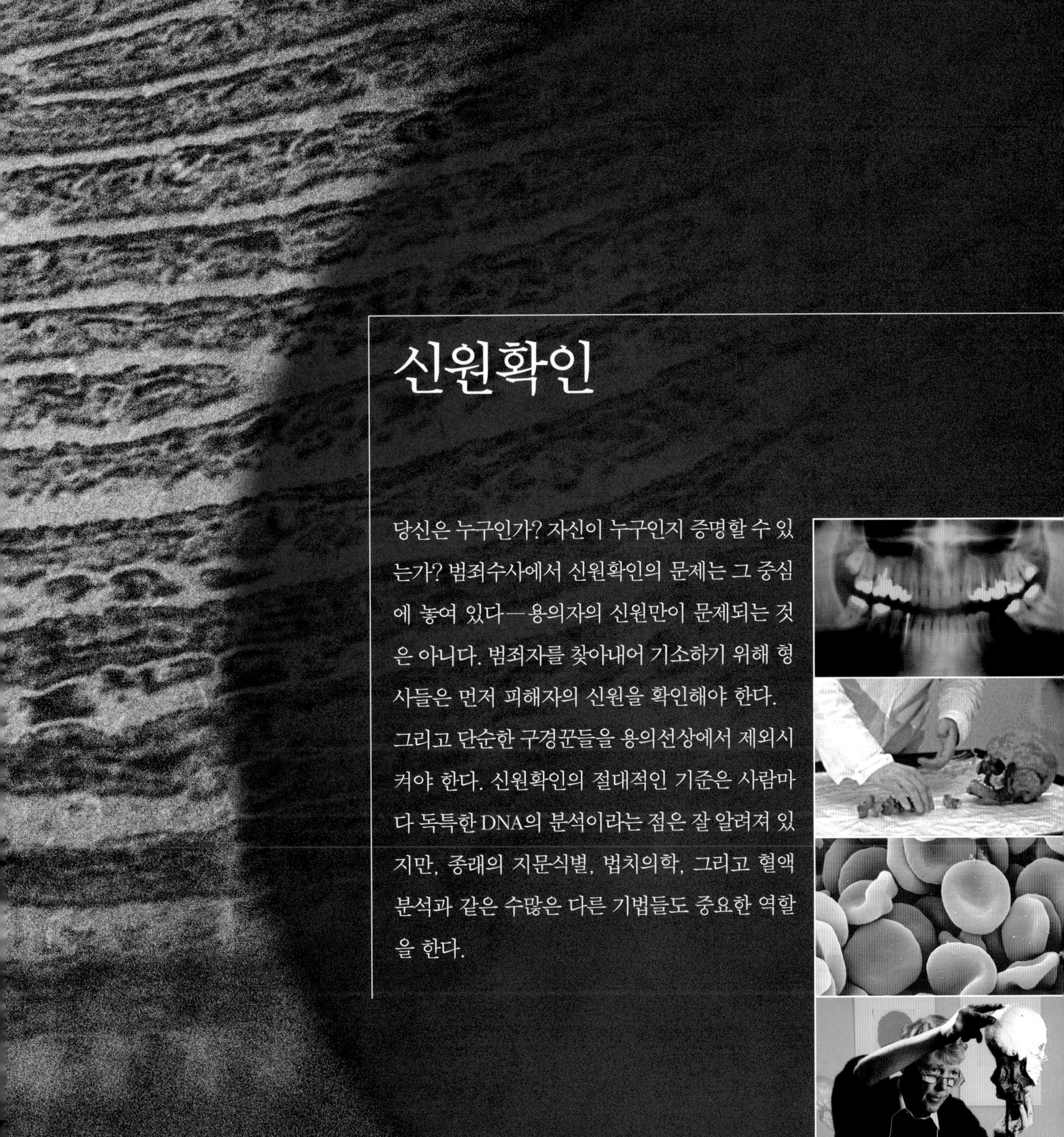

신원확인

당신은 누구인가? 자신이 누구인지 증명할 수 있는가? 범죄수사에서 신원확인의 문제는 그 중심에 놓여 있다—용의자의 신원만이 문제되는 것은 아니다. 범죄자를 찾아내어 기소하기 위해 형사들은 먼저 피해자의 신원을 확인해야 한다. 그리고 단순한 구경꾼들을 용의선상에서 제외시켜야 한다. 신원확인의 절대적인 기준은 사람마다 독특한 DNA의 분석이라는 점은 잘 알려져 있지만, 종래의 지문식별, 법치의학, 그리고 혈액분석과 같은 수많은 다른 기법들도 중요한 역할을 한다.

시체의 신원확인

썰물로 바닥이 드러난 바닷가에 신원미상의 시체가 놓여 있다. 비행기가 추락하면서 시체들이 산산이 흩어진다. 살인사건 수사를 통해 암매장된 시체가 발굴된다. 사망의 정황은 다르지만, 수사관들은 언제나 '이 시체는 누구인가?' 라는 의문을 갖는다. 이런 의문을 해결하기 위해서는 전문적인 능력과 인내가 요구되지만, 때로는 운이 따라주어야 한다.

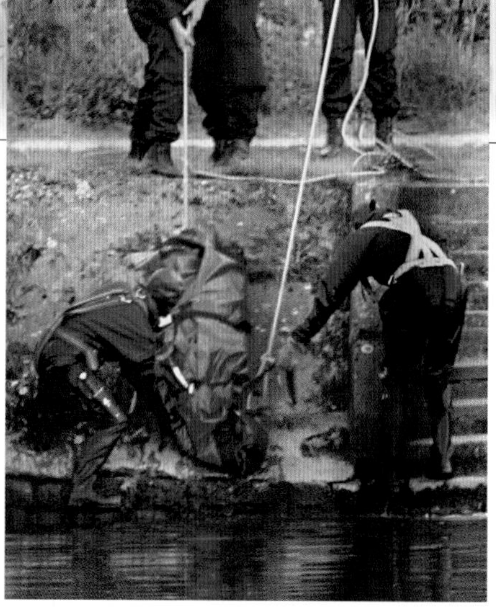

수중무덤 ▲
경찰관들이 영국 템스 강에서 시체를 끌어내고 있다. 물속에 잠겨 있게 되면 피부가 부풀어 오른다거나 주름이 진다거나 일그러지기 때문에 피해자의 신원을 파악하기가 더 어려워진다.

시체의 신원은 금방 알아보거나 입증하기 상당히 쉬운 경우가 대부분이다. 시체를 발견함으로써 실종수사에 비극적인 마침표를 찍는 경우도 적지 않다. 신원확인은 사고피해자의 유해와 관련되기도 한다.

예를 들어 비행기 추락사건은 수사관들로서는 매우 간단한 일이다. 사망자를 탑승자명단과 대조해보면 되기 때문이다. 이렇게 필요한 것이 다 갖춰진 종류의 사건을 '폐쇄된' 사건이라고 한다. 파도에 밀려온 시체나 승객명단이 없는 열차사고 같은 '개방형' 사건은 해결하기가 더 어려울 수 있다.

플라스틱과 금

하지만 개방형 사건인 경우에도 사망자의 신원을 알려주는 물품이 있기 마련이다. 신분증을 지니지 않은 채 집을 나서는 성인은 거의 없다. 그러나 대형 교통사고인 경우 신분증을 피해자와 연결시키기 어려울 수도 있다.

남자라면 대개 신분증을 주머니에 넣어 다니므로 어려움이 적은 편이다. 주로 손가방에 들어 있는 여성의 소지품은 보다 쉽사리 흩어지게 된다.

의류와 장신구는 다른 증거들과 함께라면 신원확인에 도움이 되겠지만, 대부분의 의류와 값싼 장신구류는 대량생산되기 때문에 그 자체만으로는 증거가치에 한계가 있다. 게다가 장신구는 크기도 작고 빼내기도 쉬워서, 비행기가 벽지에 떨어진 경우에는 약탈자들의 표적이 된다.

단서를 찾기 위한 잠수 ▼
자동차가 물속으로 추락하는 것이 목격되면 경찰 잠수부들이 현장에 급파된다. 주변지역을 철저히 수색해보면 희생자를 찾아 신원을 파악하는 데 도움이 될 수 있다.

그 사람이라는 것을 확신하나요?

시체의 신원확인에 가장 분명한 방법들이 가

신원확인에 가장 많이 사용되는 수단 열 가지

1	치과증거—충전재, 빠진 치아, 가공의치(架工義齒) 및 치관(齒冠)
2	신체적 특징에 대한 설명
3	장신구 및 기타 휴대품
4	여권, 신용카드 등의 기록
5	지문
6	친척의 육안 확인
7	의류의 세부사항
8	진료기록
9	연령평가
10	문신

신원을 확인할 수 있는 외관상의 특징

◀ **출생모반(出生母斑)**
어린이들이 지니고 있는 '딸기 모양'의 출생모반은 학교에 들어갈 나이가 되기 전에 사라지는 것이 보통이지만, 혈관의 비정상적인 분포로 생기는 '포도주색' 반점은 피부에 영구히 남는 흉터이다. 이를 촬영한 사진과 친척들의 설명은 신원을 확인하는 데 도움이 된다.

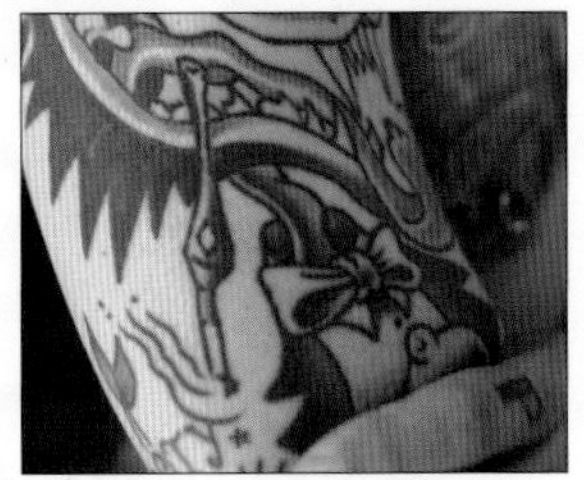

흉터 ▶
사고나 화상 및 의학적 처치는 모두 피부에 특징적인 자국을 남기는데, 신원과 관련된 사건을 다룰 때 도움이 된다. 그러나 큰 흉터를 지닌 사람은 상대적으로 드물고, 화재로 피부가 손상되면 큰 흉터의 흔적도 사라져버릴 수 있다.

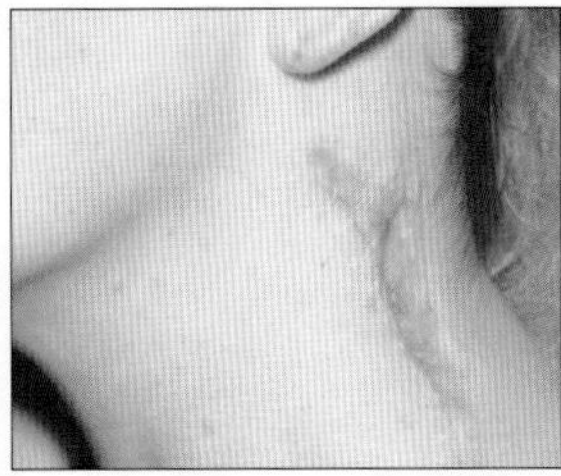

문신 ▲
한때는 선원들과 범죄자들의 표지였던 문신은 이제 흔한 정도가 아니라 아예 유행을 타고 있다. 영구적인 데다 도안마다 개성을 지녔기 때문에 피부가 손상된 상태가 아니라면 신원확인에 소중한 길잡이가 될 수 있다.

장 신뢰할 만하지는 않다는 것은 놀라운 일이다. 예를 들어 친척들이 육안으로 확인해 결정적인 해결을 보는 것은 상상만큼 흔치 않다. 대형 참사가 일어난 경우 비통해서이기도 하지만 일단 시체가 너무 많기 때문에 알아보기 힘들다.

게다가 사람이 죽으면 그 특성도 사라져버린다. 친구와 가족을 식별할 때 몸짓과 표정, 걸음걸이와 목소리에 얼마나 의존하는지 실감하는 사람은 별로 없다.

사기도 문제가 된다. 보험금을 타내기 위해 생판 알지도 못하는 사람의 시체를 '확인'하는 사람들이 있다는 것은 이미 알려진 바이다.

독특한 흔적

육안 확인이 신뢰할 수 없거나 불가능한 경우 인상착의에 대한 설명과 사진이 유용하다. 특히 출생모반, 흉터, 문신은 쉽게 알아볼 수 있고, 매우 특징적인 경우가 많다. 치과기록도 도움이 될 수 있다(50쪽 참조). 친척이 한 벌의 지문이 묻은 개인물품을 제시하는 경우, 지문을 통해 신원을 확증하는 것이 가능하다.

이 모든 방법이 통하지 않으면 시체보관소에서 시체를 보다 세심하게 조사한다. X선 사진을 찍어보면 오래전에 뼈가 부러졌던 것도 드러나는데, 이것이 친척들이 설명해준 과거의 사고와 들어맞을 수도 있다.

인체 이식물도 단서를 제공한다. 2003년 1월 영국 런던에서 팔다리가 잘려 나가고 머리도 없는 몸통이 쓰레기자루에 담긴 채 발견되었을 때, 이 시체의 신원은 가슴과 엉덩이에 있는 이식물의 일련번호를 통해 밝혀졌다.

혈액시험도 빠르고 저렴하며 시행하기 쉽다. 그러나 그다지 흔치 않은 혈액형인 경우에만 유용하다. 혈류 속의 약물이나 질병은 혈청학으로 찾아낼 수 있으며, 이 또한 신원을 확증하는 데 도움이 된다. 가까운 친척이 DNA 표본을 제공할 경우, DNA 시험을 통해 완벽에 가까운 일치를 확인할 수 있다.

단서 맞춰보기

이 모든 절차는 시체를 가능성 있는 명단과 맞춰보는 데 도움이 된다. 그러나 연고자도 나타나지 않는 신원미상의 시체인 경우 거의 쓸모가 없다. 이럴 때 수사관들은 일치하는 정보를 찾을 수 있으리라는 기대를 품고 명단과 데이터베이스를 샅샅이 뒤진다.

전과자들은 지문이나 DNA를 경찰기록과 대조해보면 신원이 확인된다. 그 외의 '신원미상' 사건들은 지방이나 국가, 국제적인 실종담당기관을 통해 해결할 수 있다.

이러한 자료들에서도 찾지 못했다면 신원을 확인할 가능성은 희박하다. 더구나 익명을 원하는 사람들이 몰리는 대도시에서라면. 예컨대 뉴욕 시에서는 매년 약 1,500명이 신원이 알려지지 않은 채 주목하는 이도, 애통해하는 이도 없이 시영 시체안치소를 떠난다.

사례연구

1986년 겨울, 미국 코네티컷 주에서 팬암 항공사에 근무하던 금발의 스튜어디스 헬레 크래프츠가 실종되었다. 경찰은 살인용의자를 확보해두었다. 폭력적인 데다가 불륜을 저지른 남편이었다. 그러나 희생자는 확보하지 못한 상태였다. 그가 목재분쇄기를 임대한 적이 있음을 알아낸 경찰은 시체수색이 어려워질 것이라 보았다.
목격자의 신고에 따라 인근에 있는 강에 주목하게 되었다. 강기슭을 수색한 결과 인체의 1/1,000에 해당하는 증거를 찾아냈다. 이것에는 59점의 뼛조각, 손가락 일부(아래 사진), 피 5방울, 2개의 치관, 그리고 2,660가닥의 금발이 포함되어 있었다.
이처럼 적은 양의 물질을 가지고 50,000회 이상의 법과학적 시험을 실시했다. 그 결과 유해는 헬레의 혈액형과 일치했고, 씌워놓은 치아는 치과기록과 맞아떨어졌다. 이에 따라 리처드 크래프츠는 아내를 살해한 혐의로 체포되어 유죄판결을 받았다.

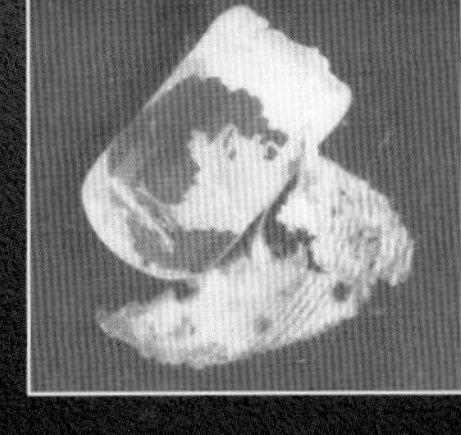

손끝 시험 ▶
경찰이 찾아낸 가장 큰 신체 부분은 매니큐어를 칠한 손톱이 붙어 있는 헬레 크래프츠의 손가락 끝이었다. 매니큐어를 분석해 크래프츠의 집에서 찾아낸 표본과 비교했다.

사례연구

정형외과학적 증거 ▼
외과의사가 닳았거나 약한 뼈와 대치시킨 금속 이식물은 신원을 확인하는 데 뚜렷이 구별되는 증거를 제공할 뿐만 아니라 엄청난 화재에도 파괴되지 않는다.

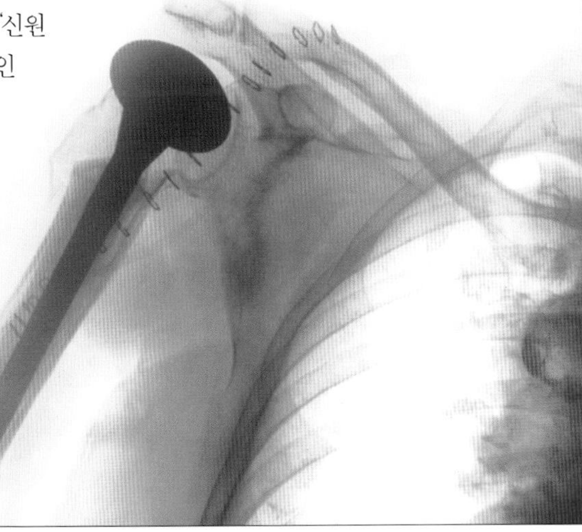

지문분석

고대 바빌로니아인들은 기원전 2000년부터 지문을 사용해 계약서에 '서명' 했지만, 지문을 법과학적 용도로 사용한 것은 고작 19세기 후반부터였다. 'DNA 식별' 처럼 보다 현대적인 방법들이 있음에도 불구하고 지문에 의한 신원확인은 손끝의 독특한 무늬 때문에 여전히 널리 이용된다.

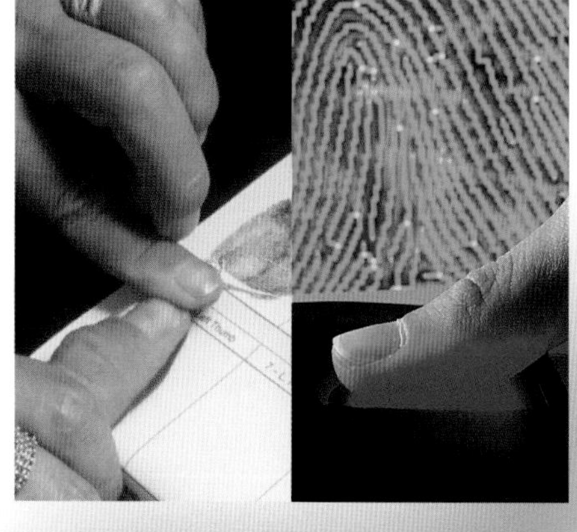

용의자의 지문채취 ▲
지문을 기록하는 종래의 방식은 손끝에 잉크를 묻힌 다음 지면에 손가락을 굴리는 것이다(위 왼쪽). 이제는 손을 컴퓨터로 스캔해(위 오른쪽) 지문을 곧바로 데이터베이스에 추가하는 방식이 늘고 있다.

지문증거는 손끝에 있는 무늬의 분류에 의존한다. 조직적인 체계가 구축되어 있지 않다면 경찰은 범죄현장에 남겨진 흔적과 용의자의 지문을 직접 일일이 비교해야 할 것이다. 그러나 분류된 기록 덕분에 경찰은 발견한 흔적을 수천 수백만 명에 달하는 전과자들의 지문과 대조해볼 수 있다.

분류

체계적인 지문기록은 1891년 아르헨티나에서 시작되었다(아래 상자글 참조). 5년 후 영국의 지문전문가 에드워드 헨리 경은 '십지지문법(十指指紋法)' 이라는 분류체계를 개발했다. 이 체계는 20세기 후반 컴퓨터로 대체될 때까지 가장 널리 사용되었다.

헨리는 지문을 수치무늬(와상문)와 비수치무늬(제상문과 궁상문) 두 그룹으로 구분했다. 와상문에는 손가락의 위치에 따라 수치가 부여된다. 가령 오른손 엄지손가락의 와상문에는 16이라는 수치가 부여되고, 왼손 새끼손가락의 와상문에는 1이라는 수치가 부여된다. 헨리는 특정한 손가락에 부여된 수치를 종합해, 열 손가락의 지문 한 벌마다 분수(分數) 비슷한 형태의 부호를 붙였다. 그는 1,024개의 각기 다른 부호를 만들어냈다. 한 벌의 지문이 있다면 그 어떤 것이든 부호로 쉽게 정리가 가능했다.

이 체계는 가명을 사용한 범죄자들의 신원을 확인하는 데 성공적으로 이용되었다. 새로이 용의자가 체포되면 지문을 채취해 부호를 붙였다. 이 부호를 같은 부호로 정리된 전과자 지문과 비교할 경우, 수집된 지문을 일일이 뒤지는 것보다 빠르다는 데 의의가 있었다.

그러나 열 손가락의 지문이 모두 필요했기 때문에 범죄현장에서 찾아낸 손가락자국과 일치하는 것을 찾기에는 역부족이었다. 1930년대에 도입된 단일지문체계는 손가락의 지문을 각자 따로 분류하고 정리함으로써 이런 문제를 해결했다.

비교

단일지문체계라고 해서 범죄현장의 지문을 서류철에 든 모든 지문과 비교하는 고역이 없어진 것은 아니었다. 이러한 과정에서 지문조사관은 융선의 특징적인 모양을 살펴본다. 지문의 융선이 시작되는 곳과 끝나는 곳, 합쳐지는 곳과 갈라지는 곳을 비교한다. 짧은 융선과 점들의 위치, 그리고 융선으로 둘러싸여 '호수' 를 이룬 곳도 주목한다. 조사관들은 손가락자국과 지문 사이의 유사점들을 찾아 서로 일치하는지 판단한다.

컴퓨터 데이터베이스

범죄현장에서 발견한 흔적에 지문 전체가 드러났다면 빠른 시간 안에 일치하는 자료를 찾을 수 있다. 하지만 현장에 남은 지문이 완전한 것은 드물뿐더러 깨끗하게 찍히지 않은 경우도 많아서 검색에 한계가 있다.
수집된 지문이 쌓여가면서 이를 검색하는 고된 일도 급격히 늘어만 갔다.

그러나 1960년대부터 컴퓨터가 도움을 주

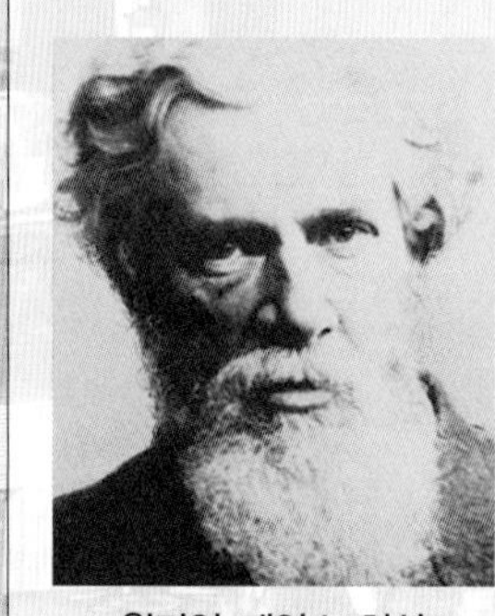

윌리엄 제임스 허셜
1833–1917

윌리엄 제임스 허셜은 1860년대 인도에서 연금청구자의 신원을 확인하기 위해 최초로 지문을 사용했다. 그는 사람이 나이를 먹어도 지문에는 변화가 없음을 증명했다. 이후 30년이 지나면서 헨리 폴즈 박사는 지문이 사람마다 독특한 것이라는 설을 제기했고, 프랜시스 골턴 경은 지문과 지문을 이용한 신원확인에 대한 과학적 연구논문을 출판했다.
이 세 사람의 선구자는 모두 영국인이지만, 1891년 최초로 범죄수사를 위한 지문 신원확인 체계를 개발한 사람은 아르헨티나의 경찰관 후안 부세티치였다. 이 체계는 다음해 살인자가 유죄판결을 받도록 하는 데 사용되었다.

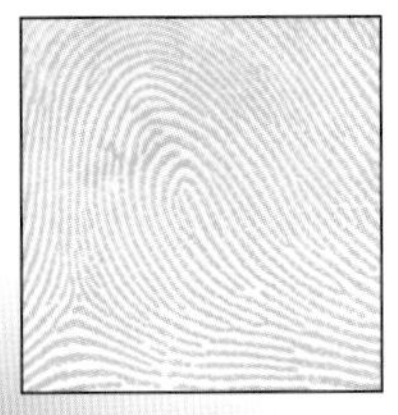

◀ 제상문(蹄狀紋)
융선들이 말발굽 모양으로 대칭을 이루면 제상문(말굽 무늬)이다. 갑종 제상문은 융선이 엄지손가락 쪽에서, 을종 제상문은 새끼손가락 쪽에서 뻗어나간다.

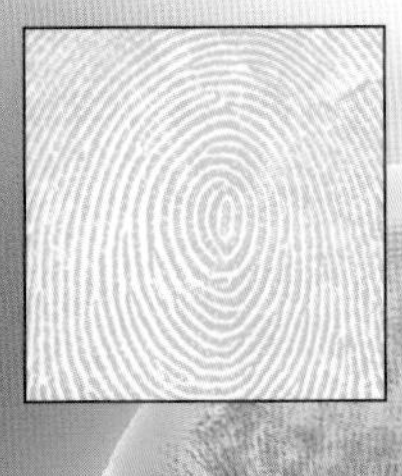

◀ 와상문(渦狀紋)
융선들이 손가락의 한 점을 중심으로 회전하는 모양이면 와상문(소용돌이 무늬)이다. 을종 제상문과 더불어 가장 흔한 유형의 지문이다.

◀ 궁상문(弓狀紋)
손가락의 융선들이 활 모양을 이루며 쌓인 형태이다. 세 가지 주요 유형 중에서 가장 드물다.

기 시작했다. 자동지문식별체계(Automated Fingerprint Identification System: AFIS)가 30년에 걸쳐 빠르게 발전하면서 널리 채용되기에 이른다.

오늘날의 전산화된 체계는 현장에서 채취한 지문을 스캔해 융선이 지닌 특징적인 점의 상대적인 위치(예를 들면, 융선이 둘로 나뉘는 분기점)를 좌표화한다. 특징적인 점들마다 그 위치에서의 융선 각도도 컴퓨터에 기록한다. 컴퓨터는 그 자료를 데이터베이스의 정보와 비교해 가능성이 가장 높은 순서대로 목록을 제시한다. 지문조사관들은 범죄현장에서 채취한 지문을 이 '목록'과 비교해 일치하는지 확인한다.

이 방식의 가장 큰 장점은 지문이 부분적으로만 남아 있는 경우에 발휘된다. 불완전한 와상문은 꼭 제상문 같기 때문에 사람의 손으로 찾을 경우 데이터베이스에서 엉뚱한 곳부터 찾기 시작해 실패하기 십상이다. AFIS 체계에서는 지문을 종래의 무늬 분류로 나누어놓을 필요가 없다. 따라서 대조하는 과정이 아주 신속할 뿐만 아니라 가능성이 있는 자료들이 제시된다.

AFIS는 지문검색에 혁명을 불러일으켰다. FBI의 시스템은 하루 40,000건을 검색할 수 있다. 이전에는 인력에 의한 검색이 너무 오래 걸려서 용의자가 기소되기 전에 풀려나는 경우도 적지 않았다.

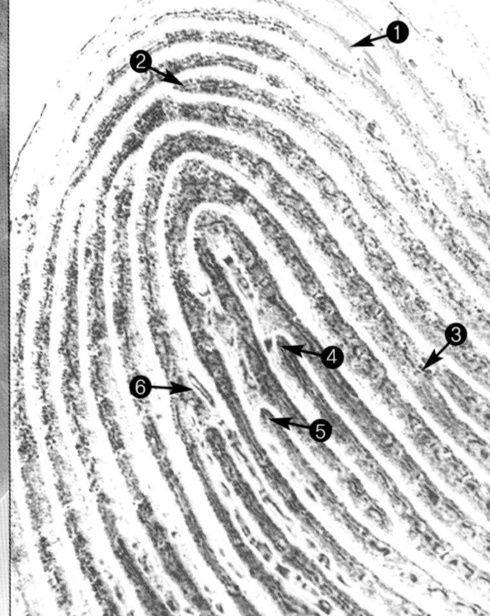

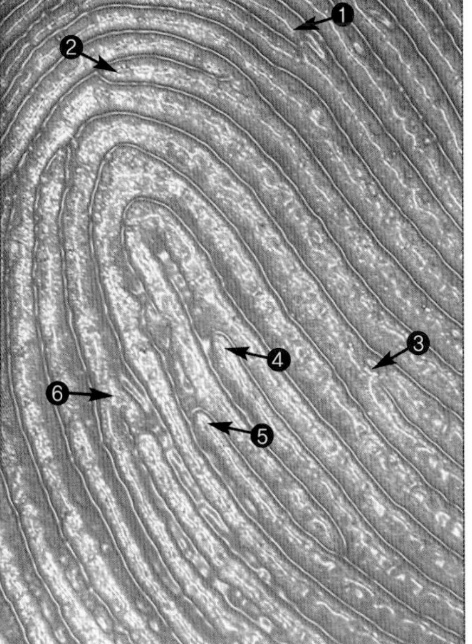

손가락을 찍다
손가락에 잉크를 묻혀 찍으면 융선 무늬는 좌우가 바뀌어 나타난다. 위 사진의 지문은 원래의 손가락(오른쪽)과의 비교를 돕기 위해 뒤집어놓았다. 융선이 끊어지는 독특한 부분(1, 2, 4, 5 지점)과 분기점(3, 6지점)에 주목한다.

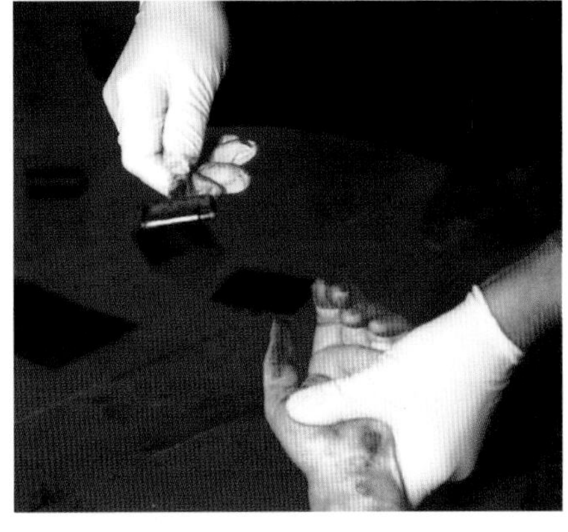

사망자의 지문 ▲
최근에 죽은 사람에게서 지문을 뜨는 일은 사후경직이 일단 지나가고 나면 어렵지 않지만, 오래된 시체의 경우에는 문제가 발생한다. 익사한 사망자의 경우에는 피부가 벗겨져 나가는 일이 많기 때문에, 법과학 기술자가 자신의 손가락에 벗겨진 피부를 감고 지문을 떠야 할 때도 있다.

사례연구

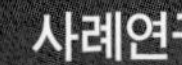

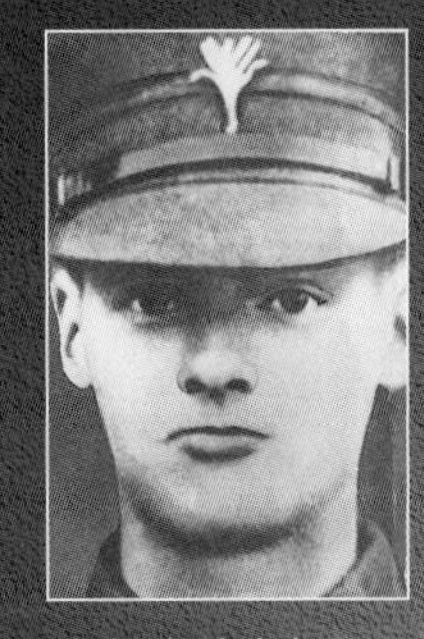

"그놈을 잡았어! 여기 있어!" 의기양양한 외침과 함께 영국 블랙번에서 근무하던 한 지문조사관은 영국 역사상 가장 대규모의 범인 색출작업에 종지부를 찍었다.

사건은 1948년 5월 당시 세 살이던 준 드배니가 병원 침대에서 사라지면서 시작되었다. 두 시간에 걸친 수색 끝에 경찰은 부근에서 폭행당한 아이의 시체를 발견했다. 병원 물병에 남아 있던 지문은 병원 직원들의 지문과도, 전과자들의 지문과도 일치하지 않았기 때문에 경찰은 블랙번의 모든 남성 유권자들의 지문을 채취했다. 그 수는 40,000명이 넘었다.

살인자를 찾기 위한 필사적인 노력으로, 경찰은 영국인들이 제2차 세계대전 와중과 그 이후에 식품을 사기 위해서 필수적으로 소지했던 배급카드의 수를 점검했다. 그 결과 블랙번에 등록유권자가 아닌 200명의 남성이 있다는 사실을 밝혀내고 그들의 지문을 채취했다.

한 벌의 지문이 일치했다. 피터 그리피스(사진)의 것이었다. 증거를 들이대자 이 스물두 살의 전역군인은 살인을 자백했고, 결국 11월 19일 교수형에 처해졌다. 다른 시민들의 지문기록은 공개적으로 파기했다.

사례연구

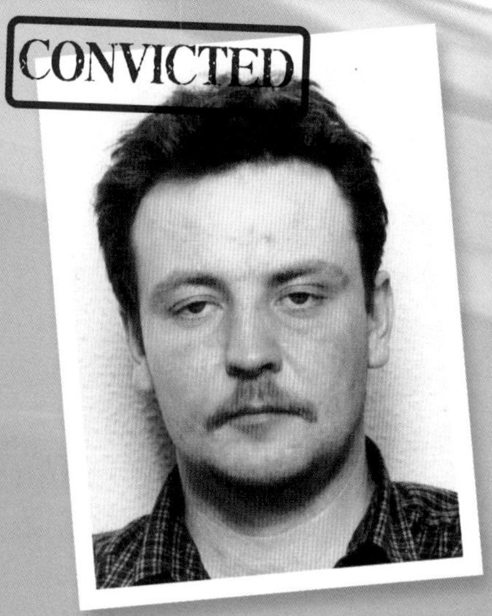

도크랜즈 폭탄

IRA의 엄청난 폭탄은 런던의 카나리 워프 빌딩을 휩쓸면서 도크랜즈에 있는 창문들뿐만 아니라 아슬아슬한 북아일랜드의 평화과정도 산산조각 내고 말았다. 2년 동안이나 폭파범을 추적한 형사들은 결국 그의 유죄판결을 이끌어낸 법과학 증거에 따라 '3중 지문의 사나이' 라는 별명을 붙였다.

폭파범의 얼굴 ▲
25년형을 선고받은 테러리스트 제임스 매카들은 실제로 2년만 복역했다. 평화협상을 재개하려는 목적으로 이루어진 수감자 사면을 통해 풀려난 것이다.

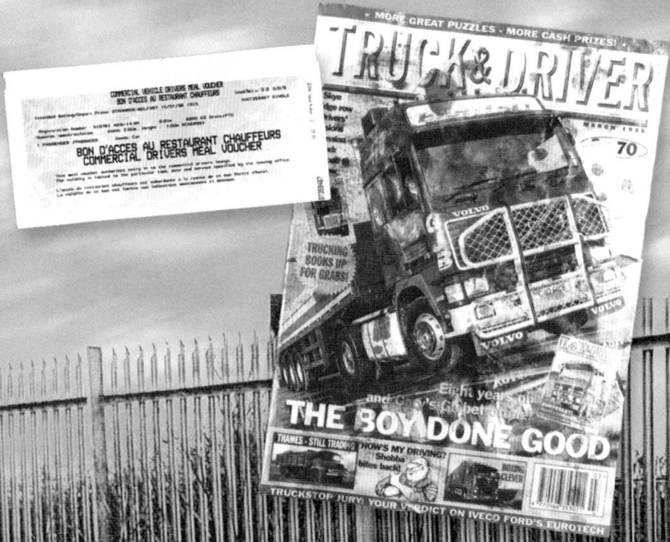

흐릿한 지문들 ▼
폭파범의 엄지손가락 지문이 발견된 식권과 비에 젖은 잡지 『트럭과 운전기사Truck and Driver』

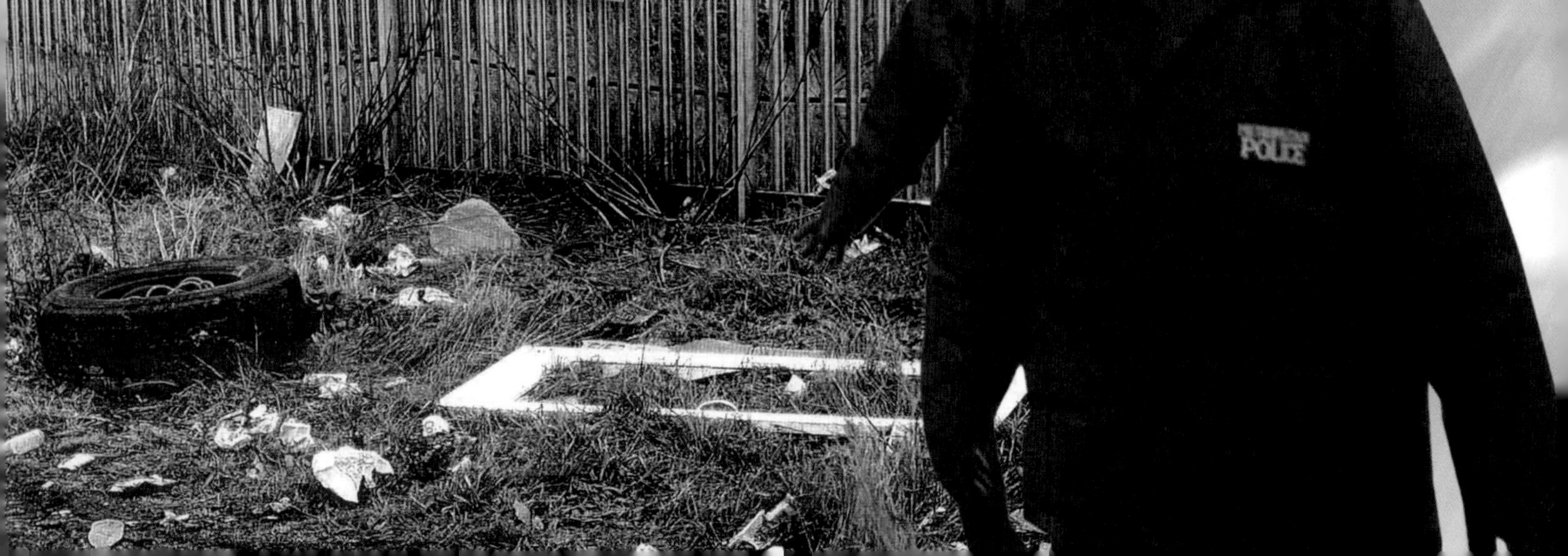

"단말기를 두드리며 늦게까지 일하고 있는데 무시무시한 불빛과 함께 쾅! 하는 엄청난 소리가 났고, 모두들 바닥으로 내동댕이쳐졌어요. 수도관이 터지고, 유리 조각은 사방으로 튀고, 사무실에는 먼지와 연기가 가득했죠."

조지 스파크스를 사무실 저편까지 날려 보낸 폭발은 그로부터 500m 떨어진 곳에 주차되어 있던 트럭에서 일어났다. 트럭에 실린 폭탄은 1996년 2월 9일 오후 7시에 폭발해 2명이 숨지고 약 40명이 부상당했다. IRA(아일랜드공화국군. 현재 영국의 일부로 남아 있는 북아일랜드와 아일랜드공화국의 통일 운동을 벌이는 반(半)군사조직-옮긴이)가 영국 본토에 폭탄공격을 개시함으로써 17개월간의 휴전은 끝나고 말았다.

런던의 카나리 워프는 IRA의 주요 공격목표였다. 기업의 부를 상징하는 이 건물은 유럽에서 두 번째로 높은 사무용 빌딩이었다. 이 건물은 런던의 금융지구를 보호하는 보안경계선 바로 바깥에 위치하고 있었다. 그럼에도 불구하고 영국 보안대의 허를 찔렀다. "졸지에 완벽히 당한 거지요…"라고 보안대의 한 대변인이 고백했다.

런던경찰청 대테러반은 단서를 거의 확보하지 못했다. 사우스 키 철도역 옆 범죄현장에는 폭발로 생긴 거대한 구덩이밖에 없었다. 확실한 단서라고는 차량에 대한 한 정복경관의 설명뿐이었다. 경고 전화가 있고 나서, 그 구역 사람들이 대피하게 돕다가 차량을 발견했던 것이다. 그의 설명에 따라 법화가(法畵家)가 트럭의 그림을 그

◀ 증거 사냥
정보를 입수한 경찰은 부근의 산업 폐기물장을 수색했다. 거기에서 발견된 것은 트레일러와 쓰레기 더미, 그리고 증거로 가득한 타이어 한 개였다.

렸다. 평판형(平板型) 포드 트럭으로, 자동차들을 실도록 개조한 차량이었다. 신문에 그림을 발표하자 850명이 전화로 제보했다. 199번째 제보자는 폭발이 일어나기 전날, 그로부터 16km 떨어진 산업단지에 트럭이 주차되어 있는 것을 목격했다. 그에 따르면 두 명의 남자가 트럭에서 트레일러를 내려놓았는데, 그 트레일러는 아직도 그 자리에 주차되어 있었다.

수사관들이 이 산업폐기물장으로 달려갔다. 수사관들은 트레일러 옆에서 운행기록표, 잡지, 한 벌의 북아일랜드 차량번호판, 쓰레기 등이 담긴 타이어를 발견했다. 운행기록표는 결정적인 초기 단서를 제공했다. 거기에 속도, 정차와 발차가 기록되어 있어 경찰은 트럭의 이동을 되짚어 칼라일까지 이르렀다. 트럭은 4개월 전 그곳 경매장에서 구입한 것으로, 그 뒤 북아일랜드로 갔다. 번호판과 고속도로 교량에 설치된 폐쇄회로 카메라들에서

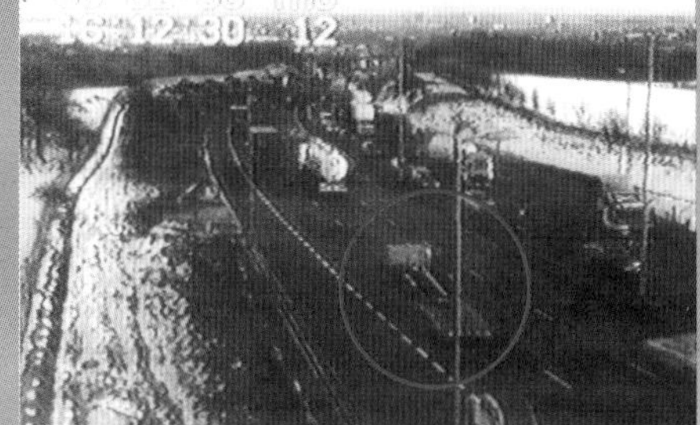

신호용 교량의 카메라 ▲
영국 고속도로의 교량, 신호용 교량에 설치된 감시카메라 덕분에 경찰은 아일랜드 연락선에서 카나리 워프에 이르는 트럭의 경로를 되밟을 수 있었다.

수거한 테이프를 통해 수사관들은 자동차운송용 트럭이 폭발 1개월 전에 영국 본토에 다녀간 적이 있음을 알게 되었다. 또한 폭파범들이 칼라일에서 같은 모텔에 두 번 묵은 사실도 알아냈다.

방은 범인들이 묵은 뒤 여러 차례 청소했지만, 그럼에도 지문담당 경관들은 지문을 채취했다. 100개의 지문을 채취해 모텔 직원들의 것은 제외시켰다. 재떨이로 수퍼글루(19쪽 참조)로 훈증하자 지문 한 개가 드러났다. 모텔 청소부들의 지문과는 맞지 않는 것이었다.

런던경찰청의 지문실험실 기술자들은 트레일러 부근에서 발견한 쓰레기를 세밀히 조사했다. 2개월의 작업 끝에 결과를 얻게 되었다. 북아일랜드에서 트럭을 수송한 연락선의 식권을 DFO와 닌히드린(18쪽 참조)으로 처리했다. 거기에 희미한 엄지손가락 지문이 있었다. 칼라일의 모텔에서 재떨이를 잡았던 그 엄지손가락이었다.

물리현상액(18쪽 참조)을 이용해 2주 동안 비를 맞으며 버려져 있던 잡지에서 또 다른 엄지손가락 지문을 찾아냈다. 이 지문도 두 지문과 일치했다. 이제 폭파범은 더 이상 수수께끼의 인물이 아니었고, 수사관들은 용의자에게 '3중 지문의 사나이'라는 별명을 붙였다. 이러한 발견으로 들뜬 수사관들은 컴퓨터의 지문기록과 비교해보았다. 결과가 나오지 않았다. IRA가 폭파범을 신중히 골랐던 것이다. 전과가 없는 사람으로. 수사가 벽에 부딪혔다.

그러던 1997년 4월이었다. SAS(Special Air Services: 영국 공수특전단)가 북아일랜드 사우스 아마에서 벌인 기습작전에서 저격임무를 수행하고 있던 IRA 현역 부대원들을 생포했다. 그들 중에는 크로스마글렌 마을 출신의 벽돌공이자 운전기사인 제임스 매카들도 있었다. 일상적인 조사의 일환으로 그의 지문을 도크랜즈 폭파범의 것과 비교해보았다. 일치했다. 매카들이 바로 '3중 지문의 사나이'였던 것이다.

1998년 6월, 공판에서 가공할 계획이 상세하게 공개되었다. 폭파범들은 1996년 1월에 자동차운송용 트럭을 가지고 영국의 중고차 경매장으로 갔다. 합법적인 자동차상이라는 구실을 만들 겸 폭파 예행연습을 위해서였다. 수사관들이 칼라일까지 추적할 수 있었던 단서인 운행기록표는 자신들의 주장에 설득력을 더하려고 장치한 일종의 소도구였다.

실제로 폭파에 나섰을 때는 자동차운송용 트럭의 빈 공간에 1톤이 넘는 폭발물을 채워 넣었다. 대부분 비료와 설탕을 잘게 부수어 섞은 것으로, 거기에 소량의 셈텍스 플라스틱 폭약을 기폭제로 설치했다.

지문증거는 매카들이 유죄판결을 받기에 충분했다. 1998년 6월 25일 '3중 지문의 사나이'는 25년형을 선고받았다.

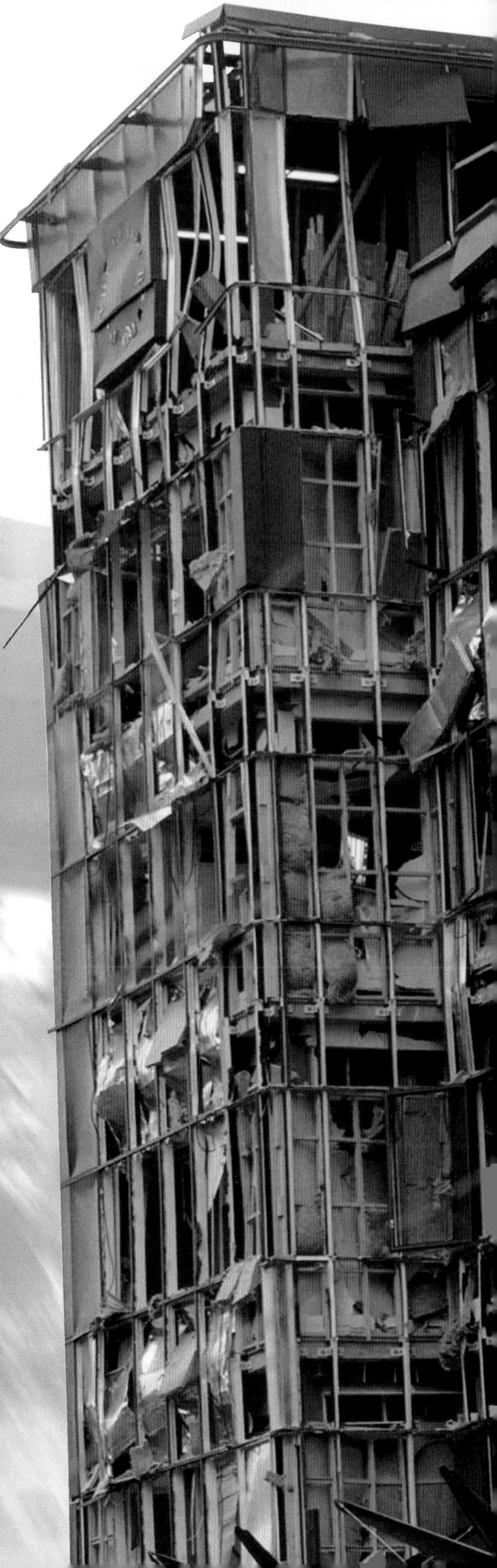

도크랜즈의 잔해 ▶
IRA의 폭탄공격으로 도크랜즈에 있는 건물들은 1억 5천만 파운드(한화로 약 2,900억 원)에 달하는 손실을 입었다. 신문판매상 이남 배셔와 점원 존 제프리스가 폭발로 사망했다.

치아에 의한 신원확인

드릴로 구멍을 내고, 충전재로 채우고, 가공의치를 걸고, 잡아 뽑고…. 치아에는 천진한 미소만 있는 것이 아니다. 남겨진 이빨 흔적은 그 주인의 신원, 외모, 건강상태에 대한 단서를 제공한다. 치아는 불에 타거나 썩지 않기 때문에 얼굴과 지문, 소지품이 모두 파괴된 경우에는 신원을 확인할 수 있는 유일한 수단이 되기도 한다.

법치의학자는 세계적인 최악의 재난현장에서 중요한 역할을 한다. "희생자들의 신원은 치과기록으로 확인한다"고 하면 텔레비전 시청자들에게 몸서리쳐지는 화면을 자세히 보여주지 않더라도 화재, 폭발, 사고, 죽음 등의 규모를 일깨워주게 된다.

치아를 통해 사망자를 알아보는 것은 최근에 국한된 일이 아니다. 로마의 네로 황제가 노예를 시켜 어머니 아그리피나를 살해하고 치아로써 시체를 확인한 것은 서기 59년으로 거슬러 올라간다. 1776년, 폴 리비어는 미국 매사추세츠 주 벙커 힐 전투에서 무명으로 매장된 조셉 워런의 시체를 사망으로부터 10개월이 지난 다음에 확인했다. 그 전 해에 자신이 워런에게 만들어준 가공의치를 알아본 것이다.

오래 견디는 턱

치아는 매우 단단하고 복원력이 있기 때문에 치아증거는 신원확인에 소중한 도움이 된다. 치아는 극심한 화재에도 견뎌낸다. 살인자가 아무리 범죄증거를 숨기려고 애써도 버텨내기도 한다.

범죄현장에서 법치의학자는 알아볼 수 없는 시체의 치아를 치과기록과 비교해 신원을 확인한다. 사후 치아검사를 하고 필요한 경우 X선 사진도 찍는다.

턱이 온전하고 기록이 최근의 것이라면 일치여부를 확인하는 일은 숙련을 필요로 하기는 하지만 단순한 작업이다. 치과의사들은 통상적으로 치아의 상태와 처치에 대한 상세한 사항을 모두 기록해둔다.

기록이나 X선 사진이 아주 오래된 것이거나 두개골이 심하게 손상된 경우에는 일이 더 어려워진다. 이러한 상황에서 법치의학자는 치아의 발달에 대한 지식을 동원해 조사하는 두개골과 기록 간의 유사점들을 찾아본다. 치아 X선 사진이 없으면 그 대신 얼굴 전면 X선 사진을 쓸 수도 있다. 코 위에 있는 전두동(前頭洞 : 두개골에 위치한, 공기가 차 있는 방-옮긴이)의 모양은 사람마다 독특해서 희생자의 신원을 정확하게 판별해내는 데 도움이 된다.

외과기록이나 X선 사진이 없는 경우 타당한 추론에는 한계가 있다. 그러나 유용한 지

◀ 사망자의 턱
수술기록이 있는 경우에는 시체의 신원을 매우 확실하게 확인할 수 있다. 치과의사들이 성인의 경우 32개 치아 각각에 대한 세부사항을 모두 기록해두는 까닭이다.

바자르 드 라 샤리테—자선 바자

근대적인 법치의학은 1897년 5월 4일 한 자선 바자에서 화재가 발생해 126명의 부유한 파리 시민들이 사망하면서 시작되었다.
희생자의 3/4은 옷이나 소지품을 통해 알아볼 수 있었다. 나머지 사람들의 신원도 알려져 있기는 했지만 너무 심하게 불타서 누가 누구인지 쉽게 구별할 수가 없었다.
어떤 외교관의 제안으로 유해를 구분하는 데 치과기록을 사용했다. 그 결과는 성공적이었고, 법치의학의 선구자인 대븐포트와 아모에도가 오늘날까지도 유효한 지침을 세우는 데 도움이 되었다.

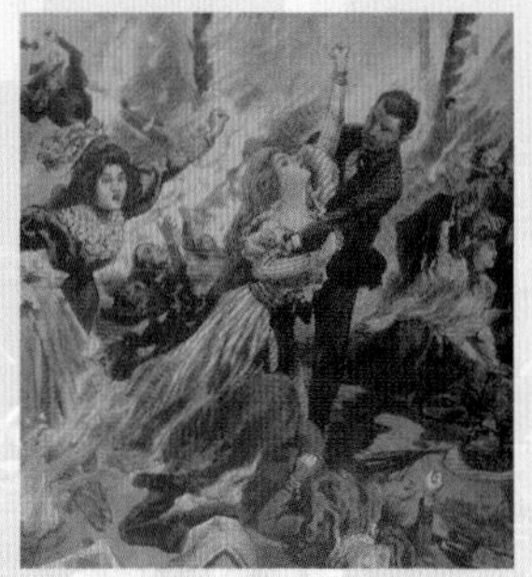

1897년 신문에 묘사된 화재현장

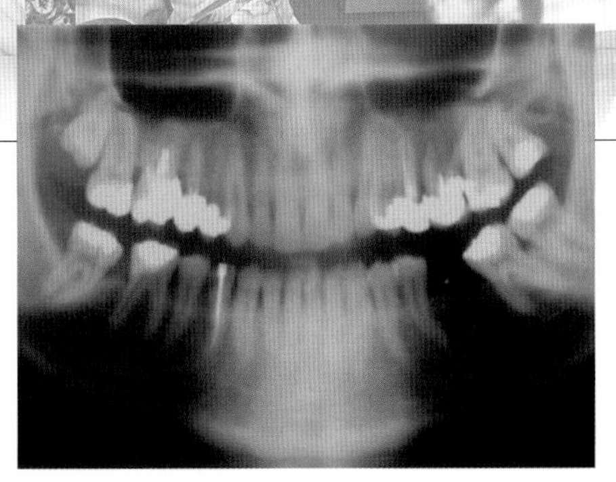

X선 사진 증거 ▲
광범위하게 시술된 충전물들과 치근관(齒根管: 턱뼈로부터 치아로 신경과 핏줄이 오가는 길-옮긴이) 치료(X선 사진에서 하얀 부분), 아래턱에서 빠진 한 개의 치아 덕에 이 피해자의 구강은 다른 사람의 것과 혼동될 염려가 없다.

침은 몇 가지 있다. 예를 들어 어린이의 연령은 치아의 발전단계로 판단할 수 있고, 그보다 연령이 높은 사람의 경우 나이를 먹으면서 뿌리 부분이 점점 더 투명해진다.

또한 성인의 치아가 마모된 형태를 보면 나이뿐만 아니라 식습관을 짐작하는 데 도움이 된다. 충전물이나 가공의치, 틀니에 사용된 재료와 기술로써 피해자가 치과진료를 받은 나라를 알 수 있기도 하다.

치흔

치의학은 치아자국의 분석에서도 중요한 역할을 한다. 사람과 동물은 치아로 독특한 흔적을 남길 수 있다. 살갗을 물면 뚜렷한 타박상이나 구멍이 뚫리는 교창(咬創)이 형성되며, 과일이나 단단한 치즈 같은 특정한 음식물이라면 자국이 남을 수도 있다.

이러한 흔적이 신원을 확인할 목적에 지니는 가치는 그 흔적이 얼마나 뚜렷한가 하는 점과 흔적을 남긴 치아의 개인적 특성에 달려 있다.

용의자의 치아에 있는 틈이나 불규칙성이 치흔(齒痕)의 특징과 일치하면, 그 치흔을 용의자가 남겼다고 추정하는 것이 타당하다. 치아가 대단히 독특하고 치흔이 아주 뚜렷하다면 신원확인은 거의 확실하게 이루어질 수 있다.

용의자의 치아와 치흔을 맞춰보기 위해 치의학자는 먼저 치흔을 기록하는데, 사진을 찍는 것이 전형적인 방법이다. 베어먹다가 남긴 음식물을 발견했다면 보존이 필수적이다. 예를 들어 오른쪽의 사례연구에 나온 사과는 알코올과 글리세롤, 그리고 포름알데히드로 보존한 것이다.

다음 단계는 용의자의 치아에 대한 기록을 얻는 것이다. 법치의학자는 용의자의 치본을 뜬다. 이는 임상 치과의사가 가공의치나 치관을 만들어줘야 할 환자로부터 치본을 뜨는 것과 마찬가지이다. 일단 치본이 굳어지면 석고를 채워 넣어 치아와 잇몸에 대한 거의 완벽한 복제품을 만들어낸다.

용의자의 치아를 단층촬영하거나 사진을 찍어 투명한 용지에 인쇄한 것이 치흔과 직접적으로 맞아떨어지는 경우도 없지 않다. 그러나 촬영해놓은 치흔은 희미하고 불명확한 경우가 더 많다. 이러한 경우에는 감정인으로서 증거를 제시하는 법치의학자의 견해, 그리고 반대신문에서 내놓는 응답이 용의자의 유죄나 무죄를 배심원들에게 납득시키게 된다.

사례연구

아일랜드공화국군(IRA)에 소속된 살인자들은 빌리 크레이그와 그의 아버지를 총으로 쏘아 살해하면서 단서를 거의 남기지 않았다. 남아 있는 것은 한 무더기의 탄피와 반쯤 베어먹다 만 사과뿐이었다.
하지만 사과에 남은 독특한 치흔을 가지고 한 치과교수가 비범한 분석을 내놓았다. 턱의 기형에 주목한 그는 살인자는 키가 크고 말랐으며, 어깨가 솟아 있고, 얼굴은 길고 좁을 것이라고 추측했다. 코는 크고, 이마는 넓으며, 턱은 뾰족하고, 호흡에 곤란을 겪고 있을 가능성도 보인다고 했다.
어떤 밀고자가 경찰에 용의자일 가능성이 있는 사람을 알려주었는데, 교수가 추측한 것과 너무도 닮아 기괴할 정도였다. 용의자의 변형된 치아의 본을 떠보았다. 그 결과 사과를 깨문 사람이 그와 다른 사람일 가능성은 극도로 희박하다는 점이 확인되었다.
체포된 IRA의 암살자는 이 사건을 포함한 살인사건들에서 한 역할로 일곱 번의 무기징역을 받게 되었다.

사례연구

어깨를 물린 자국 ▼
강간범이 피해자의 어깨로 몸을 구부려 깨물면서 치흔이 남았는데, 뚜렷하고 독특해서 그가 폭행으로 유죄를 선고받는 데 일조하기에 충분하다.

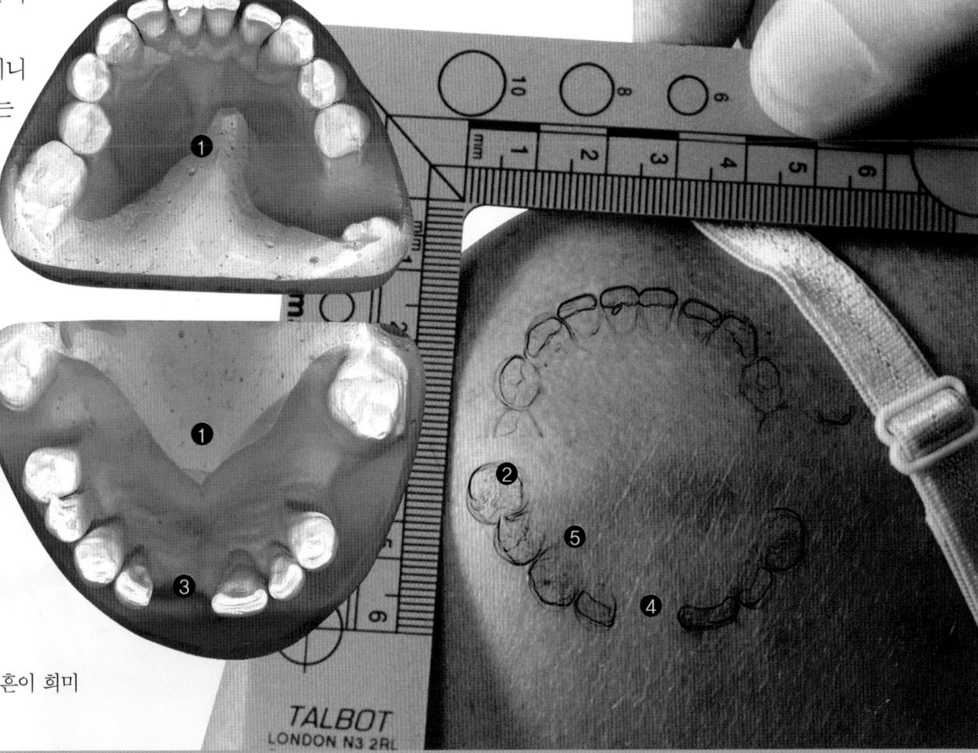

치흔분석

① 용의자의 위턱과 아래턱의 본을 뜬 것을 뒤집어놓은 것.
② 투명한 용지에 인쇄한 턱의 본이 치흔과 일치한다.
③ 위쪽 앞니에 있는 두드러진 틈.
④ 치흔에 있는 틈이 본과 일치한다.
⑤ 피해자에게 생긴 타박상 때문에 치흔이 희미해졌다.

법인류학

해골은 범죄에 대한 무언의 증인이며, 말라버린 뼈가 말을 하도록 만드는 것은 법인류학자의 임무이다. 측정과 비교를 포함하는 세심한 조사를 통해 전문가들은 유해의 연령, 성별, 신장, 인종을 판단해낼 수 있다. 해골로써 병력(病歷), 사망의 종류 등 많은 것을 밝혀내는 경우도 드물지 않다.

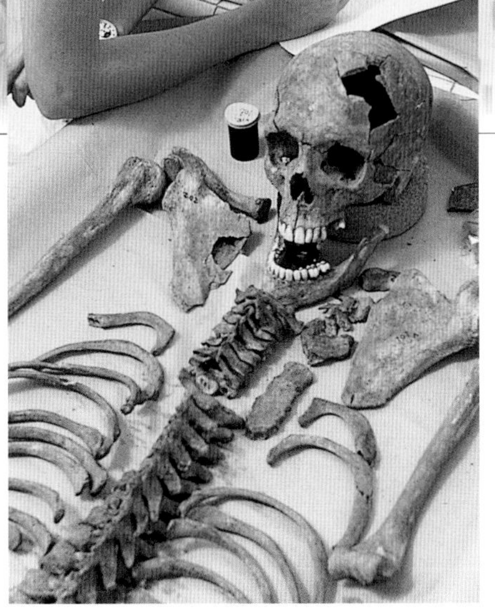

폭력에 의한 죽음 ▲
두개골에 난 구멍은 사인이 둔기손상이라는 점을 암시한다. 여기에 있는 것은 1976-83년 아르헨티나 군사독재 치하에서 살해된 누군가의 유해이다.

법인류학자의 임무는 해골로 발견된 사람의 신원을 확인하고 사망이 범죄와 관련되었는지 판단하는 데 도움을 주는 것이다. 처음으로 취할 조치는 해골이 사람의 것인가를 밝혀내는 것이다. 이상하게 들릴지도 모르겠지만, 특정 동물의 뼈는 사람의 뼈와 일부 흡사할 수 있다. 그 예로 말의 꼬리뼈는 사람의 손가락뼈와 비슷하게 보인다.

사망시점의 연령

다음으로, 피해자의 연령은 특정 뼈들의 성장과 퇴화를 조사해 판단한다. 가령 최근에 난 치아는 젖니가 처음으로 날 때부터 흔히 사랑니가 나는 18세까지에 해당하는 미성년의 해골 연령을 판단하는 데 도움을 줄 수 있다.

아동의 뼈는 청소년기에 '골화(骨化)'라는 과정을 통해 일체화되면서 점점 더 조밀하고 커진다. 800개에 달하는 골화중심은 젊은이의 해골 연령을 판단하는 데 가장 좋은 지표가 된다. 예를 들어 6세가 될 즈음에는 바깥쪽 팔뚝(요골橈骨)의 한끝에 골단(骨端)이라는 두 개의 골판(骨板) 형성이 완결된다. 남성의 경우에는 17세, 여성의 경우에는 20세가 되기 전에 아래쪽 골단과 요골이 융합을 마친다. 위쪽 골단과 요골도 그로부터 얼마 지나지 않아 융합된다. 성장을 가장 늦게 완료하는 뼈는 쇄골로서, 28세까지 성장한다.

이보다 나이 든 사람들의 해골이라면 인류학자는 퇴화한 부분을 찾는다. 척추골 가장자리(추체椎體와 추체 사이)에 뼈가 조금씩 자라 튀어나오고, 치아는 마모되며, 관절에는 관절염의 징후가 나타나기도 한다. 이 모든 퇴화는 나이가 들면서 증가하게 된다.

성별에 따른 특징

성별을 판별하기 위해 인류학자는 먼저 두개골과 골반을 살펴본다. 두개골에는 성별을 구분하는 단서가 세 군데 있다. 눈 위쪽 콧날 부분, 귀 아래쪽의 뼈, 그리고 후두골(後頭骨)이 여기에 해당된다. 맨 앞의 것을 제외한 두 곳

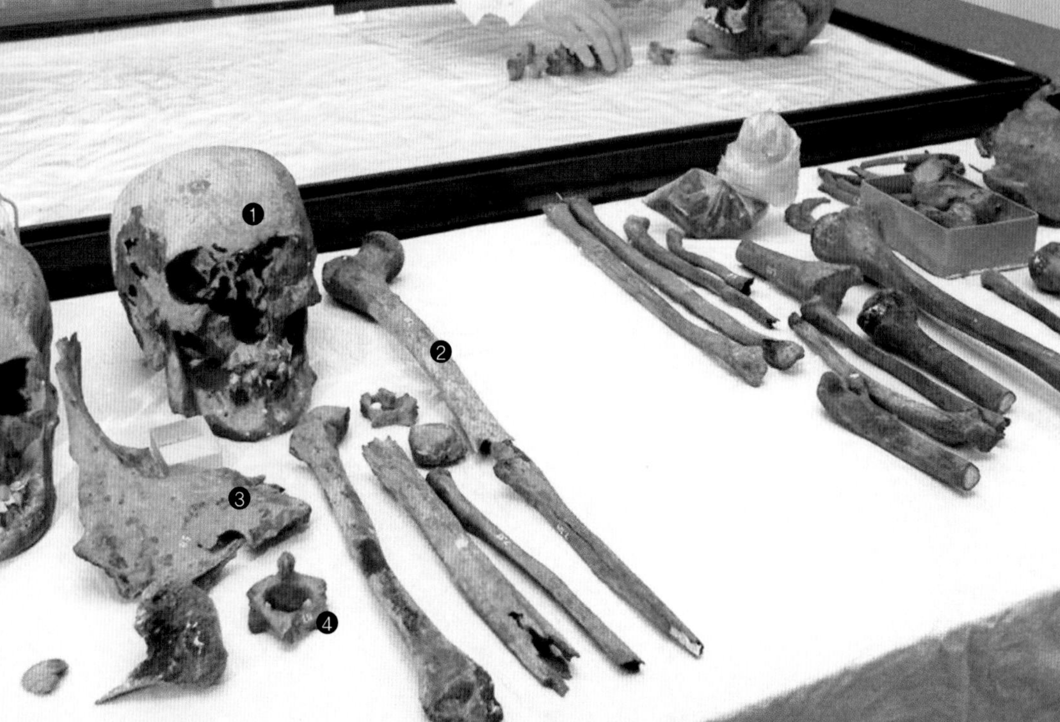

해골의 판독

① 이 같은 안면 부상은 잔혹한 살인이었음을 강력하게 시사한다.
② 넓적다리뼈(대퇴골)는 몸에서 가장 긴 뼈로서 신장을 짐작하는 좋은 지표가 된다.
③ 부서지거나 일부가 없는 골반으로도 성별을 판단할 수 있다.
④ 부서진 척추골은 주로 나이든 여성에게 영향을 미치는 골다공증이 있었음을 나타내기도 한다.

러시아 황제를 조사하다
1998년 러시아의 법과학 실험실에서 러시아의 마지막 황제 니콜라이 2세와 황후, 그리고 황후의 시녀 안나 데미도바의 발굴된 뼈를 조사하고 있다.

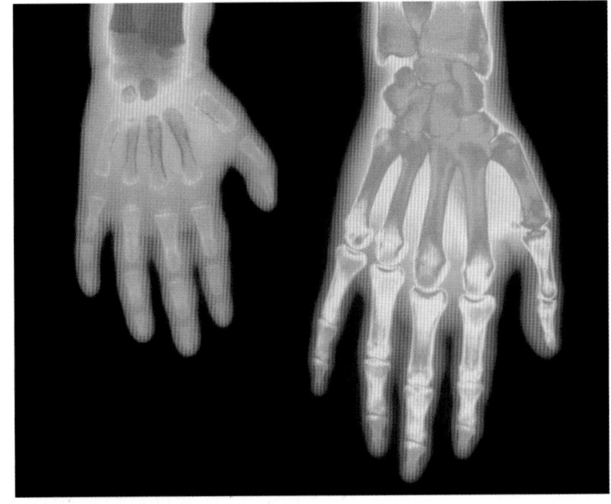

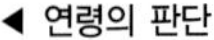

◀ 연령의 판단
이 사진은 세 살짜리 아이와 어른의 손을 찍은 X선 사진으로서 골화과정을 보여준다. 아이의 손에 있는 연골의 넓은 공간이 어른의 손에서는 뼈로 대치되었다.

은 근육과 연결된 곳으로서 남성이 보다 돌출되어 있다.

골반의 차이는 문외한이 보아도 뚜렷하다. 아래 그림에서 보듯 남성의 골반이 상당히 좁기도 하지만 그보다 미묘한 차이들도 있다.

해골에 두개골도 골반도 남아 있지 않은 경우에는 성별을 확증하기가 훨씬 더 어려워진다. 법의학자는 결국 남녀 사이에 존재하는 덩치의 크기와 힘의 차이에 의존하지 않을 수 없다. 남성의 해골에서는 근육과 연결된 지점의 뼈들이 보다 두드러져 보이는데, 이는 힘이 더 세다는 것을 가리킨다.

키는 얼마나?

신장을 추정하는 직접적인 방법은 해골을 조립하거나 뼈들의 길이를 더하는 것이다. 성인은 사라진 결합조직 때문에 추가로 10-11cm를 더하는데, 아동의 경우 연령에 따라 더 추가된다. 해골에 빠진 부분이 있으면 다른 뼈들이 신장의 척도가 된다. 뼈가 길수록 어림잡기도 낫기 때문에 넓적다리뼈(대퇴골)를 제일 먼저 측정하는 것이 보통이다. 대개 신장은 대퇴골 길이의 2.67배가 되지만, 정확한 비율은 인종과 성별에 따라 다르다.

생존 당시의 질병과 부상

척추갈림증 같은 선천적 결손, 전염병, 부적절한 식습관, 암 등으로 인해 생전에 뼈에 손상이 올 수 있다. 그러나 해골에 현저하게 영향을 미치는 것은 만성질환뿐이다. 골절의 경우에는 사정이 다르다. 부러진 뼈는 낫는 과정이 명확히 드러나기 때문에 신원확인에 도움이 될 수 있다. 노동 역시 단서를 남기는 경우가 있다. 직업에 따른 관절염은 감염된 관절에 눈에 띄는 변화를 일으킨다.

사인

폭력으로 사망한 사람들의 해골에는 살해흉기의 흔적이 남아 있는 경우가 많다. 총알은 특징적인 구멍을 남기고, 날카로운 흉기는 뼈를 자르고 깎는다. 골절 역시 폭력이 있었음을 암시한다. 인류학자가 직면하는 문제는 죽기 전의 골절과 죽은 후의 골절을 구분하는 것이다. 이런 문제를 해결할 실마리가 있다. 말라버린 뼈는 부러지는 방식이 살아 있는 뼈와 다르며, 골절된 부위 가장자리에 초기 치유의 징후가 보이면 부상이 생존 당시의 것임을 나타내게 된다.

아이를 위해 만들어지다
여성의 골반은 아이를 수용하도록 만들어져 있어 남성의 골반보다 현저히 넓다. 여성의 엉치등뼈(다섯 개의 융합된 척추골로 이루어진 쐐기 모양의 뼈) 역시 넓고, 공간도 보다 널찍하다.

남성의 골반

엉치등뼈

여성의 골반

인종의 판단

시체의 인종적 혈통은 신원을 확증하는 데 결정적인 단서가 된다. 이러한 정보를 제공하는 것은 두개골이다. 인종을 판단하기 위해 두개골을 조사하는 경우 인류학자는 다음과 같은 핵심적인 특징에 근거한다.

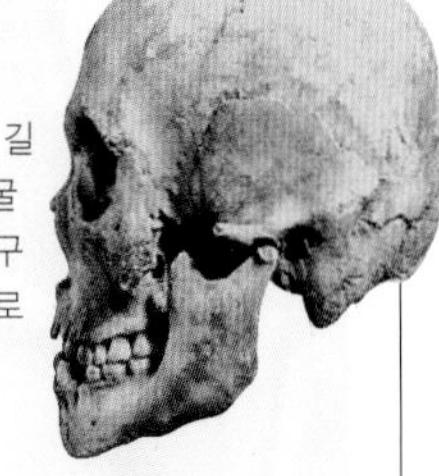

황인종 ▶
아시아 혈통의 사람은 두개골이 길고 넓으며, 눈에 띄게 평평한 얼굴에 광대뼈는 튀어나와 있다. 눈구멍은 둥글고, 콧등은 보통 정도로 낮으며 그 옆면은 곧다.

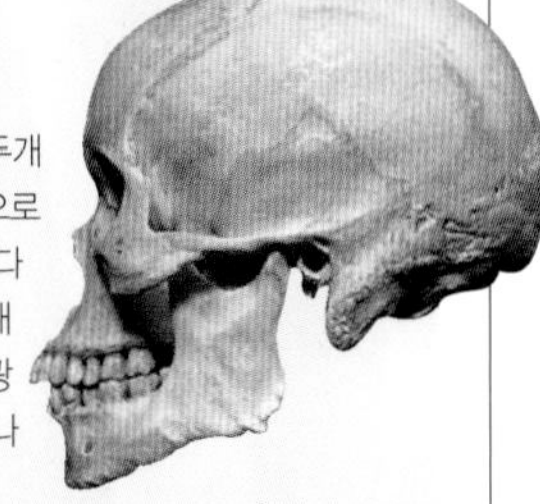

흑인종 ▶
아프리카 및 카리브인의 두개골은 콧구멍이 넓은 것으로 알아볼 수 있다. 치아는 다른 인종에 비해 크고, 두개골은 길고 좁은 편이다. 광대뼈는 보통 정도로 튀어나와 있다.

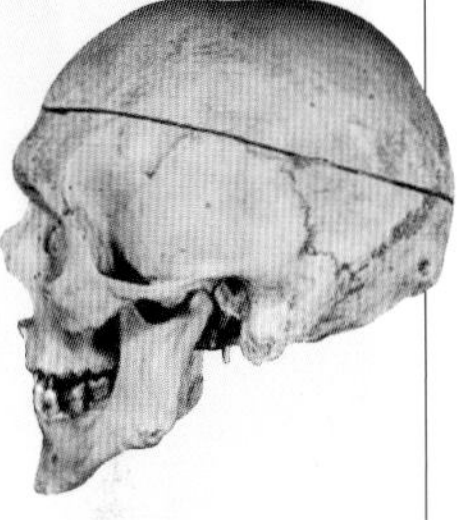

백인종 ▶
백인의 두개골은 보통 그 외형이 높고 넓다. 광대뼈와 턱이 튀어나오지 않는다. 이마에서 수직으로 선을 내리그었을 때 턱은 그 선 뒤쪽에 있다.

관절염에 걸린 팔꿈치 ▼
X선 사진에서, 착암기를 다루는 건설노동자 팔꿈치 관절은 관절염의 징후를 보이고 있다. 보통은 매끄러운 뼈끝이 공기작동식 공구로 인해 지속적인 충격을 받으면서 거칠어졌다.

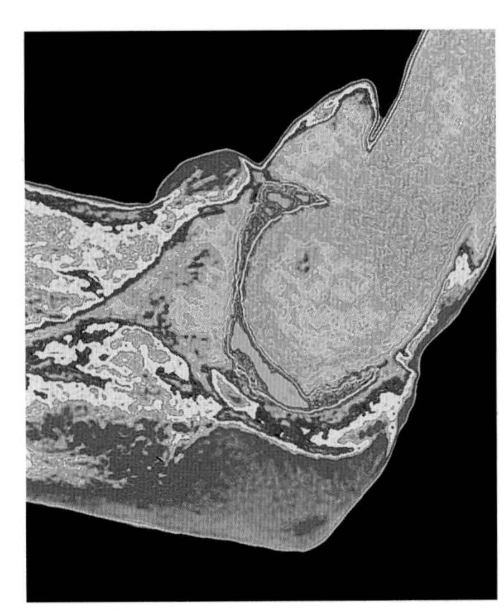

찰흙 안면복원

신원을 모르는 범죄 피해자의 두개골만을 가지고 초상을 만들어내기 위해서는 여러 가지 기술을 흔치 않은 방식으로 결합할 필요가 있다. 정확하게 창작해내기 위해 조각가는 법인류학자처럼 객관성을 지녀야 한다. 그러나 실존하는 사람의 초상을 만들어내기 위해서는 예술가로서의 상상력도 필요하다.

두개골 파편 ▶
법조각가들이 항상 완전한 두개골로 작업에 착수하는 것은 아니다. 때로는 3차원 조각맞추기 퍼즐처럼 파편들을 이어서 맞춰야 하는 경우도 있다.

인체의 머리에서 피부와 근육이 부패하면, 그와 더불어 특징적인 외모도 사라져버리게 된다. 텅 빈 눈구멍, 이가 드러난 구강을 초월해 살아 있는 얼굴을 묘사하기 위해 비약적인 상상력을 발휘하는 사람은 거의 없다.

그러나 두개골이야말로 얼굴에 형태와 구조를 부여하는 것이므로, 법조각가는 그 윤곽을 출발점으로 삼아 찰흙을 가지고 섬뜩할 정도로 실감 넘치는 초상을 만들어 나간다.

나무못과 찰흙조각

가장 흔히 사용되는 복원방법은 두개골 각각의 부분을 감싸고 있는 조직의 두께에 대한 지식에 근거하는 것이다. 이 기법을 '형태계측(morphometric)'이라 하는데, 그리스어의 '형태(morpho)'와 '계량(metric)'에서 유래되었다. 미국에서 개척되었기 때문에 미국식 방법이라 부르기도 한다. 19세기 말부터 연구자들이 살의 두께를 재기 시작하면서 자료가 축적되기는 했어도 대략 1930년대까지 법과학적인 목적으로는 사용되지 않았다.

처음에는 시체를 해부하면서 계측했다. 그러나 최근에는 초음파 스캐닝 기술로 살아 있는 사람으로부터 부드러운 조직의 두께를 재는 것이 가능해졌다.

조각가들은 보통 20-35개의 해부학적 지표(地標), 즉 조직의 표준두께에 근거해 작업한다. 그 위치는 얼굴 가운데서도 특히 입 주변과 두 눈 사이에 집중되어 있다. 성별, 다양한 연령, 인종, 그리고 여윈 얼굴에서 통통한 얼굴에 이르기까지 그에 맞는 수치를 이용하게 된다.

복원은 표준두께에 근거해 시작하는데, 통상적으로 작은 나무못을 사용한다. 우선 조각가는 평균적인 살의 두께를 나타내는 나무못을 두개골 혹은 두개골의 본에 고정시킨다. 그런 다음 나무못들 사이에 찰흙 조각을 붙인다. 이러한 조각들은 나무못의 높이에 맞게 두께가 여러 단계로 나뉘어 있다. 조각들이 제자리를 찾으면 조각가는 그 틈을 찰흙으로 메우고 눈, 코, 입, 귀, 턱, 볼을 만드는 일에 착수한다.

이들은 각각의 인물에 특징을 부여하는 얼굴 요소이지만, 유감스럽게도 시체가 부패하면서 빠른 속도로 사라지는 부분들이기도 하다. 조각가가 이러한 부분들을 복원하는 데는 경험, 판단력과 함께 경험칙(經驗則)도 필요하다.

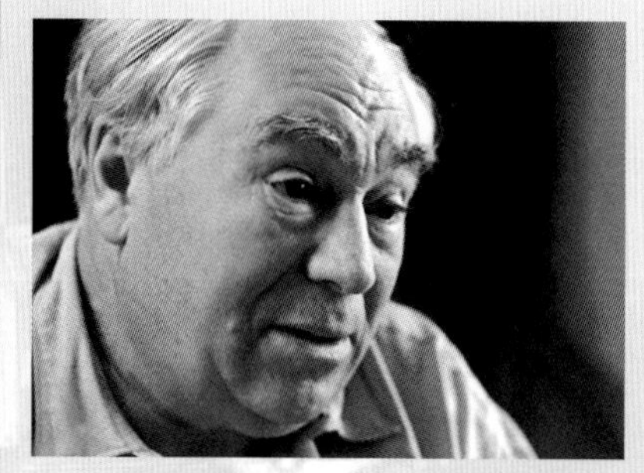

미하일 게라시모프 1907-1970

체계적인 법과학적 안면복원은 러시아의 인류학자 미하일 게라시모프로부터 시작되었다. 그는 모스크바 제3의과대학에 근무하면서 해부를 기다리는 시체들의 얼굴 살 두께를 측정했다.
충분한 정보를 얻자 첫 번째 복원 시도에 착수했다. 1920년대 후반 그는 이르쿠츠크 박물관 과학기술조교로 근무하면서 화석이 된 고대인들의 두개골로 얼굴을 재현해냈다.
그의 복원술이 살인사건을 해결하는 데 처음으로 도움을 준 것은 1939년 러시아 레닌그라드(현재 상트페테르부르크) 부근에서 사람의 뼈가 발견되었을 때였다.
그러나 그가 유명하게 된 것은 범죄 피해자의 안면복원 때문이 아니라 몽골의 티무르 칸(황제)의 얼굴을 복원해낸 덕이다.

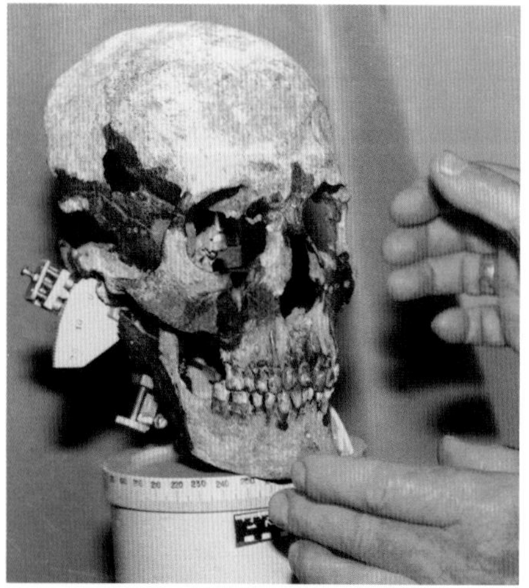

머리를 향한 일보전진 ▲
두개골 파편이 충분히 남아 있다면 제법 완전한 형태로 조립할 수 있다. 이렇게 조립한 두개골은 본을 뜬다든가 해서 안면복원의 기초자료로 사용할 수 있다.

바로 코앞

대체로 코의 너비는 눈구석 사이의 거리와 비슷하다. 입아귀는 안쪽 홍채 바로 아래에 놓이며, 송곳니 뒷모서리에 걸쳐진다. 귀는 그 길이가 대략 코의 길이와 같지만 늙으면서 나이에 비례해 길어진다.

이러한 부분들이 완성되면 조각가는 끝손질을 하고 찰흙을 매끄럽게 다듬어 피부와 흡사하게 만든다. 그런 다음 소석고(燒石膏)와 실리콘고무로 머리의 거푸집을 만든다. 거푸집으로 만든 주조물에는 색칠을 해 살아 있는 얼굴처럼 만듦으로써 신원확인에 도움을 주기도 한다.

근육으로 만들기

모든 조각가가 이 방식으로 작업하는 것은 아니다. 어떤 이들은 '형태관찰(morphoscopic)'이라고도 하는 러시아식 방법을 사용한다(형태관찰이라는 용어는 그리스어 '형태 morpho'와 '관찰scopic'이라는 말에서 나왔다). 이 방법은 조직 두께의 수치를 따르지 않고 두개골의 구조를 지표로 삼는다. 가령 뺨의 씹는 근육은 귀 바로 앞 머리 양쪽에 있는 수평 아치 모양의 뼈에 고정된다. 이런 뼈의 모양과 크기는 붙어 있는 근육의 모양에 곧바로 영향을 미친다.

이 같은 특징을 이용해 조각가는 찰흙으로 근육을 차례차례 만든 다음 두개골의 제 위치에 고정시킨다. 마지막 단계로는 근육을 피부로 덮는다. 그 밖의 다른 점에서는 형태계측 기법과 흡사하다.

양쪽 방법 모두 그 나름대로의 장점을 지녔다. 평균적인 살의 두께에 근거한 '형태계측'을 옹호하는 사람들은 그러한 방식이 보다 더 객관적이고 과학적이라 주장한다.

그러나 '형태관찰'로 작업하는 조각가들은 얼굴의 특징이 커다란 코나 튀어나온 귀처럼 평균에서 벗어난 특성에 의존하기 때문에 평균수치를 출발점으로 삼는 것은 부적합하다고 주장한다.

비슷한 초상

어떤 방법을 사용하든 안면복원의 정확성에는 한계가 있다. 헤어스타일은 조각가가 추측할 수밖에 없고, 생기에 찬 얼굴 표정은 실물을 흉내 낼 수 없다. 그러나 반드시 완벽한 초상이 필요한 것은 아니다. 안면복원이 누군가의 기억을 환기시키거나 수사의 폭을 좁혀줄 수 있다면 그것만으로도 성공한 것이다.

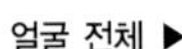

◀ **두께 표시용 나무못**
1989년 영국 웨일즈에서 발굴된 소녀의 신원을 밝혀내기 위해 의학 도해가(圖解家) 리처드 니브가 주조물에 나무못을 고정하면서 복원작업을 시작한다.

◀ **턱근육**
다음으로 각 지표(地標)의 나무못을 살의 표준두께로 삼아 찰흙 근육을 관자놀이와 목에 붙인다.

얼굴 전체 ▶
피부 밑 조직의 형태가 모두 갖춰지고 수정되면 나무못은 보이지 않게 된다. 이제 남은 일은 소녀다운 얼굴 모습을 부여하는 것이다.

놀랍도록 닮은 초상 ▼
완성된 얼굴은 실물과 너무 닮아서 그녀를 맡았던 사회복지사가 카렌 프라이스임을 알아보았다. 나중에 두 남자가 그녀를 살해한 혐의로 기소되었다.

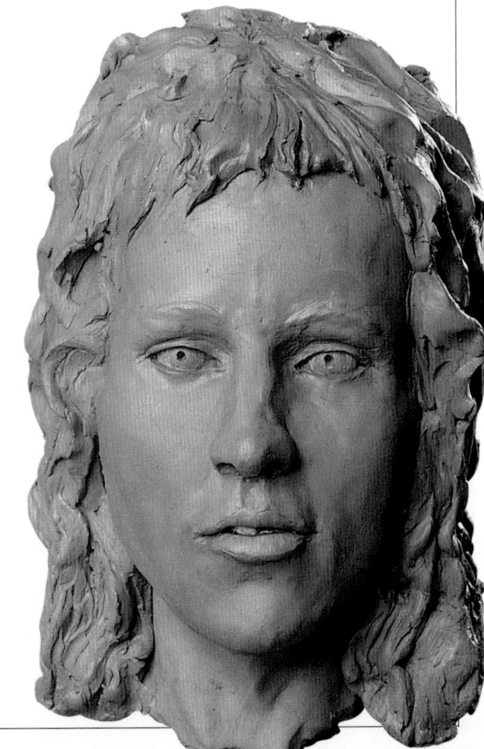

◀ **리처드 니브**
게라시모프와 마찬가지로 리처드 니브도 법과학적 복원의 일을 하기 전에 고대인의 유골과 관련된 일을 했다. 사진에서는 카렌 프라이스의 얼굴로 작업하고 있다.

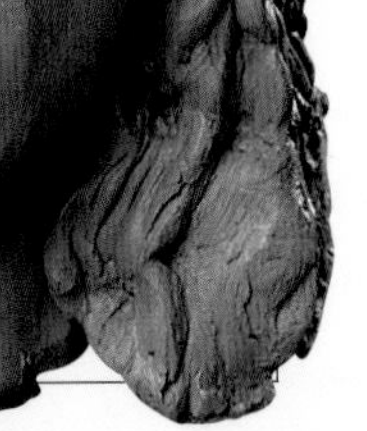

컴퓨터 안면복원

컴퓨터 화면 속에서 천천히 돌아가는 복원된 얼굴은 섬뜩할 정도로 생생하다. 법과학자, 컴퓨터 프로그래머가 협력해 범죄 피해자를 컴퓨터로 재현해낸다. 이처럼 실감나는 영상을 얻기 위해 사망자의 두개골에 살아 있는 사람의 컴퓨터 단층촬영 결과와 사진을 입힌다.

찰흙을 사용해 범죄 피해자의 두개골에서 얼굴을 재현해내려면 미술가적인 노련함이 필요하다.

같은 일을 컴퓨터 화면상에서 하는 데도 마찬가지로 뛰어난 솜씨가 요구된다.

컴퓨터 프로그래머나 기술자들은 설득력 있는 초상을 만들어내기 위해 다른 사람을 촬영함으로써 얻어진 2차적인 자료를 조정하는 등 보다 추상적인 매개물을 사용해 작업을 하게 된다.

두개골 스캔

복원방법에 표준이 있는 것은 아니지만, 우선 자료를 3D 스캔(3차원 주사)으로 두개골에서 추출한다. 이 3D 스캔은 비파괴적이기 때문에 석고로 본 뜬 것이 아닌 원래의 두개골을 사용할 수 있다. 대개 두개골을 회전대 위에 올려놓고 레이저 스캐너로 수직의 좁은 띠 형태의 광선을 비춘다. 회전대 한쪽에 있는 거울들이 빛을 받은 영역의 영상을 센서로 반사한다. 이 자료를 분석함으로써 회전축으로부터 두개골 각 지점 간의 거리가 계산된다. 이런 과정을 통해 만들어진 두개골의 디지털 모형은 화면상에서 자유롭게 돌려볼 수 있다.

두개골에서 얼굴로

뼈에 살을 붙이기 위해 대부분의 컴퓨터 복원 기법은 실제 살아 있는 사람을 CT(Computer Tomography: 컴퓨터 단층촬영)로 수집한 자료를 이용한다. 뼈의 영상을 보여주는 X선 사진과 달리 CT는 단단한 조직과 부드러운 조직(뼈와 살) 모두를, 그것도 2차원이 아니라

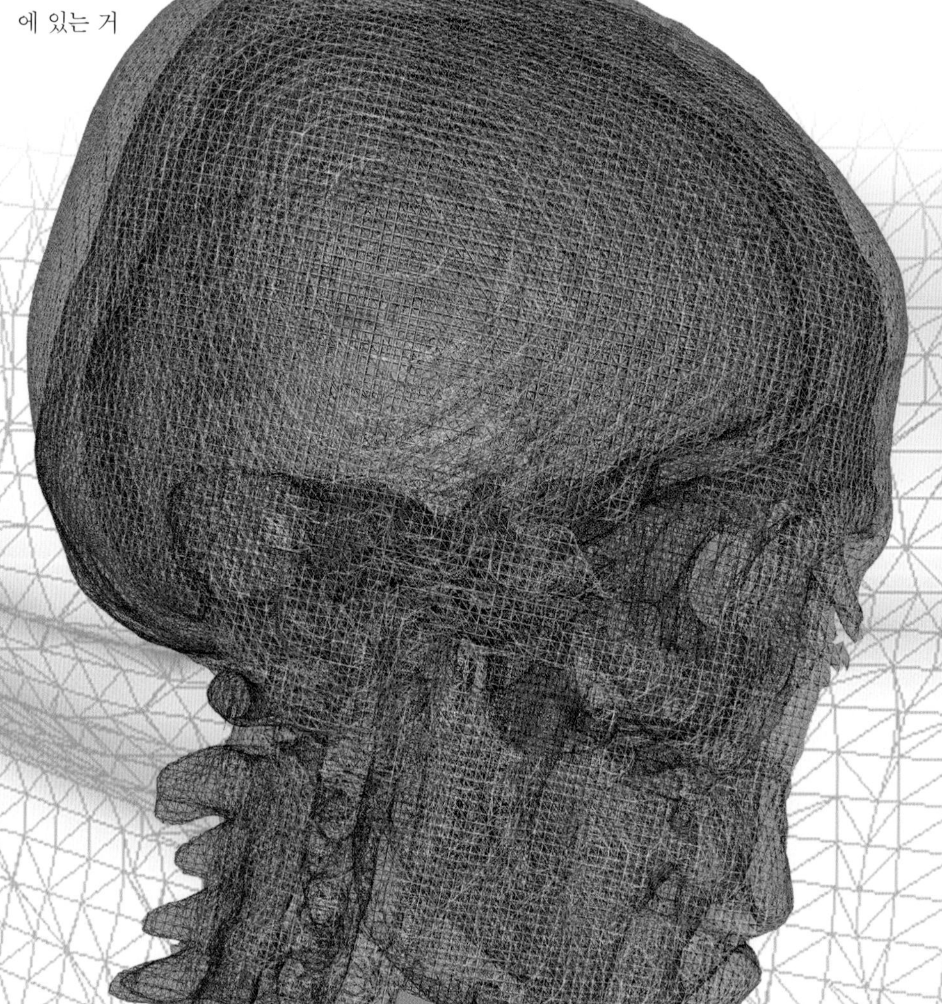

두개골의 CT 결과 ▼
CT 결과(파란색)를 피해자의 두개골(빨간색)에 겹쳐 놓는다. 그러면 두개골에 정확히 맞추기 위해 CT 결과를 어떻게 조정해야 하는지 알 수 있다.

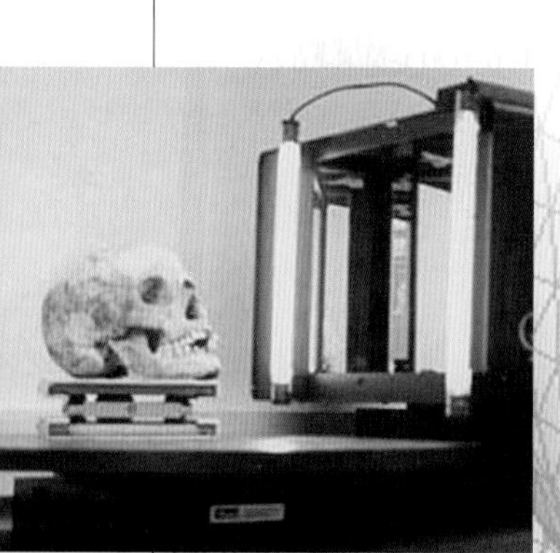

◀ 회전하는 두개골
레이저 스캐너는 성형수술이나 화상치료용 디지털 안면 모형을 만드는 데 사용되는 것과 유사하다. 강력한 컴퓨터 워크스테이션이 자료를 수집한다.

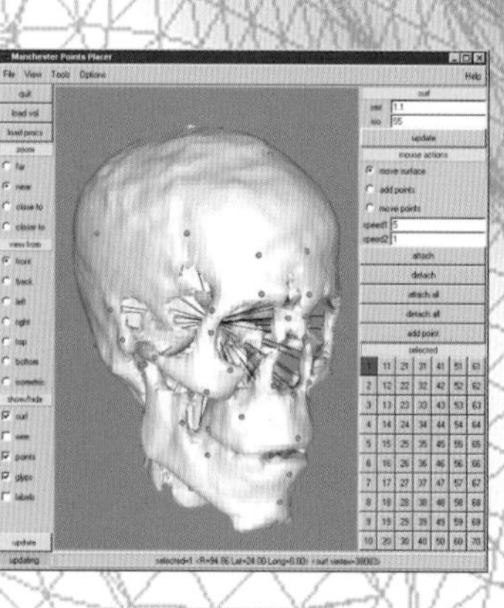

표준지표 설정 ▲
소프트웨어가 두개골 위의 대략적인 위치에 살의 두께를 나타내는 표준지표를 떨어뜨려 놓으면, 조작자가 그 위치를 세밀하게 조정한다.

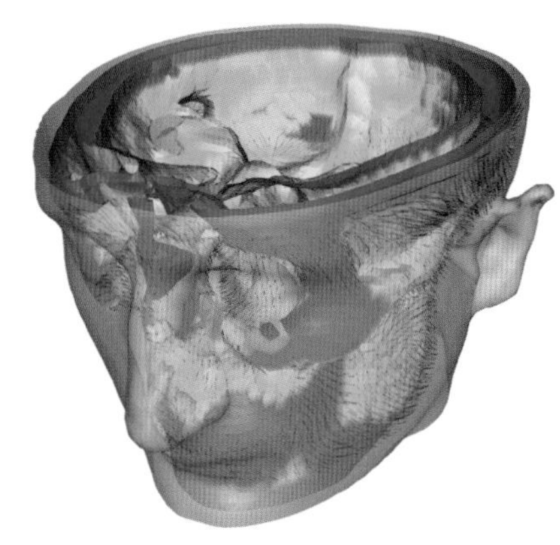

CT 결과의 조정 ▲
CT 결과를 부드러운 조직과 함께 피해자의 두개골에 맞게 조정하는 과정은 몇 번의 시행착오를 겪을 수도 있다. 보라색 영역이 피해자의 두개골과 정확하게 맞아떨어지는 부분이다.

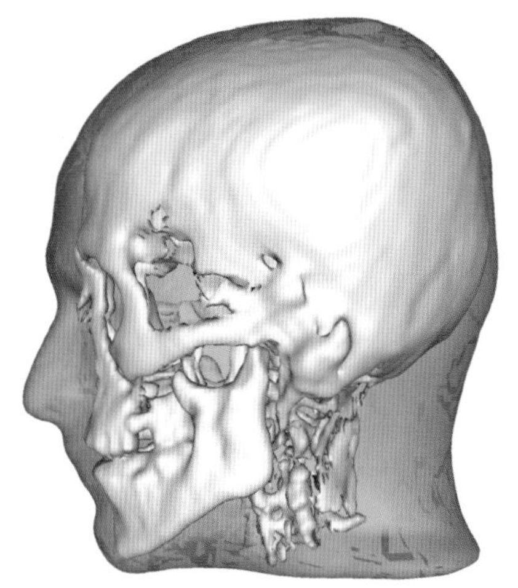

조직의 두께 ▲
CT 결과를 성공적으로 조정한 다음에는 CT 결과에 들어 있는 부드러운 조직을 더해준다. 이 '피부'(파란색)는 피해자의 두개골(흰색)을 정확하게 감싼다.

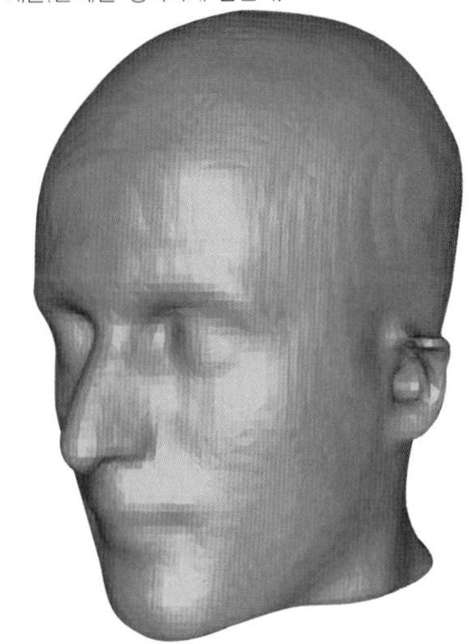

복원된 머리 ▲
피부색이나 질감을 더하지 않은 머리는 파란색 찰흙을 가지고 종래의 방식으로 조각해놓은 것과 비슷하게 보인다.

3차원으로 기록한다. 따라서 CT 자료 파일에는 두개골의 모양뿐만 아니라 그 위에 덮인 조직의 두께도 포함된다.

적당한 CT 자료를 선택하기 전에 법인류학자는 두개골과 여타의 뼈들로 안면복원 대상의 연령과 인종을 판단해야 한다. 체격의 모든 단서, 가령 시체와 함께 발견된 옷가지 역시 그 사람이 생전에 통통했는지 야위었는지를 고려해 살의 두께를 정하는 데 도움이 된다.

두개골의 디지털 모형 위에 CT 촬영한 머리를 겹쳐놓는 방법으로 두 스캔 자료를 합성한다(왼쪽 큰 그림 참조). 이때 두 개의 두개골이 서로 다른 모양을 하고 있으므로, 두 개의 두개골에 있는 대응지표(對應地標)가 정확히 맞아떨어지도록 CT 영상을 조정한다. CT로 촬영한 두개골은 꼭 맞도록 늘이거나 줄이고 안면조직도 일그러뜨려서 피해자의 얼굴에 가깝게 만들어낸다.

모발과 피부

CT 스캔은 인체조직을 투과하기 때문에 표면의 세부는 기록하지 않는다. 따라서 이 단계에서 복원해놓은 결과는 피해자의 머리를 석고로 본을 떠놓은 것과 흡사하다. 실물처럼 보이게 하려면 사람 피부의 질감과 색깔, 눈, 그리고 모발을 덧붙여야 한다. 이를 위해 기술자들은 살아 있는 사람의 외모를 디지털 모형에 덧붙인다.

3차원적인 표현을 위해서는 머리 전체의 '컬러 맵(색상도)'이 필요하다. 보통은 피해자와 연령, 인종, 체격이 맞아떨어지는 사람의 얼굴 전면과 양쪽 옆면을 촬영해 만든다. 소프트웨어를 이용해 이 세 사진을 연속적인 조각으로 만들어 디지털 모형에 붙임으로써 복원작업이 완결된다.

이렇게 만들어진 결과는 화면으로 볼 수 있고 회전도 가능하다. VRML(Virtual Reality Modeling Language)이나 퀵타임 VR 포맷의 파일로 배포할 수도 있다.

컴퓨터로 복원한 얼굴은 찰흙으로 만든 얼굴에 비해 실물에 가깝게 보일 수는 있지만 어느 방식이든 마찬가지로 한계가 있음을 잊지 말아야 한다.

특히 코와 입, 귀의 모양은 대부분 어림짐작으로 만들어진다.

그러나 피해자의 얼굴을 다양한 조명조건 하에서, 사실상 어떠한 각도에서든 재현해낼 수 있기 때문에 컴퓨터 복원 결과 쪽이 압도적으로 생생하다.

앞으로는 컴퓨터 애니메이션 기법을 안면복원에 적용해 얼굴의 부분을 조작함으로써 화면 속의 모형이 웃고 울고 말하게 할 가능성도 있다.

◀ 얼굴 더하기
살아 있는 사람의 얼굴을 간접 조명으로 촬영하면 완성된 모델을 '감싼' 피부를 얻게 된다.

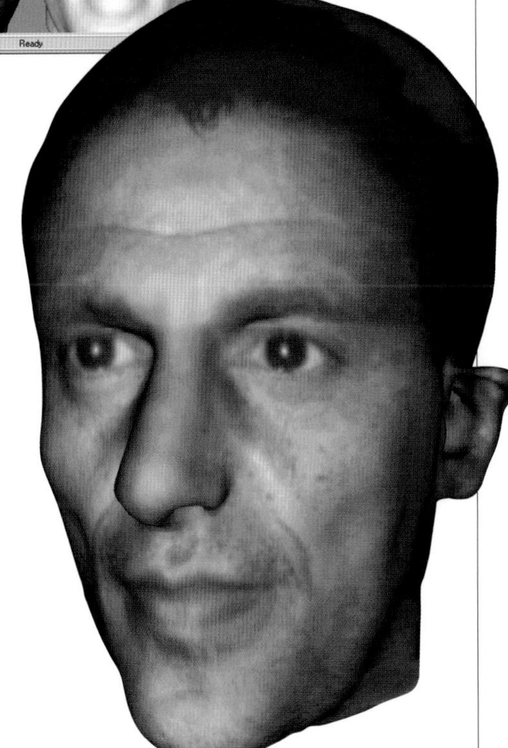

끝손질 ▲
(데이터 라이브러리에 있는 것을 가져다 쓴) 눈에 살아 있는 듯한 빛이 감돈다. 모발은 피해자의 헤어스타일 정보가 없는 한 단순하게 놓아둔다.

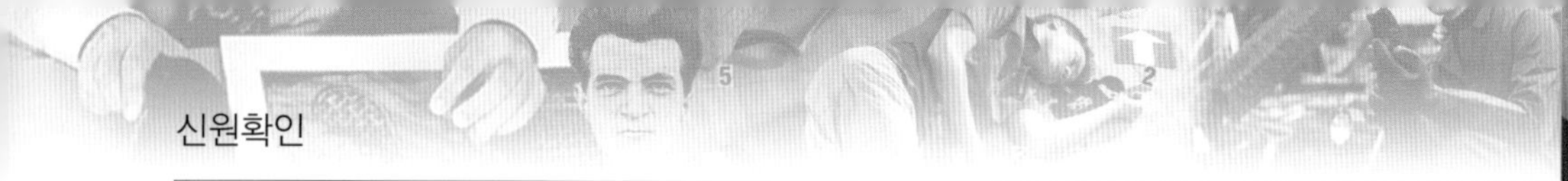

혈액분석

혈액이나 체액 한 방울로 신원을 밝혀냄으로써 용의자를 피해자, 범죄현장, 흉기와 명백한 증거의 사슬로 엮을 수 있다. 유죄를 증명하는 사슬로는 DNA분석이 가장 잘 알려져 있지만, 법혈청학이라는 훨씬 더 광범위한 분야의 가장 엄격한 시험일 뿐 그것이 전부는 아니다.

DNA분석을 통해 표본이 누구의 것인지 거의 확실하게 밝혀낼 수 있다면 왜 그보다 정확성이 떨어지는 시험들로 애쓰는 것일까? 답은 간단하다. DNA시험은 상대적으로 느리고 비용이 많이 든다. 그보다 덜 정교한 시험들은 비용이 적게 들고 거의 순식간에 결과가 나온다. 어떤 시험은 범죄현장에서 시행할 수 있을 정도로 간단해서 비용과 효율 측면에서 얻는 이익이 상당하다.

정말 피인가?

수상한 얼룩을 범죄현장에서 발견하면 수사관들은 간단한 혈액추정시험을 한다. 그 결과가 양성인 경우 혈액이라고 추정하게 된다. 대부분의 시약은 혈색소나 과산화효소라는 혈중효소와 접촉하면 색깔이 변하는 용액이다. 흔히 사용되는 추정시험으로는 루미놀 분무(84쪽 참조)가 있는데, 루미놀에 접촉한 혈액 잔류물은 깜깜한 상태에서 빛을 발한다. 루미놀은 민감해서 문질러 닦아낸 혈액의 흔적을 드러낼 정도이다.

이들 추정시험액이 전적으로 혈액에만 반응하는 것은 아니다. 서양고추냉이와 감자에도 같은 효소가 포함되어 있기 때문에 새우 칵테일을 엎질러놓은 경우에도 양성으로 나오게 된다.

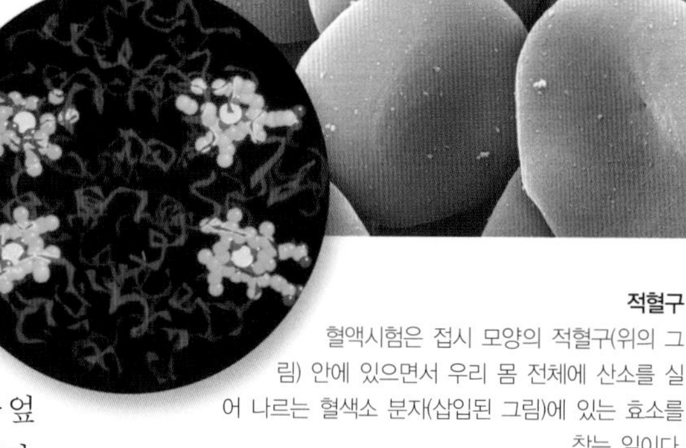

적혈구

혈액시험은 접시 모양의 적혈구(위의 그림) 안에 있으면서 우리 몸 전체에 산소를 실어 나르는 혈색소 분자(삽입된 그림)에 있는 효소를 찾는 일이다.

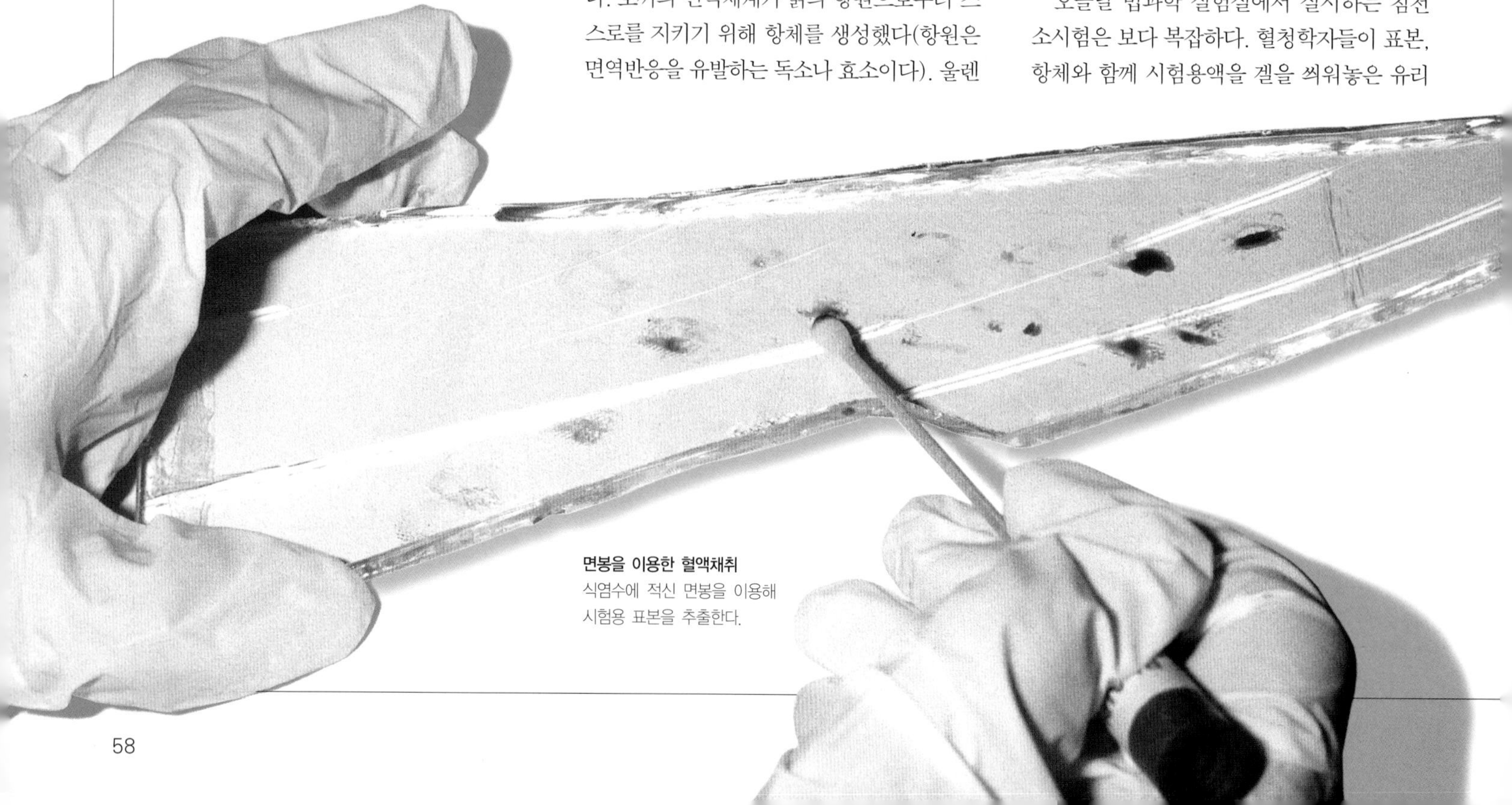

인간의 피인가?

가장 흔한 시험에는 그 혈액이 인간의 것인지 알아보는 시험도 있다. 1901년 독일의 생물학자 파울 울렌후스가 이 시험을 고안해냈다. 그는 달걀에서 단백질을 추출해 토끼에 주사했다. 토끼의 면역체계가 닭의 항원으로부터 스스로를 지키기 위해 항체를 생성했다(항원은 면역반응을 유발하는 독소나 효소이다). 울렌후스가 토끼의 피를 달걀 흰자와 섞자 핏속의 항체가 달걀에 있는 항원과 반응해 그 항원이 탁한 침전물로 분리되었는데, 여기에 침전소(沈澱素)라는 이름을 붙였다. 인간의 세포를 토끼에게 주사해도 마찬가지이다.

오늘날 법과학 실험실에서 실시하는 침전소시험은 보다 복잡하다. 혈청학자들이 표본, 항체와 함께 시험용액을 겔을 씌워놓은 유리

면봉을 이용한 혈액채취

식염수에 적신 면봉을 이용해 시험용 표본을 추출한다.

판의 오목한 부분에 넣으면 표본과 시험용액이 퍼져 서로 뒤섞이게 된다. 표본이 인간의 혈액이라면 적당한 항원이 존재할 것이고, 따라서 유리판의 두 용액이 만나는 지점에 침전소 띠가 뚜렷이 형성된다. 이것에 전압을 가하면 시험은 전기영동(電氣泳動, 61쪽 참조) 시험으로 바뀌는데, 항원과 항체가 모이도록 촉진함으로써 결과가 빨리 나오게 된다.

최근 단세포군 (합성) 항체의 개발로 표본이 인간의 혈액인지 즉각 확인할 수 있는 현장시험이 가능해졌다.

누구의 피인가?

인간의 혈액에는 100여 종류의 항원이 존재하지만 누구나 그 모두를 가지고 있는 것은 아니다. 어떤 항원이 존재하는지 알아봄으로써 범죄현장에서 발견된 혈액이 용의자의 것일 가능성이 있는지 밝히게 된다.

모든 항원을 시험할 수도 있지만 실용적이지는 않다. 혈청학자들은 몇몇 항원만 조사한다. 사용되는 혈액분류 체계는 10여 가지가 있다. 가장 널리 사용되는 것은 ABO 체계로서 헌혈자와 수혈자 간의 헌혈적합성을 시험하는 데도 사용된다. 이 체계의 상세한 사항은 아래 상자글에 설명해놓았다.

그 외의 체액

혈청학 실험실에서는 혈액만을 시험하지 않는다. 수사관들은 정액, 타액, 소변, 질 분비물, 대변도 의뢰한다. 이들 중에서 추출한 DNA로 용의자와 범죄현장에서 채취한 표본 간의 일치가 증명되는 경우도 있다. 그러나 DNA시험을 하기 전에 혈청학자들은 면봉에 채취된 물질이 증거물 라벨에 적힌 내용과 일치하는지 확인한다.

강간사건인 경우 면봉이나 얼룩에 정액이 포함되어 있는지 확인한다. 추정변색현장시험을 통해 정액의 몇몇 성분들—정액 산성 인산분해효소(Seminal Acid Phosphatase: SAP), 스페르민, 콜린—이 존재하는지 밝히게 된다. 혈청학자는 현미경으로 정자를 찾아내어 이런 실험결과를 확인하지만, 강간범이 정관절제수술을 받았거나 무정자증인 경우에는 정액에 정자가 전혀 없다. 가장 흔한 대안은 전립샘에서 생산되는 단백질의 일종인 P30으로 시험하는 것인데, 침전소시험에 사용되는 것과 비슷한 항원/항체시험을 한다.

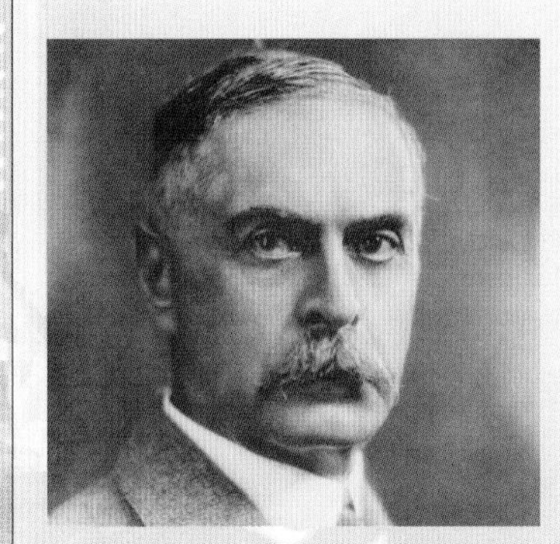

카를 란트슈타이너

빈에서 활동한 면역학자이자 병리학자인 카를 란트슈타이너는 1901년 사람의 혈액에는 적어도 세 가지 종류가 존재한다는 것을 증명하면서 적혈구에 항원들이 존재하는가에 따라 A형, B형, O형으로 분류했다. 그 다음해에 그는 AB형을 찾아냈다. 이러한 발견으로 란트슈타이너는 노벨 생리학 · 의학상을 수상했고, 그가 개발한 ABO 혈액형 체계 덕분으로 헌혈이 안전하게 되었다.

카를 란트슈타이너 1868–1943

혈액형시험

ABO 혈액형 체계는 적혈구 표면에 있는 두 종류의 항원 A와 B를 조사한다. 이러한 시험에는 보통 A형 항원과 B형 항원에 반응하는 항체가 각각 포함된 두 종류의 용액을 사용한다. A형 항체가 포함된 용액은 A형 항원이 포함된 혈액을 엉기게 하므로, A형과 AB형을 찾아낸다. 마찬가지로 B형 항체가 포함된 용액은 B형 항원과 반응하므로 B형과 AB형을 찾아낸다. O형 혈액은 어떤 용액을 섞어도 엉기지 않는다. 여기에 든 예(오른쪽)에는 A형 및 B형에 모두 반응하는 세 번째의 용액도 포함되어 있다. (이러한 물질들은 구분하기 쉽도록 착색했다.)

혈액형은 고르게 분포되어 있지 않다. 가령 미국 백인의 45%가 O형이며 A, B, AB형은 각각 41%, 10%, 4%이다. 이러한 비율은 혈액형 분류가 무의미할 수도 있음을 암시한다. 대부분의 백인 용의자는 O형이나 A형일 것이기 때문이다. 그러나 이 시험은 결과가 빨리 나오고 비용도 적게 들며, 용의자의 혈액이 범죄현장의 표본과 일치하지 않는 경우 그에 대한 수사를 더 이상 할 필요가 없게 한다.

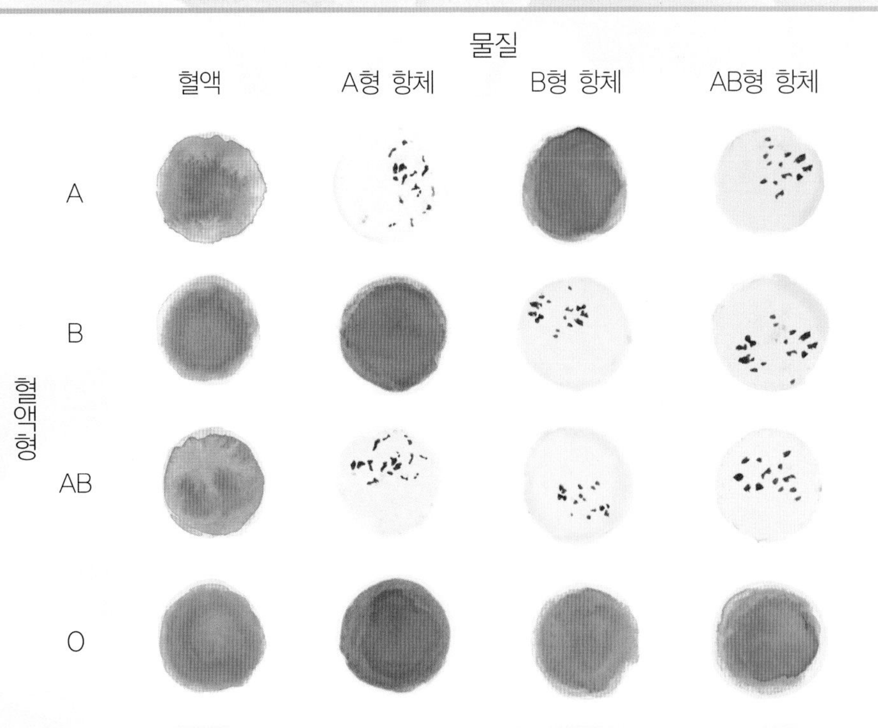

DNA분석

우리 몸의 세포 대부분의 핵 안에 돌돌 말려 있는 이것은 2m 길이의 나선이다. 그 일부에는 우리가 어떤 사람인지, 어떻게 생겼는지 암호화되어 있다. 그 나머지에는 사람마다 독특한 숫자로 반복되는 패턴들이 존재한다. 이러한 '더듬거림'의 숫자를 셀 수 있게 되면서 범죄수사에 혁명이 일어났다.

◀ DNA
DNA 가닥은 이중나선, 혹은 소용돌이 모양의 나선 형태이기 때문에 대단히 조밀하다. 전장이 2m임에도 불구하고 미세한 세포 핵 안에 꼭 들어맞는다.

이렇게 중요한 나선은 디옥시리보핵산, 즉 DNA이다. 이 기다란 분자의 부분들은 우리의 유전인자 혹은 '유전암호'를 형성하며, 우리가 가진 모든 특징은 이로부터 나온다.

DNA의 구조는 30억 개의 발판이 달리고 비틀어진 나선형 모양의 사닥다리와 비슷하다. 발판들은 '염기'라는 단순한 유기화합물질의 쌍으로 이루어져 있고, 그 종류는 네 가지이다(아래 범례 참조).

한 가닥의 DNA에서 염기쌍들이 배열된 순서는 일란성 쌍둥이를 제외하고는 사람마다 다르다. 이러한 독특한 성질 때문에 개인의 신원을 확인하는 데 DNA가 중요한 도구로 사용된다.

게다가 쉽게 입수할 수 있을 뿐만 아니라 (모근, 골수를 포함해 핵을 지닌 살아 있는 세포라면 존재한다) 단지 극소량만으로도 분석 가능하다.

중요한 '쓰레기' DNA

범죄현장에서 채취한 DNA에서 선택된 부분들을 검사해 용의자에게서 채취한 표본과 비교해볼 수 있다. 일치하면 용의자가 범죄현장에서 발견된 DNA의 주인임을 강력하게 시사하는 것이다. DNA는 피해자의 신원을 확인하는 데도 사용된다.

여기에 있는 DNA 그림에서 (I)은 반복 부분의 시작점을 표시한 것이다. (I)과 (II) 사이의 서열은 DNA 가닥이 그림 앞쪽으로 나선형으로 진행되는 가운데 여러차례 반복된다.

DNA는 부모로부터 절반씩 물려받는다. 그래서 부모와 부분적으로 일치하면 혈연관계임이 증명된다.

우리가 어떤 사람인지, 또 어떻게 생겼는지 규정하는 청사진을 실제로 제공하는 것은 DNA의 일부에 지나지 않는다. 소위 '쓰레기' DNA라고 불리는 나머지 것들에는 우리가 알고 있는 유용한 기능이 없어 보인다. 하지만 신원확인에 결정적으로 중요한 것이 바로 이 '쓰레기' DNA이다. 이들의 상당수가 '단연쇄반복(Short Tandem Repeats: STRs)'이라 불리는, 끝과 끝이 이어져 반복되는 염기쌍들의 짧은 서열들로 이루어져 있기 때문이다.

모든 사람의 DNA에는 이러한 서열들이 나타나지만, 반복되는 횟수는 사람마다 다르다. 다수의 서로 다른 서열들(최고 13개)이 반복되는 횟수를 세어보면 그 사람의 신원을 확인할 수 있다.

분석을 위해 반복

왓슨과 크릭

DNA의 이중나선구조는 1953년 제임스 왓슨과 프랜시스 크릭이 분자의 X선 회절영상을 이용해 발견했다. 이런 이미지의 일부는 모리스 윌킨스와 로절린드 프랭클린이 만든 것이었다. 왓슨과 크릭, 그리고 윌킨스는 1962년 노벨상을 공동 수상했다.

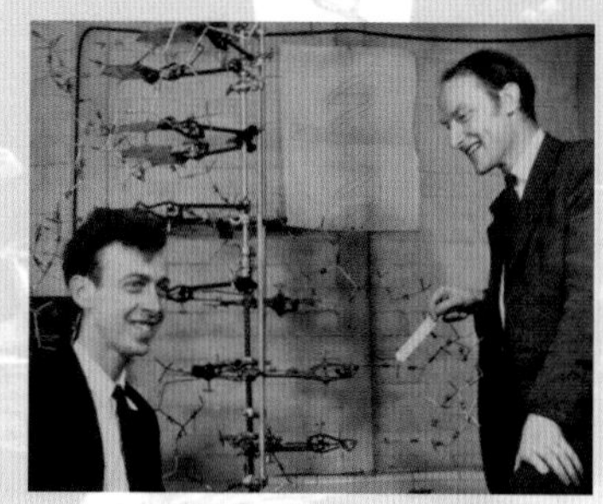

제임스 왓슨(1928년생)과 프랜시스 크릭(1916년생)

범례:

네 종류의 염기가 DNA '사닥다리'를 구성한다. 그 중 아데닌(A)과 구아닌(G), 이 둘은 퓨린이고 나머지 시토신(C)과 티아민(T)은 피리미딘이다. 염기는 반드시 퓨린과 피리미딘이 묶인 쌍으로 나타나는데, A는 T와, G는 C와 결합한다.

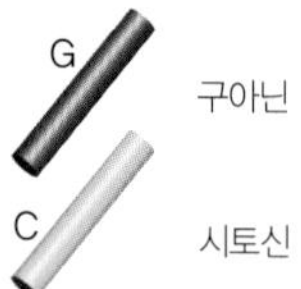

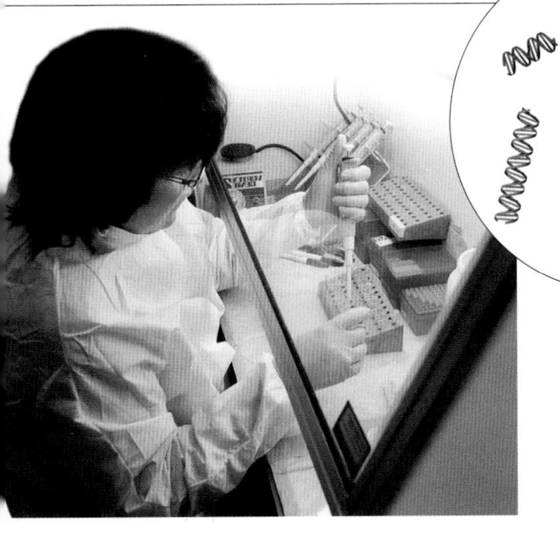

프라이머의 첨가 ▲
PCR은 플라스틱 반응관에 담긴 DNA 표본에 프라이머를 첨가하면서 시작된다. 그런 다음 온도순환조절기에서 표본을 가열하고 냉각한다.

부분을 찾아내어 분리해내는 것이 가능한 까닭은 누구의 DNA든 그 한쪽을 떼어 내더라도 독특한 염기서열이 유지되기 때문이다.

추출

분석은 표본에서 DNA를 추출함으로써 시작된다. DNA를 세포핵의 다른 물질로부터 분리해내는 추출에는 보통 클로로포름-페놀 혼합물이나 소금물을 이용한다.

이러한 방법으로는 분석에 필요한 DNA를 충분히 얻을 수가 없으므로 중합효소연쇄반응(Polymerase Chain Reaction : PCR)을 써서 표본에 있는 DNA 양을 증가시킨다.

증폭

중합효소(폴리머레이스)는 우리 몸의 세포에 존재하는 효소의 일종으로서 DNA를 복제하거나 복구시킬 수 있다. DNA의 '사닥다리'는 각각의 '발판' 가운데에서 끊어져 두 가닥으로 분리된다. 염기는 상보성(相補性) 염기와만 결합할 수 있으므로 DNA 가닥은 이제 없어진 다른 쪽에 대한 주형(鑄型)이 된다. 중합효소의 작용으로 각각의 가닥에 상보성 염기가 부착됨으로써 각각의 가닥은 완전한 이중가닥 DNA 분자로 복원된다.

PCR은 이러한 합성과정을 시험관 안에서 재현해낸다. 기술자는 DNA 표본을 완충액(소금물), 중합효소, 네 종류의 염기, 그리고 프라이머와 함께 혼합한다. 프라이머는 이미 만들어진 DNA 절편(切片)으로서, 선택된 서열의 양쪽에 달라붙는다. 프라이머는 종류에 따라 그에 맞는 염기의 반복서열을 찾아내어 최대 13개의 STR을 분석하게 된다.

◀ 염색한 나선들
각각의 프라이머에는 각기 다른 색상의 형광염료가 부착된다. 프라이머는 DNA와 결합해 있기 때문에 다음 단계에서 서로 다른 서열들을 쉽게 알아보게 된다.

이러한 혼합물을 물의 끓는점에 조금 못 미치는 온도로 가열하면 DNA는 두 개의 가닥으로 '지퍼처럼 열리게' 된다. 용액이 식으면서 프라이머는 목표가 되는 서열의 첫 부분과 끝부분에 달라붙는다. 혼합물을 데우면 중합효소가 프라이머들 사이에 있는 상보적인 DNA 가닥을 복원하게 된다. 이러한 과정을 25-40회 반복한다. 과정이 한 번 반복될 때마다 목표가 되는 부분, 즉 단연쇄반복이 포함된 부분이 복제되지만 DNA의 나머지 부분은 변하지 않는다.

PCR은 DNA 표본의 정량을 수백만 배 이상 증가시킨다. 이렇게 하면 수 나노그램(약 1/40,000,000 방울) 정도의 표본도 분석할 수 있다.

표본의 분석

PCR의 산물은 다량의 DNA 절편이다. 그 길이는 선택한 염기쌍서열의 반복수에 따라 달라진다. 각각의 서열들은 두 개의 길이를 가지게 되는데, 이것은 각각 양친으로부터 물려받은 것이다.

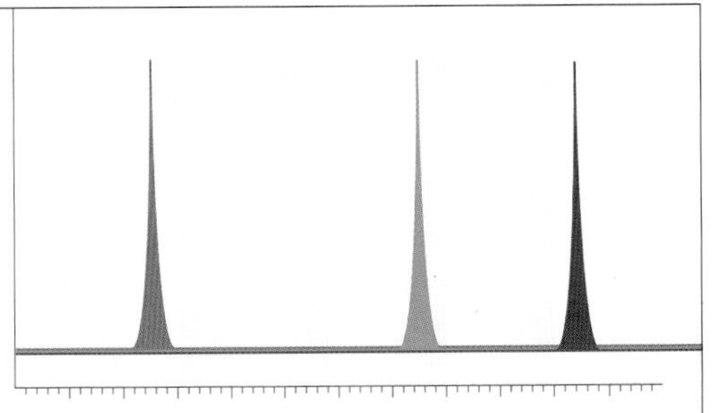

이를 분석하기 위해 일종의 전기적 경주(競走)라고 할 수 있는 전기영동처리를 이용해 절편들을 분류한다. DNA는 음전하를 지니고 있으므로 자석의 N극과 S극이 서로에게 끌리는 것과 마찬가지로 양극으로 끌린다.

전기영동처리는 절편들이 끈끈한 젤리를 뚫고 움직이게 하거나 대단히 좁은 관을 통해 내려가게 해서 그 움직임을 인위적으로 지연시킨다. 작은 조각들은 빠른 속도로 움직이지만 긴 조각들은 느리게 움직이게 되고, 이러한 처리과정을 통해 DNA 절편들이 길이에 따라 적절하게 분류된다. 누가 이겼는지 구분하지 못한다면 경주가 무의미하듯, 각각의 DNA 절편들에는 독특한 표지를 붙여주어야 한다. PCR '증폭' 단계에서 첨가된 프라이머가 표지의 역할을 한다. 각각의 프라이머는 서로 다른 형광염료로 구분이 되어 있다.

가장 자동화된 형태의 DNA분석에서는 강력한 전하를 가해 DNA 절편들을 관을 통해 흘려보낸다. 관 끝 부분에서 절편들은 레이저 장치와 검출기 사이를 통과한다. 색상을 감지하는 검출기는 컴퓨터에 연결되어 있다. 레이저광선으로 말미암아 각각의 절편들은 해당 프라이머의 색상에 따라 형광을 발한다. 검출기가 반짝이는 빛을 포착하면 소프트웨어는 그 형광을 그래프상의 정점으로 표시한다.

결승선
고전압을 가하면 DNA 절편들은 모세관을 따라 움직여 광검출기를 지나고, 이에 따라 독특한 정점들이 생겨나(왼쪽) 컴퓨터 화면상에서 비교하게 된다. 알려진 길이를 지닌 절편들이 포함된 대조 표본의 영동(泳動)으로 시험 표본들에 얼마나 많은 반복이 존재하는지 판단할 수 있다.

DNA 짝짓기

범죄해결에 있어 '마법의 탄환' 이라는 명성을 날리고 있는 DNA 분석은 기대를 저버린 적이 없다. 수년 전, 때로는 수십 년 전에 저질러진 범죄를 해결하기 위해 용의자에서 채취한 표본을 DNA 데이터베이스와 대조해 보는 일도 많다. 그러나 DNA 짝짓기도 비판을 면치는 못했고, DNA 증거에만 근거하여 유죄선고를 내리면 사법절차에 의문의 여지를 남기게 된다.

2000년 12월 스티븐 스노든은 위스키 한 병을 훔친 혐의로 체포되었다. 경찰은 그의 뺨에서 면봉으로 DNA를 채취해 분석했다. 컴퓨터 데이터베이스를 통해 미결사건의 현장에서 채취한 DNA들과 비교하는, 틀에 박힌 절차를 진행하자 놀라운 일치점이 발견되었다. 사소한 범죄자로 생각되었던 그가 실제로는 강간범이었던 것이다. 10년 전 그는 외딴 시골길에서 자동차가 고장나서 고립되어 있던 한 여성을 공격했다. 스노든은 잔인하게 폭행한 죄로 12년의 징역을 선고받았다.

데이터베이스의 구축

스노든의 유죄선고가 보여주듯 DNA 데이터베이스의 힘은 검색이 용이하다는 점에서 비롯된다. DNA 프로필은 개인의 신원을 전화번호 네 개를 합친 것보다 길지 않은 일련의 숫자로 부호화한다. 그 같은 숫자를 범죄 및 범죄현장 표본과 짝짓는 일은 빠르고 간단하게 이루어진다.

최초의 DNA 데이터베이스는 1980년대 FBI의 통합DNA색인체계(Combined DNA Index System: CODIS)로 시작되었는데, 오늘날에는 자료가 전국적으로 통합되어 운용되고 있다. DNA 프로파일링을 옹호하는 사람들은 죄가 없다면 DNA 데이터베이스를 두려워할 일이 없다고 주장하지만, 일반적인 지지를 얻고 있지는 못하다. 많은 사람들은 시민의 자유를 해칠 것을 우려해 자료를 수집하고 보관하는 일에 반대한다. 게다가 엄격한 방지조치를 취한다고는 하지만 오염의 가능성

◀ **컴퓨터 짝짓기**
어떠한 DNA 데이터베이스에든 적어도 두 종류의 색인을 수록해놓고 있다. 그 하나는 범죄현장으로부터의 DNA이고, 다른 하나는 범죄자의 DNA이다. 어떤 국가에서는 실종자의 DNA도 저장해놓는다.

군중 속의 개인 ▼
13개의 서로 다른 서열의 숫자들을 세어보았을 때 임의로 선택한 두 사람의 DNA가 완전히 들어맞을 확률은 2천억 분의 1에 지나지 않는다.

짝짓기 ▼
첨단 DNA스캐너는 단연쇄반복(短連鎖反復)을 그래프로 표시하기 때문에 DNA 비교가 용이하다. 이 그래프를 통해 표본들을 짝짓기하는 방법의 기본원칙을 볼 수 있다. 실제 사건에서는 각각의 표본을 비교하기 위해 최고 13개의 서로 다른 서열들(색깔들)이 있게 된다.

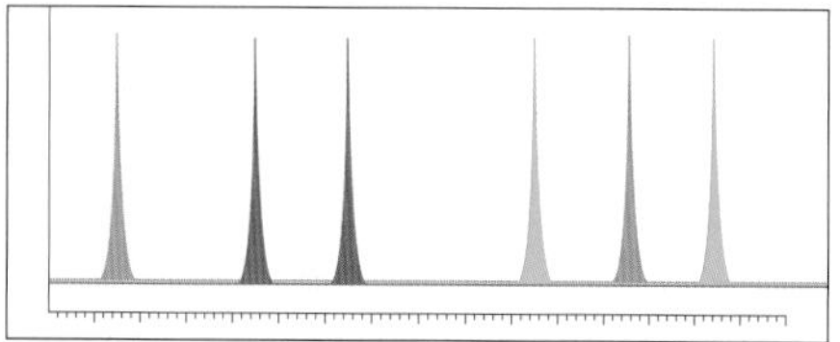

범죄현장 표본 ▲
강간현장에서 발견된 정액 얼룩에는 습격자의 DNA가 포함되어 있어 비교에 이용된다.

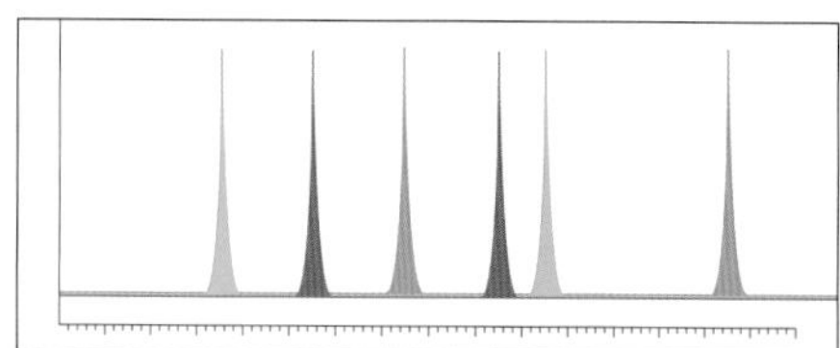

피해자 ▲
범죄현장 표본의 분석결과에 나타난 정점들 중 피해자의 DNA 프로필의 정점들과 일치하는 것은 무시해도 된다.

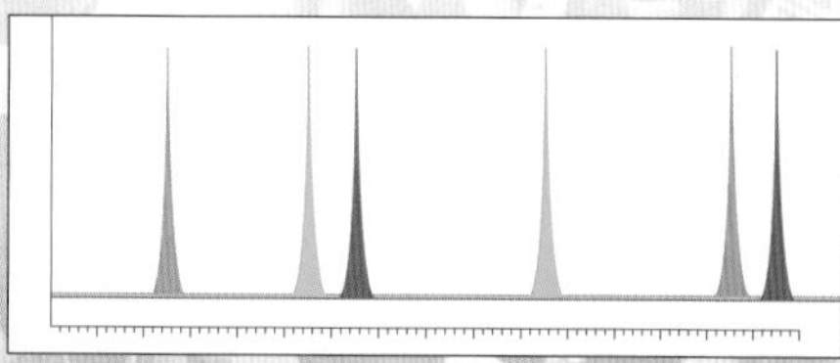

1번 용의자(일치점 없음) ▲
무고한 용의자의 프로필에 나타난 정점들 중 범죄현장 표본의 정점과 일치하는 것은 거의 없다.

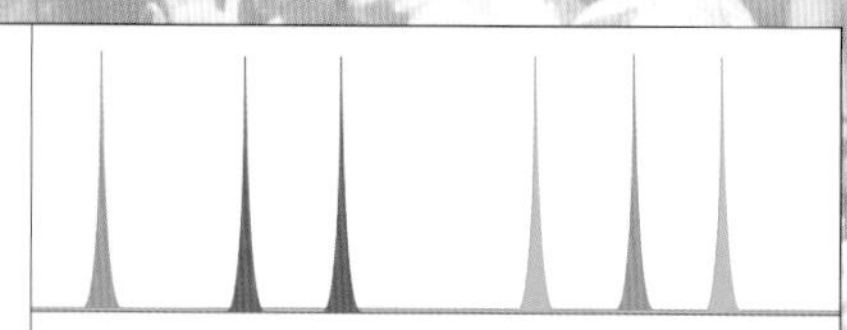

2번 용의자(일치함) ▲
이후 유죄판결을 받은 용의자의 프로필은 범죄현장 표본과 정확하게 일치한다.

미토콘드리아 DNA

대부분의 DNA분석은 핵 DNA를 사용하지만, 핵 DNA는 범죄현장 표본에 반드시 존재하는 것이 아닐 뿐만 아니라 빠른 속도로 변성(變性)된다. 이에 대한 대안 중 하나는 세포의 다른 부분, 즉 미토콘드리아에 있는 DNA를 분석하는 것이다. 양친으로부터 각각 50%씩 물려받는 핵 DNA와는 달리 미토콘드리아 DNA(mtDNA)는 어머니로부터만 온전하게 물려받기 때문에 조상을 추적하는 데 이상적이다. 또한 부식에 대한 저항력이 보다 강해 뼈의 구성 물질에 포함되어 수 세기를 견뎌낸다.

이런 이유로 1993년 니콜라이 2세의 것으로 의심되는 유해를 분석할 때 mtDNA를 사용했다. 러시아의 마지막 황제였던 니콜라이와 그의 가족들은 공산당이 국가를 통치하게 된 1917년 혁명으로 권좌에서 밀려나 혁명가들에 의해 처형되었다.

발견된 뼈가 진짜라면 거기에서 추출한 mtDNA는 황가 직계후손들의 mtDNA와 유사할 것이었다. 법과학자들은 에든버러 공(영국여왕 엘리자베스 2세의 남편 필립 공의 작위-옮긴이)의 mtDNA와 비교해 신원을 확인했다.

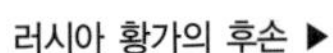

러시아 황가의 후손 ▶
영국여왕 엘리자베스 2세의 남편인 필립 공은 러시아 황제의 처제 직계후손이다.

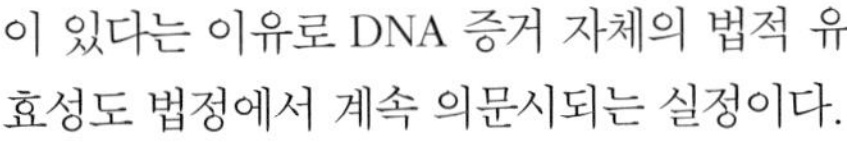

이 있다는 이유로 DNA 증거 자체의 법적 유효성도 법정에서 계속 의문시되는 실정이다.

법정에서 신뢰받을 것인가?

DNA 증거에 상당히 의지했던 유죄평결이 항소에서 기각되면서 법정에서 DNA 증거를 해석하는 데 대한 우려도 있다. 이런 항소의 상당수가 소위 '검사(檢事)의 오류'에 근거한 것이었다.

인구가 천만 명인 나라에서, 수사관들이 범죄현장에서 얼룩을 발견한 사건을 가정해보자. DNA분석에 따르면 범죄현장 표본과 일치하는 DNA를 지닌 사람은 인구의 1%에 지나지 않는다. 경찰은 용의자를 체포했고, DNA 시험 결과 현장의 얼룩과 완벽하게 맞아떨어진다. 재판에서 검찰 측은 전 인구의 1%만이 동일한 DNA를 가지고 있으므로 피고인이 무죄일 확률은 1/100에 지나지 않는다고 주장한다. 그러나 피고인 측은 그 주장은 오류이며 유죄추정의 원칙에 근거하지 않는 한 잘못되었음을 설득하는 데 성공한다. 천만 명의 인구 중에 1%가 같은 DNA를 지녔다면, 피고 외에도 99,999명이 범죄현장에 있었을 가능성이 존재한다는 것이다. 무죄추정의 원칙에 따르면, 기소된 사람이 범죄현장에 있었을 확률은 1/100,000이 된다.

이런 가상적인 예는 DNA 증거를 지나치게 신뢰할 때 발생하는 위험성을 보여준다. 비슷하게 들어맞는 DNA 프로필은 유죄라는 의심을 배가시켜준다. 확증적인 증거가 충분한 경우 DNA가 일치하면 검찰 측의 주장을 부정하기 힘들어진다. 그러나 여타의 증거가 없거나 부족하다면 DNA가 일치해도 유죄를 입증하기 힘들다.

DNA분석의 미래

용의자의 신원확인은 DNA분석이 가지는 유용성의 작은 일부에 지나지 않을 수도 있다. 2001년 과학자들은 인간의 게놈서열을 해독하는 작업을 완료했고, 이후의 분석을 통해 게놈의 어떤 부분들이 유전의 원인이 되는지 밝혀내고 있다. 예를 들어 범죄현장 표본의 DNA분석은 범죄자의 머리카락이 붉은색인지 아닌지를 밝혀내는 단계에 이르렀다. 영국 국민의 6%만이 붉은 머리카락이므로, 발견된 표본이 붉은 머리카락을 지닌 사람에게서 나온 것일 경우 수사대상이 엄청나게 줄어든다. 보다 진전된 분석을 통해 인종이나 신장 같은 외모상의 특징들을 수없이 예측할 수 있으리라 믿는 유전학자들도 많다. 한 방울의 피에서 용의자의 몽타주를 작성해낸다는 것은 아직 꿈같은 이야기이지만, 연구자들이 유전자 정보를 더욱 해명해나가면서 DNA분석의 가치도 계속 상승할 것만은 분명하다.

앨릭 제프리스

DNA 지문은 1984년 영국의 유전학자 앨릭 제프리스가 발견한 것이다. 이 DNA 지문에 대한 생각은 어느 가을 아침 섬광처럼 떠올랐다. 오후가 될 즈음에는 그것을 법과학적으로 적용할 방법을 찾아냈다. 이 방법은 이듬해 어떤 용의자의 무죄를 증명하는 데 처음으로 사용되었다.

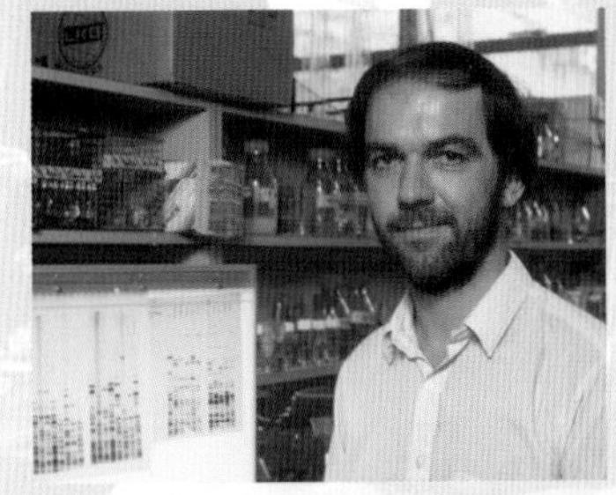

앨릭 제프리스(1950년생)

들개의 공격인가, 아니면 살인인가?

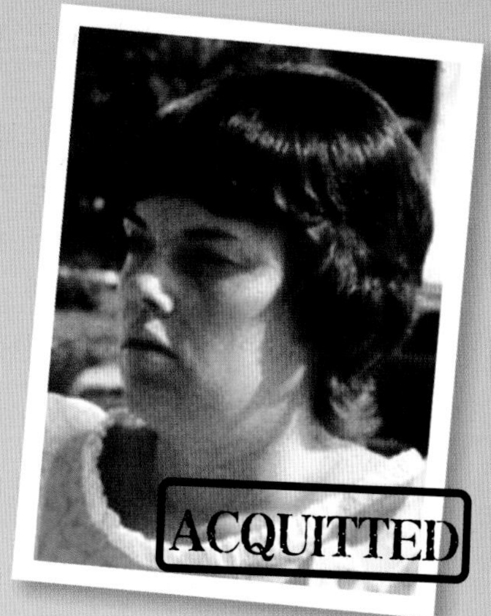

영아살해로 기소되다 ▲
린디에 대한 유죄판결은 감옥에서 6년을 복역하고 난 1988년 9월에 파기되었고, 결국 130만 호주달러(2005년 현재의 환율로 10억 원 상당-옮긴이)에 달하는 배상이 지급되었다.

들개가 생후 9주 된 에이저리어를 텐트에서 채어 가면서 오스트레일리아의 오지로 떠났던 가족 캠핑 여행에 비극이 엄습했다. 그러나 경찰이 가위와 자동차 안에 묻어 있던 핏자국을 발견하고 린디 체임벌린을 기소하면서 대중의 동정은 분노로 바뀌었다.

"들개가 우리 아기를 물고 갔어요!" 린디 체임벌린의 공포에 질린 외침이 울려 퍼진 오지의 야영장은 경악으로 들끓었다. 불가능한 일이 일어난 것처럼 보였다. 평상시와 다른 것은 전혀 없었다.

1980년 8월, 다른 수백 명의 오스트레일리아인과 함께 마이클과 린디 부부도 인근의 울루루를 구경하기 위해 이 야영장에서 야영 중이었다. 저녁식사를 준비하던 8시 즈음, 네 살배기 아들과 젖먹이 딸이 잠자고 있던 텐트에서 울음소리가 들려왔다. 린디는 텐트 부근에서 들개(딩고)를 발견하고 급하게 달려갔다.

텐트 안으로 들어서자마자 딸이 없어졌다는 것을 깨닫고 공포에 휩싸였다. 텐트 바닥에는 피가 괴어 있었다. 금세 경찰이 출동해 수색에 나섰다. 원주민 추적자들이 들개의 발자국을 끝까지 쫓았지만 에이저리어는 발견하지 못했다.

경찰이 결론을 내리다

다음날 아침 지방경찰관이 체임벌린 가족을 면담했다. 그는 핏자국이 묻어 있는 몇몇 물건을 챙기기는 했지만 남겨둔 물건도 많았다. 같은 날 경감이 앨리스 스프링스에서 날아왔다. 전날 밤 일어났던 사건에 대한 린디의 설명을 들은 그는 의심을 품었다. 들개가 아이를 물어 가는 일은 결코 없었던 것이다. 게다가 들개가 4.5kg이나 되는 아이를 얼마나 끌고 갈 수 있겠는가?

더 이상의 단서를 찾지 못한 채 일주일이 흐른 가운데, 한 관광객이 울루루에 가까운 들개의 은신처에서 에이저리어의 우주복과 재킷을 발견했다. 이번에도 경찰의 대응은 엉망이었다. 현장을 봉쇄하지도, 의복을 철저하게 검사하지도 않았다.

범죄현장과 거기서 발견된 잠재적 증거에 대한 체계적인 감정을 하지 않은 데다가 몇몇 그럴듯한 단서로 인해 경찰은 린디가 거짓말하고 있다고 믿게 되었다. 에이저리어의 우주복에는 이빨 자국도 들개의 타액도 없었고, 다만 절단자국과 핏자국은 있었다. 아기의 털실로 짠 신발은 여전히 우주복의 발 부분에 묶여 있었지만, 재킷은 불가사의하게도 안팎이 뒤집혀 있었다.

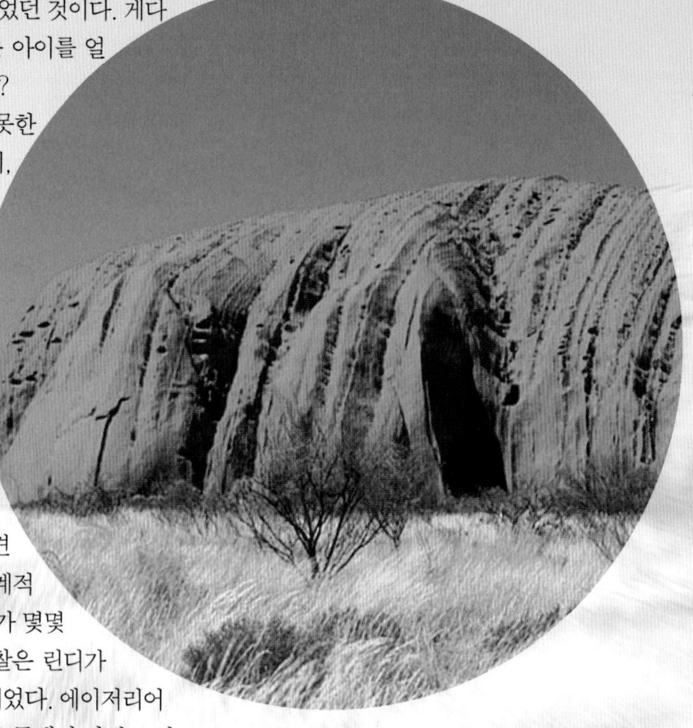

울루루 ▼
원주민 신화에서 차지하는 독특한 위치로 인해 신성시되는 울루루, 즉 에어즈 록은 매년 50여 만 명의 관광객을 끌어들인다.

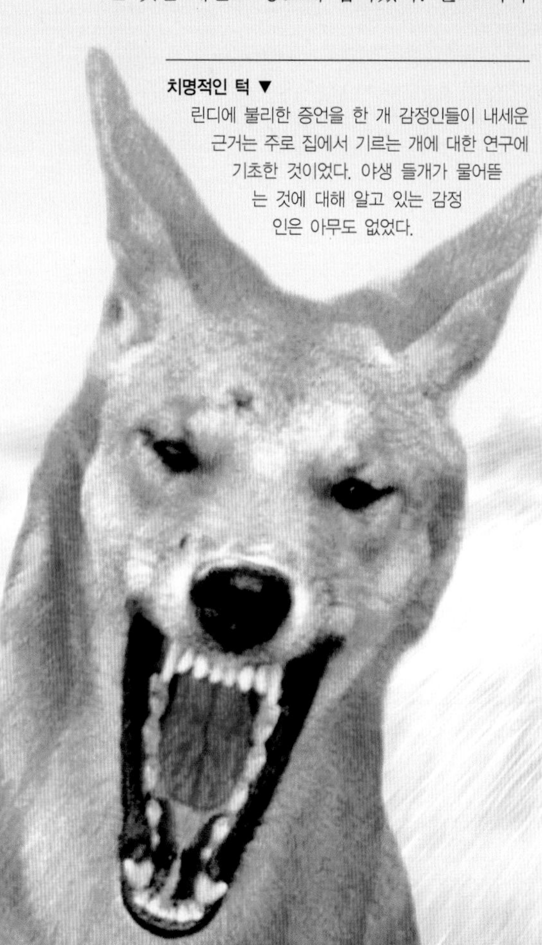

치명적인 턱 ▼
린디에 불리한 증언을 한 개 감정인들이 내세운 근거는 주로 집에서 기르는 개에 대한 연구에 기초한 것이었다. 야생 들개가 물어뜯는 것에 대해 알고 있는 감정인은 아무도 없었다.

검시평결

1981년 2월 경찰은 에이저리어의 사망에 대한 검시에서 의심을 표명했지만 검시관은 그러한 의심을 기각했고, 경찰이 취한 절차에 대단히 비판적인 태도를 취했다. 검시관은 실제로 들개가 에이저리어를 물어 간 것으로 결론을 내렸다. 검시가 종결되면서 마이클과 린디는 이제야 셋째 아이를 잃은 충격을 극복하고 살아갈 수 있으리라 생각했다.

하지만 오스트레일리아 대중매체는 달랐다. '들개 아기' 이야기는 선정적인 소재였고, 언론은 판매증진을 위해 논란을 부추겼다. 기자들은 이 가족이 제칠일안식일예수재림교의 교인이라는 점에 초점을 맞춰 편협하고 공상적인 소문을 부채질했다. 심지어 에이저리어가 종교의식에서 살해되었다는 말까지 나왔다.

경찰도 만족하지 못했다. 검시평결이 있은 지 일곱 달 후 경찰은 수색영장을 가지고 체임벌린 가족의 집으로 갔다. 그들은 린디에게 새로운 증거를 확보했다고 말했다. 추가적인 법과학적 조사를 통해 에이저리어의 옷에서 여성의 손 모양을 한 핏자국을 발견한 것이다.

두 번째 검시

두 번째 검시를 하면서 보다 극적인 증거가 드러났다. 법생물학자가 체임벌린 가의 자동차와 거기에서 발견된 가위에서 얼룩을 발견하고 아기의 피라고 결론을 내렸다. 다른 감정인들은 핏자국의 모양과 에이저리어의 옷에 난 절단자국으로 봐서 들개가 문 것이 아니라 가위로 찌른 것 같다고 증언했다. 경찰의 덫이 체임벌린 부부를 조이기 시작했다.

1982년 2월 2일 린디 체임벌린이 자동차에서 가위로 아기를 살해했다고 검시관이 결론을 내리면서 덫은 철컥 하고 잠겼다. 린디는 살인혐의로 기소되었다.

재판

재판에서 경찰은 검시관이 목격한 것과 같은 증거에 대한 보다 엄밀한 분석결과를 내놓고 더 많은 감정인들을 내세웠다. 린디가 자상한 어머니로서 아기를 죽일 동기가 없었다는 증거에도 불구하고 배심원들은 유죄평결을 내렸다. 그녀는 종신징역을 선고받았다. 두 번의 항소가 실패로 돌아가고, 결국 린디 체임벌린은 오랜 세월 징역을 살게 되었다.

자유

그러던 1986년 2월, 울루루에서 에이저리어의 재킷이 반쯤 땅에 파묻힌 채 발견되었다. 그로부터 5일 후 린디는 석방되었고, 그 다음해 조사위원회는 그녀가 완전한 무죄라고 결론을 내렸다. 위원회는 자동차에 있던 '핏자국'은 피와는 전혀 무관하며 틀림없이 자동차공장에서 분무한 흡음재일 것이라고 판단하고, 결국 우주복의 핏자국과 절단자국은 들개의 공격과 일치한다고 결론지었다. 위원회는 보고서를 통해 경찰이 선입견과 편견을 가지고 자신들의 주장과 맞지 않는 감정인 증언은 숨겼으며, 증거보존에 태만하고, 부적절한 법과학 작업을 벌였다고 비난했다.

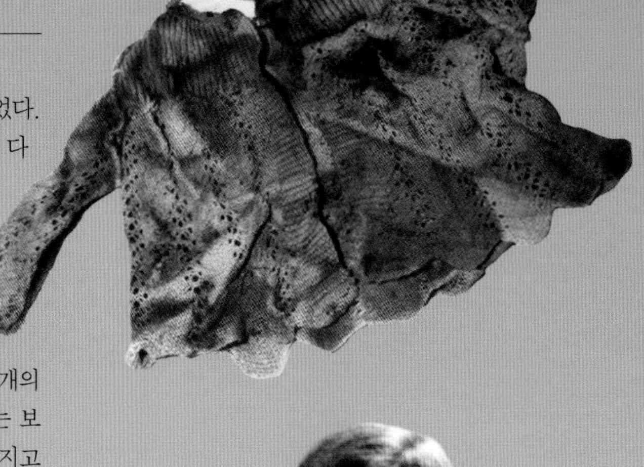

에이저리어의 재킷 ▶
에이저리어의 피 묻은 재킷은 린디 체임벌린의 석방에 촉매로 작용했지만, 발견되지 않았더라도 그녀의 무죄를 가리키는 증거는 이미 충분했다.

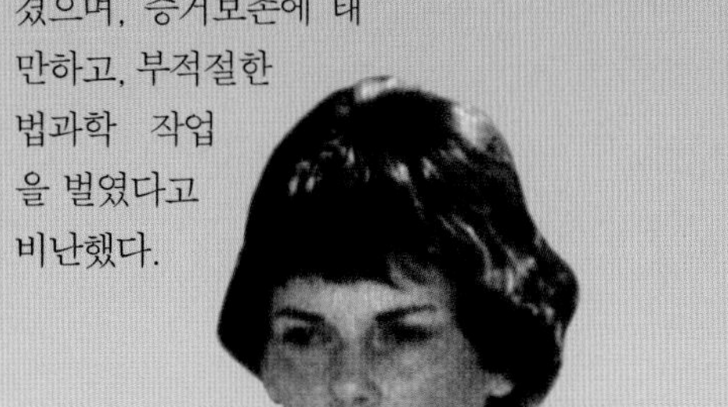

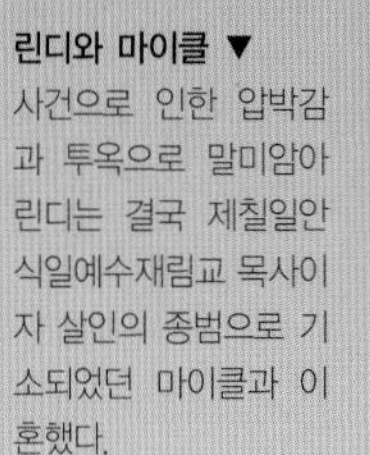

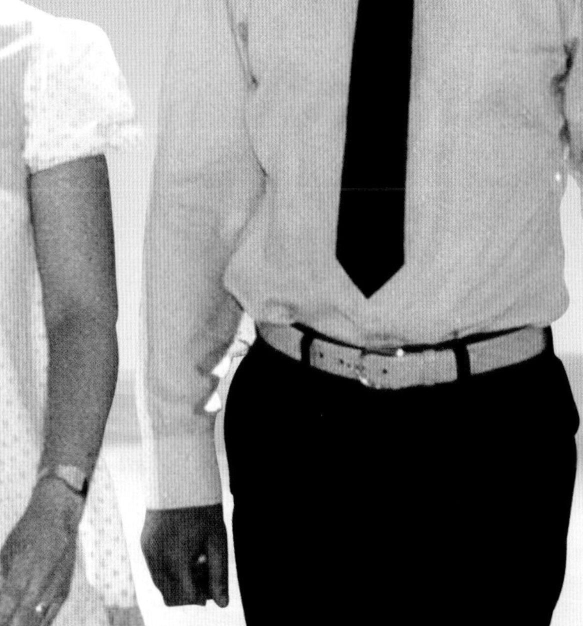

린디와 마이클 ▼
사건으로 인한 압박감과 투옥으로 말미암아 린디는 결국 제칠일안식일예수재림교 목사이자 살인의 종범으로 기소되었던 마이클과 이혼했다.

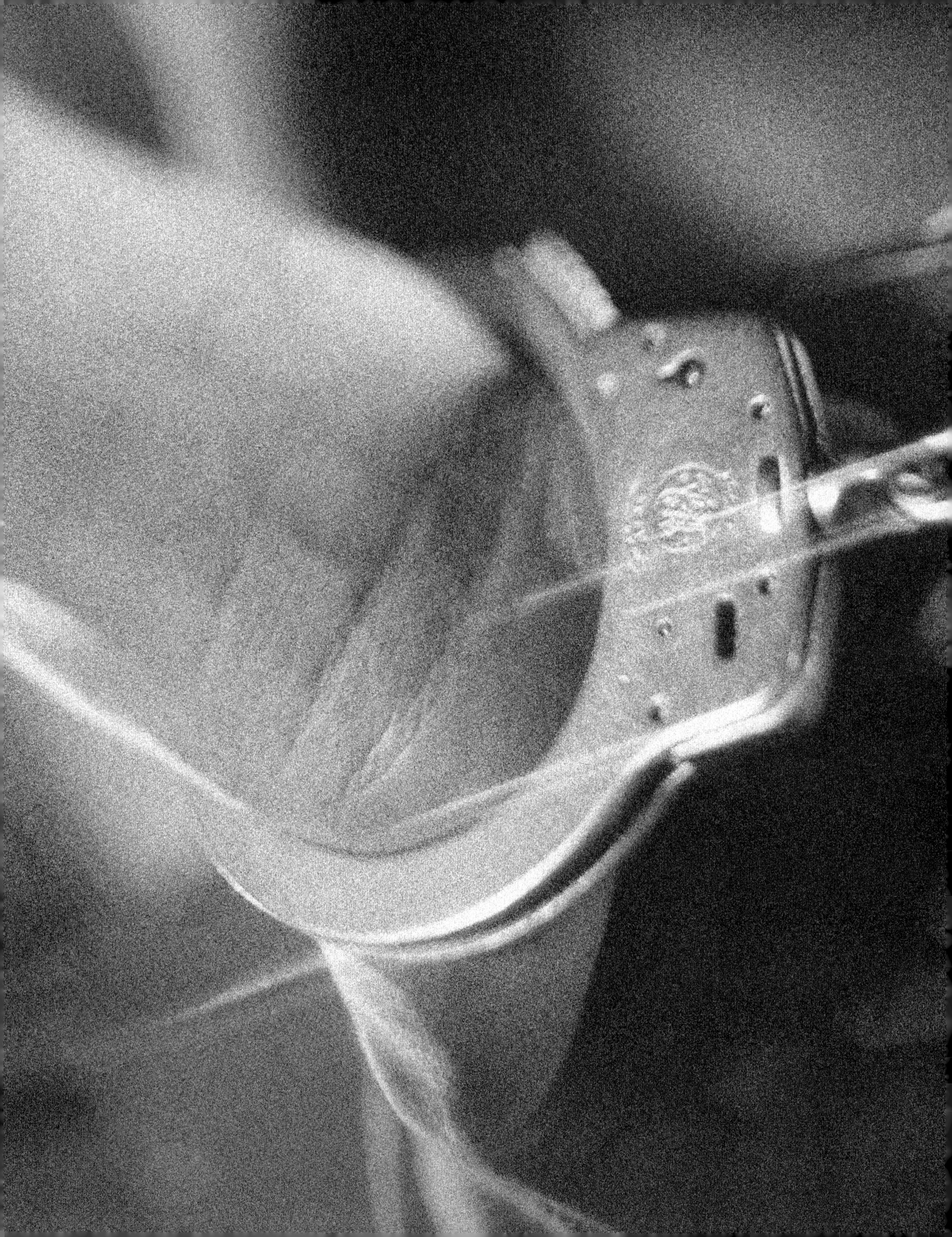

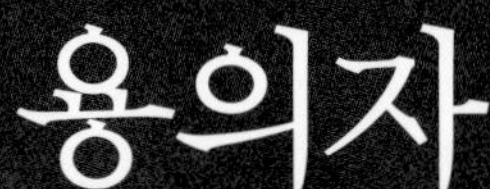

용의자

조각그림 맞추기에서 빠진 조각처럼, 신원이 밝혀지지 않은 용의자는 주변의 단편적인 윤곽으로 드러난다. 증인들의 설명, 흐릿한 사진, 폐쇄회로 카메라로 촬영한 홱 하고 움직이는 장면들, 뿐만 아니라 전화를 건 용의자의 목소리, 습관, 범행방식 같은 것들이 다른 세부사항들과 더불어 그림에서 빠져 있는 중심인물을 드러내는 데 도움을 준다.

신원확인 절차와 그 밖에 새로 등장한 기법들은 이러한 모든 세부사항을 결합하는 데 도움이 될 수 있다.

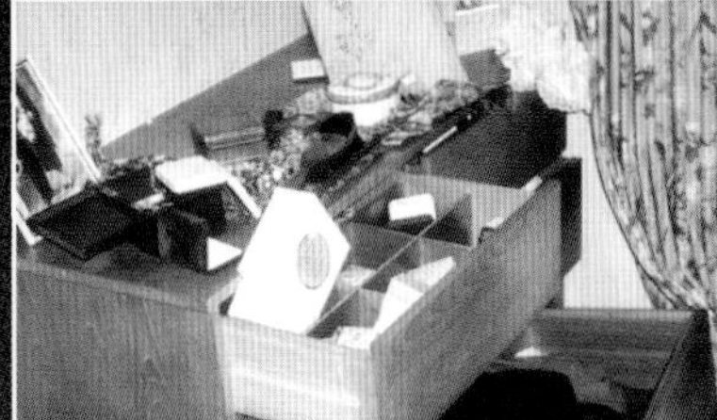

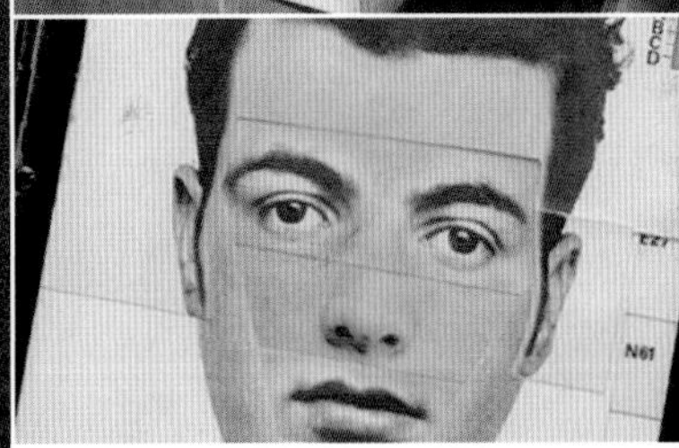

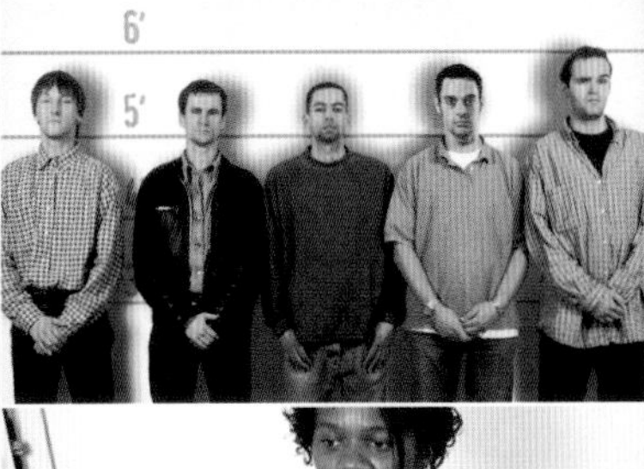

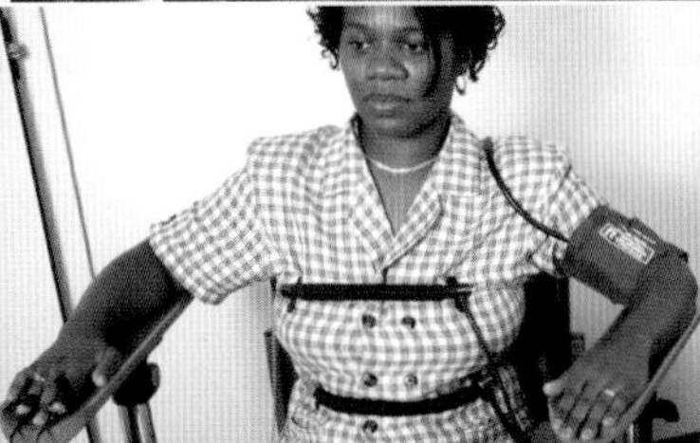

심리학적 프로파일링

비참한 강간살인사건에서 프로파일링은 수사의 아주 유용한 수단이 될 수 있다. 범인의 행동을 통해 그의 생활방식, 범행동기, 성장환경 등을 구성해낸다. 그러나 범죄심리 분석관에 대한 대중적 이미지는 왜곡되어 있다. 그들은 심령술사가 아니며, 그들이 하는 일도 마법이 아니라 과학이다.

연구에 따르면 범죄자들이 계속 살인이나 강간을 저지르게 만드는 것은 괴이하고 사악한 충동이라고 한다. 이 충동 때문에 일반인들이 범죄자들을 두려워하고, 언론에서는 그들을 선정적으로 다루고, 범죄자 자신들도 결국 꼬리가 잡힐 행동을 저지른다.

심리학적 프로파일링은 연쇄범죄자의 습관과 의식(儀式)을 분석하는 분야이다. 법심리학자들은 행동과학을 이용해 연쇄범죄를 하나로 묶는 공통적인 요소를 연구한다. 범인의 생활양식으로부터 특이한 버릇을 추측해 공개하면 동료나 이웃이 알아볼 수 있게 된다.

내력

기초적인 프로파일링이 시작된 것은 백 년도 훨씬 전의 일이다(아래 상자글 참조). 그러나 확실한 분야로 떠오른 것은 1950년대 미국에서였다. 전직 FBI 직원들이 복역 중인 범인들과 면담해 그들이 저지른 범죄를 하나로 묶는 공통적인 요소들을 찾기 시작했다.

연쇄살인범들에 대한 연구에서 흥미로운 패턴들이 드러났다. 연쇄살인범들 가운데 아동학대 피해자가 많았다. 이런 경험은 방화, 동물이나 다른 아이들에 대한 학대 같은 비정상적인 행태로 나타나고, 이어서 자잘한 범죄를 저지르거나 권위에 반항하게 된다.

대부분 20대 중·후반부터 폭력범죄를 점점 대담하게 되풀이한다. 사람을 조종하고 지배하는 행위가 그들의 원동력이고, 범죄에 성적 요소가 드러나지 않더라도 그 동기는 성적인 것일 수 있다. 그들은 자신의 삶에 결여되었던 지배감과 성공을 가져다 준다고 믿으며 살인을 저지른다. 어떤 살인범은 악명을 한껏 즐기며 신문기사를 스크랩하고, 옷가지, 장신구, 신체 일부 등의 전리품을 가져다가 자신의 승리를 회상하기도 한다.

현실에서의 프로파일링

프로파일링은 귀납이나 연역 중 하나를 사용한다. 귀납적 프로파일링은 범죄자가 같은 방식을 보이는 다른 연쇄범죄자들과 비슷한 성장환경과 동기를 지녔을 것이라 가정한다. 예를 들어 백인 여성을 노리는 연쇄강간범이 흑인일 가능성은 별로 없는데, 그 이유는 과거의 유사한 범죄들에서 다른 인종을 노리는 일이 드물었기 때문이다. 그러나 귀납적 프로파일링은 몇몇 잘 알려진 실패를 겪기도 했다(사례연구 참조).

연역적 프로파일링은 평균치와 일반화에 근거하지 않는다. 그 대신 대상을 상세히 연구하고 새로운 증거가 드러날 때마다 추론을 수정한다. 보통은 FBI가 세워놓은 방법을 따른다(오른쪽 상자글 참조). 범인의 프로필은 범죄 전, 범죄 도중, 범죄 후의 행동에 기초해 구성된다. 살인자가 즉석에서 구한 흉기를 사용했다면 범죄가 충동적이었음을 시사하는 것이다. 연역적 프로파일링은 귀납적인 지식에 의지하고 있으며, 현장에서 발견된 증거들을 과거의 연구 결과로 나온 이론들과 결합시킨다. 일례로 연

사례연구

2002년 가을 아홉 명을 살해한 '워싱턴 저격수'의 난행(亂行)은 프로파일링의 매력과 귀납적 프로파일링의 한계를 잘 보여준다. 수많은 연쇄살인범들과 마찬가지로 저격수도 '안주지대'에서 범행을 저질렀다. 3주간에 걸쳐 공격하면서 그의 행동은 점점 더 교만하고 무모해졌고, 경찰에 편지를 보내거나 전화를 걸어 조롱하기도 했다.

시체의 상태, 일치하는 탄환들 외에 단서를 확보하지 못한 수사관들은 프로파일링에 의존하게 되었다. 그 결과 화를 잘 내고 지적이며 아이가 없는 백인 남성을 찾아 나서게 되었다. 그러나 체포된 용의자들은 흑인이었고 그다지 머리가 좋은 편도 아니었으며 그 중 한 사람은 아이가 넷이나 딸려 있었다.

프로파일링을 위한 변명으로서 총격사건의 예외적인 특징 때문에 본질적으로 추론을 신뢰할 수 없는 상황이었다는 이야기가 나왔다.

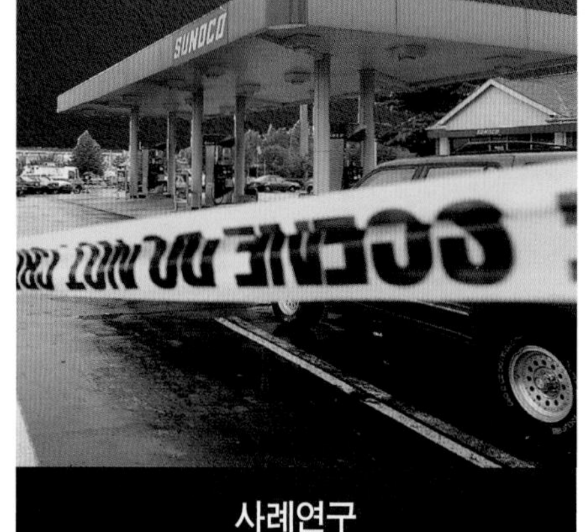

사례연구

칼잡이 잭은 1888년 런던 화이트채플 부근에서 일곱 명의 매춘부를 살해한 연쇄살인범의 별명이다. 그가 남기는 끔찍한 '서명'은 피해자를 부분적으로 해부하는 것이었고, 이는 심리학적 프로파일링을 향한 첫 시도의 발단이 되었다.

경찰의사였던 조지 B. 필립스는 세 번째 피해자였던 애니 채프먼의 장기가 노련한 솜씨로 제거된 것에 주목했다. 필립스는 그토록 정확히 절개할 수 있는 사람이라면 틀림없이 의학적인 훈련을 받았을 것이라 결론지었다. 이런 소견은 수사에 거의 도움이 되지 못했다. 경찰은 '칼잡이 잭'이라고 서명된, 조롱하는 투의 짧은 편지를 받기도 했지만 결국 살인범은 붙잡지 못했다.

미술가와 흡사하게 '서명'을 남기는 칼잡이 잭

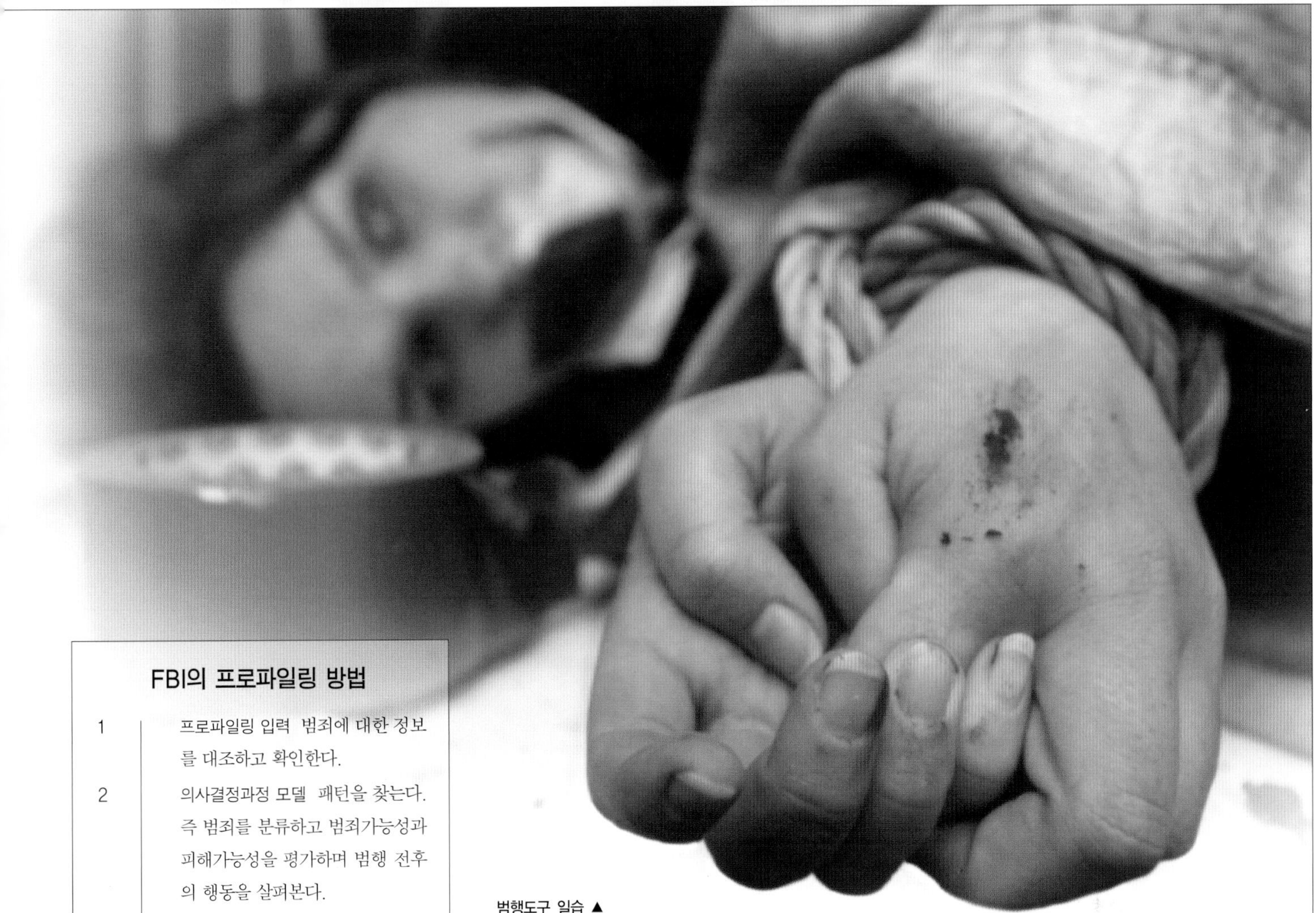

FBI의 프로파일링 방법

1. 프로파일링 입력 범죄에 대한 정보를 대조하고 확인한다.
2. 의사결정과정 모델 패턴을 찾는다. 즉 범죄를 분류하고 범죄가능성과 피해가능성을 평가하며 범행 전후의 행동을 살펴본다.
3. 범죄평가 범인의 행동을 재구성해 성격을 파악한다.
4. 프로필 범죄평가의 결과로부터 가능성이 많은 용의자의 신상명세를 구성한다. 그럴 법한 인종, 성별, 연령, 생활방식, 신앙, 가치관 그리고 전과.
5. 수사 범죄심리 분석관의 보고서는 경찰이 용의자 수색의 범위를 좁히는 데 도움이 될 수 있다.
6. 체포 뛰어난 신문기술로 자백을 이끌어내기도 한다.

쇄살인범은 '조직적'이어서 낯선 사람에게 미리 계획한 범행을 저지를 수도 있고, '비조직적'이어서 계획에 없는 살인을 저지르고 되는 대로 행동할 수도 있다.

그 밖의 단서들로는 조직적인 범인을 밝혀낸다. 범인은 장갑과 마스크를 착용해 신원을 감추는 경우도 많고, 접착테이프와 밧줄 등이 포함된 '도구상자'를 가지고 다니기도 한다.

범행도구 일습 ▲
접착테이프나 밧줄 같은 세심한 준비는 범인이 '조직적 연쇄 강간범'의 전형에 들어맞는다는 것을 시사한다.

안주지대

프로파일링은 지리적인 요소를 포함하기도 한다. 연쇄살인범은 처음에는 자신이 잘 알고 있는 곳 근처, 즉 '안주지대(comfort zone)'에서 범죄를 저지르며, 자신감이 붙을수록 점점 더 멀리 진출한다. 범죄심리 분석관의 중요한 임무 중 하나는 범인의 '서명'이 담긴 최초의 범죄를 찾아내는 것이다. 서명은 굳이 필요하지 않지만 살인자에게 정서적인 만족감을 주는 의식(儀式)이나 행동패턴이다. 이 서명을 추적해 연쇄범죄에서 최초의 사건까지 거슬러 올라갈 수 있다면 수사가 성공할 확률이 높다.

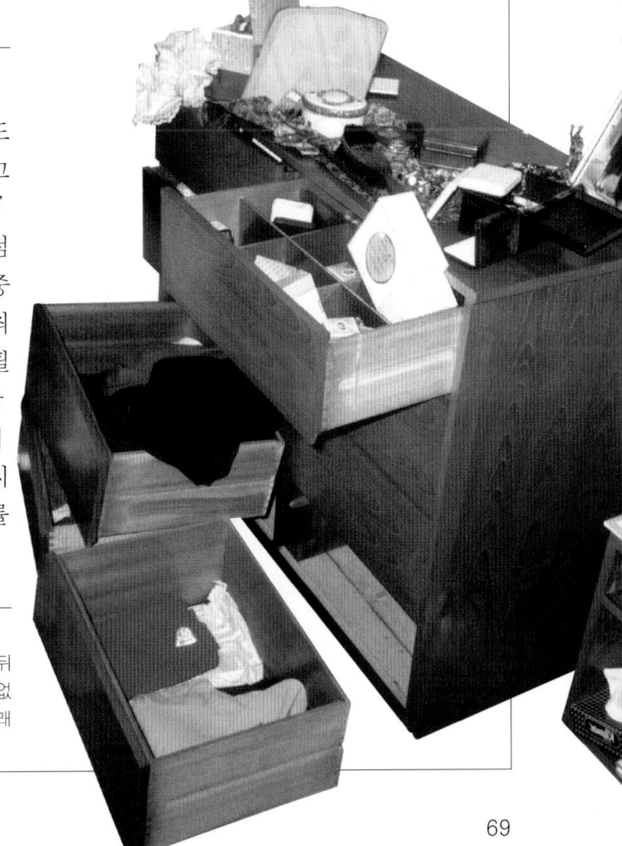

서투른 강도질 ▶
강간이나 살인을 저지른 뒤 서투른 솜씨로 피해자의 집을 뒤진 흔적은 범인이 예전에 강도죄로 유죄판결을 받은 적이 없음을 암시한다. 경험이 많은 강도라면 시간절약을 위해 아래쪽에서 위쪽으로 서랍을 열어나갔을 것이다.

밀워키 식인종

공포영화나 통속소설에 나오는 사악하기 짝이 없는 강간살인범을 그리고, 가장 끔찍했던 악몽을 제법 많이 더한 다음 2를 곱해봐야 제프리 다머에 근접할까 말까 할 것이다. 그는 연쇄살인범의 전형에 완벽하게 들어맞았지만, 프로파일링을 너무 늦게 적용한 탓에 최소 15명의 흑인 및 아시아계 동성애자들이 살해되었다.

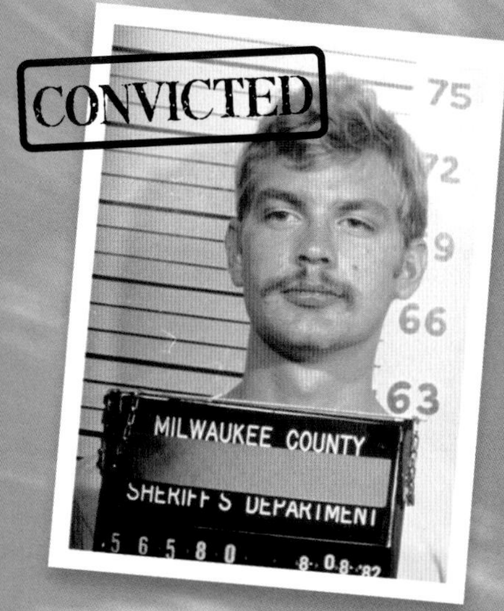

살인자의 인상사진 ▲
시체와 성관계를 가지는 제프리 다머의 무시무시한 환상은 십대 시절로 거슬러 올라간다. 그는 열여덟 살 때 처음 살인을 저질렀고, 시체는 비닐자루에 담아 집 뒤의 숲에 파묻었다.

옥스퍼드 아파트에 사는 이웃들은 냄새를 알아차렸지만 서른한 살의 온순한 금발 남자는 언제나 재치 있게 변명하곤 했다. 제프리 다머는 "고기가 썩어서"라고 말했다. 그의 핑계가 그럴싸했던 것은 어쩌면 절반은 사실이었기 때문인지도 모른다.

하지만 약에 취한 채 벌거벗고 달려가던 열네 살의 아시아계 소년을 밀워키의 황폐한 지역에서 발견했을 때 경찰은 의심했어야 마땅하다. 옆에 있던 다머는 이 소년이 술에 취한 자신의 동성 애인이라 주장했다. 그는 신분증을 보여주고는 경찰과 함께 자신의 아파트로 갔다. 악취가 풍겨왔지만 모든 것이 깔끔하고 정돈되어 보였기 때문에 두 경관은 더 이상 질문하지 않고 가버렸다.

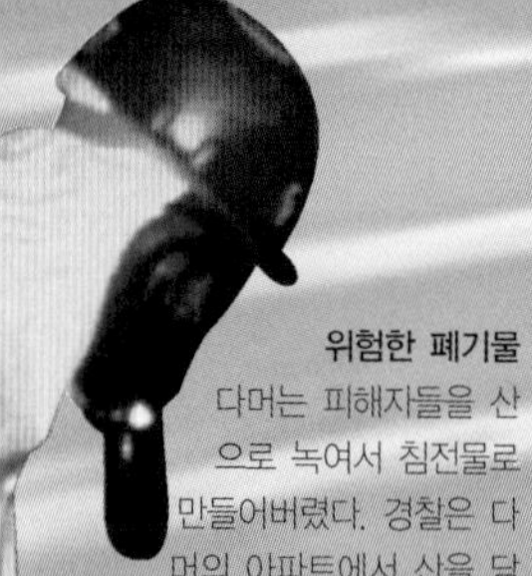

위험한 폐기물
다머는 피해자들을 산으로 녹여서 침전물로 만들어버렸다. 경찰은 다머의 아파트에서 산을 담은 용기를 제거하면서 그 증기로부터 스스로를 보호하기 위해 호흡장비를 착용해야 했다.

이상한 놈

몇 달 뒤인 1991년 7월 22일 자정 무렵, 두 명의 순찰경관이 한쪽 손목에 수갑을 찬 남자를 멈춰 세웠다. 도망자가 아닌가 생각했지만 그렇지는 않았다. 그는 어떤 "이상한 놈"이 수갑을 채우려 했다고 중얼거리면서 경관들을 옥스퍼드 아파트 213호로 이끌고 갔다.

제프리 다머가 맞았다. 그는 공손한 태도를 취했다. 침착했다. 침실로 가서 수갑 열쇠를 가져오겠다고 했다. 한 사람이 따라 들어가 두개골이며 끔찍하게 절단된 시체의 사진들이 주변에 널려 있는 것을 보지 못했더라면, 그저 여느 동성 연인들의 승강이 정도로 여기고 말았을 것이다. 다머의 차분한 태도는 경관이 동료에게 다머를 체포하라고 소리치면서 무너졌다. 경관들은 그에게 수갑을 채우고 아파트를 수색하기 시작했다. 사태는 훨씬 더 심각했다.

냉장고 문 뒤

"냉장실에 머리가 있어!" 한 경관이 충격을 받고 문을 쾅 닫으며 소리쳤다. 냉동실에는 세 개의 머리가 더 있었다. 벽장에는 두 개의 두개골이 숨겨져 있었고, 무시무시하고 끔찍한 사진들과, 썩어가는 손과 남자의 성기가 담긴 냄비, 포름알데히드에 담가놓은 생식기들도 있었다.

메스껍고 믿기 힘든 제프리 다머의 진상은 그가 재미 삼아 살인을 저질렀으며 시체와 성관계를 가졌다는 것이다. 그런 다음 한 번씩 벨 때마다 열심히 사진을 찍으면서 시체를 난도질하곤 했다. 피해자는 산(酸)으로 녹여서 처리했지만 신체 일부는 전리품으로 보관해 두었다. 가끔은 살점을 먹기도 했다.

다머는 동성애 취향의 어른과 소년들을 사냥감으로 삼았다. 그 대부분은 흑인, 아시아계, 중남미계였다. 밀워키 경찰을 비판하는 사람들은 바로 그것이 그의 살인행각이 계속될 수 있었던 이유라고 했다. 경찰이 그처럼 인종차별적이고 동성애를 혐오하지 않았던들 사태가 악화되기 전에 다머를 제지할 수 있었으리라는 것이다.

사실 이 주장은 과장된 것이다. 경찰로서도 최선을 다한 셈이었다. 이미 살인을 다섯 차례 저질렀던 1988년, 다머는 열세 살의 아시아계 소년을 골라 약을 먹이고 몸을 더듬기는 했지만 성관계를 갖거나 살해하지는 않았다. 그는 아동 추행혐의로 체포되어 10개월 간 투옥되었다. 그러나 초콜릿공장 일자리를 잃지 않도록 낮에는 석방되었다. 다머는 풀려나자마자 살인을 재개했다. 1991년 체포될 즈음에는 일주일 단위로 죽이고 있었다.

피고석에서

다머의 재판은 당연히 세상을 떠들썩하게 만들었다. 재판정에서는 탐색견들이 투입되어 폭탄을 살폈고, 입정하는 사람들 모두 입구에서 금속 탐지기로 철저한 수색을 받았다.

다머의 변호사는 무죄를 주장하라고 강력히 권했다. 하지만 그는 조언을 물리치고 정신이상으로써 자신을 변론했다. 이런 이유로 검찰은 그가 미친 것이 아니라 단지 사악하다는 점을 입증하지 않을 수 없었다. 검찰 측의 재판전략은 주로 범죄 프로파일링의 원칙에 기대는 것이었다. 마이크 맥캔 지방검사는 배심원들의 주의를 다머가 피해자들에게 휘둘렀던 지배력으로 돌려놓았다. 연쇄살인범들의 성격에 나타나는 고전적인 특징이었다. 다머는 지배하기 쉬운 피해자들을 골랐고, 음료수에 약을 타서 자신의 지배력을 강화했다. 고문과 살해, 그리고 시체를 절단하는 의식을 통해 자신이 전능하다는 느낌을 얻었다.

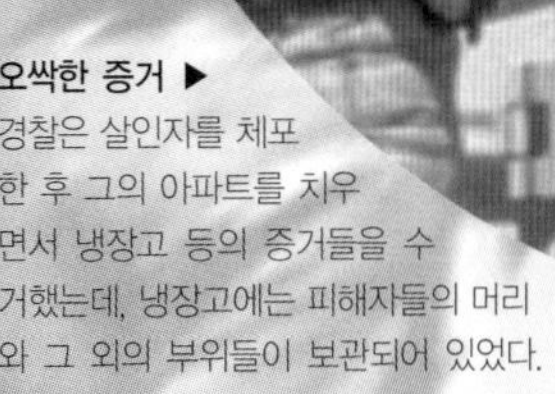

오싹한 증거 ▶
경찰은 살인자를 체포한 후 그의 아파트를 치우면서 냉장고 등의 증거들을 수거했는데, 냉장고에는 피해자들의 머리와 그 외의 부위들이 보관되어 있었다.

미친 것이 아니라 사악한 것이다

맥캔의 주장은 설득력이 있었다. 배심원들은 피고의 정신이상이라는 주장을 물리치고 15건의 살인에 다머의 유죄를 인정했다. '밀워키 식인종'은 15번의 종신형을 선고받았다. 근 1,000년을 감옥에 있으라는 말이다.

평결은 피해자 가족들에게 그다지 위안을 주지 못했다. 집중수색을 했더라면 심리 분석관들이 다머와 꼭 닮은 용의자상을 구성해냈으리라는 점도 마찬가지였다. 다머는 연쇄살인범 점검표의 모든 항목에 해당되었던 것이다. 그는 25-35세라는, 딱 맞는 연령대에 속한 데다 학교에서는 외톨이였다. 똑똑했지만 지루한 육체노동에 종사했다. 매력적이었고 말재주가 있었다. 맨손으로 살해했고, 가학성향의 성적 환상을 품고 있었다.

다머는 위스콘신 주의 컬럼비아 교도소에서 모범수감자가 되었는데, 처음에는 보호를 위해 다른 수감자들과 분리되어 있었다. 그는 더 많은 사회적 접촉을 원했다. 그의 침착함과 자제력을 본 교도소 당국은 이를 허용했다. 하지만 오래 살지는 못했다. 1994년 11월 28일, 망상성 정신분열증을 앓던 흑인 재소자 크리스토퍼 스카버가 빗자루 손잡이로 그의 머리를 깨뜨려 살해했다.

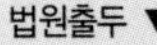

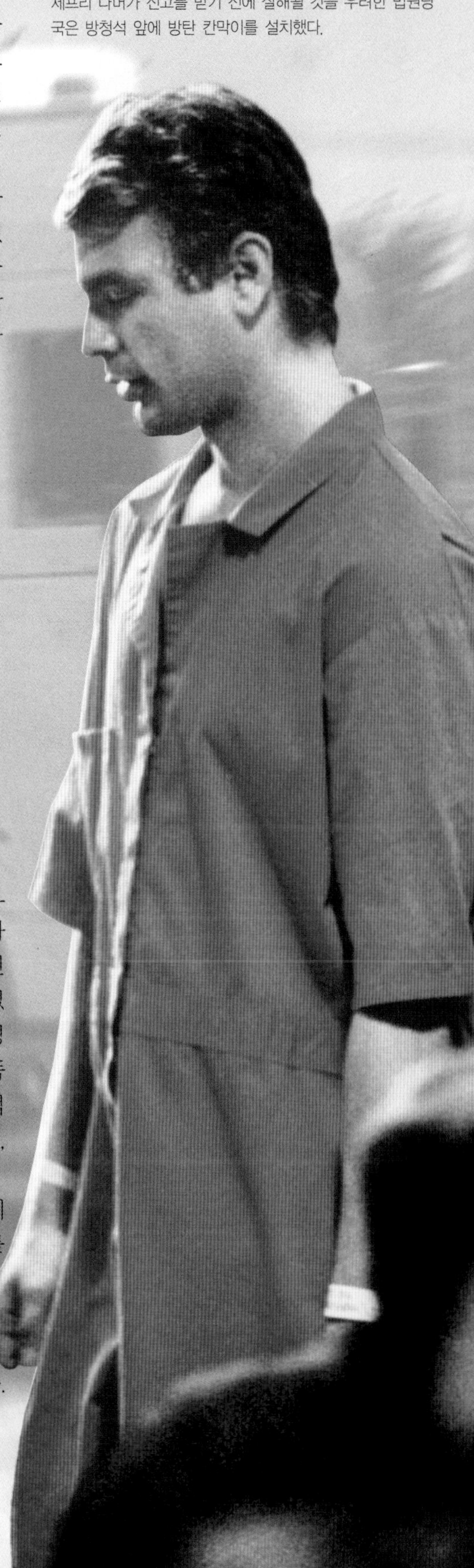

법원출두 ▼
제프리 다머가 선고를 받기 전에 살해될 것을 우려한 법원당국은 방청석 앞에 방탄 칸막이를 설치했다.

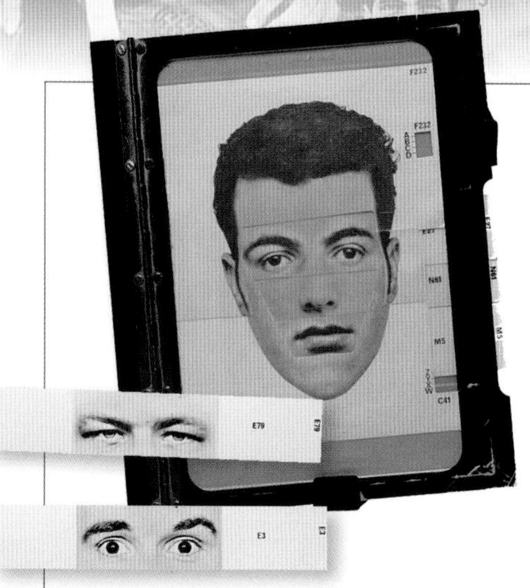

포토피트 합성 ▲
최근까지 수사관들은 얼굴의 특징이 담긴 조각그림을 맞추는 방식으로 용의자의 초상을 만들었지만, 이러한 체계는 융통성이 없을 뿐만 아니라 결과물에도 이음매가 남게 된다.

범인의 신원확인

경찰은 목격자 대질, 인상사진 혹은 합성사진으로 범인을 확인할 때 딜레마에 직면한다. 증인들은 범인의 얼굴을 기억하고 있다고 자신하는 경우가 많고, 또 배심원들은 그들의 증언을 신뢰하기 때문이다. 그러나 목격자의 확인에만 의존하면 잘못된 유죄판결로 이어질 수 있다.

총기강도가 편의점을 털고 도망간다. 여점원은 그 남자를 다시 보면 알아볼 수 있으리라 확신한다. 이는 흔히 있는 이야기이다.

신원을 확인하는 종래의 방법 중 하나는 증인 앞에 용의자와 최소한 여덟 명의 비슷한 외모를 가진 '조역'들을 한 줄로 세워놓는 것이다. 가능한 한 객관적으로 지목할 수 있도록 주의해야 한다. 용의자에게는 그 줄에서 자기가 원하는 위치에 설 수 있도록 기회를 주어야 한다. 목격자에게는 동일인물이라는 확신이 들지 않으면 꼭 누구를 지목할 필요는 없다는 점을 알려주는 것이 중요하다. 안 그러면 자신이 본 범죄자와 가장 흡사하게 생긴 사람을 선택할 수도 있다.

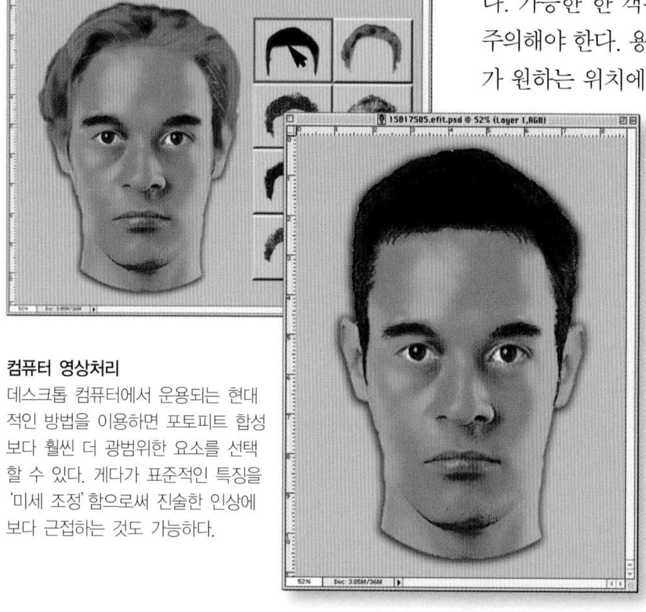

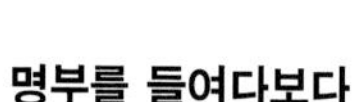

컴퓨터 영상처리
데스크톱 컴퓨터에서 운용되는 현대적인 방법을 이용하면 포토피트 합성보다 훨씬 더 광범위한 요소를 선택할 수 있다. 게다가 표준적인 특징을 '미세 조정'함으로써 진술한 인상에 보다 근접하는 것도 가능하다.

명부를 들여다보다

목격자 대질은 수사관들이 범죄에 연루된 사람이 누구인지 확신할 때라면 사건수사에 효과적이다. 그러나 확실한 용의자가 없다면 어쩔 것인가?

인상사진 검색도 한 방편이 될 수 있다. 증인은 전과자들의 사진에서 용의자를 가리게 된다. 그러나 이 방법에는 몇 가지 단점이 있다. 첫째, 광범위한 검색은 증인이 모두 살펴볼 수 있을 정도로 범죄자가 적은 소규모의 지역사회에서만 가능한 일이다. 둘째, '전과자 전용' 목격자 대질이기 때문에 선택을 잘못하면 경찰이 무고한 전과자에게 주목할 수 있다(증인이 조역을 선택한 경우에는 별 상관이 없다). 마지막으로, 인상사진 검색은 이후 목격자 대질의 법적인 효력을 약화시키게 된다.

이 두 가지 방법이 모두 수포로 돌아가거나 가능하지 않다면, 범인의 초상을 제작해 수사를 진척시킬 수도 있다.

오늘날 경찰에서는 십중팔구 번호가 매겨진 그림으로 얼굴을 합성하는 체계를 사용한다. 증인이 컴퓨터 메뉴에서 얼굴의 특징과 헤어스타일을 선택함으로써 대중에게 제보를 요청하는 데 사용될 초상화를 만든다.

부정확한 기억

안타깝게도 이 모든 신원확인 방법들에는 곤란이 따른다. 증인의 기억 때문이다. 사람들은

줄지어 선 용의자들 ▶
모의 목격자 대질에서 용모가 상당히 다른 다섯 사람이 나와 있다. 실제에서는 대질을 받는 사람들은 키와 체격, 인종이 비슷해야 한다. 그렇지 않으면 객관성이 떨어질 수 있기 때문이다.

용의자의 스케치

컴퓨터 합성사진이 멋져 보이기는 하겠지만 법화가는 스케치북을 대신할 것은 결코 없으리라 생각한다.
화가가 소프트웨어보다 융통성이 있을 뿐만 아니라, 목격자도 화가에게 이야기할 때 긴장을 풀고 결국 더 많은 정보를 제공하게 된다는 그들의 주장은 설득력을 지녔다. 이러한 주장의 증거가 되는 일화가 있다.
1995년 미국 오클라호마 시에 있는 정부 건물이 폭탄으로 파괴되었을 때 한 법화가가 증인의 설명을 듣고 폭파에 사용된 밴을 빌린 사람의 초상을 그려냈다. 이 그림은 폭파범 티머시 맥베이를 찾아내는 데 중요한 역할을 했다.

스케치의 성공
맥베이(오른쪽, 경찰 인상 사진)와 같이 일했던 동료와 호텔 지배인은 법화가의 스케치(아래)를 보고 그임을 알아보았다.

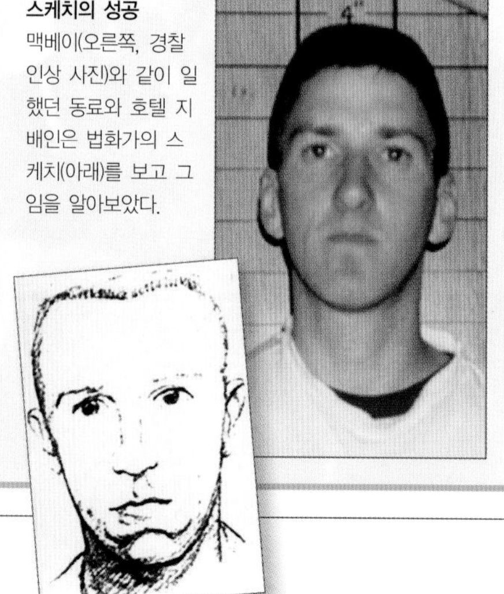

누구나 얼굴을 알아보는 자신의 능력을 과대평가한다. 더구나 폭력이 개입된 사건인 경우 피해자들은 흉기를 들고 있던 사람의 얼굴보다는 흉기 그 자체에 더 관심을 기울이기 마련이다.

배심원 체계는 이러한 단점을 더욱 악화시킨다. 배심원들은 그와 모순되는 법과학적 증거에도 불구하고 증인의 신원확인을 상당히 중요시할 수 있다.

신뢰할 수 없는 신원확인 증거에 기초한 유죄판결이 문제를 일으키자 정부는 신원확인 절차를 엄격하게 만들었고, 경찰은 근거가 확실한 법과학적 증거에 집중해야 할 입장이 되었다.

감시하는 증인들

언뜻 보면 폐쇄회로 카메라가 인간이 가진 기억의 결점을 극복할 것처럼 보인다. 하지만 감시영상은 우리가 바라는 것만큼 객관적인 증인이 못 된다.

비디오영상은 화질이 떨어지고 희미하기 다반사이고, 실제 얼굴을 화면의 얼굴과 짝짓는 일은 까다롭다.

법정에서 이 짝짓기에 의문이 제기되는 것을 막기 위해 도입된 사진인체계측에서는 필름이나 비디오에 잡힌 용의자 얼굴에 있는 '지표(地標)들' 간의 거리를 측정해 인상사진의 동일한 지표들과 비교한다. 전산화된 안면인식은 이 과정을 자동화하려는 목적에서 나온 것이다.

기술이 발전하면서 비디오영상의 증거가치가 높아지겠지만, 아마도 개인들을 '추적'하기보다는 특정장소에서 용의자를 식별해내는 데에만 사용될 것이다.

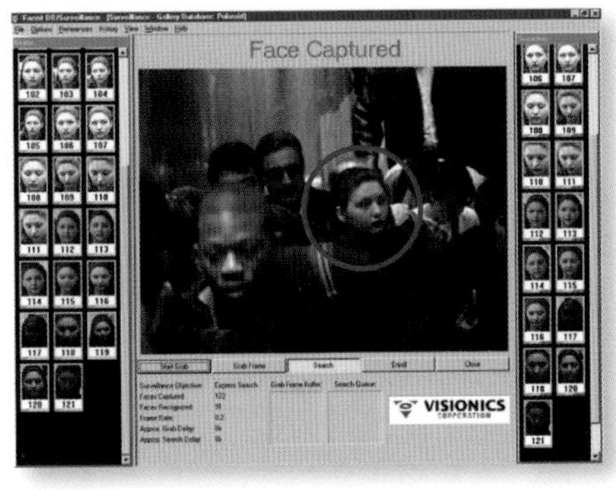

군중 속의 한 얼굴 ▲
안면인식 소프트웨어는 폐쇄회로 카메라 운용자가 데이터베이스에 수록되어 있는 범죄자의 얼굴을 찾아내는 데 도움을 줄 뿐만 아니라 가능성 있는 인물들을 '후보명단'으로 보여준다.

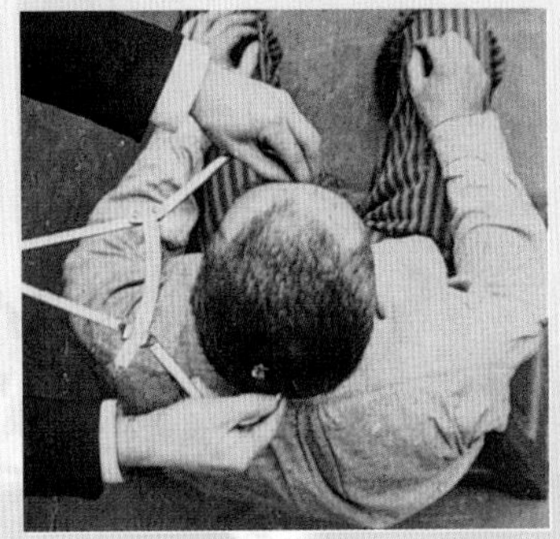

알퐁스 베르티용 1853–1914

파리 경찰기록보존소의 사무원이던 알퐁스 베르티용은 범죄자들을 '인체계측', 즉 머리와 몸에 대한 계측으로 식별할 수 있으리라는 착상을 발전시켰다.
후일 그는 '구술에 의한 초상화'(얼굴에 대한 조직적인 묘사)를 사용해 범죄자들을 식별하고, 사진촬영으로 범인들과 범죄현장을 기록하는 방법을 개척했다.
베르티용의 신원확인 체계는 프랑스에서는 상당히 유력했지만, 결국에는 그 자신이 쓸모없다고 치부했던 지문기록 방식으로 빛을 잃고 말았다.

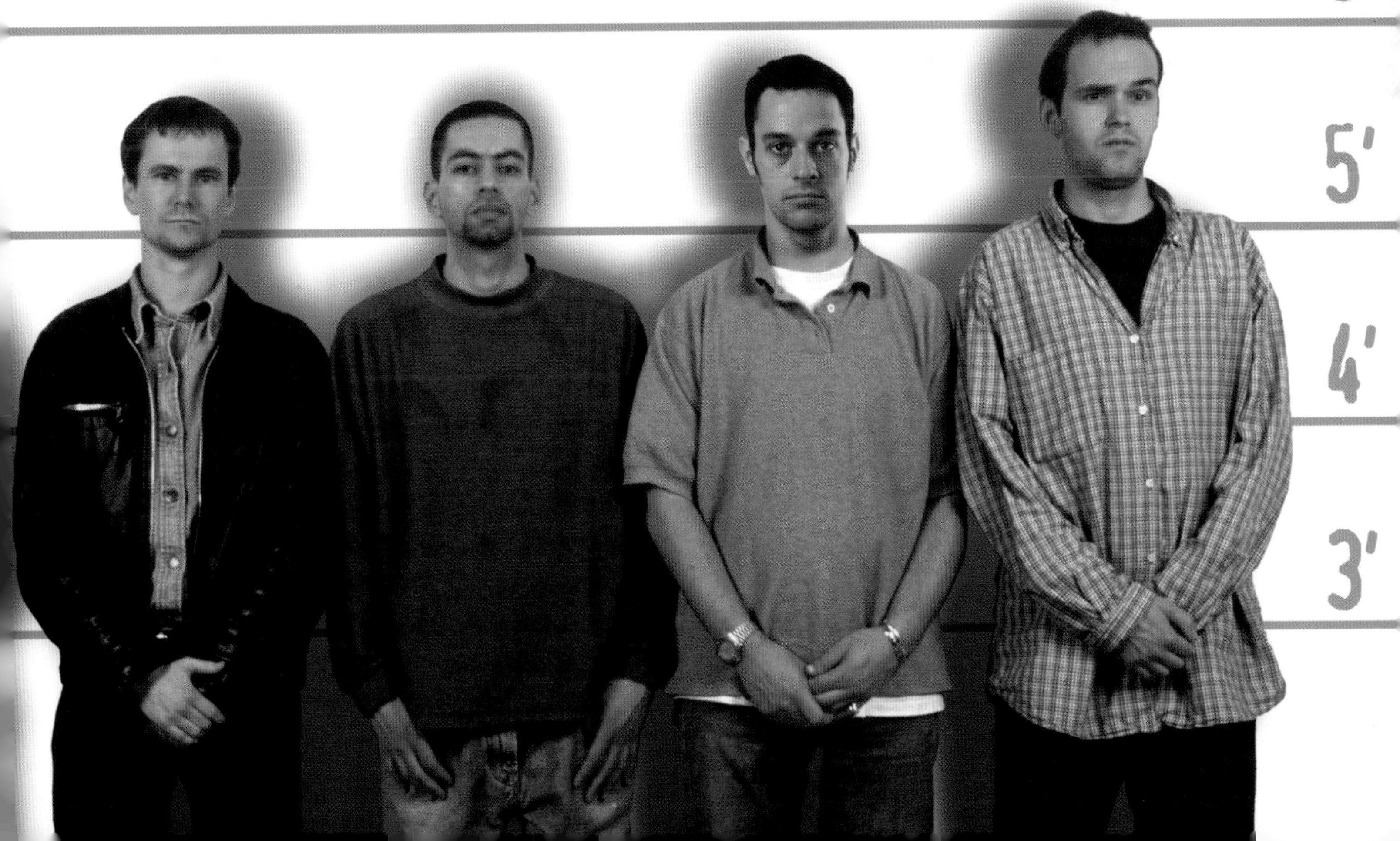

거짓말탐지기

진상을 추적하는 수사관들은 용의자의 거짓말을 잡아내는 확실한 방법이 있기를 바란다. 1920년대에 다중생리측정 장치가 발명되면서 꿈이 현실로 다가올 것 같았다. 그러나 오늘날에는 이런 '거짓말탐지기'의 가치에 의문이 제기되면서 보다 정교한 기술이 개발되고 있다.

경찰서 신문실에서 두 형사가 인근 주차장에서 배회하다 잡힌 한 젊은이를 신문했다. 그의 대답은 침착하고 자신감 넘치며 건방지기조차 했다. 신문이 이 지역에서 일어나는 자동차범죄로 넘어갔을 때도 그는 당당했다. 하지만 자세가 바뀌었다. 팔짱을 꼈다. 구체적인 질문을 하자 입술에 손을 댔다. 신문이 끝나자 그는 의자에 등을 기대며 다리를 꼬고 양손을 머리 뒤로 돌려 깍지를 꼈다.

용의자를 내보내고 나서 한 형사가 다른 형사에게 속삭였다. "우리가 찾던 친구로군." 경찰은 그를 계속 감시했고, 일주일 뒤 바로 그 젊은이가 자동차 라디오를 훔치는 것이 폐쇄회로 카메라에 잡혔다.

신체언어가 일을 그르치다

형사들은 훈련과 경험으로 용의자의 신체언어(body language)를 읽어낸 것이다. 그의 몸짓은 각각 "협조하지 않을 거야" "난 거짓말하고 있어" "날 잡지는 못할걸, 내가 너희들보다 똑똑하니까"라는 의미였다.

용의자의 몸짓을 읽어내는 기술은 1960년대까지 그저 직관 정도로만 여겨졌다. 그러다가 심리학자들이 비언어 의사소통을 연구하게 되었고, 이것은 줄리어스 패스트가 1971년에 출판한 책으로 대중화되었다. 오늘날에는 신문기법 훈련의 한 교과가 되었다.

다중생리측정 장치를 신뢰하다

신체언어는 유용하기는 하지만 주관적이다. 그와 반대로 다중생리측정 장치는 절대적으로 객관적인 것처럼 생각되고 용의자의 반응을 영구적인 기록으로 남긴다. 다중생리측정 장치는 긴장에 대한 신체반응을 측정한다. 가령 압박감을 느낄 때 누구나 '손에 땀을 쥘' 것이다. 땀이 나면 피부의 전기

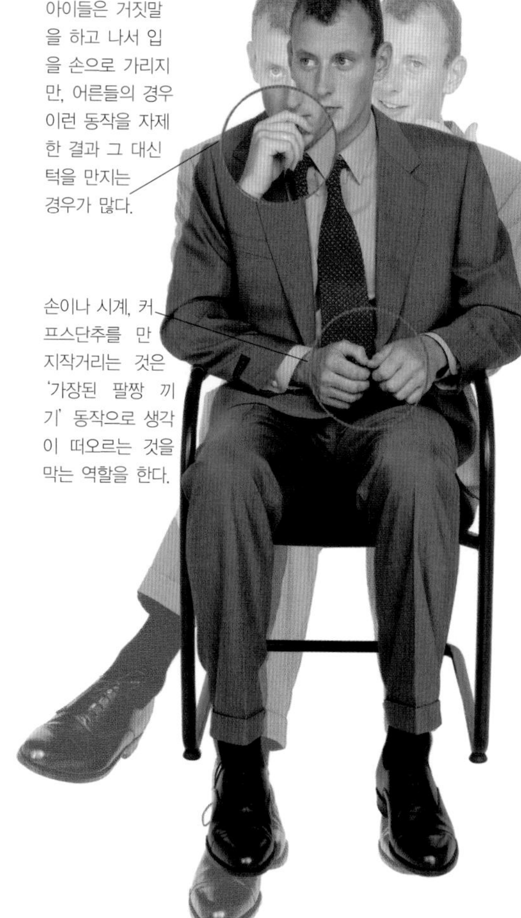

아이들은 거짓말을 하고 나서 입을 손으로 가리지만, 어른들의 경우 이런 동작을 자제한 결과 그 대신 턱을 만지는 경우가 많다.

손이나 시계, 커프스단추를 만지작거리는 것은 '가장된 팔짱 끼기' 동작으로 생각이 떠오르는 것을 막는 역할을 한다.

신체언어 ▲
앉은 자세, 손의 동작과 모양 등을 세심하게 살펴봄으로써 신체언어를 읽어낼 수 있다.

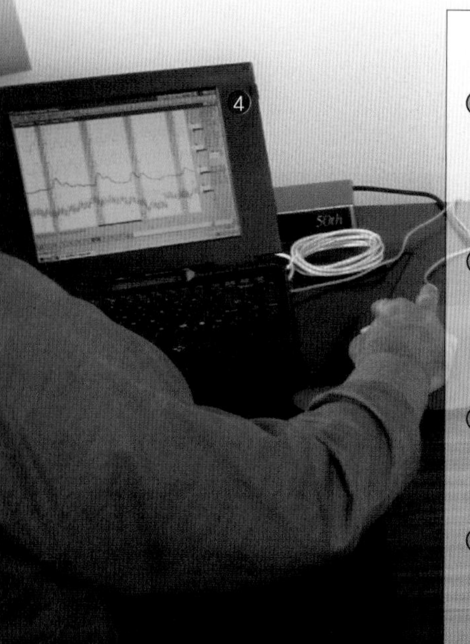

다중생리측정 장치 시험

① 피검사자 손가락에 부착한 한 쌍의 금속판은 피부저항을 측정하는 데 사용된다. 거짓말하면 땀이 나서 저항이 낮아진다.

② 혈압과 맥박수의 상승은 압박감을 나타내는 것이므로, 다중생리측정 장치 조사관은 이를 측정하기 위해 피검사자의 팔에 혈압계의 가압대(加壓帶)를 두른다.

③ 호흡이 거칠어지는 것도 불안감의 표시이다. 흉부에 가죽 끈으로 묶은 한 쌍의 호흡운동기록기로 이를 측정한다.

④ 컴퓨터는 시험결과를 나타내고 피검사자 반응과 질문의 상관관계를 보여준다.

◀ 시험 중, 시험 중!
FBI에 채용되면 다중생리측정 장치 시험을 거치게 된다. 미국에서는 많은 고용주가 직원을 시험하고 평가하기 위해 이런 장비를 사용한다. 법률적인 영역에서는 용의자가 자신의 무고함을 증명하기 위해 시험을 원하는 경우도 있다.

저항이 낮아진다. 다중생리측정 장치는 손가락에 연결된 전극을 통해 이런 변화를 측정한다. 또한 호흡의 세기, 맥박, 혈압도 측정해 압박감의 수치를 용지에 자동으로 기록하는데, 요즘에는 흔히 컴퓨터 화면상에 그래프로 나타내고 있다.

이 장치로 검사하려면 조사관은 맨 먼저 피검사자에게 범죄사실과 무관한 질문들을 던져야 한다. 그럼으로써 각 측정의 기준을 정하고, 범죄 자체와 관련된 이후의 질문들에 대한 피검사자의 반응과 비교해보게 된다. 이론상으로는 거짓말을 하면 신체적 반응을 일으켜 도표상에 급격히 꺾인 선이 그려진다.

다중생리측정 장치의 문제점들

실제로는 피검사자의 반응이 그다지 뚜렷하게 드러나지 않는다. 약물이나 알코올 섭취, 배고픔 같은 수많은 신체적 요인들로 인해 잘못된 결과가 나올 수 있다. 거짓말쟁이는 기계를 속일 수 있고, 혀를 깨물거나 해서 스스로에게 고통을 주면 수치가 왜곡되기도 한다. 조사관이 미숙해서 적절한 측정기준을 정하지 못한 경우에도 결과가 곡해될 수 있다.

추가적인 증거가 없는 한 다중생리측정 장치 검사는 '합리적인 의심'을 넘어서지 못하기 때문에 법정 증거로 사용되는 경우는 드물다. 그러나 다중생리측정 장치 검사의 명성에 겁먹은 용의자들은 시험에 통과하지 못하거나 아예 미리부터 통과하지 못할 것이라 짐작해 유죄를 인정하는 쪽으로 돌아서기도 한다.

뇌 속의 범죄

새로운 기법들은 다중생리측정 장치가 미치지 못하는 부분에서 성공을 거둘지도 모른다. 장래성이 뛰어난 것으로는 뇌파 기록장치(ElectroEncephaloGraph: EEG)를 이용하는 기법이 있다. 이 장치는 사람이 생각할 때 뇌에 퍼져나가는 전자파를 조사하기 위해 1930년대부터 사용되어왔다. 뇌파기술을 연구하는 대부분의 연구자들은 특히 한 종류의 전자파에 관심을 기울인다. P300은 자신이 알아보는 것을 목격했을 때 높아지는 뇌파이다.

어떤 기관이 CIA 및 FBI와 공동으로 '두뇌 지문감식'이라는 별명이 붙은 시험을 개발해 발전시키고 있다. 이 시험은 용의자가 범죄현장과 관련된 영상이나 문구를 볼 때 나타나는 P300파를 관찰함으로써 이루어진다. 소위 '유죄지식'이라고 하는, 알아보는 느낌이 약간이라도 들면 뇌파에 변화가 생기고 EEG는 이런 변화를 감지한다. 범죄현장에 가보지도 않았는데 부당하게 의심받는 용의자는 어떤 영상에든 같은 반응을 보이게 된다.

이 시험은 다중생리측정 장치 검사와 비슷하게 보이지만 그보다는 거짓이나 속임수에 영향을 덜 받는다. 유죄 지식이 있는 사람들은 반응을 보이지 않을 수 없으므로 잘못된 양성반응이 나오지 않는다.

자기(磁氣)적인 마음

EEG는 비교적 오래된 기술로서 오늘날에는 두뇌활동을 관찰하는 보다 정교한 기술들이 나와 있다. 자기공명 영상이 그 예로, 신경종말이 가장 활발하게 활동하는 대뇌 피질의 영역들을 조명한다. 이런 기술로 언젠가는 법과학자가 범죄자의 심리를 탐색할지도 모른다. 그러나 지금까지는 MRI로 복잡한 두뇌 활동을 풀어헤쳐서 표준적이고 손쉽게 시행할 수 있는 진위시험을 만들어내려는 시도는 좌절되어왔다.

역설적이게도, 새롭게 등장한 단순한 '거짓말 탐지 기술'이 다중생리측정 장치를 대신할지도 모른다. 미시건 대학에서 진행되는 연구에 따르면, 거짓말하는 사람은 질문에 답하기 전 순간적으로 머뭇거린다고 한다. 훈련을 통해서도 머뭇거림을 숨길 수 없다. 이 기술은 아직 불완전하지만 한 연구자의 말을 빌리면 "유죄지식을 시험하는 저렴하고도 손쉬운 방법이다. 개인용 컴퓨터만 있으면 되고, 인체에 전극을 연결할 필요도 없다."

◀ **불타는 뇌**
위색채법(僞色彩法: 가시광선 이외의 전자기 복사에너지를 계측해 색을 합성함으로써 채색영상으로 표현하는 기술-옮긴이)을 사용한 양전자 방출 단층촬영술(Positron Emission Tomography: PET) 스캔은 영상을 인식하는 가운데 반응하는 뇌의 영역을 강조한다.

진실을 드러내는 머리띠 ▶
두뇌 지문감식에는 다중생리측정 장치 검사를 많이 사용한다. 머리띠에 있는 전극이 EEG파를 포착하며, 피검사자의 반응은 컴퓨터로 관찰한다.

거짓말을 드러내는 패턴

목소리만으로 거짓말인지 알아챌 수 있을까? 이것이 바로 법음성학자들이 다루는 현안이다.

그들은 언어학과 음성학 분야에서 8년 동안 훈련을 받은 다음 법률적인 사건을 해결하는 데 도움을 주는 일에 뛰어든 전문가들이다. 용의자의 연령, 성별, 인종을 음성에서 추론해내며, 통화 기록을 특정한 통화자와 일치시켜내는 것으로 알려져 있다.

1960년대에 보급된 음성 스펙트럼분석에는 성문(聲紋), 즉 소리를 그래프로 표현한 것을 사용한다. 아래에 보이는 성문은 누군가 "베이비"라고 말하는 소리를 나타낸 것이다. 그래프는 진폭, 즉 시간에 따른 소리의 강도를 측정한 것이다. 두 개의 서로 다른 모음('에이'와 '이'-옮긴이)은 그래프에서 선이 급격하게 움직이는 것으로 드러난다.

그러나 법음성학은 성문만을 다루지 않는다. 훈련된 전문가들은 탄탄한 학문적 기초지식을 바탕으로 성문을 음성분석 및 음향계측과 결합해 해석한다.

성문의 가치에 대해서는 전문가들 사이에 논란이 있으나, 대부분의 전문가들은 목소리의 떨림을 압박감의 척도로 사용하는 심리압박 측정기는 거짓말을 잡아내는 데 신뢰할 만하지 않다는 점에 동의한다.

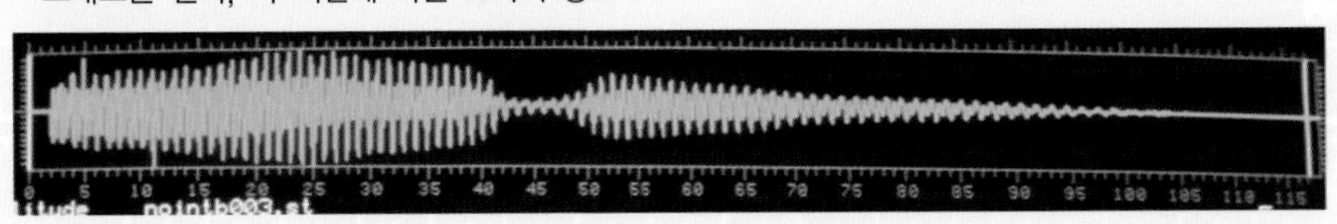

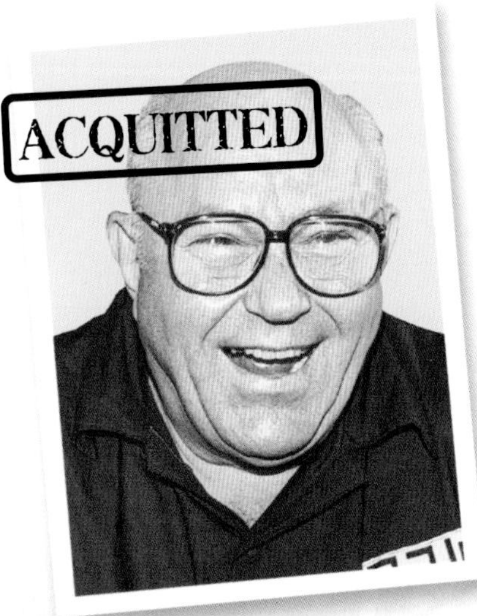

폭군 이반

존 뎀얀유크는 오하이오 주 클리블랜드의 이웃들에게는 은퇴한 기계공으로 알려져 있었다. 그런데 어떤 보고서에서 그가 나치의 죽음의 수용소에서 일하며 '폭군 이반'으로 불린 가학적인 경비원이었다는 주장이 나왔다. 40년 전 뎀얀유크를 마지막으로 보았던 유대인 대학살 생존자들의 주장에 근거한 고발은 55세의 이 우크라이나인에게는 사형선고나 다름없었다.

마침내 자유의 몸이 되었다? ▲
이스라엘 교도소의 수의를 입고 있는 뎀얀유크에게 1990년, 석방된다는 소식이 전해졌다. 그러나 2002년 그는 다시 한 번 미국시민권을 박탈당했다. 또다시 전쟁범죄를 이유로 고발당한 것이다.

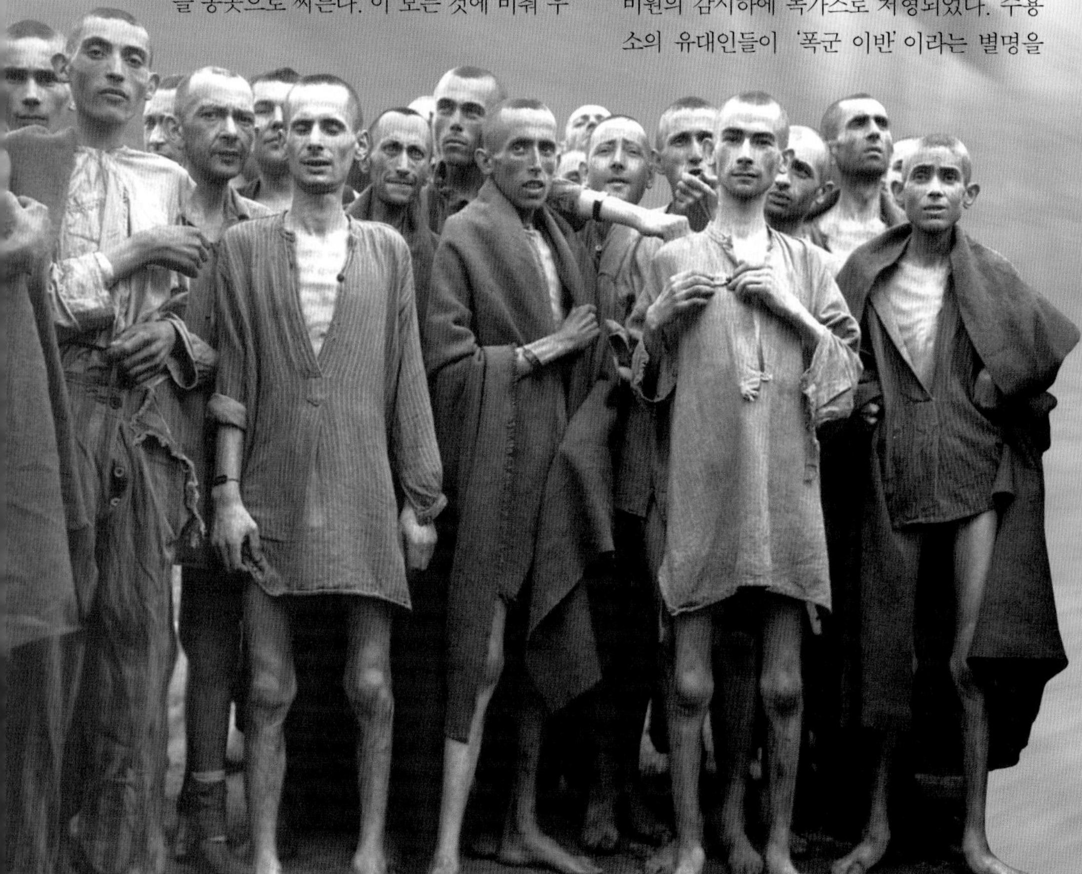

예루살렘 법정에서 판사가 평결을 낭독하는 가운데 군중들은 "죽음을! 죽음을! 죽음을!" 하고 구호를 외쳤다. 판사의 낭독이 이어졌다. "트레블링카는 여전히 존재하는 것이나 마찬가지이다. 그의 얼굴은 노인이 되었지만, 폭군 이반은 여전히 독살을 하고 사람을 찌른다. 아직도 젖가슴을 도려내고, 배를 가르고, 젊은이들을 총으로 쏘고, 살아 있는 사람의 살을 송곳으로 찌른다. 이 모든 것에 비춰 우리는 사형선고에 서명한다." 휠체어에 앉아 있던 존 뎀얀유크는 소리쳤다. "나는 무죄요!"

가스실 경비원

그가 고발된 것은 제2차 세계대전 중 폴란드에 있던 집단학살수용소 트레블링카에서 일어난 일 때문이었다. 그곳에서 900,000명에 달하는 유대인이 수백 명의 우크라이나인 경비원의 감시하에 독가스로 처형되었다. 수용소의 유대인들이 '폭군 이반'이라는 별명을 붙였던 한 경비원은 말할 수 없이 잔인한 행동으로 악명이 높았으며, 살인기계를 직접 조작했다.

존 뎀얀유크는 1951년 미국으로 이민해 오하이오 주 클리블랜드에 정착하고 자동차업계에서 일했다. 소련이 수집한 나치전범 용의자 명단에 그의 이름이 등장한 1975년, 그때까지 그는 눈에 띄지 않는, 겉보기에는 비난할 일도 없는 삶을 살아왔다.

미국 법무부는 뎀얀유크가 이스라엘로 송환되어 재판을 받을 수 있도록 시민권을 박탈하는 절차를 개시했다.

이민귀화국(Immigration and Naturalization Service: INS)은 뎀얀유크의 시민권신청서에서 그가 전쟁 중에 '폴란드에서는 소비부르 부락의 농부였다'고 주장한 내용을 발견했다. 소련의 기록으로, 뎀얀유크가 사실은 소비부르에 있는 죽음의 수용소에서 경비원으로 일했음이 밝혀졌다.

나치 사냥꾼들이 조사를 벌이다

INS는 이스라엘 경찰에 이민서류에서 확보한 뎀얀유크의 사진을 제공했다. 이스라엘 경찰

◀ 인류에 대한 범죄
사진의 굶주린 수감자들은 나치의 강제수용소에서 죽음을 면했지만 1,500만 명 이상의 사람들이 나치의 집단학살수용소 및 강제수용소에서 사망했다. 트레블링카의 폭군 이반이라는 혐의에서는 벗어났지만, 뎀얀유크는 여전히 전범 용의자이다.

은 트레블링카에서 일한 또 다른 전범 용의자를 수사 중이었으므로 트레블링카와 소비부르에서 살아남은 사람들에게 두 사람의 사진이 포함된 인상사진 앨범을 보여주었다. 그러나 뎀얀유크의 사진과 또 다른 피고발인의 사진은 앨범에 수록된 다른 '조연'들의 사진보다 두 배가 컸다. 게다가 더 밝고 선명하기까지 했다.

몇몇 생존자들이 뎀얀유크가 트레블링카의 폭군 이반이라고 인정했다. 그러다가 어느 트레블링카 생존자 모임에서 이미 이반임을 확인한 증인들이 동료 생존자들을 만나게 되었는데, 그들 중 일부도 이반임을 인정했다.

이런 변칙적인 방법을 썼지만 다른 생존자들은 이반임을 확신하지 못했다. 게다가 뎀얀유크가 트레블링카에서 복무했다는 확실한 증거도 없었다. 그럼에도 불구하고 INS는 그의 신원이 명백히 밝혀졌다는 결론을 내리고 1981년 시민권을 박탈했다. 1986년 그는 이스라엘로 송환되어 재판을 받게 되었다.

목숨이 걸린 재판

다음해 시작된 재판에서 생존자들의 신원확인 증거는 검찰 측으로서는 결정적인 것이었다. 그들은 뎀얀유크가 나치 친위대에 자진 입대했으며 트레블링카가 아닌 소비부르에서 유대인들을 가스로 처형했음을 입증하는 것으로 보이는 증명서(오른쪽 참조)도 제시했다. 피고 측은 이 증명서의 신빙성에 이의를 제기했고 신원확인 증인들도 의심했다. 하지만 이러한 주장에도 불구하고 법원은 뎀얀유크에게 유죄를 선고했다.

그는 즉시 항소했고, 1990년 그의 항소가 받아들여지면서 뎀얀유크는 소련에서 모아온, 폭군 이반 마르첸코라는 다른 사람이 확인하는 증인 진술서들을 제시할 수 있었다.

뎀얀유크에 대한 판결은 파기되었다. 그는 자유로운 몸이 되어 미국으로 돌아갔다. 존 뎀얀유크 사건은 신원확인 증거가 가지는 위험요소, 특히나 시간이 흘러 증인들의 기억이 흐려지고 용의자의 용모가 바뀐 경우에 발생하는 위험성을 실감나게 보여준다.

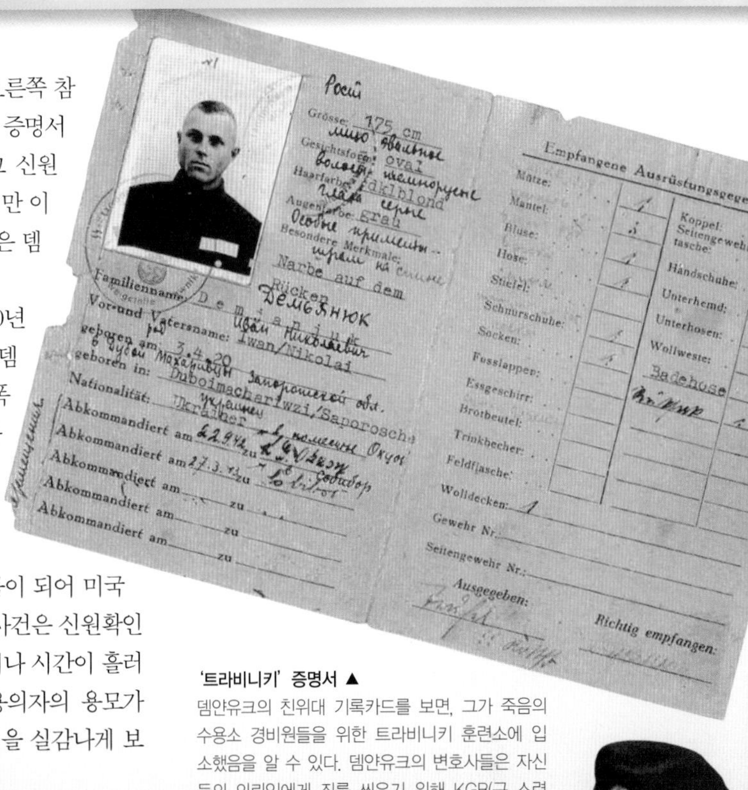

Grösse: 175 cm
Gesichtsform: oval
Haarfarbe: dunkelblond
Augenfarbe: grau
Besondere Merkmale: Narbe auf dem Rücken
Familienname: Demjanjuk
Vor- und Vatersname: Iwan/Nikolai
geboren am: 3.4.20
geboren in: Duboimacharizwzi/Saporosche
Nationalität: Ukrainer
Abkommandiert am ... zu ...
Abkommandiert am ... zu ...
Abkommandiert am ... zu ...
Abkommandiert am ... zu ...
Abkommandiert am ... zu ...
Abkommandiert am ... zu ...

Empfangene Ausrüstungsgegenstände
Mütze, Mantel, Bluse, Hose, Stiefel, Schnürschuhe, Socken, Fusslappen, Essgeschirr, Brotbeutel, Trinkbecher, Feldflasche, Wolldecken, Gewehr Nr., Seitengewehr Nr.
Koppel, Seitengewehrtasche, Handschuhe, Unterhemd, Unterhosen, Wollweste, Badehose
Ausgegeben:
Richtig empfangen:

'트라비니키' 증명서 ▲
뎀얀유크의 친위대 기록카드를 보면, 그가 죽음의 수용소 경비원들을 위한 트라비니키 훈련소에 입소했음을 알 수 있다. 뎀얀유크의 변호사들은 자신들의 의뢰인에게 죄를 씌우기 위해 KGB(구 소련 비밀경찰)가 날조한 것이라 주장했다.

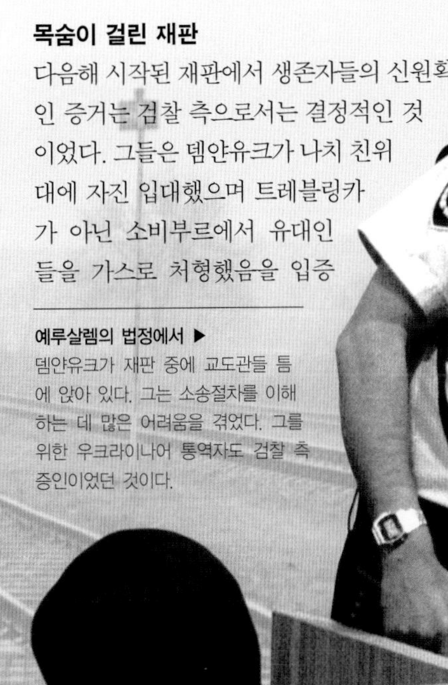

예루살렘의 법정에서 ▶
뎀얀유크가 재판 중에 교도관들 틈에 앉아 있다. 그는 소송절차를 이해하는 데 많은 어려움을 겪었다. 그를 위한 우크라이나어 통역자도 검찰 측 증인이었던 것이다.

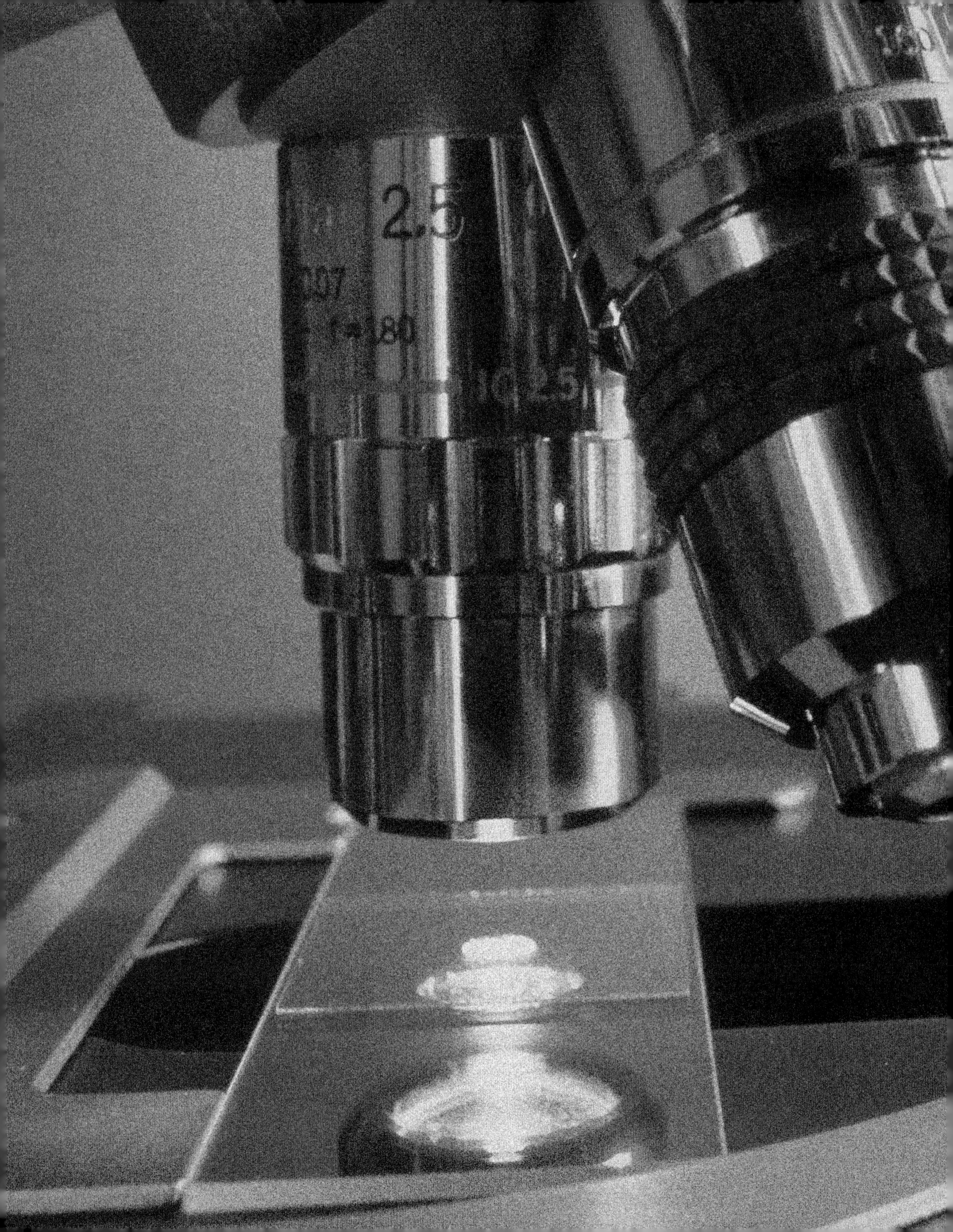
2.5

증거분석

범죄수사를 그린 풍자만화를 보면 형사가 커다란 확대경으로 수상한 발자국을 뚫어져라 쳐다본다. 실제 법과학자들이 확대경을 아예 사용하지 않는 것은 아니다.

그뿐만 아니라 선별된 엄청난 수의 정교한 분석기술과 진단장비도 보완적으로 함께 사용한다. 어떤 방법은 워낙 민감해서 유죄를 증명하는 흔적을 10억 배 이상 희석해놓아도 감지할 수 있을 정도이다. 그야말로 한 개도 아닌 여러 개의 짚가리에서 바늘 하나를 찾는 것과 다를 바 없다.

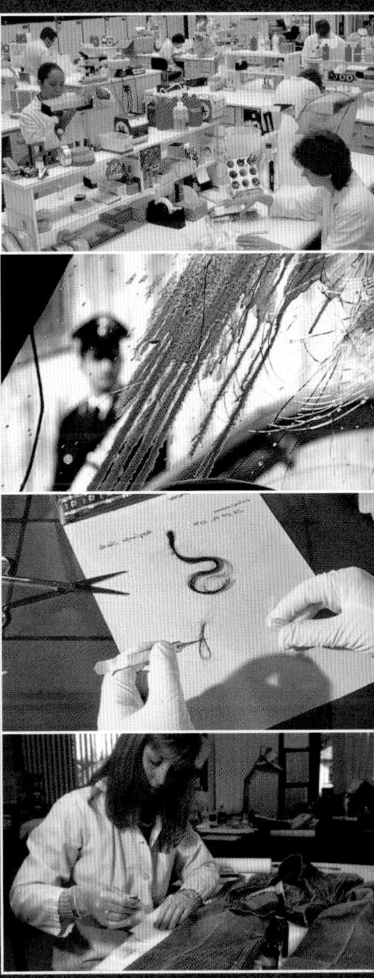

범죄실험실

법과학 실험실에서는 평범한 증거로부터 결정적인 비밀을 밝혀낸다. 겉보기에 티끌 하나 없는 것 같은 빗에서 그 주인을 알아낸다. 구더기의 내장에서 구더기가 파먹고 있던 사람을 죽인 독극물을 찾아낸다. 자외선 조명을 비추자 숨겨져 있던 지문이 선명하게 빛을 발한다. 오늘날의 범죄실험실 기술자들은 놀라운 기술을 사용해 용의자와 범죄를 연관 짓는 증거를 분석해낸다.

대규모의 국립 범죄실험실들은 법과학의 거의 모든 분야를 한 지붕 아래 포괄하고 있다. 다양한 기술을 갖추고 있어 여러 일을 해내는 기술자, DNA처럼 복잡한 분야에 집중하는 전문과학자를 고용하기도 한다. 어떤 실험실은 대학에 부설되어 있기도 하고 분주한 경찰청에 소속되어 있기도 한 반면, 독립적인 실험실들도 있다. 작은 읍을 담당하는 실험실은 가장 널리 사용되는 시험만 가능한 장비밖에 없는 데다 과학자 한 사람이 운영하기도 한다.

규모야 어찌되었든 모든 범죄실험실은 비슷한 절차에 따른다. 과학자들은 실험실에 들어온 증거물품들이 오염되지 않도록 각별히 유념해야 한다. 각각의 물품들은 조심스럽게 보관하고, 필요한 경우 물품이 실험실 내의 여러 부서를 거치는 과정을 추적할 수 있게 기록해둔다.

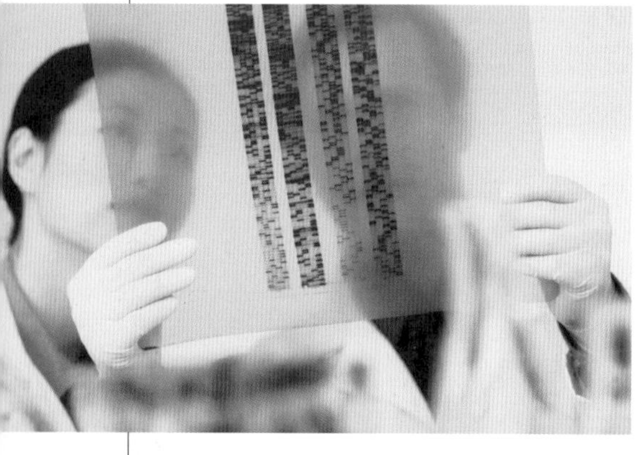

DNA 표본의 비교 ▲
범죄실험실은 표준화된 DNA 분석기법을 사용해 그 결과를 전국 규모의 데이터베이스와 비교할 수 있도록 해야 한다.

실험실에 인도된 증거는 정확하지만 비용이 많이 드는 시험("누구의 피인가?")을 하기에 앞서 가장 단순한 분석("이 얼룩이 정말 피인가?")부터 시작하는 경우가 많다. 표본을 파괴하는 시험은 언제나 제일 마지막에 시행한다.

안에는 무엇이?

모든 범죄실험실은 지문을 처리하는 신원확인반을 자랑으로 삼는다. 신원확인반이 필요한 까닭은 민감한 기법들의 상당수가 범죄현장에서 시행할 수 없는 것이기 때문이다. 수퍼글루 훈증으로 감춰진 지문을 드러내는 훈증실들이 이곳 실험실의 벽을 따라 늘어서 있다. 실험실에는 현상된 지문을 드러내는 데 필요한 특수조명들을 갖추고 있다. 타이어자국과 신발자국도 결국 이곳으로 오게 된다.

흔적증거반 역시 대부분의 실험실에서 중심을 차지한다. 소속직원들은 모발, 섬유, 직물, 먼지 표본에서 단서를 찾아낸다. 이들의 전문지식은 법치의학과 뼈만 남은 유해의 점검에도 필요할 수 있다.

화학실험도구

시험관과 복잡한 분석장비가 빽빽이 들어찬 화학반은 일반 과학실험실과 비슷하다. 이곳에서 독물학자들은 소변과 혈액을 감식해 독극물이나 약물, 알코올이 없는지 살펴본다. 또한 염료, 얼룩, 약품 같은 화학합성물질 표본도 분석한다. 화학실험실은 기체 크로마토그래피 장치, 현미경, 질량분석기 등을 사용해 사건과 관련된 비밀을 화학적으로 규명한다.

혈청학반은 혈액과 그 밖의 체액을 분석한다. 이런 작업에서는 DNA 서열분석이 점점 더 우위를 차지해가고 있다. 최근에는 가장 일반적인 DNA시험인 중합효소연쇄반응 기법을 소규모 실험실에서도 실시할 수 있게 되었다.

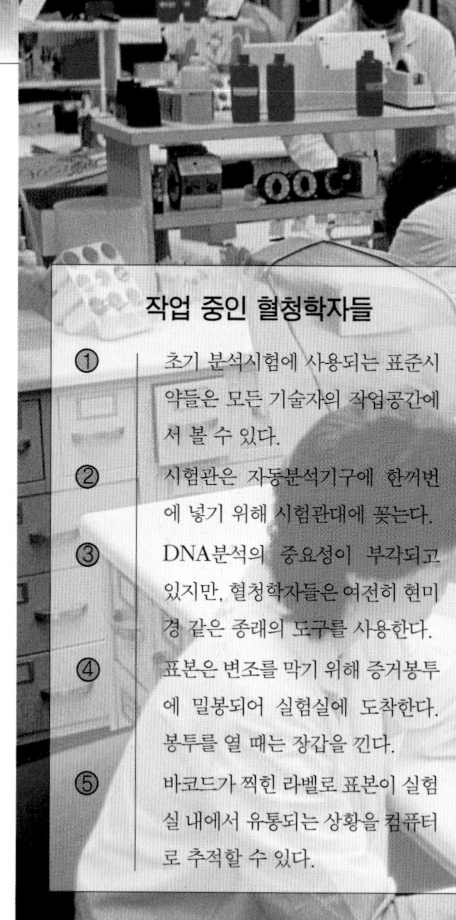

작업 중인 혈청학자들

① 초기 분석시험에 사용되는 표준시약들은 모든 기술자의 작업공간에서 볼 수 있다.
② 시험관은 자동분석기구에 한꺼번에 넣기 위해 시험관대에 꽂는다.
③ DNA분석의 중요성이 부각되고 있지만, 혈청학자들은 여전히 현미경 같은 종래의 도구를 사용한다.
④ 표본은 변조를 막기 위해 증거봉투에 밀봉되어 실험실에 도착한다. 봉투를 열 때는 장갑을 낀다.
⑤ 바코드가 찍힌 라벨로 표본이 실험실 내에서 유통되는 상황을 컴퓨터로 추적할 수 있다.

FBI 혈청학 실험실 ▲
혈청학은 혈청을 연구하는 학문이지만, 법혈청학반은 정액이나 타액 같은 모든 종류의 체액을 분석한다.

미토콘드리아 DNA(63쪽 참조)에 대한 보다 전문적인 시험은 대규모 실험실에서 맡는다.

사진반은 모든 범죄실험실에서 필수불가결한 위치를 차지한다. 증거를 기록하는 데 사진이 워낙 널리 사용되는 까닭이다. 사진반은 다른 반에 사진현상 및 암실 같은 재원을 제공하고, 범죄현장팀을 지원하며, 사진의 신빙

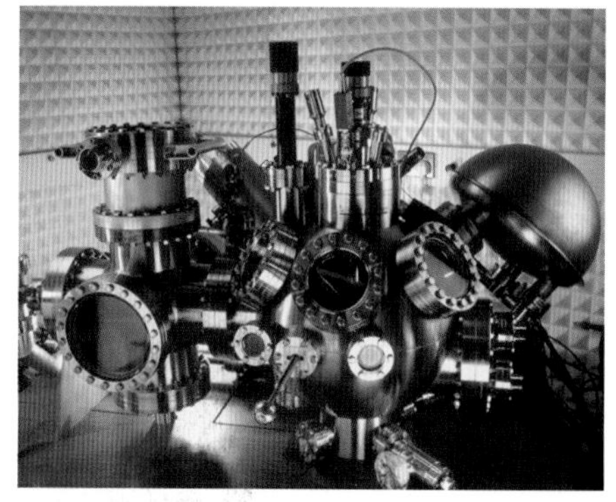

전자현미경 ▲
주사전자현미경은 모발이나 섬유, 먼지진드기, 곰팡이 포자 같은 사물을 확대해 관련 전문가가 분석할 수 있도록 하는 데 사용된다.

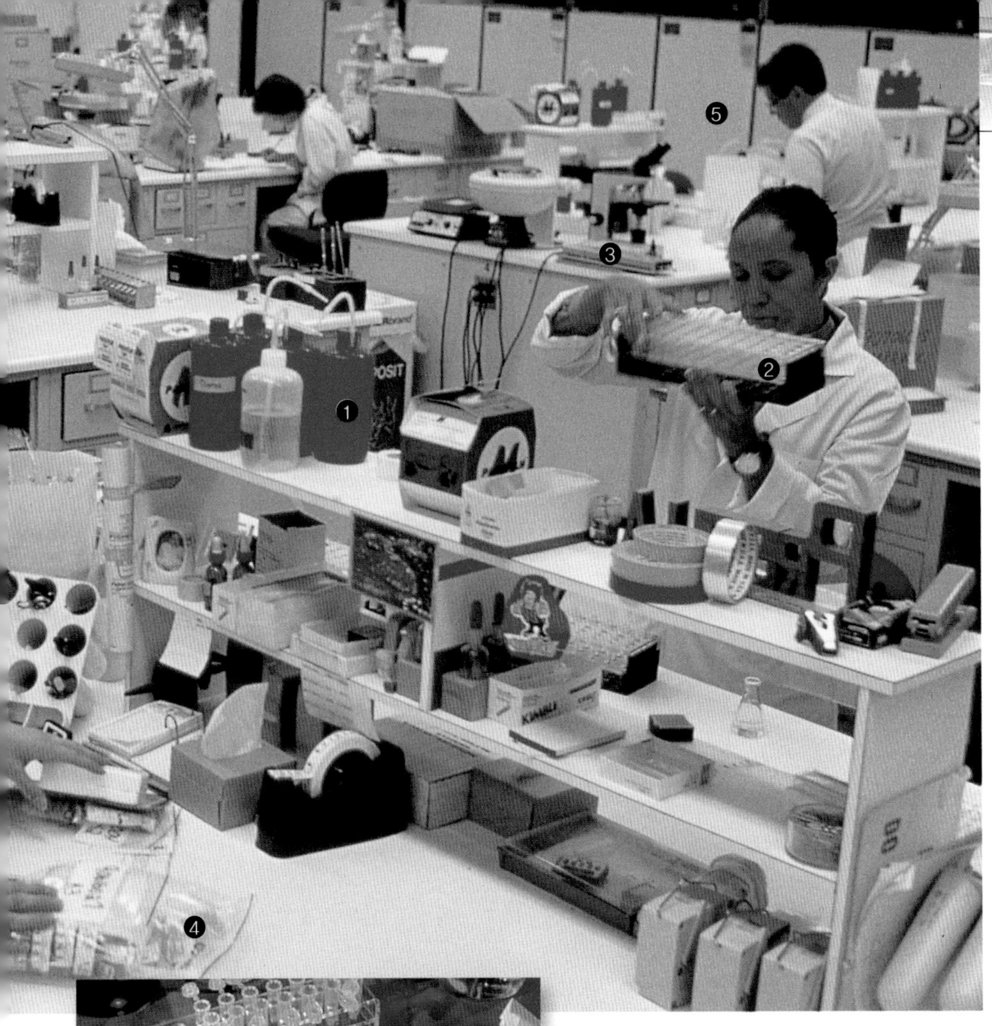

총기시험

용의점이 있는 총기를 발사해 탄피와 총탄을 수거한 탄도학 전문가는 이를 FBI의 드럭파이어(Drugfire) 색인 같은 총기 데이터베이스에 수록된 표본과 비교한다.
총기를 발사해보면 그 외의 유용한 정보들도 얻게 된다.
예를 들어 탄피가 추출된 양상을 보면 암살자가 서서 총을 쏘았는지 밝혀낼 수 있으며, 산탄총의 총알이 퍼진 모습을 보면 대략적인 사거리를 알 수 있다.

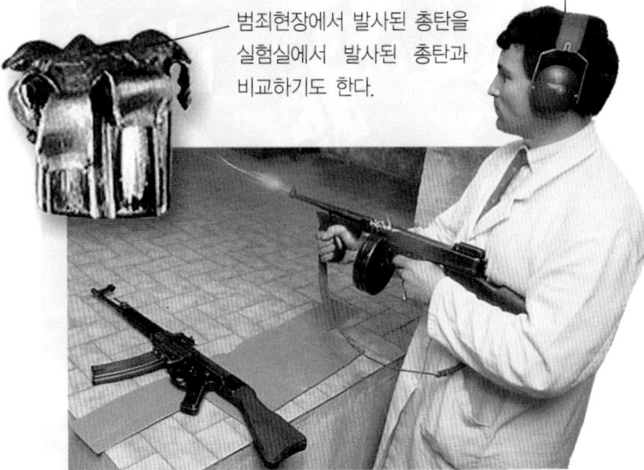

범죄현장에서 발사된 총탄을 실험실에서 발사된 총탄과 비교하기도 한다.

◀ 모발 약물시험
약물남용 용의자의 모발은 자라면서 약물의 잔류물을 간직한다. 독물학자는 모발의 단편을 분석해 약물의 유무를 확인할 뿐만 아니라 그 사용 이력까지 밝혀낸다. 손톱을 사용해도 마찬가지이다.

이 모발 표본은 기록용지 위에 놓여 있는데, 기술자는 이 기록용지를 왁스로 밀봉해 변조를 막기도 한다.

모발은 투약시기를 가리기 위해 1cm 단위로 자른다. 그런 다음 용매(溶媒)로 약물과 약물대사에 따른 산물을 추출해 기체 크로마토그래피와 질량분석기를 통해 종류를 식별한다.

성을 감정한다. 전문가들은 감시나 항공촬영과 같은 업무로 호출되기도 한다.

물질, 총, 소프트웨어

물질반은 합금, 도자기, 도료 및 기타 피복제, 토양 및 목재를 분석해 범인을 추적하거나 용의자를 범죄현장과 연관시키게 된다. 종자 같은 생물학적 물질은 생물학반에서 분석한다.

총기반은 정밀과학과 사격용 수조(水槽)의 소음이 함께하는 곳이다. 무기를 시험하려면 쏘아봐야 한다. 이를 통해 표적이나 총알, 탄피에 생긴 특징적인 흔적을 조사하게 된다. 대규모 실험실인 경우 방화 및 폭발물을 전문적으로 담당하는 팀, 컴퓨터 자료, 문서, 사진, 오디오 · 비디오 기록을 분석하는 반들도 두게 된다. 소규모 실험실에서는 외부전문가를 기용하기도 한다.

협력

어떠한 법과학 실험실이든 시험을 시행할 과학자를 필요로 하지만, 증거를 목록에 기록하고 준비하며 보관할 지원팀 역시 필요하다. 이들은 실험실을 관리하고 운영하며, 복잡한 실험도구를 정밀 조정하는 데 도움을 준다.

협력은 실험실 간의 장벽을 뛰어넘는다. 단독적인 시험의 결과도 유용할 수 있지만, 유사한 시험과의 비교를 통해 훨씬 더 큰 가치를 지니게 된다. 범죄현장에서 발견된 총탄에 난 흔적을 분석하면 용의자의 총에서 발사되었음을 증명할 수 있겠지만, 전국 규모의 데이터베이스 기록과 맞춰보면 이 무기와 10여 건의 다른 범죄와의 연관도 밝혀낼 수 있는 것이다. 따라서 대부분의 법과학 전문가들은 이처럼 필요 불가결한 비교와 검색을 하기 위해 컴퓨터를 곁에 두고 있다.

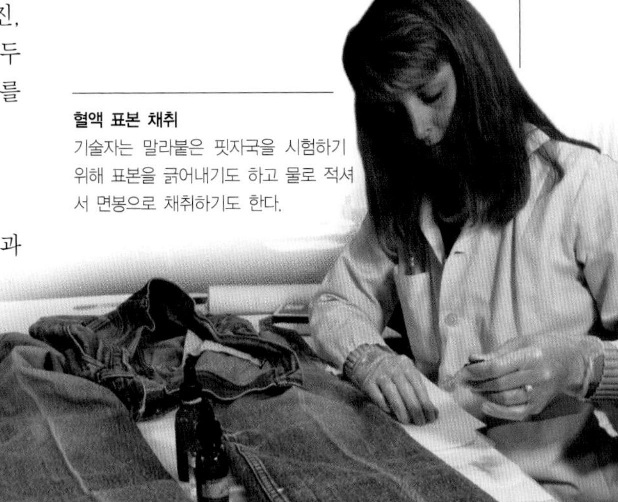

혈액 표본 채취
기술자는 말라붙은 핏자국을 시험하기 위해 표본을 긁어내기도 하고 물로 적셔서 면봉으로 채취하기도 한다.

독물학

독물학자들은 몇 가닥의 머리카락으로 용의자가 언제 마약을 사용했는지 알아내는가 하면, 피살자의 피 한 방울에 남아 있는 극소량의 독극물을 감지해내기도 한다. 하지만 독물학 실험실에서 다루는 것은 대부분 합법적인 약물, 즉 알코올이다.

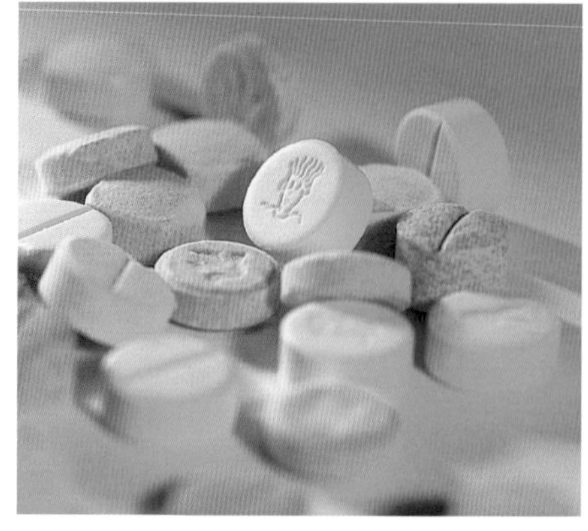

불법약물
암페타민(각성제 및 식욕조절제의 일종-옮긴이)에 대한 면역분석 약물시험 키트는 피검사자가 사진에 나온 것과 같은 엑스터시 알약을 복용했을 경우 양성 반응을 나타낸다.

도로변에서 운전자의 입김에 포함된 알코올을 대략적으로 측정하는 시험은 법정에서 받아들여지지 않는다. 따라서 독물학 실험실에서 음주운전자의 혈액이나 소변 표본을 시험한다. 표본의 숫자가 엄청나기 때문에 시험과정은 자동화되었지만, 그 정밀성은 다른 독물학 절차에 못지않다.

약물남용 시험

다른 약물에 대한 시험도 비슷한 방식으로 이루어진다. 의심되는 약물이 있는지 입증하는 단순한 시험을 한 뒤, 양을 측정하고 확증을 잡아내는 정교한 과정으로 넘어간다. 초기에 사용하는 시약은 보통 면역분석 키트로서, 소변에 존재하는 약물이 키트의 항체와 결합하면서 색깔이 변하게 된다. 결과가 양성으로 나오면 독물학자는 보다 정교한 시험을 한다. 약물시험은 약물남용 용의자나 운동선수와 관련된 경우뿐만 아니라 무작위 시험 정책을 채용한 일부 고용주를 위해 이루어지기도 한다.

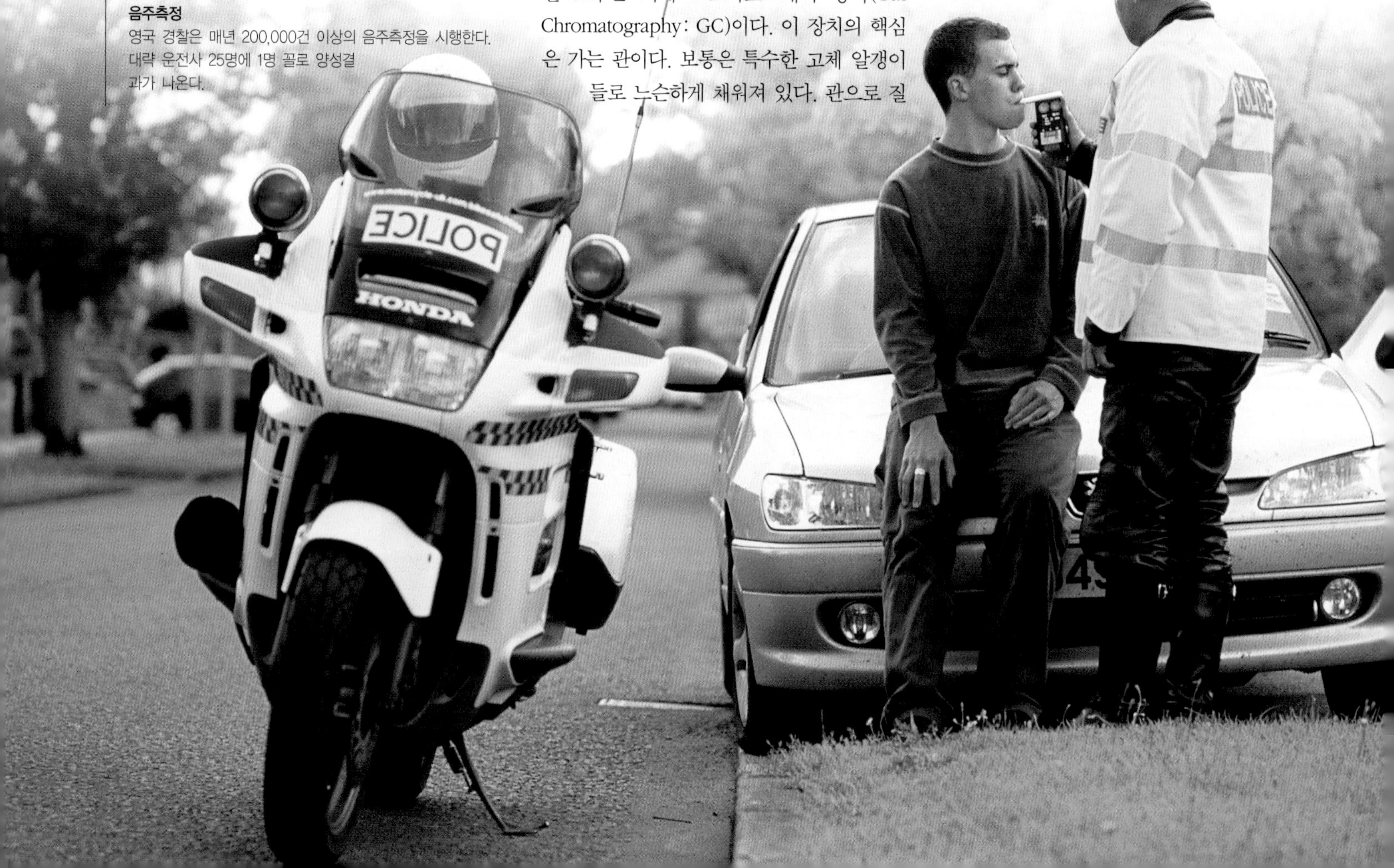

음주측정
영국 경찰은 매년 200,000건 이상의 음주측정을 시행한다. 대략 운전사 25명에 1명 꼴로 양성결과가 나온다.

식별과 측정

이러한 시험에는 십중팔구 기체나 액체에서 이동하는 속도에 따라 화학물질들을 분리하는 방법인 크로마토그래피가 수반되는 경우가 많다. 독물학 실험실에서 사용하는 필수적인 도구는 기체 크로마토그래피 장치(Gas Chromatography: GC)이다. 이 장치의 핵심은 가는 관이다. 보통은 특수한 고체 알갱이들로 느슨하게 채워져 있다. 관으로 질소처럼 반응을 일으키지 않는 기체를 흘려 넣는데, 이를 '운반기체'라 한다. 기화된 시험표본을 주입하면 그에 포함된 모든 화학물질이 서로 다른 속도로 관을 통과한다. 각 화학물질이 출구의 감지기에 언제 당도하는가를 측정하면 어떤 혼합물이든 성분을 식별해낼 수 있다. 감지기의 출력에 따라 컴퓨터 영상출력 장치가 작동하게 된다. 검사된 물질은 그래프에서 정점으로 나타난다. 알려진 약물의 정점과 일치하는 경우 결과가 양성임이 판별되는 것이다.

그 밖의 시험에는 두 가지 크로마토그래피 기법이 자주 사용된다. 하나는 고성능 액체 크로마토그래피(High Performance Liquid Chromatography: HPLC)로서 운반단계에서 기체 대신 액체를 사용하는 것이다. 그리고 또 다른 하나는 박층 크로마토그래피(Thin-Layer Chromatography: TLC)로서 오른쪽 맨 위의 사진에서 볼 수 있다.

질량분석

기체 크로마토그래피 장치(GC)는 질량분석(Mass Spectrometry: MS) 장비와 결부되어 있는 경우가 많아서 통틀어 GC/MS라고 부른다. 이 장비는 화학물질을 이온으로 분해한다. 이러한 이온들은 자기장에서 가속되는데, 그 전하를 질량과 비교해 측정하면 화학적 조성 상태를 검증해주는 특징적인 스펙트럼을 얻게 된다.

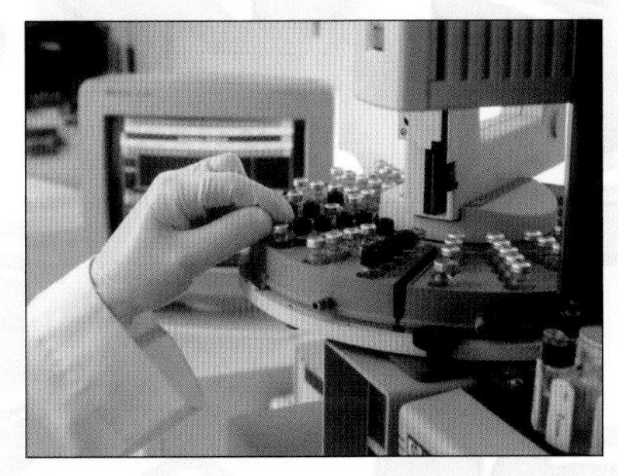

독살

크로마토그래피는 독극물에도 널리 사용된다. 사고, 자살, 살인을 막론하고 이 경우에는 시험대상이 용의자가 아니라 피해자이다. 가장 흔한 표본은 혈액과 간(肝)이지만, 병리학자가 그 외의 표본을 보내오는 경우도 가끔 있다. 쓸개즙에는 항우울제, 모르핀, 헤로인이 농축된다. 용제(溶劑) 같은 휘발성 물질은 폐에서 드러나고, 모발에는 독극물을 흡수한 기록이 길이방향을 따라 시간대별로 띠 모양으로 보관되어 있다. 독물학자는 보통 크로마토그래피와 면역 분석법을 이용해 이 표본들을 분석한다.

판에 보이는 첫 번째 흔적은 메타돈(진통제 · 헤로인 중독 치료약-옮긴이)을 포함한 대조용 표본인데, 메타돈이 맨 위쪽에 생긴 얼룩을 형성한다.

용의자 표본에서 맨 위쪽에 생긴 얼룩은, 대조용 표본으로 생긴 맨 위쪽의 점과 같은 높이까지 올라갔다. 이는 메타돈이 있음을 시사한다.

유리판에 시약을 분무하거나 자외선을 비추면서 관찰함으로써 원래는 무색이었던 흔적이 눈에 보이게 된다.

박층 크로마토그래피
점적(點滴)한 액체 표본들은 밑에서 흡수되어 올라오는 유기 용제에 의해 특수물질을 도포한 판을 타고 밀려 올라간다. 표본에 들어 있는 성분들은 서로 다른 속도로 상승하면서 분리된다.

독극물 탐정

독물학에 대한 일반적인 인상은 외톨이 과학자가 미궁에 빠진 살인사건을 해결하는 것 같은 모습이지만, 대개 현실은 그보다 단조롭다. 대부분의 독극물이 보이는 징후는 시체보관소에서 병리학자가 쉽게 발견하는 데다 요즘은 독살 자체가 드물다.

2001년 미국에서 벌어졌던 탄저병 공격 같은 생물학적 비상사태는 예외적이다. 이런 상황에서는 독물학자가 각광을 받는다. 독물학자들은 현장에서 표본을 채취해 분석하고, 치명적인 물질이 동식물의 생명에 미치는 영향을 조사하며, 사태를 어떻게 억제할 수 있을지 조언을 내놓고, 피해자의 치료를 감독한다.

그래도 몇몇 살인사건은 '독극물 탐정'의 인상에 들어맞는다. 예를 들어 1979년 런던에 살던 불가리아의 반체제 인사 게오르기 마르코프는 무엇이 다리를 찌르는 것을 느꼈다. 돌아보니 우산을 든 한 사내가 택시를 잡는 모습이 보였다. 마르코프는 나흘 후에 사망했다. 병리학자들은 독극물을 의심했지만 다리의 상처에서 조그만 탄환을 하나 발견했을 뿐, 시체에서 독소의 흔적을 찾아내지 못했다. 형사들은 택시를 잡던 남자가 불가리아 공작원이었고, 그가 우산으로부터 독극물이 든 탄환을 발사했다는 결론을 내렸다. 마르코프의 증상으로 보면 독극물이 리신일 것이라 짐작되는데, 이 리신은 몸속에서 빠른 속도로 분해되어 흔적도 없이 사라진다.

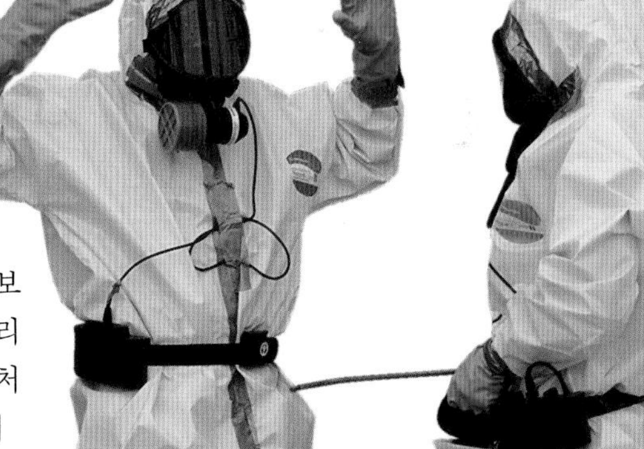

생물학적 경계태세
테러리스트가 생물학 무기로 공격해오면 독물학자는 보호에 만전을 기한다. 표본을 채취할 때 착용하는 살균복은 세심하게 소독하고(오른쪽), 실험실로 돌아와서는 표본을 밀봉된 글러브박스 안에 넣은 채 조사한다.

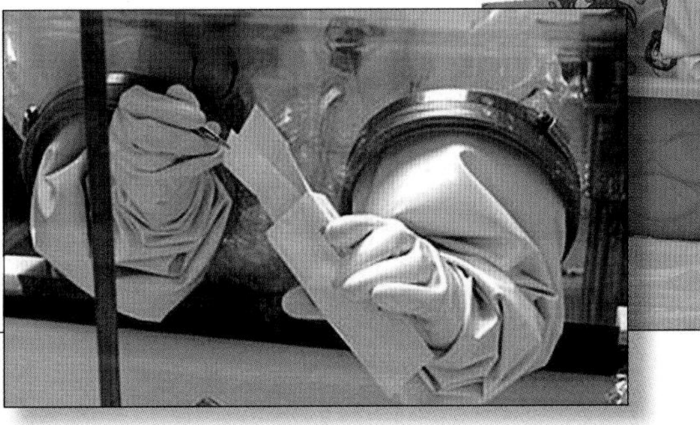

핏자국

살인사건 현장에 있는 핏자국은 말 그대로 범인을 지목한다. 핏자국의 모양과 크기, 위치를 분석해보면 가해자가 어디에 서 있었는지, 키는 얼마인지, 흉기는 몇 번이나 휘둘렀는지 알 수 있다. 그리고 오른손잡이인지 왼손잡이인지 계산이 가능하다.

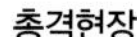

충격현장
총알이 피해자를 강하게 타격하기 때문에 피는 빠른 속도로 튀어 작은 방울로 흩뿌려지게 된다. 그러나 갱들의 무자비한 습격이 벌어진 사진 속의 현장에서는 동맥에서 솟구친 피 때문에 자동차 앞유리창에 뿌려진 핏방울들이 감춰졌다.

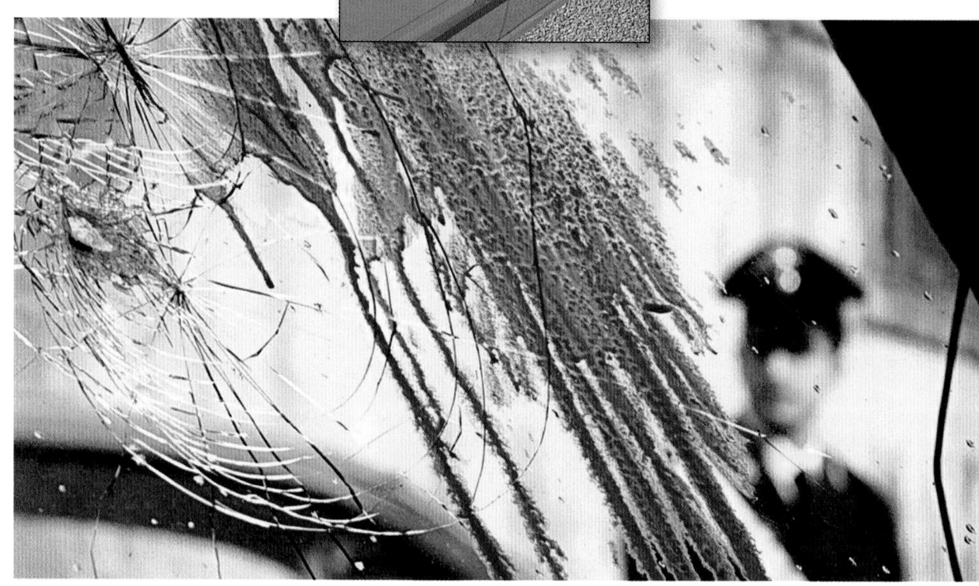

피는 격심한 폭력이 일어난 경우 사방에 흩뿌려질 수 있으며 없애버리기도 쉽지 않다. 표백제로도 핏자국을 완전히 없애지 못한다. 이런 이유로 사건을 재구성하려는 법과학자에게 도움을 준다.

용의자의 피가 현장에서 발견된 경우 DNA 분석으로 신원을 확인할 수 있다(60쪽 참조). 그러나 피해자의 피 역시 수사관들에게는 큰 도움이 된다. 피가 흩뿌려진 모양을 보면 공격이 일어난 상황에 대한 중요한 단서를 얻게 된다.

단순한 예로, 흉기에서 뿌려진 피가 천장에 여러 차례 자국을 남겼다면 한 번만 내리쳤을 뿐이라는 용의자의 말은 거짓이 분명하다. 뚜렷한 핏자국이 많이 남아 있는 경우, 수사관들은 이를 통해 공격의 상세한 상황을 재구성해낸다.

숨겨진 자국 드러내기

그러나 핏자국을 완벽하게 이용하려면 수사관들은 먼저 모든 핏자국을 찾아내야 한다. 고광도의 광원에 필터를 씌워 보랏빛 광선을 비추면 피의 얼룩을 찾는 데 도움이 된다. 이렇게 해도 아무것도 드러나지 않거나 범죄현장을 청소해버린 경우 수사관들은 시약을 사용한다.

루미놀과 플루오레세인이 가장 널리 사용되는데 12,000:1로 희석된 혈액도 찾아내는 것으로 알려져 있다. 루미놀을 캄캄한 방안에서 분무하면 혈액의 흔적과 접촉하면서 형광을 발한다. 플루오레세인이 더 민감하지만, 자외선을 비추는 경우에만 빛이 난다. 둘 다 헤모글로빈의 철분과 반응한다.

자외선 전등은 작고 조작이 쉬워서 까다로운 곳에도 쉽게 갖다 댈 수 있다.

수사관이 쓴 고글은 자외선으로부터 눈을 보호해줄 뿐만 아니라 색상대비를 강조한다.

피투성이 발자국 ▼
시약을 분무하고 자외선 조명을 비추면 보통의 조명에서는 거의 보이지 않던 피투성이 발자국이 선명하게 드러나, 이를 촬영해 증거로 삼을 수 있다.

A

B

의미 있는 패턴

혈흔분석은 뿌려진 모양을 이용해 핏자국을 만든 행동을 재구성하는 작업이다. 한 방울의 피가 표면에 부딪친 경우, 그로 인해 남은 흔적의 모양은 핏방울이 움직인 방향과 핏방울이 뿌려진 힘의 세기를 보여준다. 예를 들어 낮은 높이에서 떨어진 피는 바닥에 커다란 원형의 핏방울을 형성하지만, 피가 강하게 뿌려진 경우 부서지면서 훨씬 더 작은 핏방울들로 나누어진다. 기울어진 표면에 부딪힌 경우에는 모양이 길게 변하면서 원래의 핏방울에서 멀어지는 방향으로 꼬리가 나타나기도 한다.

핏자국이 벽, 바닥, 천장에 뚜렷한 패턴을 남겼다면 수사관들은 각각의 흔적으로부터 거슬러 올라가 타격이 일어났을 때 피해자와 공격자가

핏자국의 모양

1930년대, 처음으로 핏자국을 설명해낸 사람은 스코틀랜드의 법의학교수 존 글레이스터(1892–1971)이다. 그가 만들어놓은 구분법은 오늘날에도 사용되고 있다. 범죄현장에 남아 있는 흔적이 여기에 보이는 것처럼 깔끔하게 구분되는 일은 드물다. 거칠고 다공질인 표면에 묻은 경우에는 분석 자체가 불가능하기도 하다.

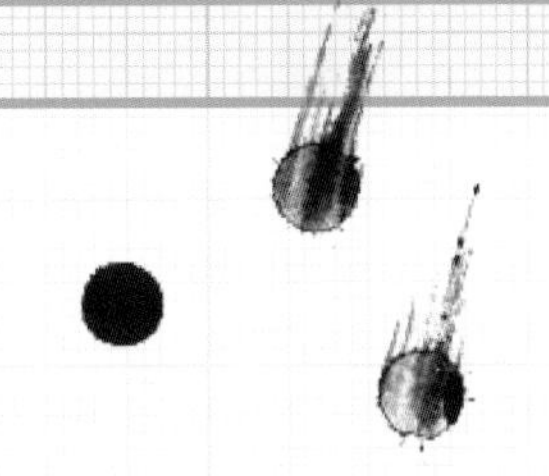

원형 자국은 피가 별다른 힘을 받지 않고 낙하경로와 수직인 표면에 부딪칠 때 생긴다.

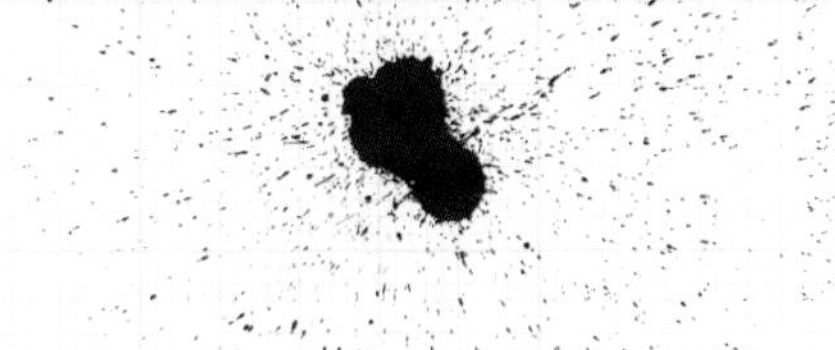

요철형 자국은 피가 빠른 속도로 뿌려지거나 높은 곳에서 떨어졌을 때 생긴다.

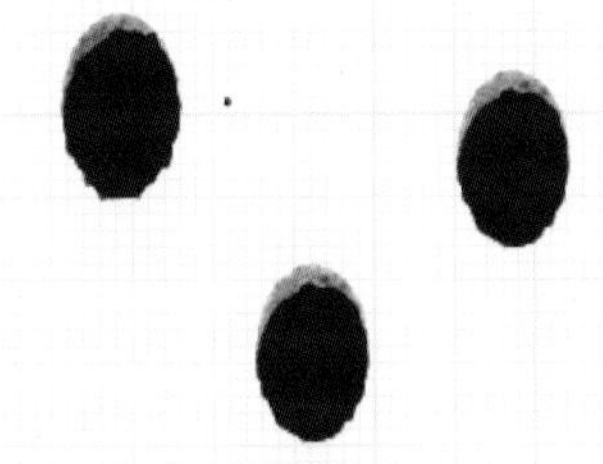

타원형 자국은 핏방울이 비스듬하게 부딪쳤음을 보여준다. 표준공식을 사용해 각도를 계산한다.

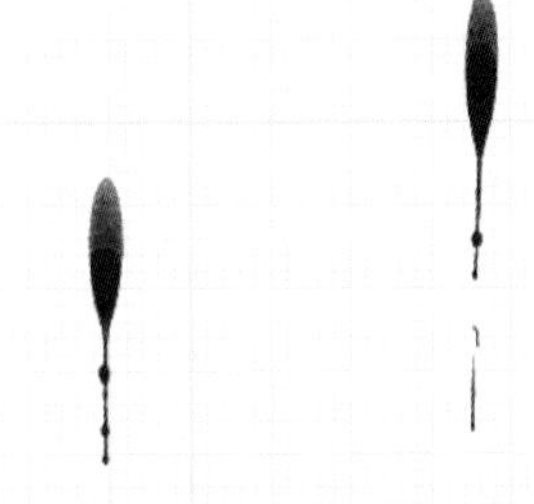

튄 자국에 꼬리가 뚜렷이 달려 있는 것은 피가 표면에 30도 이하의 각도로 부딪쳤음을 보여준다.

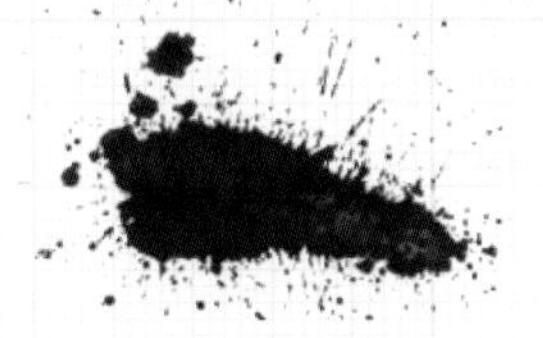

분출된 피는 표면에 특징적인 흔적을 형성하며, 절단된 동맥에서 분출될 때 생긴다.

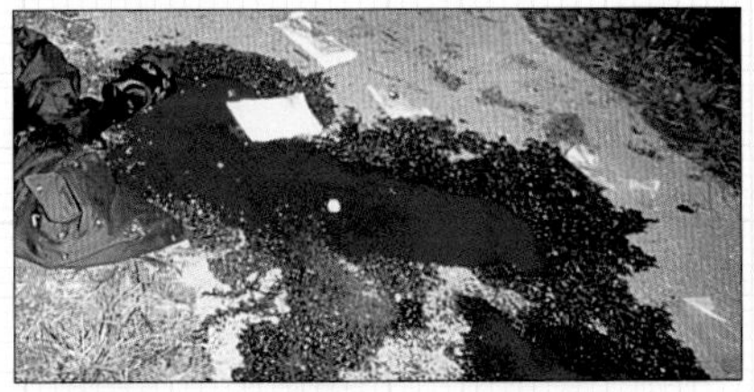

피 웅덩이는 피해자가 움직이지 않는 상태에서 살아 있었음을 의미한다. 사망하면 피의 흐름이 멈춘다.

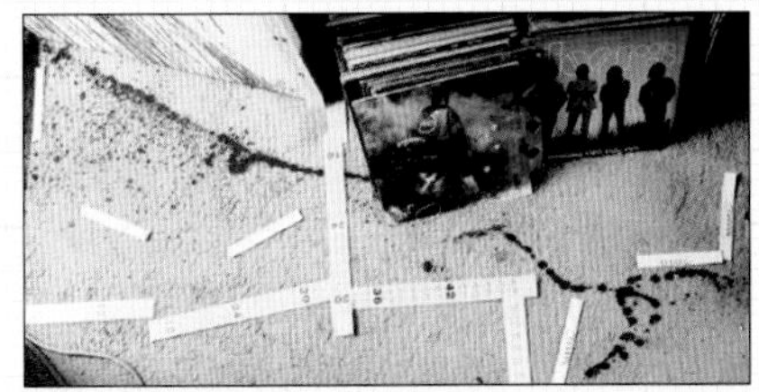

끌려간 핏자국은 이차적으로 튄 자국에 둘러싸여 있기도 한다. 튄 자국을 통해 움직임의 방향을 알 수 있다.

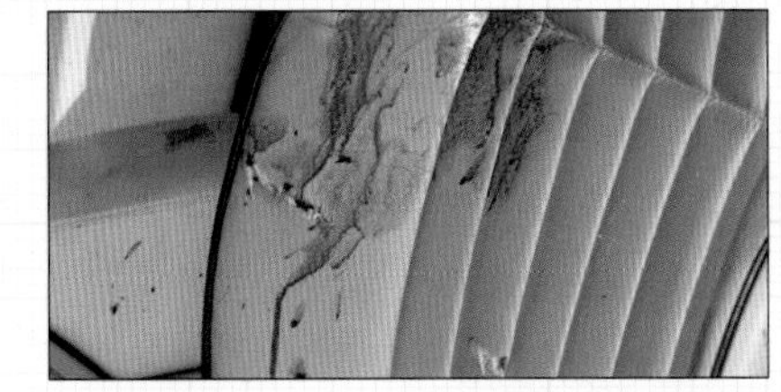

피 얼룩은 표면을 누른 물체 역시 피로 얼룩져 있었음을 시사한다.

어디에 있었는지 계산해낸다. 과거 형사들은 핏방울이 직선으로 날아간다고 가정하고 재구성을 위해 끈을 사용했다. 오늘날에는 컴퓨터 프로그램이 그 일을 자동으로 처리한다. 중력을 고려해 뿌려진 피가 날아가는 경로를 완만한 활 모양으로 나타내므로 처리가 보다 정확해졌다.

흉기의 사용

뿌려진 자국이 상당히 뚜렷한 경우, 훨씬 더 많은 정보를 추론해낼 수 있다. 흉기 끝에서 흩뿌려진 피의 형태에서는 특히 중요하다. 공격자는 흉기를 직선으로 휘두르지 않는다. 따라서 핏자국이 왼쪽으로 휘었는지 오른쪽으로 휘었는지에 따라 어느 손에 흉기를 잡았는지 알 수 있다.

흔적의 폭은 흉기의 특징을 암시한다. 예를 들어 칼은 야구방망이보다 훨씬 좁은 흔적을 남긴다. 뿌려진 피는 잔인성을 나타내기도 한다. 여러 개의 강하게 뿌려진 자국은 흥분해서 단호하게 공격했다는 설득력 있는 증거가 된다.

뿌려진 핏자국이 없다는 것도 의미가 뚜렷하다 할 수 있다. 이는 피의 출처와 핏방울이 뿌려진 표면 사이에 어떤 물체가 있었음을 시사한다. 사이에 끼어 있던 물체는 조각그림 맞추기 퍼즐에서 마지막 남은 조각처럼 범죄현장에 들어맞는 혈흔 모양을 지니고 있을 것이다.

핏자국 모양의 분석 ▶
피가 뿌려진 출처를 추적하기 위해 수사관들은 먼저 테이프나 끈으로 각 흔적의 축을 따라 벽에다 표시를 한다. 출처가 벽에서 얼마나 떨어져 있었는지 알아내기 위해, 핏자국이 길어진 상태를 이용해 핏방울이 부딪친 각도를 판단한다.

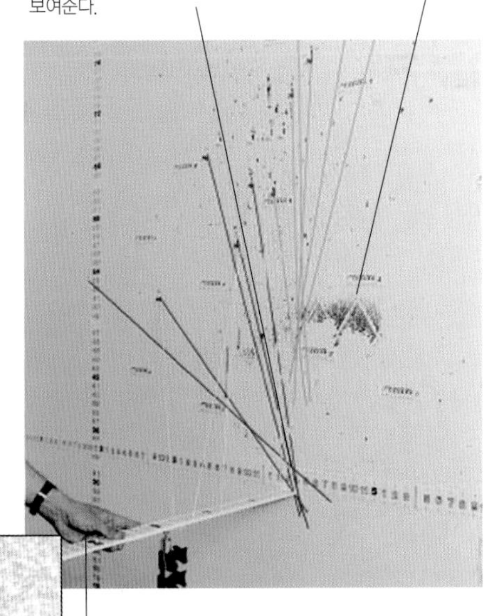

빨간 테이프들이 이 지점으로 집중되는데, 이는 피가 뿌려진 출처를 2차원적으로 보여준다.

피투성이 매트리스가 벽에 기대어져 있어 이런 얼룩이 생겼다.

핏방울의 길어진 모양으로 벽과 연결된 하얀색 끈의 각도가 결정됨에 따라 피의 출처가 3차원적으로 고정된다.

타원의 모양은 피가 부딪친 각도를 나타낸다.

답은 피에 있었다

칼로 난폭하게 공격하는 상대방으로부터 자신을 지키기 위해 잉글랜드 서부지방의 농부는 12구경 산탄총을 발사했다. 증오로 인해 한 동네에서 발생한 사건의 섬뜩하고 비극적인 결말 정도로 여겨지지만, 수사관들은 농가 바닥의 핏자국을 세심하게 살피며 사건을 철저하게 조사했다.

늘어진 턱에 흐릿한 눈빛의 양이 코츠월드 언덕에 있는 위든 힐 농장의 울타리에서 곁눈질하고 있었다. 양의 머리에 붙여놓은 종이쪽지에는 두 단어가 휘갈겨져 있었다. "다음은 너야(YOU NEXT)." 그것은 분명한 협박이었다. 농부 그레이엄 백하우스는 이 소름끼치는 증표를 가지고 곧바로 경찰을 찾아갔다. 그는 이전에 받았던 익명의 편지며 전화, 그리고 마을에 사는 앙숙에 대해 흥분해서 떠들어댔지만 경찰이 할 수 있는 일은 별로 없었다.

게다가 경찰은 그저 동네에서 흔히 있는 말다툼 정도로 생각했다. 그러나 이 사건은 상황이 달랐다. 그로부터 열흘이 지난 1984년 4월 9일, 이웃 마을 호튼으로 가려던 마거릿 백하우스는 차의 시동이 걸리지 않자 남편의 차 볼보 왜건의 열쇠를 집어 들었다. 시동을 걸자 운전석 밑에 있던 폭탄이 터지면서 그녀의 넓적다리를 반쯤 날려버렸다.

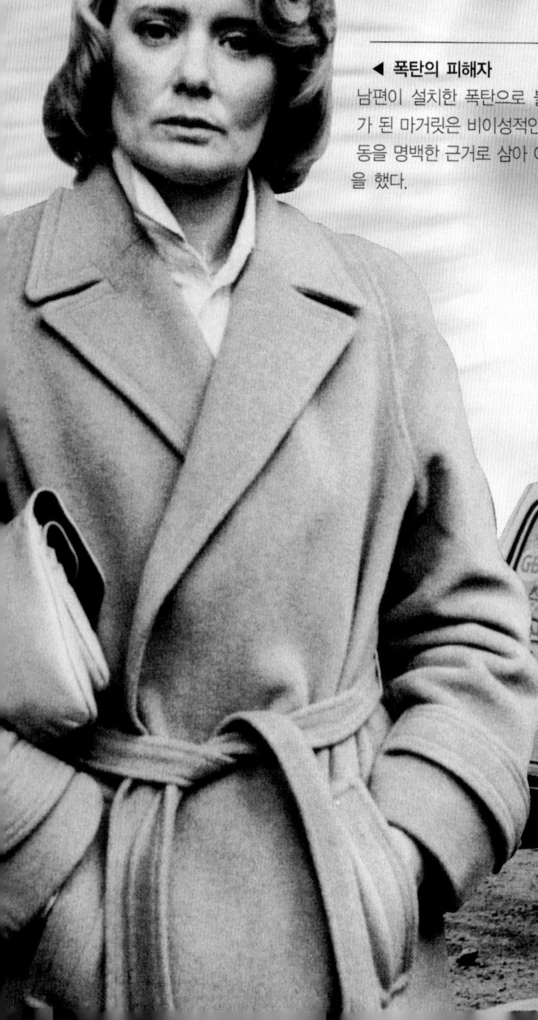

◀ **폭탄의 피해자**
남편이 설치한 폭탄으로 불구가 된 마거릿은 비이성적인 행동을 명백한 근거로 삼아 이혼을 했다.

파이프 폭탄

경찰의 수사 결과, 폭탄은 파이프를 잘라 거기에 니트로글리세린과 여덟 발의 산탄총알에서 꺼낸 산탄을 채워 넣어 만든 것으로 밝혀졌다. 폭발력이 위로 분출되도록 장착되어 있었기 때문에 마가렛이 죽지 않은 것은 천우신조였다.

원래 노렸던 목표는 그레이엄이 분명해 보였다. 경찰은 그레이엄에게 누가 이런 일을 저지를 법하다고 생각하는지 물어보았다. 처음에는 어떠한 적도 없다고 부정했으나, 경찰이 다그치자 원한을 가지고 있을 법한 두 명의 동네사람을 지목했다. 한 사람은 채석공으로서, 백하우스가 그의 아내와 놀아난 적이 있었다. 동기도 있었고 폭탄을 다루는 데 익숙한 사람이었다. 다른 한 사람은 이웃집의 목수 콜린 비데일-테일러로서, 길에 대한 권리를 놓고 백하우스와 다툼을 벌여왔다.

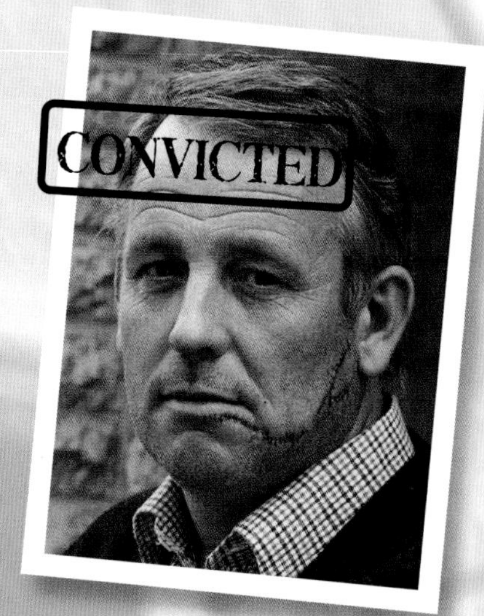

죄를 숨기지 못한 흉터 ▲
그레이엄 백하우스는 시골로 이주할 때까지 성공적인 미용사였으나 퍼머와 머리손질로는 농장에서의 생활고를 겪을 각오를 다지지 못했다.

정당방위

경찰은 백하우스에게 24시간 경호를 붙였다. 하지만 이 농부는 일주일도 채 안 되어 전화를 걸어 스스로를 지키는 일쯤은 할 수 있다며 경찰배치를 그만두도록 했다. 그래도 그의 안전을 염려한 경찰은 경찰대의 경보와 연결된 비상버튼을 설치하라고 했다. 4월 30일, 백

◀ **고통의 현장**
백하우스는 현장에서 떨어진 헛간에서 라디오를 듣고 있느라 자동차가 폭발하는 소리도, 아내의 비명소리도 듣지 못했다고 주장했다.

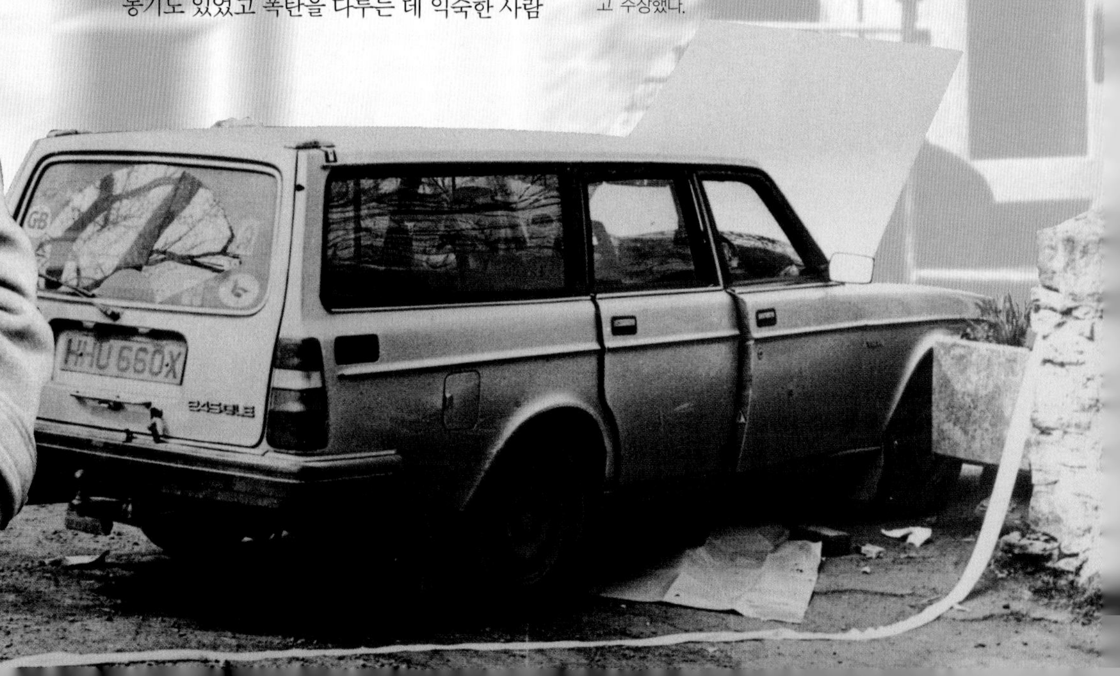

하우스가 경보를 울렸다. 한 경찰관이 위든 힐 농장으로 달려갔다. 거기서 발견한 것은 스탠리 칼(상표명으로서, 날이 짧고 날카로운 접이식 칼-옮긴이)을 든 채 두 발의 산탄총을 맞고 죽어있는 비데일-테일러였다. 백하우스는 얼굴과 가슴을 가로질러 깊게 베인 상처에서 피를 흘리고 있었다. 겁에 질려 울먹이는 간간이 그가 이야기를 쏟아냈다. 그의 말에 따르면 비데일-테일러는 의자를 고쳐주겠다면서 문 앞에 나타났다. 백하우스가 고칠 가구가 없다고 말하자 목수는 자신이 자동차에 폭탄을 설치했다고 고백하더니, 신이 자신을 보냈다고 소리치며 갑자기 칼로 찔러댔다.

백하우스는 부엌에서 달아나 산탄총을 가져왔으며, 정당방위로 두 발을 쏘았다고 주장

백하우스가 자신에게 쓴 '악의로 가득 찬' 편지는 모두 반복적인 괴롭힘을 날조하려는 계획의 일환이었다.

했다. 비데일-테일러의 작업장을 수색한 결과 백하우스의 이야기가 입증되었다. 수사관들은 볼보 자동차에 설치되었던 사제폭탄과 일치하는 파이프 조각을 찾아냈던 것이다.

피에 남은 단서

위든 힐 농장을 조사한 경관들은 백하우스가 진실을 말하고 있지 않다는 의심을 품었다. 부엌에 있는 핏자국의 형태가 특히 의미심장했다. 백하우스의 주장대로 거기서 격렬한 몸싸움이 벌어졌다면, 피는 어느 정도 힘을 가지고 뿌려지면서 꼬리의 흔적을 뚜렷이 남겼어야 했다. 그러나 부엌 바닥에는 상처에서 곧장 떨어졌다고 밖에 볼 수 없는 원형 핏자국들만 있었다. 뒤집어진 의자가 핏자국의 일부를 가리고 있는 점으로 보아, 의자는 뒤늦게 그 자리에 놓아둔 것으로 추측되었다. 더더욱 의미심장한 것은 백하우스가 총을 가지러 갔다고 주장하는, 부엌에서 현관으로 이어지는 경로에는 핏자국이 없다는 점이었다.

모순된 진술은 그뿐만이 아니었다. 사망자는 손에 칼을 쥔 채 발견되었는데, 부검을 집도한 법의병리학자가 지적했듯 넘어지면서 칼을 떨어뜨렸어야 옳았다. 백하우스의 몸에 난 상처도 의심스럽기는 마찬가지였다. 손에 상처 하나 없이 목에서 허리까지 깊은 칼자국이 끊이지 않고 생겼다는 것은 공격자가 칼로 베는데도 가만히 선 채 아무런 반항도 하지 않았다는 말이 된다.

보험사기

조사가 진척되면서 수사관들은 더더욱 혼란스런 사실들을 밝혀냈다. 백하우스는 당좌대출을 엄청나게 받았는데, 오히려 그 빚이 불어나고 있었다. 그는 농부로서 무능한 데다 두 해 연속으로 흉작을 맞았다. 1984년 3월, 그는 아내의 생명보험금을 두 배로 늘렸다. 그녀가 죽는다면 빚도 청산할 수 있을 터였다.

경찰은 그레이엄 백하우스를 콜린 비데일-테일러 살해와 자기 아내에 대한 살인미수 혐의로 입건했다. 재판에서 검찰 측은 그를 냉혹하고 교활한 살인자로 묘사했다. 보험금을 타내려다가 아내를 불구로 만든 것도 모자라, 폭파범으로 의심을 사지 않기 위해 기꺼이 무고한 이웃을 냉혹하게 살해하고 스스로에게 칼질했던 것이다.

형사들은 양

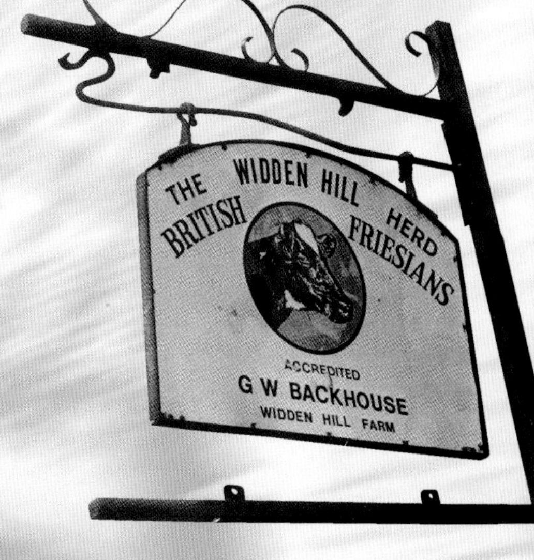

살인자의 간판 ▲
대문에 걸어놓은 낙천적인 간판에도 불구하고 백하우스는 농장을 유지하기 위해 £70,000(2005년 현재 약 1억 4천만 원-옮긴이) 당좌대출 빚을 지고 있었으며, 이것이 그의 살인 동기가 되었다.

의 머리도 계획의 일부였음을 증명했다. 협박장에 쓴 경고문은 조악하지만 효과적으로 위장되어 있어서 백하우스가 직접 쓴 것인지 밝혀낼 수는 없었다. 그러나 종잇장에는 희미한 낙서의 흔적이 새겨져 있었다. 위든 힐 농장에서 발견된 메모철에 휘갈겨져 있는 것과 정확히 일치하는 것이었다. 그레이엄 백하우스는 살인을 저지르지 않았다고 주장했지만, 배심원들은 이를 받아들이지 않았다. 무자비하고 영리한 이 살인자는 1985년 2월 18일 두 차례의 종신징역을 선고받았고, 그로부터 9년 뒤 심장마비로 사망했다.

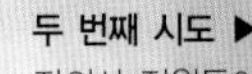

두 번째 시도 ▶
장의사 직원들이 백하우스가 두 번째로 시도해 성공한 살인의 희생자를 옮기고 있다.

증거가 되는 흔적들

"모든 접촉은 흔적을 남긴다"는 간결한 말을 좌우명으로 법과학자 에드몽 로카르는 모든 범죄의 수사에 지금도 지침이 되는 원칙을 확립했다. 범인은 범죄현장에 자신이 있었다는 흔적을 남기지 않을 수 없으며, 반드시 자신이 거기에 있었다는 증거를 몸에 지니고 가게 된다.

주사전자현미경(Scanning Electron Microscope: SEM)
SEM은 특별히 준비된 표본에 전자로 충격을 가함으로써 그 표면의 세부를 1나노미터 급의 놀라운 정밀도로 보여준다. 이는 머리카락 굵기의 1/100,000에 해당되는 것이다(사진은 SEM에 양모섬유를 삽입한 상태).

로카르의 교환법칙이 지닌 단순함은 오해의 소지가 있다. 뻔한 말인 것 같지만, 이 법칙이 지닌 함의(含意)는 미묘하고 광범위하다. 범인이 아무리 주의를 기울여도 범죄현장을 처음 보았을 때와 똑같이 만들어둘 수는 없다. 그의 신원을 드러내는 무언가를 항상 남기게 된다. 그 반대의 경우도 마찬가지이다. 범법자는 범죄와 연루된 증거의 흔적을 몸에 지니고 가지 않을 수 없다.

1920년 로카르가 이런 생각을 처음으로 공식화했을 때, DNA라는 말은 아직 등장하지도 않았고, 피 1나노그램(1/40,000,000방울)만으로도 범인을 식별해낼 수 있다는 것은 상상조차 할 수 없는 일이었다. 그가 생각했던 흔적이라는 것은 모발, 도료 조각, 먼지, 흙, 섬유, 아주 작은 유리 조각 같은 인공물, 요컨대 눈에 잘 띄지 않는 작디작은 물체였다.

로카르는 자신의 유명한 요약을 공식화하기 훨씬 전에 작업을 통해 이 교환법칙을 증명했다. 1912년, 여자 친구를 목 졸라 살해한 은행 직원 에밀 구르뱅의 사건을 해결했던 것이다. 구르뱅은 철통같은 알리바이가 있는 것처럼 보였지만, 로카르가 손톱 밑을 긁어 조사하자 작은 피부 조각들이 나왔다. 더구나 피부 조각들이 분홍색 가루로 뒤덮여 있었는데, 이 가루는 죽은 여성의 목에 묻은 분가루와 일치했다. 증거를 들이대자 구르뱅은 자백하고 말았다.

로카르가 말한 '흔적'은 피부 조각에서부터 총기 잔류물에 이르기까지 모든 종류의 물질을 포함하는 것이었다. 오늘날 이런 흔적들의 상당수는 총기학 같은 법과학 전문부문에서 분석한다. '흔적증거'라는 용어는 이제 섬유, 모발, 도료 및 피복제, 식물 조각을 포함한 흙 및 식물성 물질 같은 몇몇 범주만을 의미하는 것이 보통이다.

에드몽 로카르

프랑스 법과학의 대가 에드몽 로카르는 의학과 법을 공부하다가 나이 서른 셋에 자신의 경찰 실험실을 개설했다. 범죄학에 헌신한 일생 동안 그는 뛰어난 작업을 통해서는 물론, 수많은 저서와 강연활동을 통해서도 엄청난 영향을 끼쳤다.

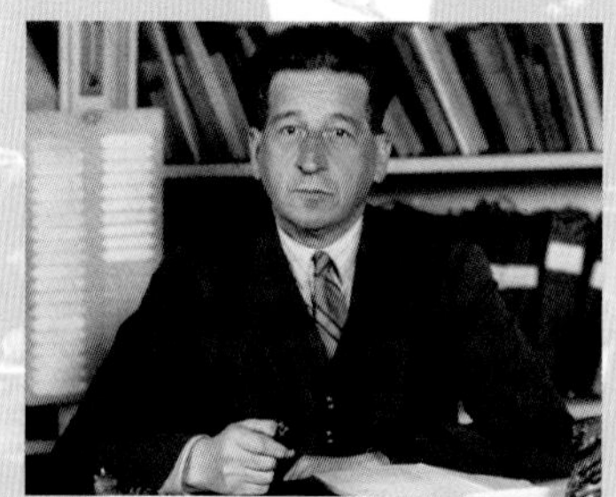

에드몽 로카르
1877–1966

어떻게 흔적을 찾는가?

바로 이런 특성 때문에 흔적증거는 찾기도 어렵고 금세 사라지게 된다. 범인의 옷에 범죄현장에 있던 먼지와 섬유가 묻게 되지만 대부분 몇 시간만 지나면 떨어져버린다. 겨우 남아 있던 것조차 솔질하거나 세탁하면 없어진다. 범죄현장의 흔적증거는 육안으로 보이지 않기도 한다. 따라서 수사관들은 볼 수 없는 것을 찾아야 한다는 문제에 직면한다.

그러면 어떻게 이런 문제를 해결할까? 한편으로는 범죄현장을 조직적으로 철저히 수색함으로써, 다른 한편으로는 '무엇을 찾을지'와 '어디에서 찾을 수 있을지'를 지식에 근거해 추측함으로써 해결한다. 의류의 경우, 옷이 아무리 깨끗해 보여도 솔기와 주머니에는 유죄를 증명할 섬유가 남아 있기도 한다.

정밀조사

현미경은 현대 법과학에서 필수적인 도구이다. 증거의 특성에 따라 여러 유형의 현미경이 사용된다.
현미경에는 표면의 세부를 조사하는 것으로부터 표본을 완전히 관통해 보는 것까지 그 종류가 다양하다.

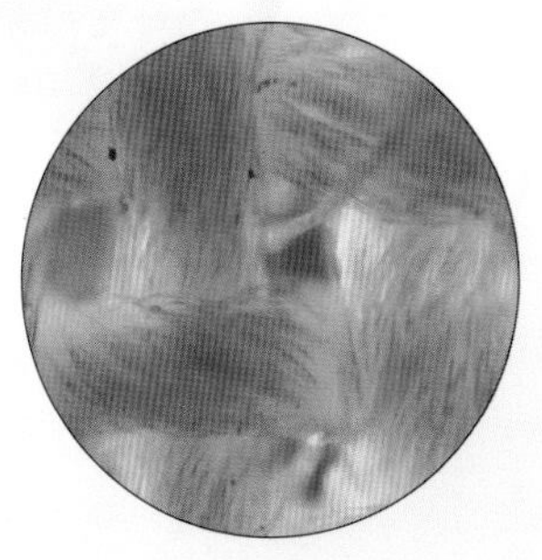

광학현미경 ▲
광학현미경을 통해 수사관들은 흔적증거를 들여다본다. 그렇지 않아도 다목적인 이 현미경은 입체렌즈, 이중렌즈, 그리고 특수조명의 사용으로 그 용도가 폭넓다.

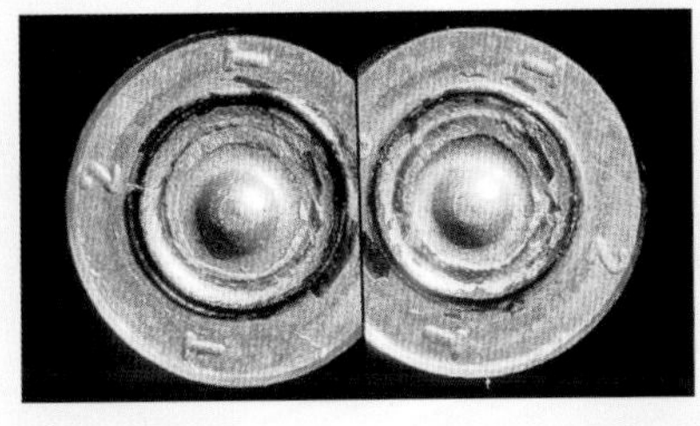

비교현미경 ▲
비교현미경의 이중 광학계로 인해 두 개의 서로 다른 표본의 영상이 한 개의 접안렌즈로 투사되므로, 한 쌍의 표본을 비교하는 일이 아주 간단하다.

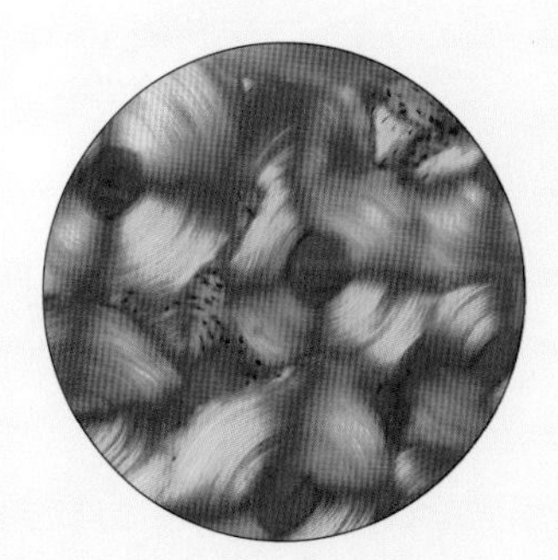

편광 ▲
빛을 편광(偏光)시키는 필터는 한 평면상에서만 진동하는 광선을 통과시키므로, 한 쌍의 필터를 교차시켜놓으면 빛을 모두 차단하게 된다. 현미경에서 필터들 사이에 놓인 흔적증거는 빛을 확산시키면서 색깔을 띠게 되어, 구조를 드러내는 선명한 상을 만들어낸다.

어떻게 채취하는가?

흔적증거를 채취하는 일은 그것을 찾는 일만큼이나 기술과 끈기를 요한다. 큰 편에 속하는 조각들은 (렌즈와 핀셋을 이용해) 손으로 채취할 수 있다. 법과학용 진공청소기는 보다 작은 흔적을 채집하는 데 효과적이다. 물질을 빨아들여 종이필터에 흡착시킴으로써 나중에 분석할 수 있게 한다. 필터를 주의 깊게 규칙적으로 바꾸어주면 증거가 범죄현장의 어디에서 나온 것인지 식별할 수 있다.

면적이 좁은 곳에서 채취할 때는 테이프로 떼어내는 것이 효과적이다. 이동 가능한 물체는 자루에 통째로 넣어 수거하기도 한다. 실험실에서는 이렇게 수거한 물체에서 필요한 부분을 씻어내거나 긁어내 그냥 지나칠 수도 있는 흔적증거를 찾아낸다.

어떻게 조사하는가?

흔적증거의 비밀을 밝혀내기 위해 면밀한 조사가 필요하므로 흔적 실험실에서는 현미경이 중요한 도구가 된다.

현미경을 통한 조사는 여타의 분석방법에 비해 몇 가지 뛰어난 장점이 있다. 그 첫 번째 장점은 전적으로 비파괴적이라는 점인데, 이는 증거가 극미량인 경우에 대단히 중요하다. 그리고 대개 표본에 별다른 준비나 처리를 할 필요가 없다. 마지막으로 현미경 검사는 다양한 종류의 흔적증거를 구분할 수 있는 유일한 방법인 경우가 많다.

예를 들어 어떠한 화학적 시험으로도 도료가 표면에 뿌려진 순서를 밝혀낼 수 없지만, 현미경으로 보면 칠한 순서가 그 즉시 명백하게 드러난다.

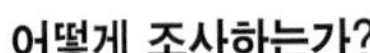

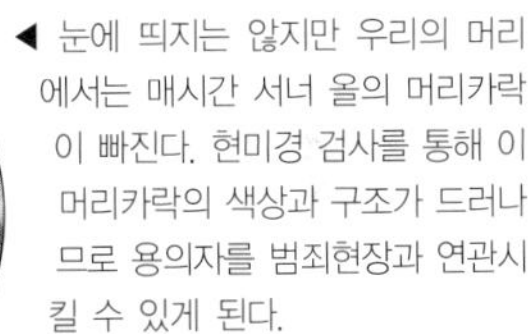

◀ 눈에 띄지는 않지만 우리의 머리에서는 매시간 서너 올의 머리카락이 빠진다. 현미경 검사를 통해 이 머리카락의 색상과 구조가 드러나므로 용의자를 범죄현장과 연관시킬 수 있게 된다.

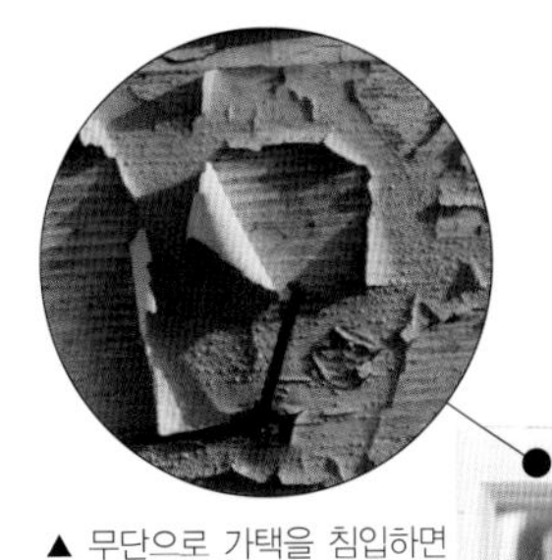

▲ 무단으로 가택을 침입하면 풍부한 흔적증거가 만들어진다. 옷에 달라붙은 도료 조각은 특유의 색상과 조성, 그리고 칠한 순서를 포함하고 있어 신원확인에 도움이 된다.

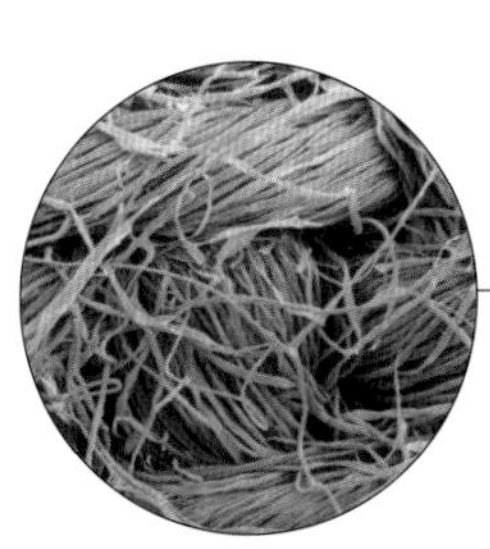

▲ 옷에서 떨어져 나간, 증거가 되는 섬유는 대단히 독특할 뿐만 아니라 쉽게 옮겨진다. 의자에 앉으면 방석에 섬유가 달라붙는데, 때로는 수천 가닥에 달하기도 한다.

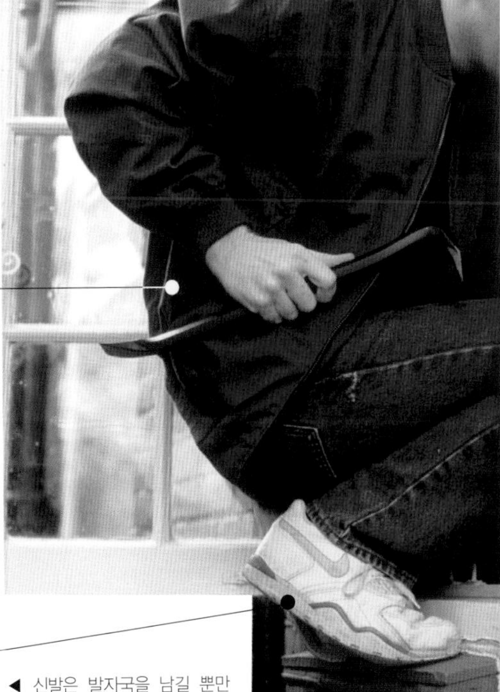

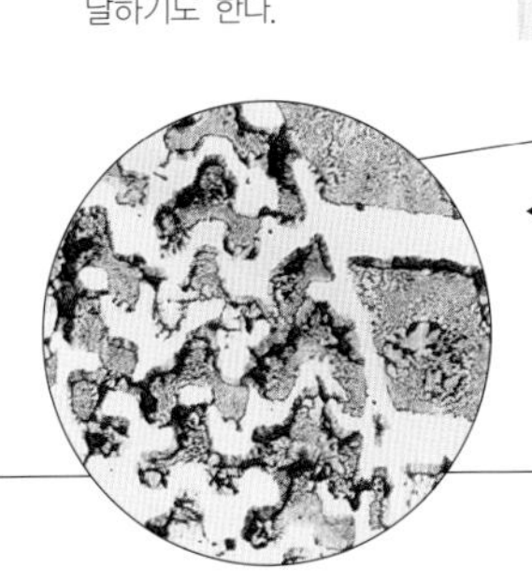

◀ 신발은 발자국을 남길 뿐만 아니라 범죄현장에서 잘게 쪼개진 유리 조각과 같은 흔적증거를 묻혀오기도 한다.

물질증거

법과학자에게 아주 작은 유리 조각이나 섬유, 도료가 흥미로운 정보를 제공하기도 한다. 이 대량생산된 물질은 우리의 환경에 무한한 색상과 광택을 더해준다. 이러한 다양성이야말로 물질의 미세한 흔적이 범죄현장이나 피해자를 용의자와 연관시키는 데 효과적으로 도움을 줄 수 있는 이유이다.

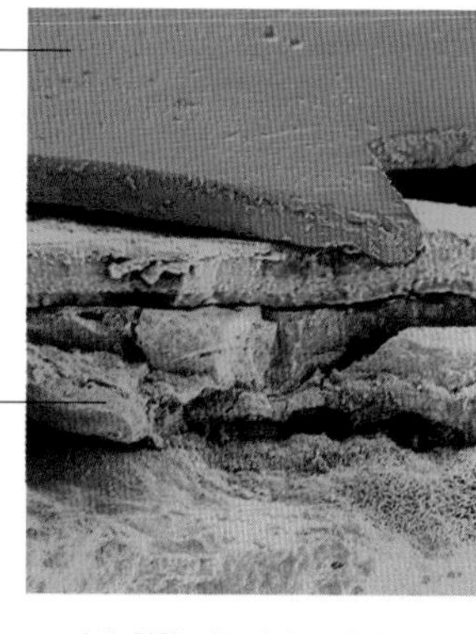

원래의 초록색 도료와 거기에 제대로 붙어 있지 않은 겉면의 빨간색 도료는 쉽게 구별이 가능하다.

도료들이 녹슬어가는 차체에 칠해져 층을 이루고 있다.

▲ 다시 칠한 자동차의 도장면

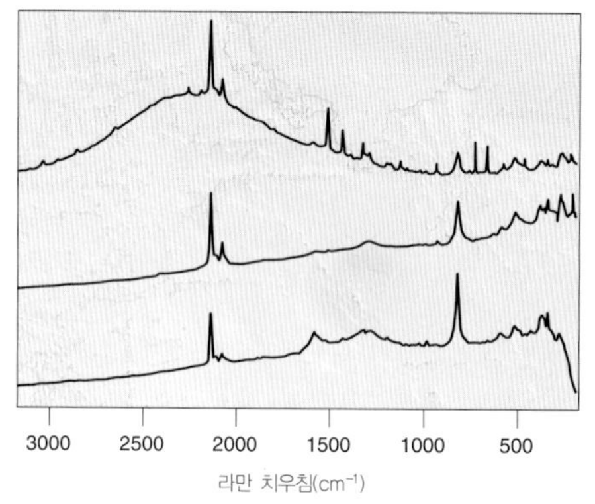

도료의 비교 ▲
현미분광측광기는 사실상 같은 색상을 띤, 서로 다른 종류의 도료들을 구분해낼 수 있다. 각 표본의 조성을 분석해 그래프에 출력정점이 있는 선으로 보여준다. 그림의 그래프는 출처가 다른 세 표본의 결과이다.

실내장식가가 가지고 다니는 색상표를 보면 하나의 제조회사에서도 얼마나 많은 도료가 생산되는지 알 수 있다. 다양한 브랜드까지 고려하면, 범죄현장에서 채취한 도료가 용의자에게서 발견된 작은 조각과 일치하는 경우 이 둘 사이에 강력한 연관관계가 있다는 것은 쉽게 짐작 가능하다.

그러나 도료는 웬만해서 한 겹만 칠하지 않는다. 여러 겹으로 칠한 도료가 일치하는 경우, 용의자와 범죄를 연결짓는 것은 대단히 설득력이 있다.

자동차 도료는 제작회사 혹은 브랜드마다 상당히 다르다. 사고현장에서 발견된 것이 용의차량에서 채취한 표본과 일치한다면 다른 차량이 개입되었을 확률이 1/16,000에 불과할 수도 있다.

면밀한 조사

배율이 낮은 확대경으로 보더라도 페인트 조각의 덧칠된 층 색깔이 각각 뚜렷하게 드러나는 경우가 많다. 간단한 시각적 조사로는 확실하지 않은 경우, 도료 표본을 잘라내어 문질러보면 그 색상과 칠해진 순서가 보다 명확히 드러난다.

보다 치밀한 분석방법으로는 표본에 흡수되고 방출되는 빛의 에너지 파장을 전자적으로 조사하는 현미분광측광법이 있다.

이미 용의자가 존재하는 범죄라면 용의자로부터 채취한 것과 범죄현장에서 채취한 것을 직접 비교해보면 된다. 그러나 도료는 범인의 신원이 밝혀지지 않은 경우에도 도움이 될 수 있다. 경찰은 차량의 도장(塗裝)에 대한 데이터베이스를 보유하고 있어 뺑소니 사고

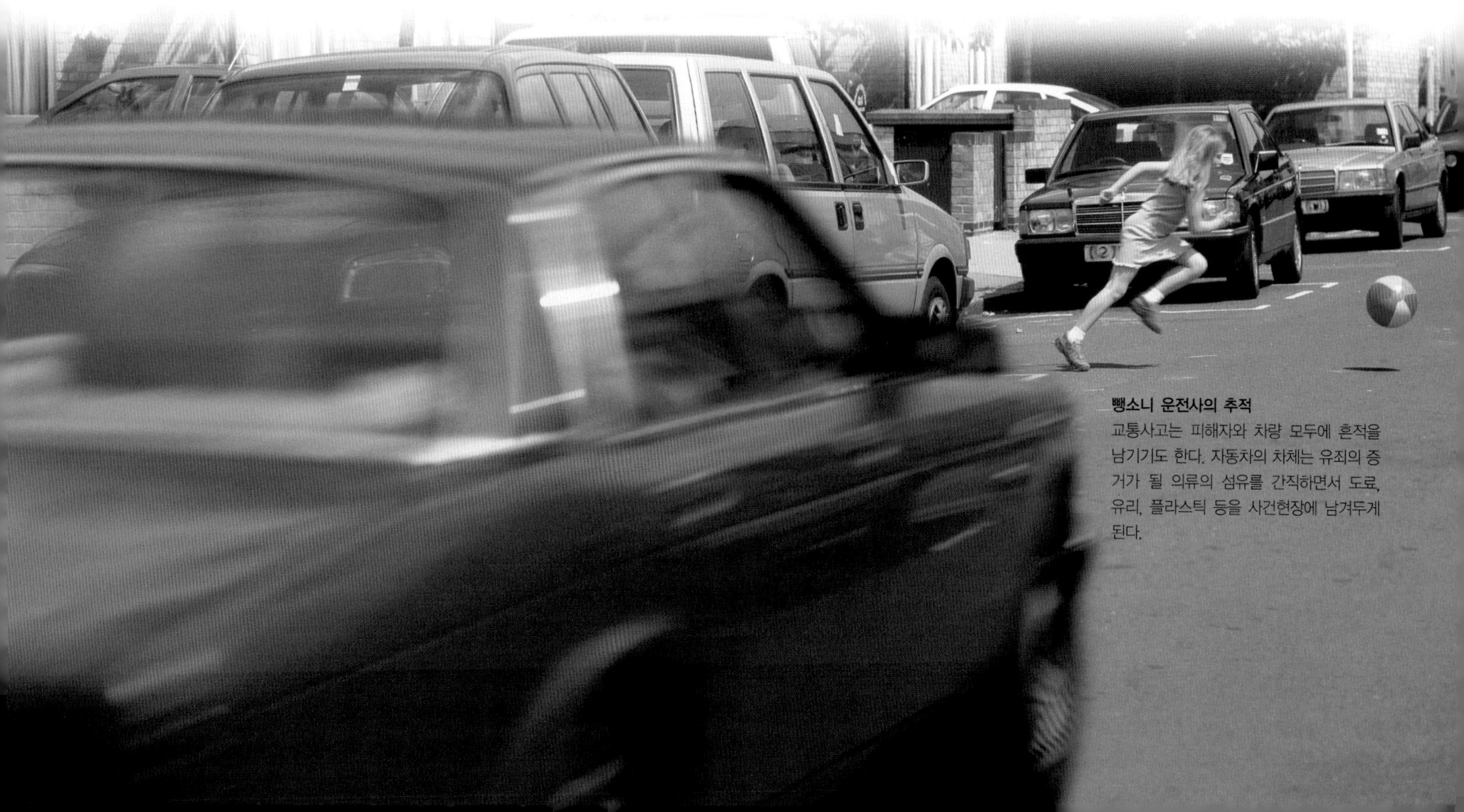

뺑소니 운전사의 추적
교통사고는 피해자와 차량 모두에 흔적을 남기기도 한다. 자동차의 차체는 유죄의 증거가 될 의류의 섬유를 간직하면서 도료, 유리, 플라스틱 등을 사건현장에 남겨두게 된다.

섬유의 종류

수사관들은 섬유의 출처뿐만 아니라 여타의 식별요소들도 조사한다. 여기에는 섬유번수, 올이 짜인 방향, 한 올의 두께, 직물을 짠 방식 등이 포함된다.

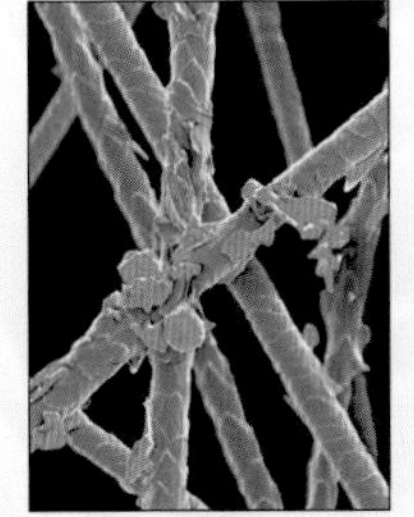

◀ **동물의 털**은 보통 인간의 모발보다 가늘며, 동물의 종마다 현저히 다르다. 예를 들면 사진의 고양이 털은 특유의 '포개어진 비늘'로 덮여 있다.

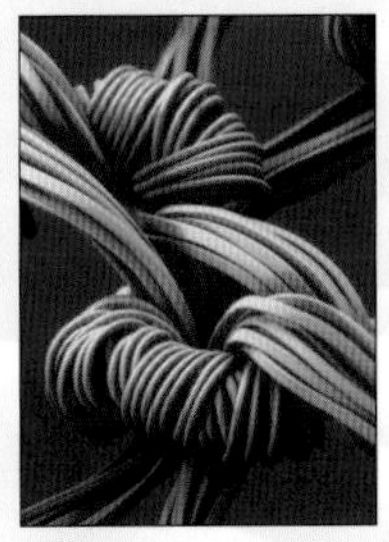

▶ **합성섬유**는 현미경으로 보았을 때 자연섬유에 비해 특색이 별로 없다. 생산방식 때문에 규칙적인 형태를 띠지만, 조직은 다양할 수 있다.

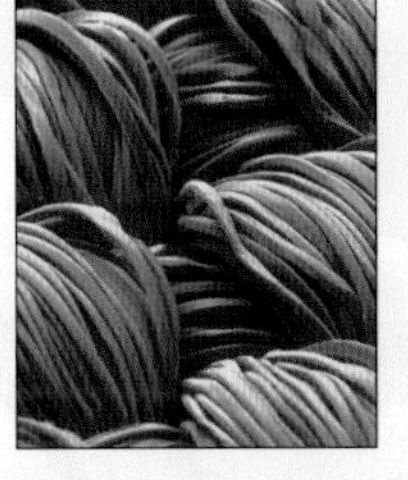

◀ **식물섬유**는 독특한 모양을 지닌다. 면화(사진은 직조물)는 리본처럼 생겼고 꼬여 있다.
아마(亞麻) 섬유는 우툴두툴한 관처럼 생겼고, 양쪽 끝은 뾰족하다.

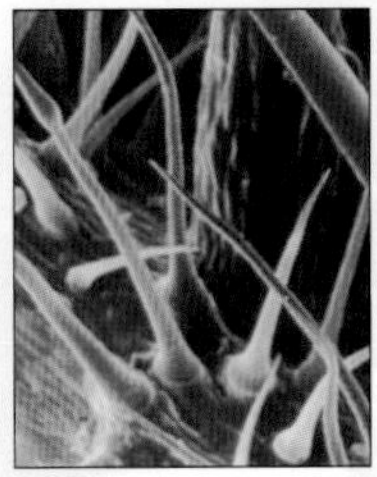

▶ **이파리 물질**은 이를테면 사진의 쐐기풀과 같은 것으로, 농작물의 섬유와는 확연히 구분되지만 특정한 종을 식별할 수 있는 사람은 식물학자뿐이다.

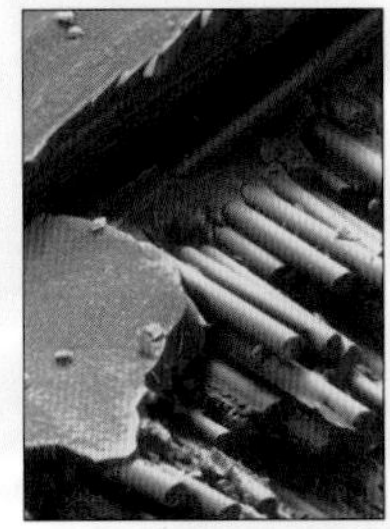

◀ **유리섬유**는 여러 가닥이 함께 발견된 경우 어디에 쓰인 것인지 알 수 있다. 사진에 있는 것처럼 모재(母材)에 가지런히 심어져 있는 형태는 선체(船體)와 같은 단단한 플라스틱 구조물을 강화하는 데 널리 쓰인다.

빛의 굴절 ▶
굴절률로써 유리 조각들을 범죄과정에서 부서진 창유리와 연결지을 수 있다. 굴절을 측정하기 위해 기술자들은 열을 가하면 굴절률이 변하는 기름에 유리 표본을 담근다. 적절한 온도에서 표본은 거의 눈에 보이지 않게 된다. 유리 조각이 큰 경우에는 레이저를 이용해 측정하기도 한다.

의 경우 수색의 범위를 제작회사, 브랜드, 심지어는 생산연도까지 좁히는 데 도움이 된다.

도료 부스러기를 벗겨져 나왔던 표면에 꼭 들어맞게 다시 끼워 넣는 것이 가능한 경우도 가끔 있다. 이러한 물리적 일치는 중요한 증거가 될 수 있다.

투명할 정도로 명백하다

유리 조각이 도료와 비슷하게 조각그림 맞추기 퍼즐의 조각처럼 일치하는 경우도 있다. 이것이 불가능한 경우, 수사관들은 유리 표본의 굴절률과 밀도를 살펴 일치하는지 알아본다. 유리의 종류가 다르면 빛이 휘는 정도도 달라진다. 굴절률을 측정하는 방법은 위의 사진에 설명해놓았다.

밀도 측정은 밀도가 다른 두 종류의 액체와 유리를 비교해 시행한다. 유리는 무거운 액체에서는 뜨고 가벼운 액체에서는 가라앉는다. 기술자들은 유리 표본이 가라앉지도 떠오르지도 않을 때까지 두 액체를 혼합한 다음, 그 혼합비율로써 유리의 밀도를 계산해낸다.

이 두 분석방법을 통해 표본이 서로 일치하는 것으로 드러나면 수사관들은 유리 종류에 대한 데이터베이스를 참조한다. 그리하여 이 유리가 희귀한 정도를 알아낸다.

섬유 맞춰보기

육안으로 보기에, 색상이 비슷한 섬유들은 대체로 서로 똑같은 듯하다. 그러나 현미경으로 보면 그 차이는 놀라울 정도이다.

자연섬유는 단면의 모양이 매우 다양하다. 동물성 섬유는 표면에 특징적인 비늘이 있으며 굵기가 다양하다. 합성섬유는 그 종류가 훨씬 더 광범위하며, 용해성과 녹는점, 광학적 특성, 모양, 화학적 분석 등을 통해 식별할 수 있다.

염료 역시 섬유를 분석하는 근거가 된다. 수사관들은 박층 크로마토그래피(83쪽 참조)를 이용해 구성 색상을 분석하거나 현미분광측광법으로 비슷한 섬유를 구분할 수 있다.

흔한가, 드문가?

유리, 도료, 섬유의 흔적은 수많은 사건에서 수사관들에게 중요한 단서를 제공해주었고, 이를 채취하는 것은 경찰의 일상적인 업무에 속한다. 그러나 증거로서의 가치는 이런 흔적이 얼마나 드문 것인가에 달려 있다. 흔치 않은 직물의 섬유는 한 올만으로도 범인을 피고석에 앉힐 수 있는 증거가 되지만, 염색하지 않은 면직물은 워낙 흔한 것이라 범죄현장에서 그 섬유를 찾았더라도 곧 무시하게 된다.

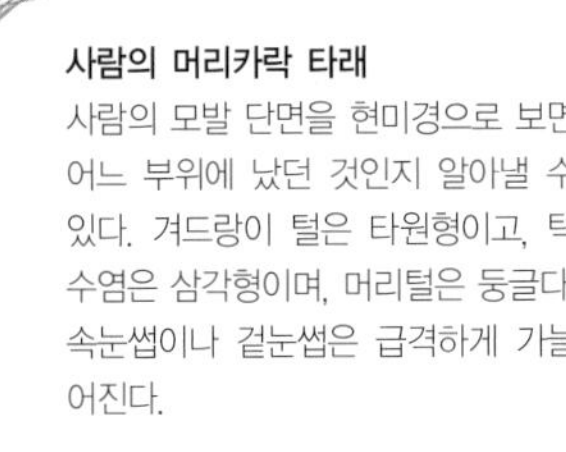

사람의 머리카락 타래
사람의 모발 단면을 현미경으로 보면 어느 부위에 났던 것인지 알아낼 수 있다. 겨드랑이 털은 타원형이고, 턱수염은 삼각형이며, 머리털은 둥글다. 속눈썹이나 겉눈썹은 급격하게 가늘어진다.

섬유에 얽힌 수수께끼

1979년 여름, 목 졸려 죽은 아이들의 시체가 미국 애틀랜타 주에서 발견되었을 때 경찰은 연쇄살인범의 소행일 것이라는 생각은 조금도 하지 않았다. 10개월 동안 시체의 숫자가 30구에 육박하자 공포에 질린 부모들은 조치를 취할 것을 요구했다. 그러던 1981년 5월 22일, 잠복 경찰이 한 남자가 무거운 물체를 채터후치 강에 버리는 것을 포착했다.

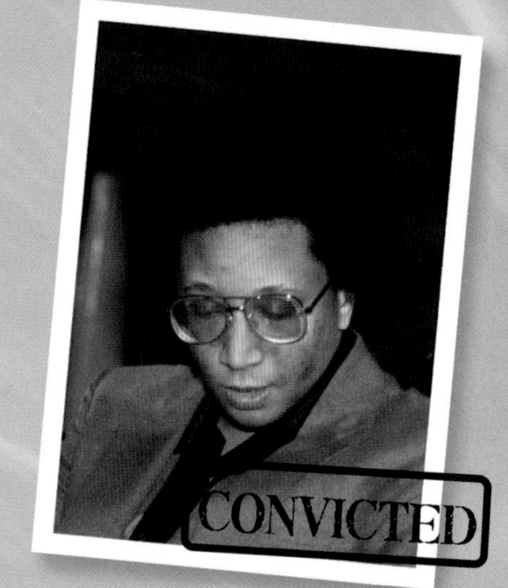

아동살해범 ▲
관대한 부모는 아들이 음악 기획자로서 경력을 쌓아 나가는 데 아낌없이 돈을 지원했지만, 웨인 윌리엄스는 진정한 재능을 알아보는 능력이 없었다. 그에게는 자신이 지킬 수 없는 약속을 남발한다는 평판만 늘어갔다.

감시하던 경찰은 제임스 잭슨 다리에서 얼마 떨어지지 않은 곳에서 차를 멈추게 하고 웨인 윌리엄스를 신문했다. 금요일 새벽 2시에 어디에 가고 있었는가? 이 음악 기획자의 대답은 자신이 기획해주려 하는 한 젊은 여성의 거처를 찾고 있는 중이라고 했다. 그럼 강에는 무엇을 버린 것인가? "그냥 쓰레긴데요"라고 대답했다.

경찰은 그가 존재하지도 않는 주소와 전화번호를 가수 지망생의 것이라고 제시하자 더욱 의심하게 되었다. 그러나 그의 차를 수색해보아도 유죄를 입증할 만한 것은 발견되지 않았고, 다리 아래의 강물 속을 찾아보아도 나온 것은 없었다. 그래도 그의 주장에 납득이 가지 않았다. 경찰은 윌리엄스를 미행했다.

일요일, 너세니얼 케이터의 시체가 다리에서 하류 쪽으로 1.6km 정도 떨어진 강기슭에 밀려 올라왔다. 며칠 전 실종신고가 되어 있던 터였다. 질식사를 당한 것으로 드러났고, 벌거벗겨졌지만 머리카락에는 나일론 한 가닥이 묻어 있었다.

섬유 한 가닥

몇 달 전, 조지아 주 범죄연구소의 흔적 전문가들은 살인사건들을 연결짓는 섬유증거에 주목했다. 초기 피해자들의 시체는 옷을 완전히 입은 상태로 버려졌으며, 조사해본 결과 거의 모든 시체의 옷에 비슷한 섬유가 붙어 있었다. 올이 거친 황록색 섬유였다. 현미경으로 살펴보니 단면에 둥근 돌출부가 뚜렷하게 드러났다. 가구나 카펫에 사용되는 섬유였다. 처음에는 이 발견이 막다른 골목처럼 여겨졌는데, 법과학 전문가들이 섬유가 어디에서 나왔는지 밝혀내지 못했던 까닭이다. 그러나 이러한 수사방향이 누설되자 애틀랜타 살인자는 수법을 바꾸었다. 여전히 피해자를 목 조르거나 질식시키기는 했지만, 증거가 될 만한 직물의 흔적을 없애기 위해 피해자의 옷을 벗기고 강물에 던져버리기 시작했다.

케이터의 머리카락에서 발견된 나일론 섬유는 황록색이었고, 그 단면에는 둥근 돌출부가 있었다. 경찰은 수색영장을 발부받았다.

일치하는 물건을 찾다

6월 3일, 경찰은 윌리엄스의 차 그리고 부모와 함께 살고 있는 집을 샅샅이 뒤져 수백 건의 섬유 샘플을 수거했다. 그날 밤, 래리 피터슨 형사는 범죄실험실에서 피해자들에게서 채취한 섬유와 수색에서 모은 섬유를 비교해가며 늦게까지 일했다.

그는 놀라운 발견을 했다. 피해자들 몇몇에게서 발견된 털이 윌리엄스가 키우는 셰퍼드에게서 채취한 털과 일치했던 것이다. 대부분의 피해자들에게서 발견된 섬유는 윌리엄스의 집 침대덮개에서 채취한 것과 동일했다. 그리고 황록색 섬유는 마루에 깔려 있던 올리브색 카펫과 일치했다. 래리는 아침 일찍 FBI 현미경 분석반에서 파견된 헬 데드먼 형사에게 전화를 걸었다. "일치하

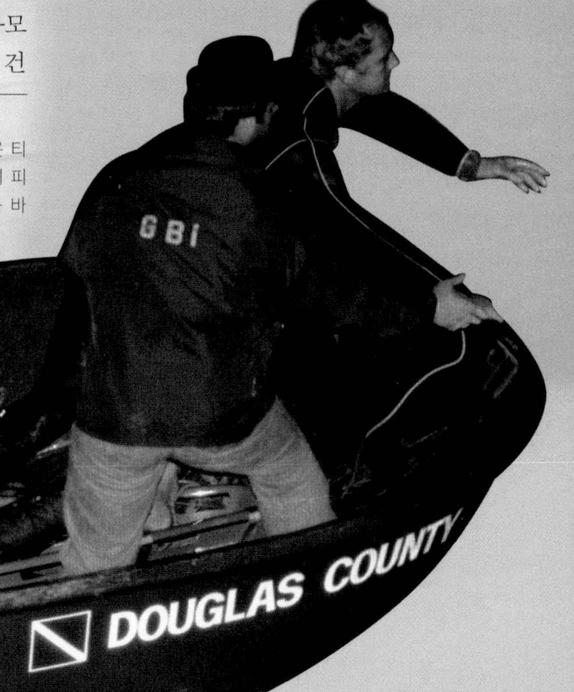

강에서의 회수 ▼
1981년 3월 30일, 애틀랜타 경찰은 강에서 열세 살 먹은 티머시 힐의 시체를 끌어냈다. 살인자에게 희생당한 어린이 피해자로서는 마지막으로, 이후 살인자는 젊은이로 목표를 바꾸었다.

는 것을 몇 개 찾았습니다… 와보시는 것이 좋겠군요."

헬은 옷을 걸치고 실험실로 건너와 피터슨과 함께 섬유들을 조사했다. 후일 데드먼은 "래리와 나는 윌리엄스 주변사람이 살인사건에 연루되었다고 확신했습니다"라면서 지난 일을 회상했다.

확률의 결합

사건의 해결은 그 섬유가 얼마나 드문가에 달렸다는 것을 알고 있던 두 사람은 제조회사를 추적해보았다. 웰맨 주식회사였다. 이 회사가 나일론사 181B를 판매한 것은 1967년부터 1974년까지였다. 이를 구입한 카펫 제조회사는 여럿 있었지만 단 한 회사만이 황록색으로 염색했다. 1970년과 1971년 웨스트포인트 페퍼렐 주식회사가 황록색 181B 방사(紡絲)로 '럭세이어 잉글리시 올리브' 카펫을 짰다. 생산된 양은 13,710m²에 불과해 축구 경기장 두 개에 못 미치는 넓이에 깔 수 있을 정도였다. 판매량과 평균적인 방의 크기를 고려해, 래리와 헬은 애틀랜타 주의 한 가정에 이 상표와 색상의 카펫이 깔려 있을 확률이 1/7,792 정도라고 추산했다. 하지만 이것은 한 종류의 섬유만을 생각했을 때였다. 다른 섬유들도 비슷한 추정을 할 수 있다. 윌리엄스의 1970년형 시보레 자동차에 깔려 있는 카펫과 일치하는 레이온은 네 명의 시체에서 발견되었다. 애틀랜타에서 비슷한 카펫이 깔려 있는 자동차는 680대에 지나지 않았다. 살해된 한 아이에 우연히 이 섬유가 묻었을 확률은 1/3,828이었다. 두 확률을 결합해보니 근거는 설득력을 더해갔다. 두 종류의 섬유를 무작위로 한꺼번에 발견할 확률은 1/29,000,000이었다. 몇몇 시체에는 열 종류의 섬유가 묻어 있었는데, 이는 모두 윌리엄스의 집 곳곳에서 채취한 표본들과 일치했다. 이러한 일치가 우연히 발생한다는 것은 사실상 불가능했다.

물질 증거

한편 윌리엄스는 자신이 무죄라고 주장하면서 집에서 세간의 이목을 끄는 기자회견을 가졌다. 이것은 실수였다. 사건에 대한 소문이 퍼지면서 피해자 몇몇과 윌리엄스가 함께 있는 것을 보았다는 증인들이 나서게 되었다. 두 명의 녹음 스튜디오 직원이 그의 팔뚝에 심한 찰과상이 있었음을 기억해냈는데, 이러한 상처는 목 졸린 피해자들이 숨을 거두기 직전에 사투를 벌이면서 가하게 되는 그런 종류였다.

애틀랜타 주 검사들은 섬유증거가 전문적이어서 배심원들을 혼란스럽게 하지 않을까 걱정했다. 그러나 유죄판결을 받아내야 한다는 절박감 때문에 그대로 추진했다. 웨인 윌리엄스는 재판을 받았고, 살인사건들 중 두 건에 대해 유죄판결을 받았다. 그는 두 차례의 무기징역에 처해졌다.

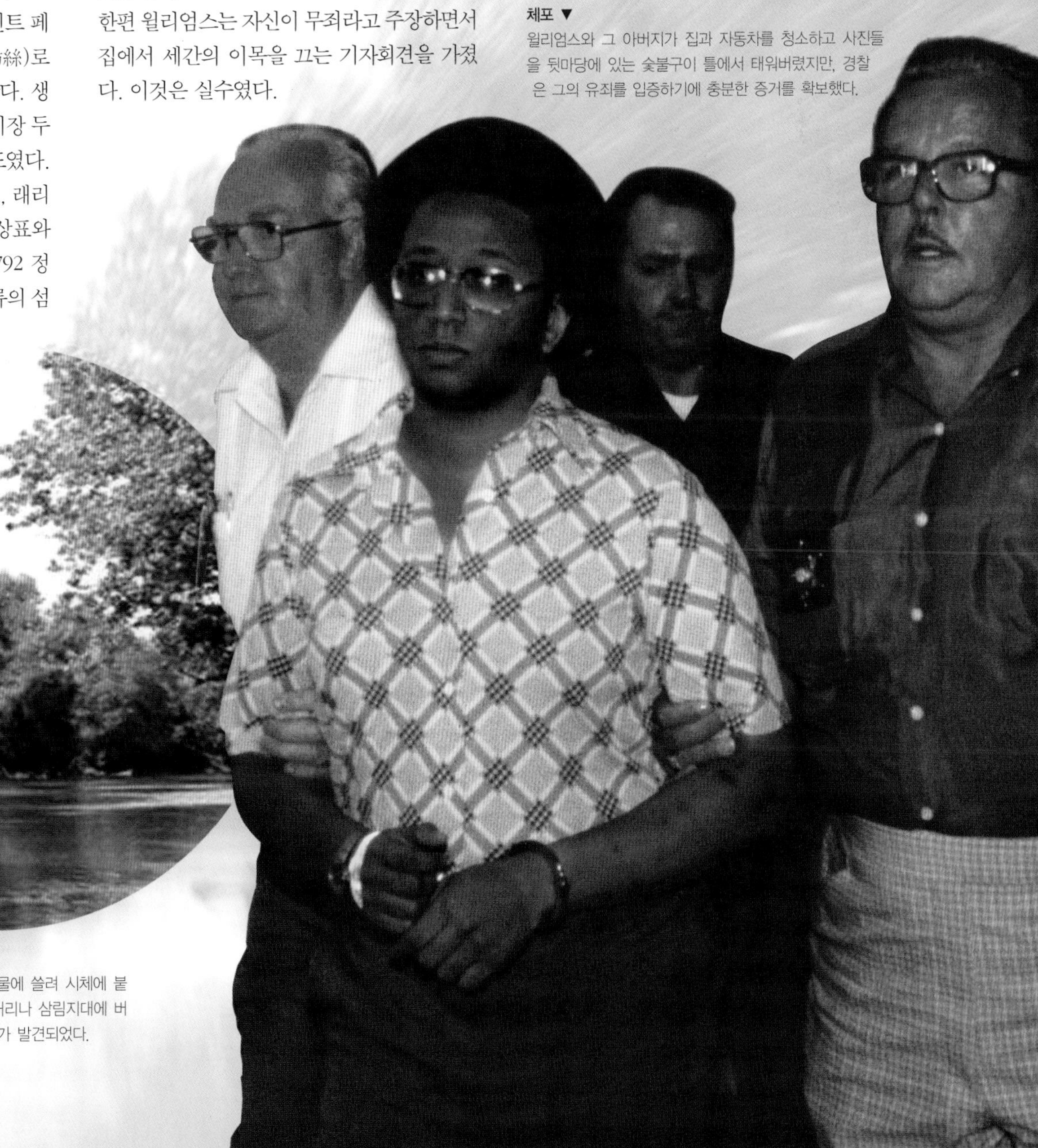

체포 ▼
윌리엄스와 그 아버지가 집과 자동차를 청소하고 사진들을 뒷마당에 있는 숯불구이 틀에서 태워버렸지만, 경찰은 그의 유죄를 입증하기에 충분한 증거를 확보했다.

채터후치 강기슭 ▲
재판에서 웨인 윌리엄스는 섬유가 강물에 쓸려 시체에 붙게 된 것이라고 항변했다. 그러나 길거리나 삼림지대에 버려진 피해자의 시체에서도 같은 섬유가 발견되었다.

환경적 단서

대개 신발의 흙은 솔로 털어내고 집안의 먼지는 진공청소기로 빨아들이지만, 범죄가 일어났을 때 이런 물질들이 중요한 증거가 되는 수가 많다. 광물, 섬유, 그리고 이들에 포함된 입자들은 자신들의 출처를 드러내거나 용의자의 직업, 취미, 행동, 습관에 대한 단서를 알려주기도 한다.

먼지나 흙은 우리의 일상에서 워낙 익숙한 것이라 청소할 때나 신경을 쓴다. 그럴 때조차 그 중요성이나 구성에 대해 생각해보는 일이 거의 없다. 법과학과 관련되었을 때, 먼지나 흙은 전반적인 경찰수사의 방향을 제시하기도 하고 용의자를 범죄현장과 연관시키는 결정적인 증거를 제공하기도 한다.

흙은 대부분 광물과 식물질로 이루어져 있지만, 장소에 따라서는 소량의 산업물질과 건축자재를 함유한다. 옥외의 먼지는 건조하고 미세한 토양입자가 대부분을 차지하고 있지만, 실내의 먼지는 거의 섬유로 이루어져 있다.

표본 채취

① 단계적으로 눈이 더 작은 체들을 이용해 흙을 입자 크기에 따라 분류한다.

② 끈으로 만든 격자는 각 표본들을 어디에서 채취했는지 현장스케치북에 표시하기 위한 측정기준 역할을 한다.

③ 깃발은 기타 증거들의 위치를 표시한다.

④ 수사관들이 많은 양의 표본을 채취하고 있지만, 토양분석을 위해 필요한 것은 몇 숟가락에 지나지 않는다.

먼지와 흙의 채취

범죄현장에서 수사관들은 표면에 있는 먼지의 표본을 채취하기 위해 접착테이프를 이용하기도 하고, 법과학용 진공청소기를 사용해 자동차 좌석이나 카펫 등의 표면에 부착된 먼지를 채취하기도 한다. 실험실에서는 보다 통제된 환경에서 의류 등의 먼지를 채취할 수 있다. 기술자들은 큰 부스러기는 핀셋이나 접착테이프로 들어내고, 작은 입자들은 진공청소기로 빨아들인다.

먼지나 토양을 완벽하게 분석하려면 시간이 많이 들지만 다행히도 그래야 할 경우는 별로 없다. 수사관들은 그보다 특정한 의문, 이를테면 '강간 용의자의 청바지에 묻은 진흙이

토양 속의 단서

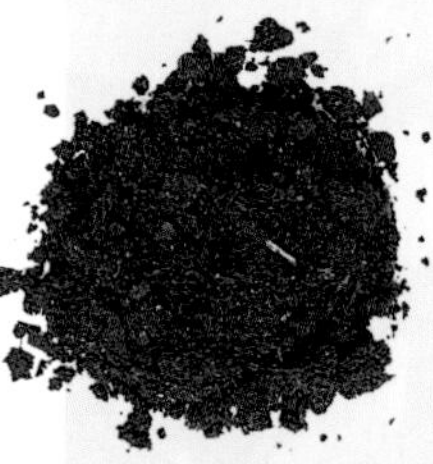

◀ 토양의 색상
범죄현장과 용의자에게서 채취한 흙의 색상이 같다는 것을 증명하려면 현미경으로 검사해보아야 한다.

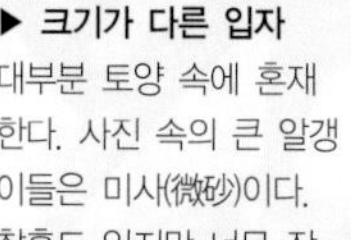

▶ 크기가 다른 입자
대부분 토양 속에 혼재한다. 사진 속의 큰 알갱이들은 미사(微砂)이다. 찰흙도 있지만 너무 작아 보이지 않는다.

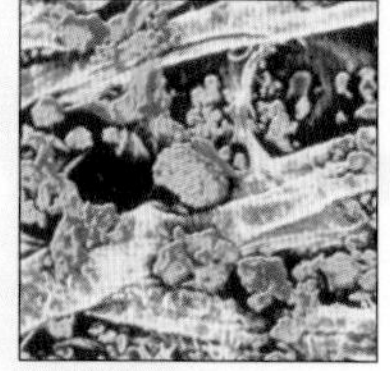

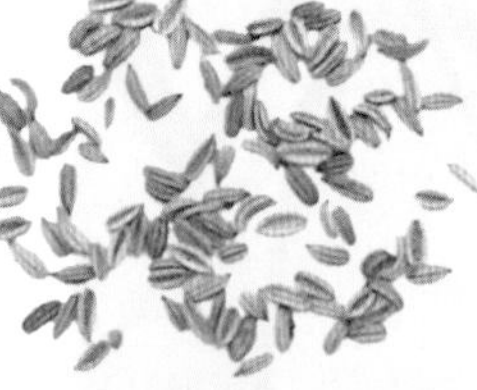

◀ 씨앗
씨앗과 꽃가루는 토양 속에서도 잘 썩지 않으며, 모양과 크기로 식별이 가능한 경우가 많다.

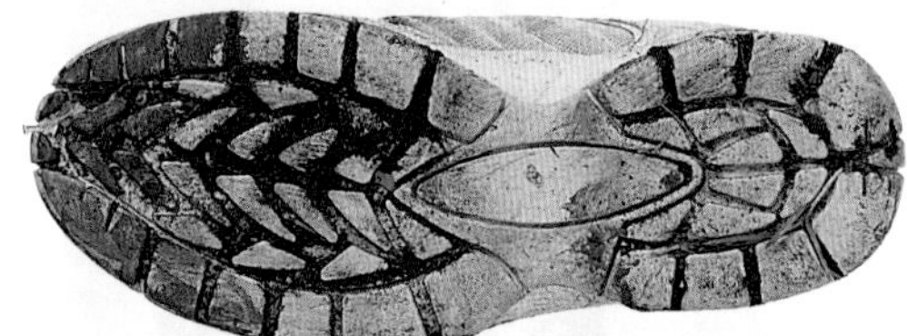

신발 밑창에는 흙이 쉽사리 누적된다.

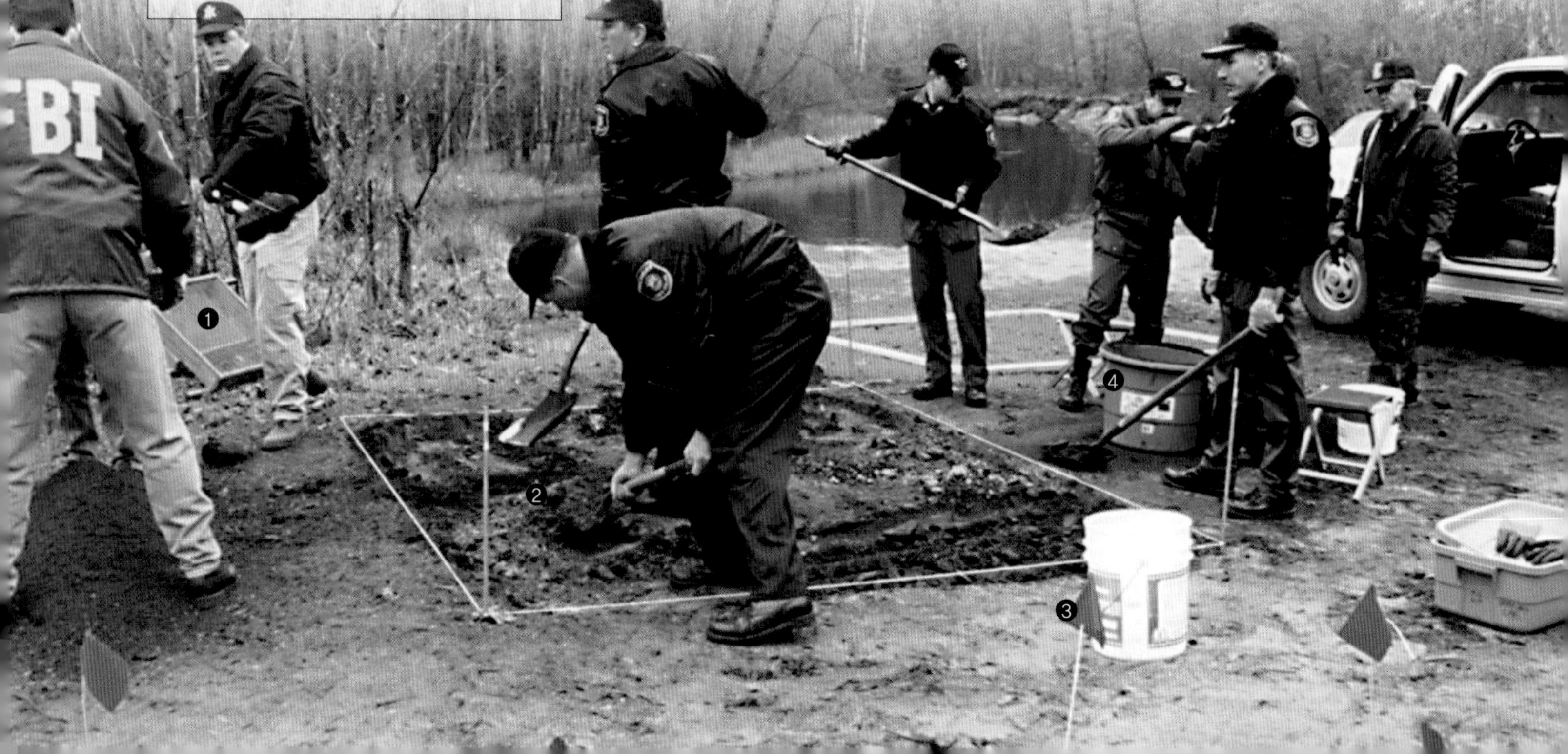

증거로 가득한 무덤 ▼
유해를 찾아낸 수사관들은 토양 표본을 채취해 용의자의 의류, 신발, 차량에서 발견된 물질과 비교해본다. 시체에서 발견된 꽃가루로 그 시체가 어디에서 옮겨졌는지 확인할 수도 있다. 토양 또한 시체에서 나온 약물이나 화학약품의 잔류물을 간직할 가능성이 있다.

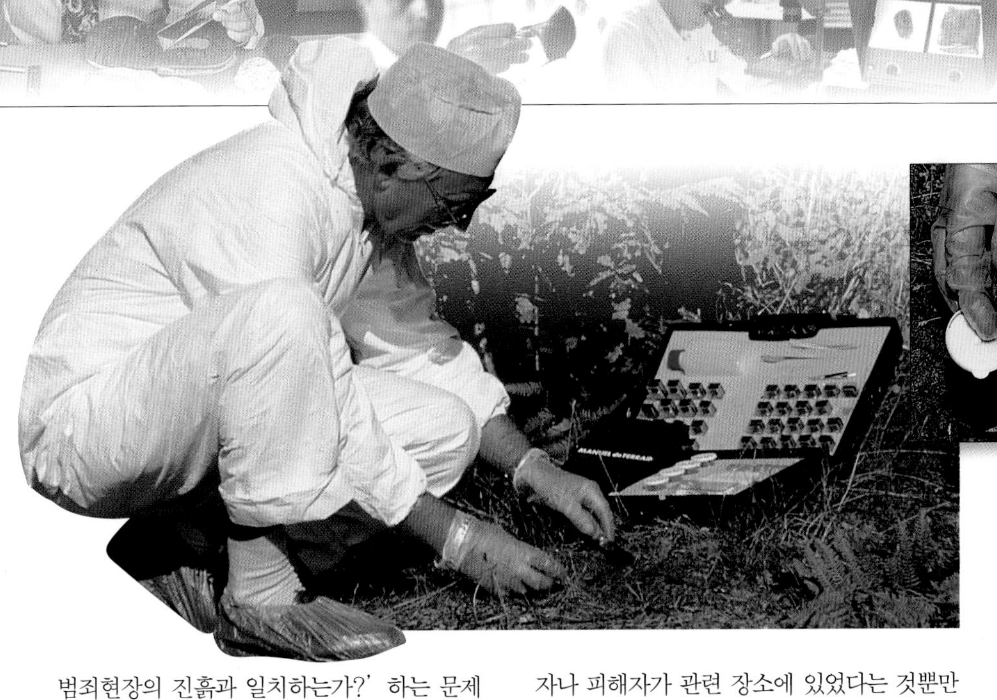

토양증거를 온전하게 유지하기 위해 깨끗한 용기에 담고 밀봉한다. 경찰은 범죄현장에서 표본을 채취할 때와 용의자에게서 표본을 채취할 때 같은 옷을 입지 않음으로써 증거가치의 훼손을 방지한다.

◀ 토양 표본 채취
수사관들은 당장 흙이 증거로서 유용할 것이라고 여기지 않아도 표본을 채취하는 경우가 많다. 일단 범죄현장에 대한 통제를 풀고 나면 흙이 오염될 우려가 있기 때문이다.

범죄현장의 진흙과 일치하는가?' 하는 문제를 우선적으로 해결하고자 한다.

법과학자들은 두 토양 표본을 비교해 이런 의문을 해결한다. 색상과 pH, 그리고 표본 입자의 종류와 크기를 분석한다. 석회암이나 수정 등이 풍화되면서 떨어져 나온 광물성 입자들은 원래의 암석 성질을 띠고 있다. 입자의 모양 역시 단서가 되는 경우가 있는데, 바닷모래와 사막모래는 생김새가 달라 쉽게 구별되는 것이 한 예이다.

잎의 부스러기, 씨앗, 꽃가루, 곰팡이 포자 같은 식물성 물질은 특수한 정보를 풍부하게 제공하므로 더욱 중요해질 가능성이 있다. 1960년 오스트레일리아에서 발생한 유괴사건에서 수사관들은 유괴범의 정원에서 자라던 사이프러스나무 희귀종의 씨앗이 피해자 시체에서 발견된 까닭에 범인의 신원을 확인할 수 있었다.

또한 '꽃가루 서명'이라고도 하는, 용의자들의 의류에서 발견된 여러 꽃가루의 비율은 암매장된 시체를 수색할 면적을 좁히는 데 이용되어왔다. 꽃가루와 씨앗은 시기적인 정보를 제공하기도 한다. 식물에서 꽃가루나 씨앗이 떨어지는 것은 연중 특정한 때에 한정되므로, 의류에 꽃가루나 씨앗이 묻은 경우 용의자나 피해자가 관련 장소에 있었다는 것뿐만 아니라 당시의 계절까지 밝혀진다.

현미경으로 살펴보다

먼지와 흙에 대한 초기분석은 편광프리즘이 달린 광학비교현미경으로 이루어진다. 보다 상세한 분석에는 주사전자현미경이 필요하다. 현미경 전문가는 발견될 가능성이 높은 수많은 종류의 입자들을 백과사전처럼 기억하고 있어야겠지만, 보다 일반적인 종류의 참고 수집품에서 도움을 얻는다. 보다 심층적인 정보가 필요한 경우 미량화학적 분석과 X선 분광을 이용하기도 한다.

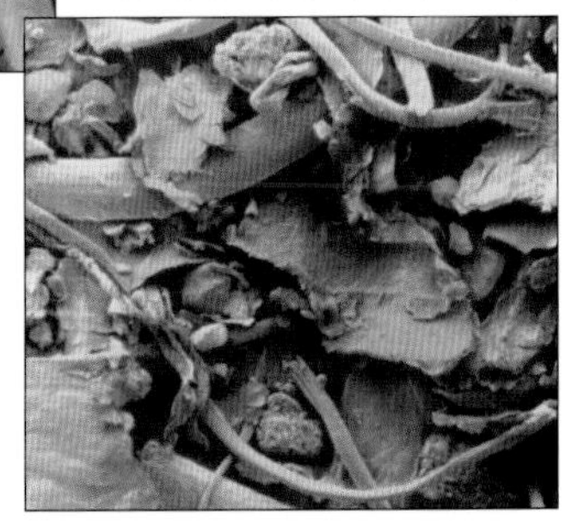

가옥의 먼지
사진의 확대영상은 각각 다른 집에서 채취한 먼지가 얼마나 다른지 보여주고 있다. 따라서 일치하는 먼지를 찾으면 강력한 증거가 된다. 이 표본들에는 애완동물의 털, 벗겨진 피부의 조각, 먼지 진드기, 그리고 의류와 카펫의 섬유가 포함되어 있다.

유죄를 입증하는 흙

가장 중요한 것은 먼지와 흙을 통해 형사들이 새로운 단서를 얻을 수 있다는 사실이다. 토양 표본에는 범죄가 일어난 지역 외부로부터 유입된 광물질이나 부근에서 자라지 않는 식물의 씨앗과 꽃가루가 포함되어 있기도 하다. 이러한 경우 광물학자와 식물학자는 경찰이 수사를 집중해야 할 지역을 제시해줄 수 있다.

먼지 역시 독특할 수 있다. 예를 들면, 어떤 집의 먼지에는 그것을 채취한 방에서만 발견되는 입자들이 포함되어 있다. 목욕실의 먼지에는 탤컴파우더와 화장품이 포함되어 있으며, 부엌의 먼지에는 밀가루와 향신료 가루가 있는 경우가 많다.

산업노동자는 직업을 알 수 있는 먼지를 몸에 묻히고 다닌다. 양조 기술자와 제빵 기술자에게는 효모 포자가 붙어 있고, 인쇄공의 옷에는 미세한 잉크 방울과 종이섬유가 배어 있다.

1960년대에 런던에서 일어난 한 사건은 산업먼지가 얼마나 유용할 수 있는지 보여준다. 살해된 매춘부들 시체에서 발견된 먼지에 미세한 도료가 포함되어 있어서 형사들이 살인자를 찾아냈다. 범인은 분무된 도료 입자와 섞인 먼지가 어디에나 쌓여 있는 자동차 도료 상점의 단골이었다.

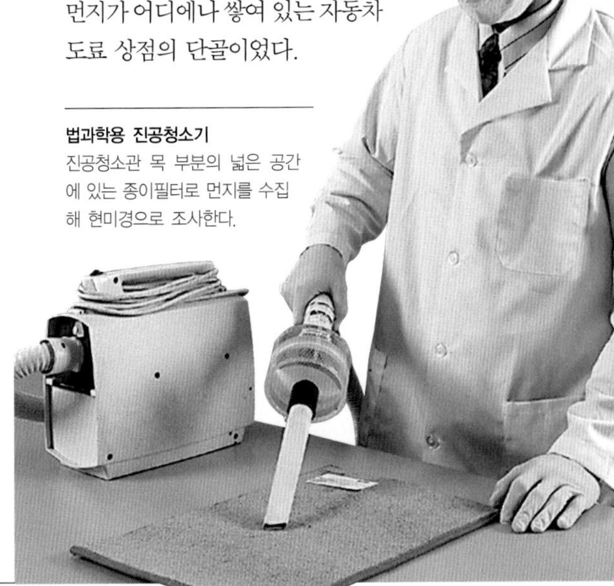

법과학용 진공청소기
진공청소관 목 부분의 넓은 공간에 있는 종이필터로 먼지를 수집해 현미경으로 조사한다.

페스티나 재판

페스티나 같은 일류팀에 소속된 사이클 선수라면 초인적인 에너지와 인내력을 가지고 있을 것 같다. 경쟁에 유리할 수도 있는 약물에 대한 검사에서 양성반응이 나온 일도 거의 없었다. 모든 것이 너무도 완벽했다. 그러나 1998년 세관원이 투르 드 프랑스(프랑스 도로 일주 사이클 대회-옮긴이)에 참가하기 위해 가던 팀 트레이너를 불러 세우면서 음모는 밝혀지기 시작했다.

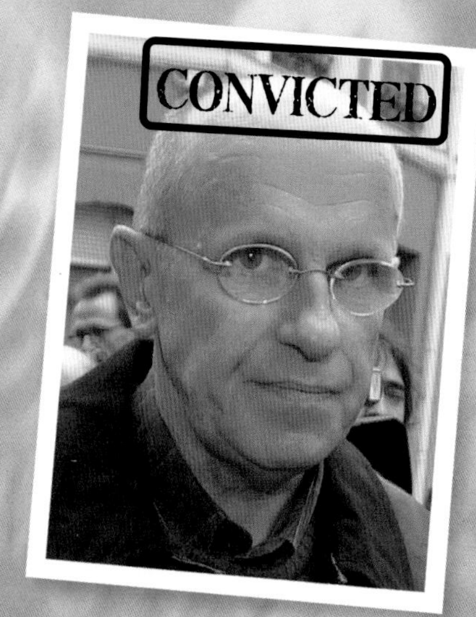

빌리 뷔트 ▲
재판 당시 54세이던 빌리 뷔트는 한때 촉망받는 아마추어 사이클 선수였으나, 훈련의 강도가 지나치게 높아지면서 낙오하고 말았다.

사이클 경주를 지켜보는 관중들에게 떼를 지어 달려가는 선수들은 라이크라 경기복과 돌아가는 자전거 바퀴살이 그리는 화려한 줄무늬로 보인다. 그들이 음료수를 낚아채는 짧은 순간에 제대로 보일 뿐 즉시 다음 모퉁이를 돌아 사라져버린다. 흐릿한 모습만 볼 것이 아니라면 결승점에서 기다려야 한다. 언덕에서라면 더욱 좋다. 그러나 선수들이 자전거에서 내리면서 또 다른 스포츠가 시작된다.

합격

사이클의 초인적인 영웅들이 이번에는 누가 병에 소변을 볼 차례인지 알아보기 위해 약물 시험 트레일러로 성큼성큼 다가온다. 사이클 경기를 주관하는 단체인 국제사이클선수연맹(Union Cycliste Internationale : UCI)은 성장호르몬, 암페타민, 진통제, EPO(상자글 참조)와 같은 약물을 경계한다. 몇 명이 트레일러로 줄을 지어 들어가 시험을 받는다.

사이클 선수들은 지속적으로 감시를 받고, 가짜 소변 표본을 숨겨두지 못하도록 옷을 모두 벗어야 한다. 그럼에도 트레일러 안에서는 사이클 선수라기보다 마술사에 더 걸맞은 곡예가 벌어지는 경우도 가끔 있다. 무언가 숨길 것이 있는 선수는 '안전한' 소변으로 채운 콘돔을 항문에 숨겨놓고, 다리 사이로 통하는 가는 관은 금빛 솜털을 묻혀 눈에 잘 띄지 않게 한다. 코르크 마개를 뽑고 엉덩이에 힘을 주기만 하면 착각을 일으키기에 충분하다. 더욱이 이렇게 채취된 표본은 체온을 유지하고 있고, 약물검사 결과는 항상 음성으로 회보된다.

EPO를 너무 많이 투여한 선수들을 위한 또 다른 속임수도 있다. 시험에 대비해 트레이너가 선수의 팔에 식염수 링거주사를 놓아준다. 20분 안에 선수의 적혈구용적률(혈중의 적혈구 비율)은 합격에 절대적으로 필요한 50% 아래로 떨어지게 된다.

페스티나 팀의 매니저 ▼
페스티나 팀의 매니저 브뤼노 루셀은 약물을 취득해 선수들에게 공급하는 데 핵심적 역할을 했다는 이유로 가장 엄한 형을 선고받았다.

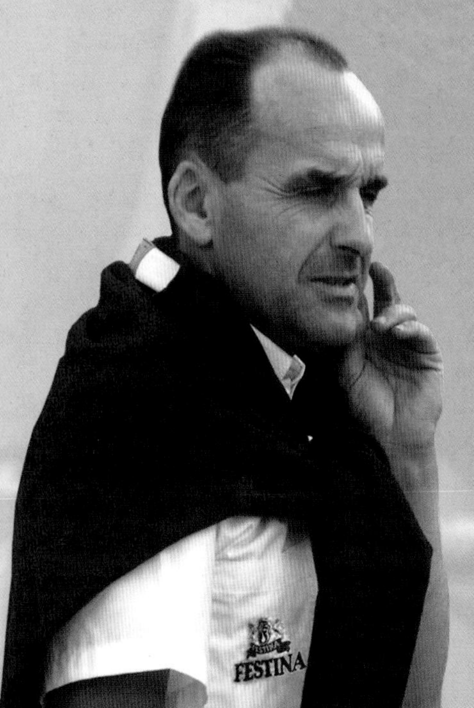

유지

팀들은 이러한 속임수를 누설하지 않았다. 팬들이나 UCI가 볼 때 사이클 경기는 정정당당한 스포츠였다. 선수들의 입장에서 약물 사용을 정당화할 근거는 한두 가지가 아니었다. 페스티나 팀의 트레이너 빌리 뷔트가 이야기했듯, "우승자는 투여한 약물로 만들어지는 것이 아니다." 몇몇 선수가 약물을 투여하는 한 이 추론은 유효하고, 경쟁에서 우위를 잃지 않기 위해 누구나 그렇게 하지 않을 수 없다.

물론 뒤로 밀린다는 것은 있을 수 없는 일이다. 그래서 빌리 뷔트는 스페인과 포르투갈에서 '최신 기술'이 담긴 화물을 받곤 했다. 팀을 따라다닐 때는 이 화물을 차에 싣고 다녔다. 선수들은 경기 전날 밤 안마를 받으면서 주사도 같이 맞았고, 경구 투여하는 약물의 경우에는 물통이나 옷에 숨겨놓았다.

빌리와 리샤르 ▶
선수와 트레이너는 긴밀한 관계를 맺게 되는데, 뷔트와 비랑크도 예외는 아니었다. 뷔트가 자신에게 사인해준 비랑크의 사진을 공개하고 있다.

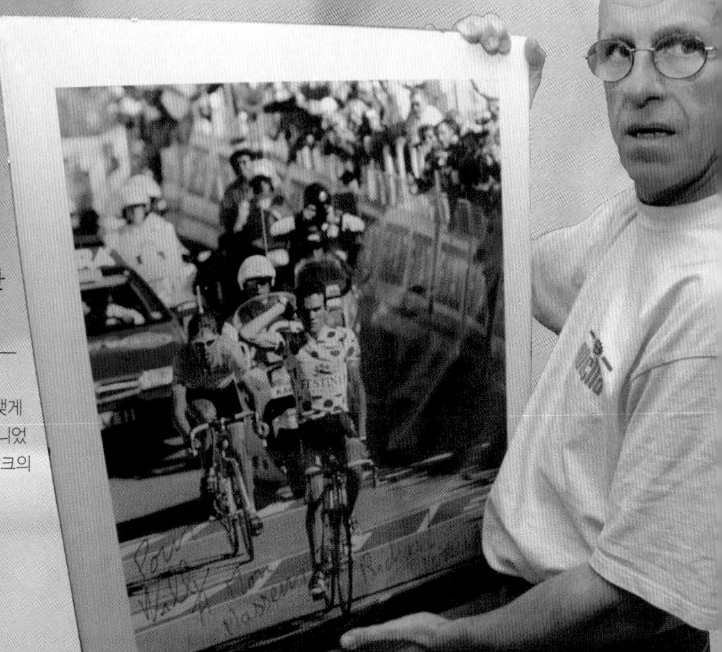

EPO

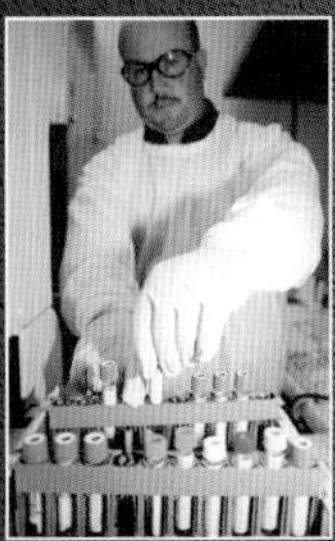

페스티나 재판의 중심에는 인체에서 자연적으로 생성되는 호르몬인 EPO, 즉 적혈구 생성소가 있었다. EPO는 간에서 분비되며 골수를 자극해 온몸에 산소를 실어 나르는 적혈구를 생산하도록 한다. 여분의 적혈구가 있다는 것은 사이클 경기와 같이 지구력을 요하는 스포츠 선수들에게는 보너스라고 할 수 있는데, 그 까닭은 적혈구가 많으면 혹사당한 다리근육으로 가는 산소의 흐름을 증가시켜 오래 지탱할 수 있기 때문이다.

합성EPO를 주사하면 사이클 선수는 활력을 얻게 될 뿐만 아니라 약물이 검출되지도 않는다는 이점이 있다.

그러나 해가 없는 것은 아니다. 적혈구 농도가 높아지면 혈액이 말 그대로 걸쭉해져서 혈전증이 발생할 위험이 증가한다. EPO를 검출할 수 있는 시험이 없는 관계로, UCI는 1997년 혈액에서 적혈구가 차지하는 비율인 적혈구용적률을 선수들에게 시험해 50%를 최대허용치로 인정하기로 했다.

발각되다

이러한 이유로 1998년 7월 어느 수요일 오전, 빌리 뷔트는 벨기에와 프랑스 사이의 국경을 넘으면서 페스티나 팀 자동차의 조수석 뒤에 약물이 든 아이스박스를 두 개 싣고 있었다. 소로를 따라 가고 있던 그는 제복을 입은 사람이 눈앞에 나타나자 깜짝 놀랐다. 차를 멈춘 그는 부근에 주차되어 있는 하얀색 밴을 발견하고 놀라움을 넘어 공포를 느꼈다. 애초에 나타난 사람 말고도 네 명의 세관원이 다가와 차를 에워쌌다. "신고할 물품 없습니까?" 뷔트는 떨면서 대답했다. "별것 없습니다. 그저 선수들에게 먹일 비타민이 있을 뿐인데요." 한 세관원이 조수석 뒤에 있는 상자에 손을 뻗으며 물었다. "이건 뭐죠?" 뷔트는 주저하며 대답했다. "잘 모르겠는데요. 선수들의 회복을 돕는 약이 아닌가 합니다만."

세관 초소로 차를 유도한 그들은 똑같은 질문을 다시 던졌다. 다만 이번에는 뷔트 앞의 책상에 약병들을 늘어놓았다는 점이 달랐다. 뷔트의 대답은 한결같았기 때문에 세관원들은 분석을 위해 아이스박스를 릴에 있는 실험실로 보냈다. 결과는 금요일에 통보되었다. 성장호르몬과 EPO, 그리고 테스토스테론이었다. 페스티나 소속의 친구들과 동료들을 보호하려던 빌리 뷔트는 자신이 사용하는 약물이라 주장했다. 그러나 주장이 터무니없다는 점을 깨달은 그는 사실을 털어놓고야 말았다.

정상에 이르기까지

약물을 공급했지만, 자신만 그러지 않는다는 것이 그의 얘기였다. 의사, 매니저, 그리고 팀의 주장이자 에이스인 리샤르 비랑크를 비롯한 선수들은 어떤 일이 벌어지고 있는지 잘 알았다. 뷔트의 자백은 세상을 떠들썩하게 만들었다. 게다가 투르 드 프랑스가 개최될 무렵에 터진 사건이었다. 페스티나 팀에 처음으로 주어진 충격은 망연자실하기에 충분했다. 경기 자격을 박탈당한 것이다.

그러나 그것으로 끝나지 않았다. 마침내 약물제공혐의로 법정에 들어섰을 때 뷔트는 혼자가 아니었다. 팀의 매니저인 브뤼노 루셀, 의사인 에리크 레이카르트, 비랑크, 그 밖의 여섯 명도 판사 앞에 섰다.

비랑크는 재판이 시작될 때까지 약물투여를 강력하게 부인했다. 하지만 그런 주장과는 달리 유죄를 입증하는 증거가 제시되자 자백하고 말았다. "그건 속임수가 아니었습니다… 떠나는 기차와도 같은 것이었습니다. 올라타지 않으면 뒤쳐진 채 남게 되니까요."

주로의 끝

2000년 크리스마스 직전에 재판이 끝나면서 비랑크가 타고 있던 기차는 벽에 부딪치고 말았다. 무죄선고를 받기는 했지만 UCI는 그의 출전을 금지했다. 그러나 그의 인기가 워낙 높았기 때문에 이 조치는 오래가지 않았고, 2001년 다시 프로선수가 될 수 있었다. 나머지 피고들은 그렇게 가볍게 벗어나지 못하고 벌금형과, 비록 집행유예이기는 하지만 자유형을 선고받았다. 페스티나 사건은 사이클계에 경종을 울렸지만 그 효과가 오래 지속되었는지는 의문이다. 매년 투르 드 프랑스가 프랑스 구석구석을 달굴 때 선수들이 너무나 빠른 속도로 지나쳐 가는 것을 보면 근육만으로 그런 힘을 낸다는 것이 믿기지 않는 까닭이다.

사이클 스타 ▶
사건으로 비랑크의 평판에 흠집이 가기는 했지만, 인기 덕에 2001년에 프로선수로 돌아올 수 있었다.

약물을 실었던 차 ▼
뷔트는 세관원들에게 밀고당했는데, 자신이 타고 있던 팀 소속 자동차가 세관원들의 주목을 끈 게 아닐까 생각했다.

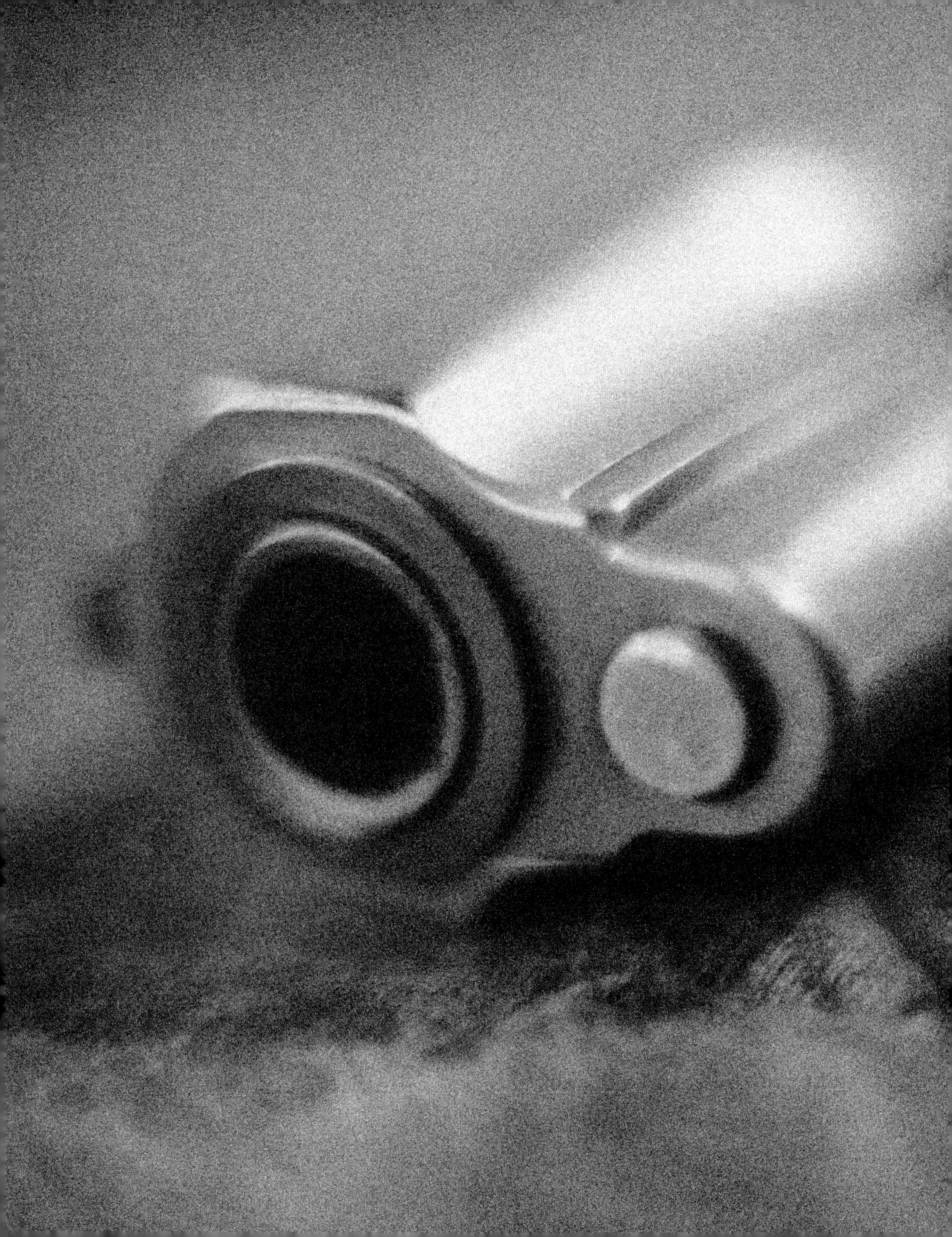

치명적인 도구

격렬한 분노에 휩싸인 살인자는 가장 가까이 있는 흉기로 손을 뻗는다. 총이나 칼—심지어는 맨손—일 수도 있지만 가장 과소 평가되는 살인기계, 즉 자동차의 가속페달인 경우가 늘어나는 추세이다.

그러나 살인이 언제나 충동적인 행위인 것만은 아니다. 어떤 살인자들은 세심하게 계획을 세워 독극물이나 폭탄, 방화로 피해자를 살해한다. 실화(失火), 교통재해, 산업폭발의 경우와 같이 부주의로 인한 과실로 사람을 죽이게 되는 경우도 있다.

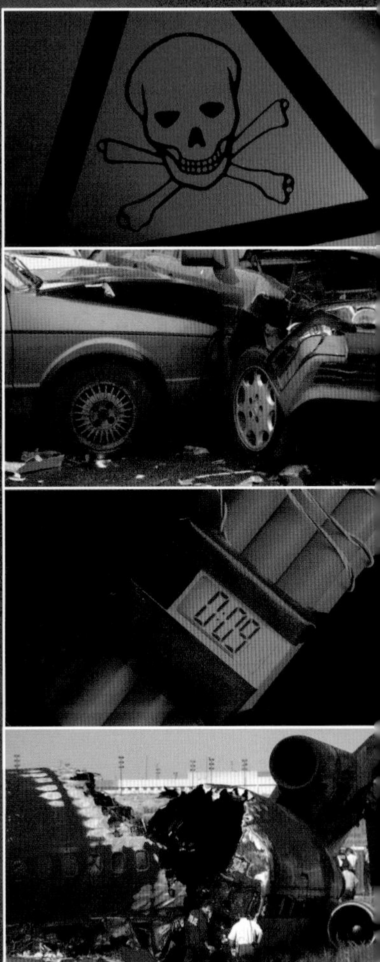

현장의 총기

범죄세계에서 총은 주로 지위의 상징으로 휴대한다. 목숨을 빼앗을 수 있다는 것을 암시하고 적이나 피해자를 두려움에 떨게 만든다. 가끔은 치명적인 결과를 낳기도 한다. 그러나 탄환은 피해자, 무기, 총을 쏜 사람을 연결시키는 미묘하고도 변치 않는 단서를 남긴다.

범인이 총을 쏘면 증거가 사방으로 날아간다. 첫 번째이자 가장 치명적인 증거는 탄환 그 자체이다. 두 번째는 탄피로서 보통은 총에서 방출된다. 세 번째는 총열, 그리고 총의 기계장치와 바깥의 틈으로 뿜어져 나온, 부분적으로 연소된 화약이다. 마지막으로 총격으로 인한 소리를 증인이 들을 수도 있다.

이러한 요소들은 수사관에게 도움이 될 수 있고, 총격현장에서 수사관이 하는 일은 이 증거들을 가능한 한 많이 수집하는 것과 관련이 있다.

하지만 작업절차를 이해하기 위해 총이 어떻게 작동하는지 조금은 알아두어야 한다.

총의 종류

모든 총은 비슷한 방식으로 작동된다. 방아쇠를 당기면 공이가 약협(藥莢)의 뒷부분을 때리면서 뇌관을 발화시킨다. 이어 뇌관은 약협 안의 추진약을 폭발시켜 탄환이 총열을 따라 목표물을 향해 밀려 나가게 한다.

단순한 총들은 한두 발 쏜 후에 다시 장전해야 한다. 그러나 대부분의 총들은 다섯 발 이상의 탄약통이 담긴 탄창을 사용한다.

반자동 무기의 경우에는 총알을 추진시키는 폭발력이 탄피를 방출하고, 새로운 총알을 장전하며, 공이를 뒤로 잡아당겨 다음 사격을 준비하게 한다. 자동인 경우에는 방아쇠를 당기고 있으면 탄창이 소진될 때까지 계속 발사된다.

총알이 어디로 갔는가?

한 방으로 살인을 끝내는 전문 암살자는 드물다. 대부분의 총격은 수 차례 사격을 가하게 되는 어림짐작에 가깝다. 범죄를 재구성하기 위해서는 각각의 총알이 정확하게 어떤 경로로 어디로 날아갔는지 판단하는 것이 필수적이다.

따라서 수사관이 총격현장에서 해야 할 첫째 임무는 사격이 몇 차례나 있었는지 알아내는 것이다. 증인이 그 수를 세었을 수도 있고,

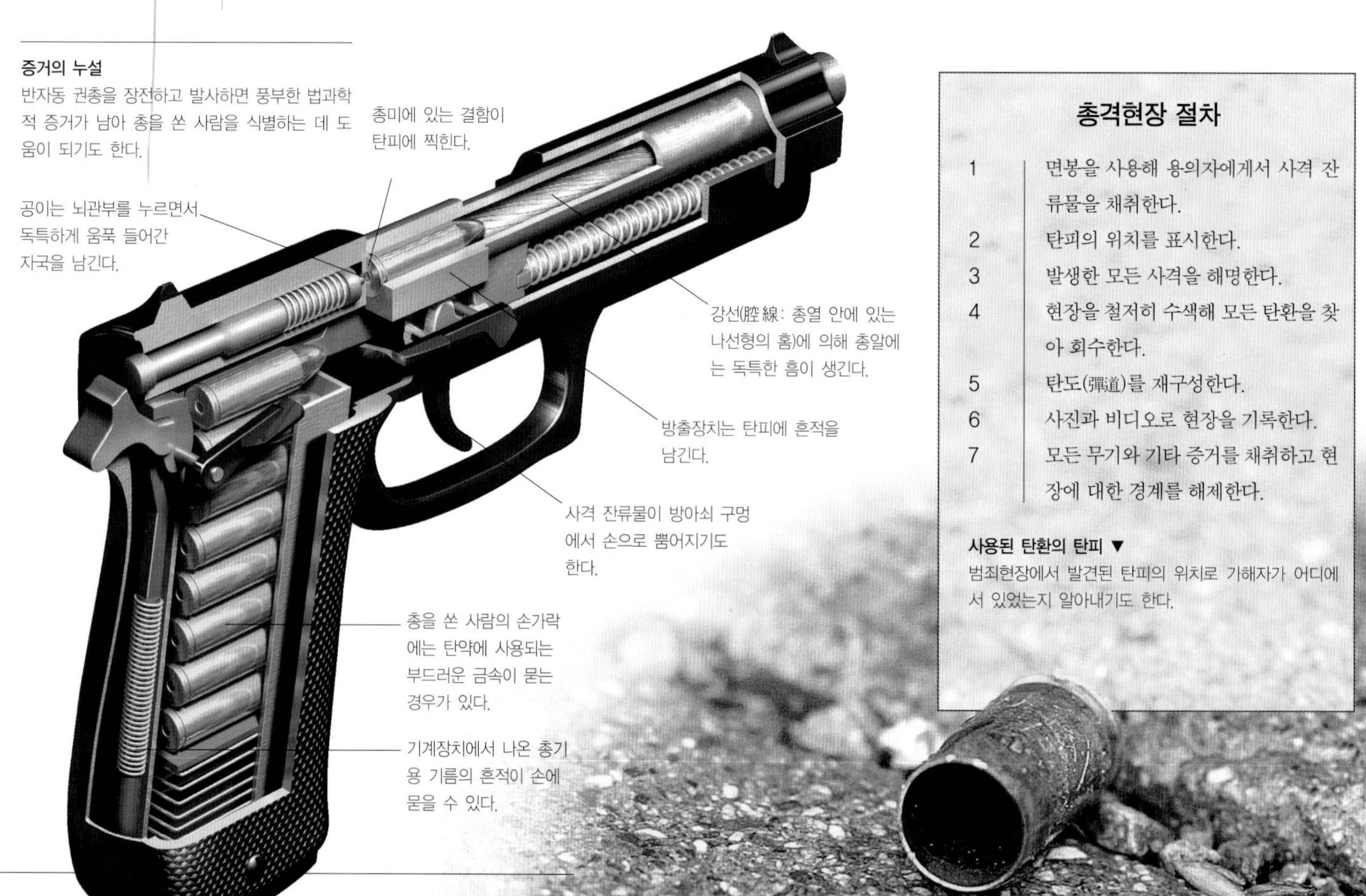

증거의 누설
반자동 권총을 장전하고 발사하면 풍부한 법과학적 증거가 남아 총을 쏜 사람을 식별하는 데 도움이 되기도 한다.

총격현장 절차

1	면봉을 사용해 용의자에게서 사격 잔류물을 채취한다.
2	탄피의 위치를 표시한다.
3	발생한 모든 사격을 해명한다.
4	현장을 철저히 수색해 모든 탄환을 찾아 회수한다.
5	탄도(彈道)를 재구성한다.
6	사진과 비디오로 현장을 기록한다.
7	모든 무기와 기타 증거를 채취하고 현장에 대한 경계를 해제한다.

사용된 탄환의 탄피 ▼
범죄현장에서 발견된 탄피의 위치로 가해자가 어디에서 있었는지 알아내기도 한다.

가해자가 총을 떨어뜨리고 간 경우에는 남은 탄약통의 개수로 총격이 몇 번까지 일어났는지 추론해볼 수도 있다. 탄피를 세어보기도 한다.

다음 단계는 탄환을 찾는 일이다. 총격사건 피해자는 보통 X선 사진을 찍는데, 시체에 박힌 탄환은 뚜렷이 드러난다. 수사관들은 나머지 탄환을 찾기 위해 범죄현장을 철저히 수색한다. 부드러운 물질에 박혀 발견된 탄환은 그 중 가장 쓸모가 있다. 탄환에 생긴 흔적으로 적어도 어떤 무기에서 발사되었는지 밝혀내는 데 도움이 되기 때문이다.

탄환이 단단한 표면에 부딪치면서 뭉개져서 분석이 불가능한 경우에도 탄환의 충돌지점을 찾아내는 것이 중요하다. 이를 통해 수사관들은 탄환이 총열로부터 종착지점까지 도달한 경로, 즉 탄도를 추적한다. 전통적으로 막대와 끈으로 재거나 뚫린 여러 탄흔을 살핌으로써 이 작업을 해오고 있다.

때로는 레이저를 이용하기도 하지만, 이 경우 특정한 조명하에서 관찰과 촬영이 가능하다.

총기의 종류

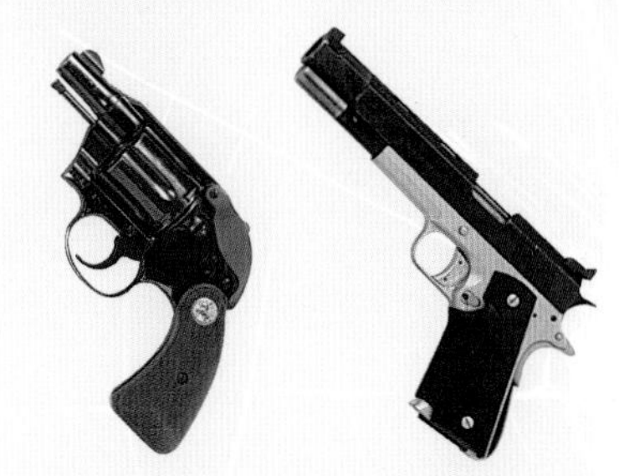

리볼버
방아쇠를 당기면 탄창이 돌아가면서 탄약통이 총열 앞에 위치하게 되고, 공이치기가 뒤로 당겨졌다가 놓이게 된다.

반자동 권총
리볼버에 비해 발사와 장전이 빠르다. 신속하게 바꿔 끼울 수 있는 탄창은 손잡이에 들어 있으며 최대 30발의 탄약통을 수용한다.

기관단총
공격용 소총(Assault Rifle)과 기관단총은 자동사격이나 반자동사격으로 전환할 수 있다. 소총에는 보다 큰 탄약이 사용된다.

엽총
이런 총에는 손으로 조작하는 레버나 슬라이드가 달려 있어서 사격 후 탄약통을 방출하고 새로운 탄약통을 약실에 장전한다.

산탄총
산탄총에는 한 개의 탄환이 아니라 퍼져 나가는 소량의 작은 납 탄환이 발사된다. 따라서 조준할 필요가 줄어든다.

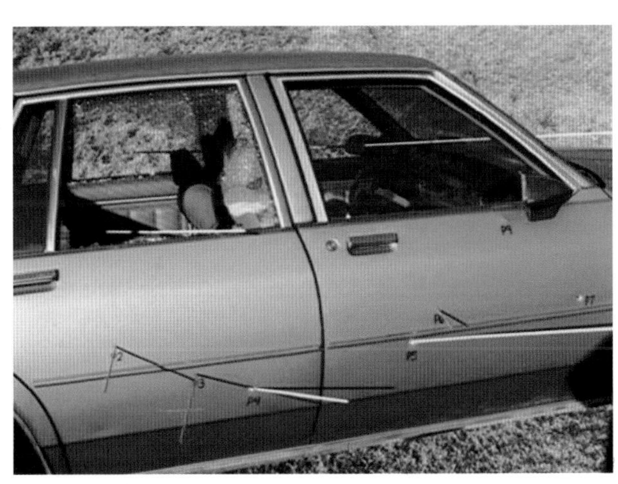

탄도의 추적 ▲
총격현장을 재구성하는 데는 눈에 잘 띄는 끈이나 둥근 나무막대를 사용한다. 그런 다음 사진이나 비디오로 촬영해 법정에서 증거로 사용한다.

탄피

범죄현장 주변에 흩어진 탄피는 사용된 무기를 식별하는 데 도움이 될 뿐만 아니라 그 무기가 어디에서 발사되었는지 드러내기도 한다. 대부분의 무기는 오른쪽으로 탄피를 방출한다. 사격장에서 비슷한 무기로 시험해 탄피가 어느 방향으로 얼마나 멀리 날아가는지 알아볼 수도 있다. 그러나 총을 발사한 사람의 자세와 총을 잡은 방식도 여기에 영향을 미칠 수 있다는 것을 잊으면 안 된다.

탄피에 난 흔적은 탄환을 발사한 총과 탄피를 연결시켜 주는 중요한 정보를 제공한다. 총미(銃尾)와의 충돌에 의해 끝 부분에 독특한 자국이 찍히며, 방출장치 역시 금속탄피에 특징적인 흠집을 낸다.

사격 잔류물

또한 수사관들은 뇌관사격잔류물(Prime GunShot Residues: P-GSR, 화약 잔사물)을 찾는데, 이는 피해자의 경우 총상 주변에 원형으로 나타나고, 용의자의 경우 보통 손과 옷에 묻어 있다. 피해자가 근거리에서 피격당한 경우 사입부(射入部)의 상처에는 화약그을음과 화약감입(火藥嵌入: 부분적으로 연소된 화약이 피부에 침투하는 것)으로 둥근 고리 모양이 생긴다. 고리의 외형을 보면 사격거리를 어느 정도 짐작할 수 있다.

용의자의 손에서 발견된 잔류물로 총을 발사했음을 알 수 있지만, 잔류물이 없다고 결백이 증명되는 것은 아니다. 모든 무기가 잔류물을 방출하는 것도 아닐뿐더러 손을 씻으면 제거되기 때문이다.

그래서 수사관들은 용의자의 의류와 얼굴을 검사하기도 한다.

용의자가 기타 물질의 흔적을 지닌 경우도 있다. 가령 탄창을 장전하다 보면 총기용 기름과 금속이 손가락에 묻게 된다.

면봉으로 닦아내기
용의자 손의 각 부분은 따로따로 닦아내는데, 사격 잔류물의 위치에 따라 용의자가 총을 잡기는 했지만 쏘지는 않았음이 드러나는 경우도 있기 때문이다. 아래 사진은 고배율로 확대한 뇌관사격잔류물이다.

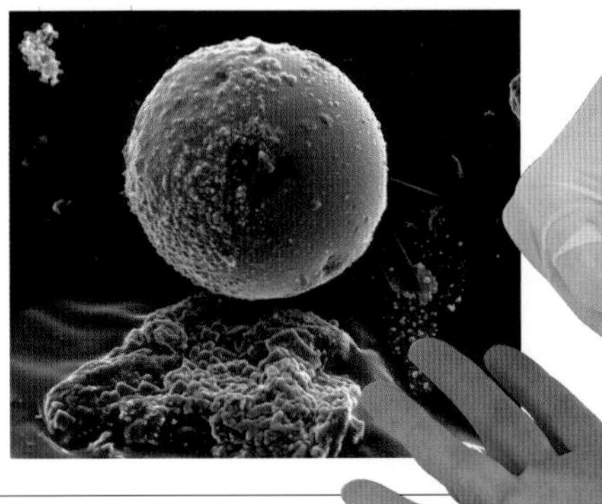

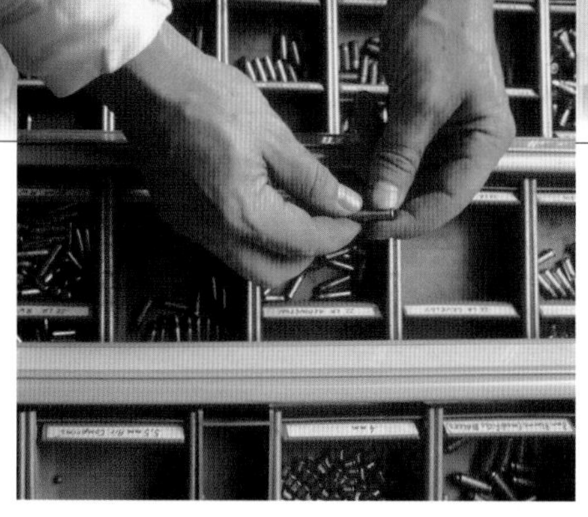

총탄 데이터베이스 ▲
대부분의 총기 부서에서는 탄약 컴퓨터 데이터베이스와 더불어, 비교와 시험발사를 위해 실물탄약을 수집해 보관하고 있다.

실험실에서의 총기

범죄실험실의 총기 부서에서는 총기용 기름과 연소하는 화약의 냄새, 총성이 끊일 날이 없다. 총기 조사관은 한편으로 탐정이, 다른 한편으로 사격의 명수가 되어야 하기 때문이다. 총과 탄약에 대한 감각이 필수인데, 사격장에서 시간을 보내지 않고서는 그 감각을 익히는 것이 불가능하다.

흔히 '탄도학'이라고 하지만, 총기와 탄약을 전문적으로 담당하는 법과학 분야는 '총기 식별'이라고 하는 편이 보다 정확하다. 탄도학, 즉 발사체의 비행을 연구하는 학문은 이 분야에서 취급하는 업무의 부분에 불과하다. 그보다 총기 조사관은 탄피에서 발견된 희미한 요철이나 흠집, 흔적을 연구하고 비교하는 데 대부분의 시간을 보낸다(상자글 참조). 이러한 흔적을 재현해서 비교해볼 목적 등으로 용의(容疑) 무기를 시험하고 발사하는 일 또한 필수적인 업무 중 하나이다.

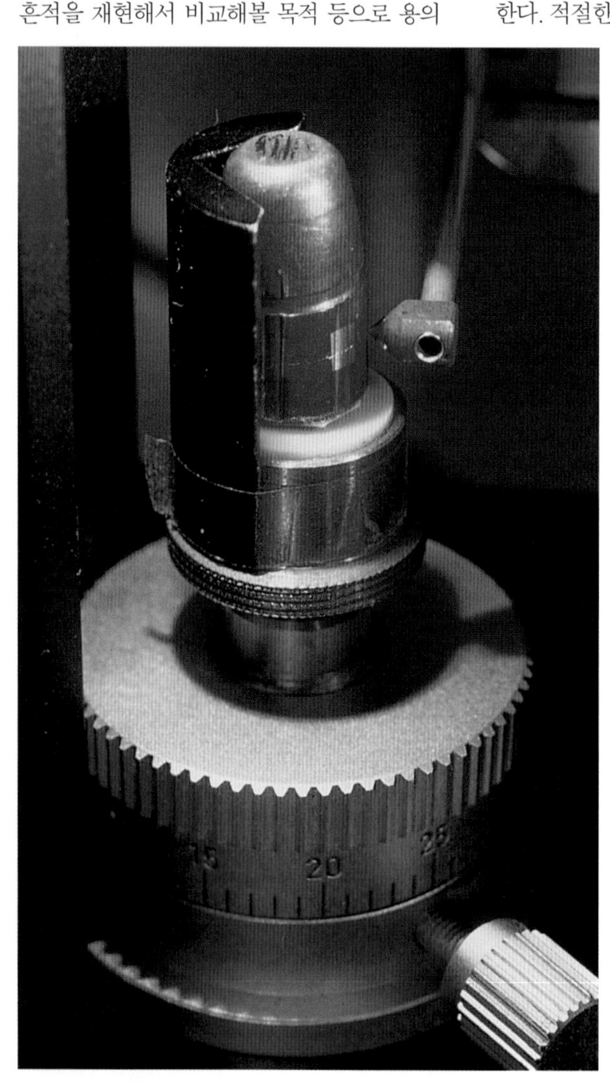

◀ 나선 홈 추적기
이 기구는 바늘을 사용해 발사된 총탄의 강선 홈을 측정함으로써 용의자의 무기에서 발사된 총탄과 비교할 수 있도록 한다.

탄약의 비교

총탄에 생긴 흔적을 세심하게 조사하면, 그 총탄이 어떤 종류의 총에서 발사되었는지 밝혀낼 수 있다. 용의 총기가 발견되고 나면 총기 조사관은 훨씬 심도 있는 조사를 진행하기도 한다. 적절한 탄약을 장전해 발사해보면(물탱크나 젤라틴을 채워 넣은 상자에 발사한다) 총탄에 줄무늬가 생기는데, 이는 인간의 지문만큼이나 독특한 것이다. 이런 흠집과 홈을 범죄현장이나 피해자의 시체에서 발견된 총탄과 비교하기 위해 조사관은 비교현미경(89쪽 참조)을 사용한다. 결과가 일치하면 두 총탄이 같은 총에서 발사되었음이 증명된다.

탄피의 경우 현미경으로 조사해보면 최소한 어떤 종류의 무기에서 방출되었는지는 밝혀지게 된다. 그리고 총탄과 마찬가지로 용의 무기가 발견되면 시험발사를 통해 비교 탄피를 얻어내어 같은 총에서 사용된 것인지 확인할 수 있다.

전산화된 짝짓기

현장에서 발견한 총탄들을 예전의 수사에서 발견한 비슷한 증거와 비교하기도 한다. 컴퓨터 데이터베이스를 이용하면 엄청난 수의 증거를 비교하는 것도 가능하다.

가장 잘 알려진 것 중 하나는 FBI의 '드럭파이어' 체계이다. 운용방식은 다른 데이터베이스와 유사하다. 총기 조사관은 발견된 총탄이나 탄피를 현미경의 검경대(檢鏡臺)에 올려놓고 서로 연결된 컴퓨터에 사건번호 같은 몇 가지 초기 자료를 입력한 다음 데이터베이스 검색을 시작한다. 그러면 스캐너가 자동적으로 증거의 디지털 이미지를 생성하고, 컴퓨터 시스템이 유사한 기록을 찾아 눈으로 비교할 수 있게 해준다.

전산화된 지문검색과 마찬가지로 이 강력한 기술을 통해 시간을 상당히 절약할 수 있다. 뿐만 아니라 그 덕분에 총기 조사관이 다른 범죄와의 연관관계를 추론해 갑작스럽게 사건을 해결하기도 한다.

무기시험

총기 조사관은 총격사건에서 피고인 측이 사고로 총이 발사되었다고 항변하는 경우 그 가능성을 조사하기 위해 총기를 시험해보기도 한다. 총기를 분해하는 일도 있다. 반자동 무기를 자동으로 발사되게 불법적으로 개조한 방법을 알아내기 위한 경우가 이에 해당한다.

사격장에서 산탄총을 발사해보면 탄환이 어떻게 퍼지는지 드러난다. 산탄총에서 발사된 탄환들은 단거리인 경우에는 빽빽하게 밀집한 형태로, 사격거리가 보다 긴 경우에는 흐트러진 구름 형태로 산개된다. 과거에는 수사관들이 산탄의 분포상태를 보고 사격거리를 판단할 때 경험칙을 동원했지만, 연구에 따르면 분포를 예측하는 일이 쉽지는 않다. 겉보기에는 비슷해 보이는 무기들 간에도 차이가

탄피와 총탄에 난 흔적

장전과 사격의 행위는 탄약에 많은 흔적을 새겨놓는다.

무기의 다양한 부분들이 탄피에 자국을 남겨놓는다. 탄창은 탄피에 생채기를 낸다. 공이의 타격으로 탄약통 후미의 뇌관덮개(Primer Cover)에 움푹 들어간 자국이 뚜렷이 생긴다. 그에 따라 발생하는 폭발로 인해 총미(탄피를 총열에 붙잡아놓는 금속 토막)의 모양이 좌우가 바뀌어 탄피에 찍힌다. 마지막으로 탄피를 방출하는 기계장치도 마찬가지로 탄피에 생채기를 낸다.

총탄에 남는 흔적은 강선(총탄이 안정되도록 회전시키기 위해 총열 안쪽에 만들어놓은 나선형의 홈)에 의한 것이다.

총탄에 생긴 생채기는 이 홈의 간격, 크기, 방향(시계 방향 혹은 반시계 방향), 각도를 그대로 보여준다.

총탄의 크기를 함께 고려하면, 이러한 정보를 통해 총기 조사관은 총탄이 발사된 무기의 종류를 식별할 수 있다. 발견된 총탄을 용의자의 총기와 맞춰볼 수도 있다.

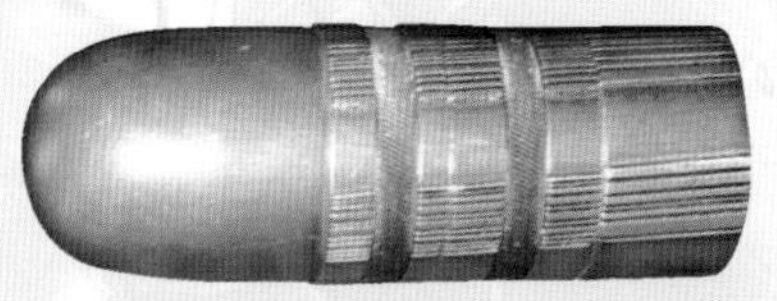

◀ 강선
총기 조사관은 컴퓨터 데이터베이스와 총탄에 남은 강선의 흔적을 통해 해당 무기를 찾아낸다.

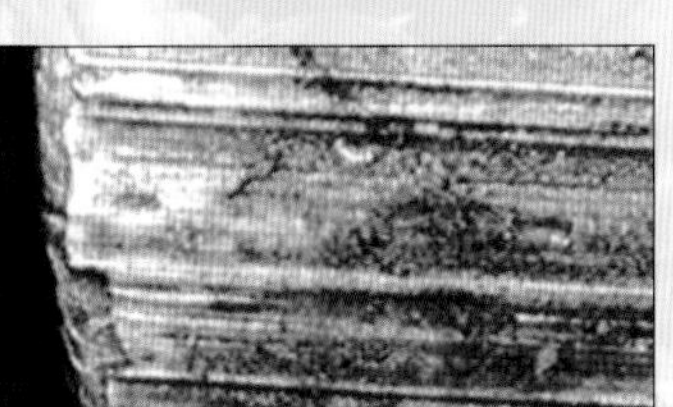

◀ 공이
비교현미경은 두 개의 탄피를 분할된 하나의 영상으로 보여준다. 이러한 기능 덕분에 부드러운 금속으로 만들어진 뇌관덮개의 움푹 들어간 자국이 동일한 공이에 의한 것인지 쉽게 판별할 수 있다.

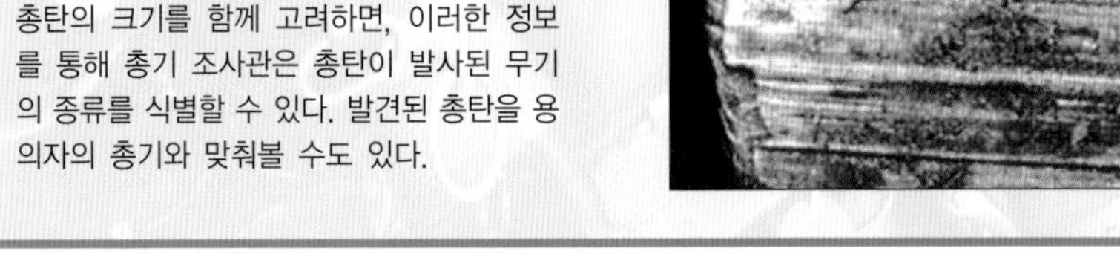

◀ 줄무늬
무기마다 독특한 (총탄의) 줄무늬는 총열에 있는 작은 결함으로 인해 생긴다. 같은 총에서 발사된 총탄들을 자세히 비교해보면 일치점을 확인할 수 있다.

있으며, 탄약의 유형이나 생산조건뿐만 아니라 온도나 습도에 따라서도 영향을 받는다.

사격장에서의 사격은 총탄이 발사될 때 방출되는 뇌관사격잔류물(P-GSR)의 분포를 시험하는 데도 한몫한다. 예를 들면 화약감입 침적물과 화약그을음으로 덮인 피부 부위는 총격 용의자의 진술을 확증하거나 반박하는 근거가 된다.

짧은 거리에서 사람을 쏘는 행위는 암흑가에서 벌이는 처형의 특징이지만, 피해자가 총에서 약간 떨어져 있었다면 스스로를 방어할 목적이었다는 용의자의 항변이 합리적일 수도 있기 때문에 기소내용이 모살(謀殺: 살의를 품고 계획한 살인-옮긴이)에서 고살(故殺: 고의적 살인이지만 계획이나 모의, 범의는 없는 경우-옮긴이)로 감해지기도 한다.

방아쇠 시험 ▼
총을 발사하는 데 요구되는 방아쇠 압력은 용의자가 뜻하지 않게 격발되었다고 주장하는 경우에 중요한 요소가 되기도 한다.

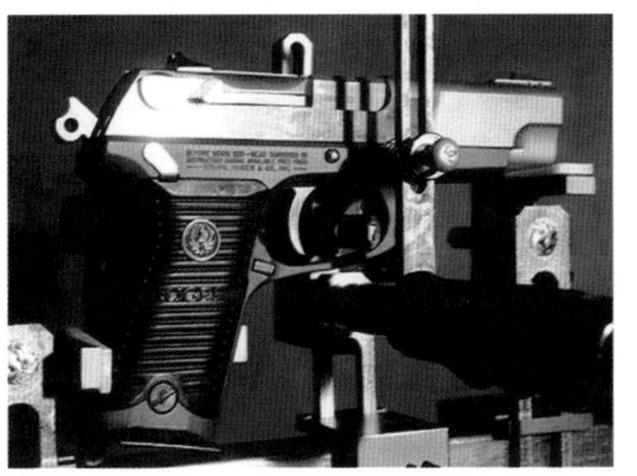

누가 방아쇠를 당겼는가?

유죄를 확증하는 것은 P-GSR의 형태보다 그 존재 유무인 경우가 더 많다. 총으로 자살한 것 같은 사람의 손에 P-GSR이 없다면 타살이라는 추측이 가능하다.

P-GSR을 입증하는 데는 기계적 검사와 현미경 검사를 실시한다. 원자흡수분광측광기가 기계적 검사에 흔히 사용된다. 이 장비는 뇌관에 사용되는 바륨과 납, 그리고 안티몬의 흔적을 식별해낸다.

주사전자현미경으로 보면 독특한 모양 때문에 뇌관의 입자를 쉽게 알아볼 수 있다. 에너지 분산 X선 분석은 그 조성을 확인하는 데 사용된다.

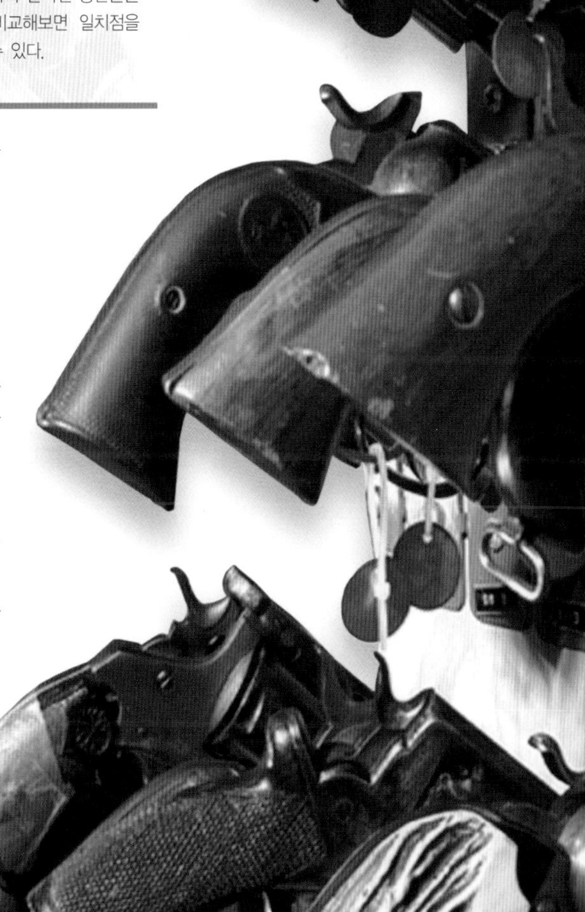

총기 걸이 ▶
평범하건 화려하건, 리볼버는 FBI 법과학 실험실 총기 부서의 참고 수집품 일부를 차지한다.

기타 무기들

시체보관소의 냉정한 용어를 사용하자면 둔기손상, 예기손상, 질식이 살인의 많은 부분을 차지한다. 그러나 과학적 전문용어를 사용한다고 해서 무자비한 살인의 실체가 숨겨지는 것은 아니다. 곤봉, 칼, 끈에 의해 그 자리에서 삶에 종지부가 찍힐 수 있다. 이들 무기로 인한 흔적들은 총의 경우처럼 법과학적으로 유용하지는 않지만, 그럼에도 부검을 통해 드러난 세부사항은 중요한 단서들을 제공한다.

증거로 가득한 시체

여기에 있는 인체의 합성사진은 여러 다양한 영상기법으로 만들어진 것이다. 주변에 배치된 사진과 그림은 무기의 종류와 특징을 드러내는 상처의 형태를 보여준다. 무기로 인해 생겨나는 흔적이 항상 눈에 잘 띄는 것은 아니다. 예를 들어 깊숙하고 치명적인 자상(刺傷)은 상처의 구멍이 막히면서 외부 출혈도 거의 없기 때문에 피부에 거의 보이지 않는 흔적만을 남기기도 한다.

사진에서 Y자 모양으로 보이는 것은 작고 뭉툭한 도구로 공격했을 때 전형적으로 나타나는 함몰골절이다.

두개골 골절 ▶

폭이 넓은 도구로 머리를 가격하면 두개골은 골절되지만, 무기를 식별하는 데 도움이 될 만한 흔적은 남지 않는다. 크기가 작은 흉기는 수사에 유용한 흔적을 남긴다. 예를 들어 스패너를 곤봉처럼 사용한 경우 뼈에 자국이 남아 그 크기를 짐작할 수 있고, 피부에 생긴 찰과상은 그 모양을 보여준다.

피부에 난 상처의 형태들 ▼

찰과상과 타박상은 때로 흉기의 모양을 놀라울 정도로 자세히 보여주기도 한다. 예를 들어 장화는 진흙에서와 마찬가지로 살갗에 자국을 남기는 경우가 있다. 그러나 그런 흔적은 특징을 썩 잘 드러내지 못하는 경우가 더 많다. 막대 모양의 흉기로 때리면 평행한 한 쌍의 멍이 생기는데, 이를 통해 흉기의 폭과 공격의 방향을 알게 된다.

◀ 끈

교살 피해자의 목에 생기는 타박상과 찰과상은 끈의 굵기와 표면의 질감을 드러낸다. 뿐만 아니라 심지어는 꼬여 있었는지, 여러 차례 둘러 있었는지의 여부까지도 짐작할 수 있어 흉기에 대한 상세한 정보를 제공한다. 그러나 나일론스타킹 같은 부드러운 물체는 표면에 흔적을 남기지 않는다. 맨손으로 교살하는 경우에도 진단에 필요한 흔적이 남지 않고 목에 불분명한 타박상만 생긴다.

칼에 의한 상처 ▼

절창의 경우에는 흉기에 대해 거의 아무것도 알아낼 수 없지만, 자상이라면 얘기가 달라진다. 그 모양을 통해 흉기가 양날인지 외날인지 알아낼 수 있다(상자글 참조). 세게 찌른 경우 피부에 칼자루의 흔적이 찍히기도 한다. 이렇게 칼을 끝까지 찔러 넣은 경우 해부를 통해 날의 길이를 추정하는 것이 가능하다.

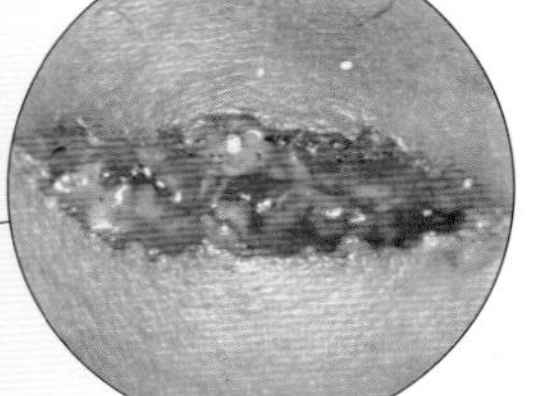

수축된 폐 ▲

수축된 폐만으로는 원인이 된 흉기를 밝히지 못하지만, 이와 관련된 상처로 단서를 얻을 수 있다. 날카로운 흉기가 상체에 깊은 상처를 남기면서 폐에 구멍을 낼 수 있으며, 둔기의 타격으로 인해 외상이 나면서 갈빗대가 부러지고, 그 부러진 뼈가 폐를 관통할 경우에도 마찬가지의 결과가 초래될 수 있다. 사진에서는 오른쪽의 폐가 수축되었다.

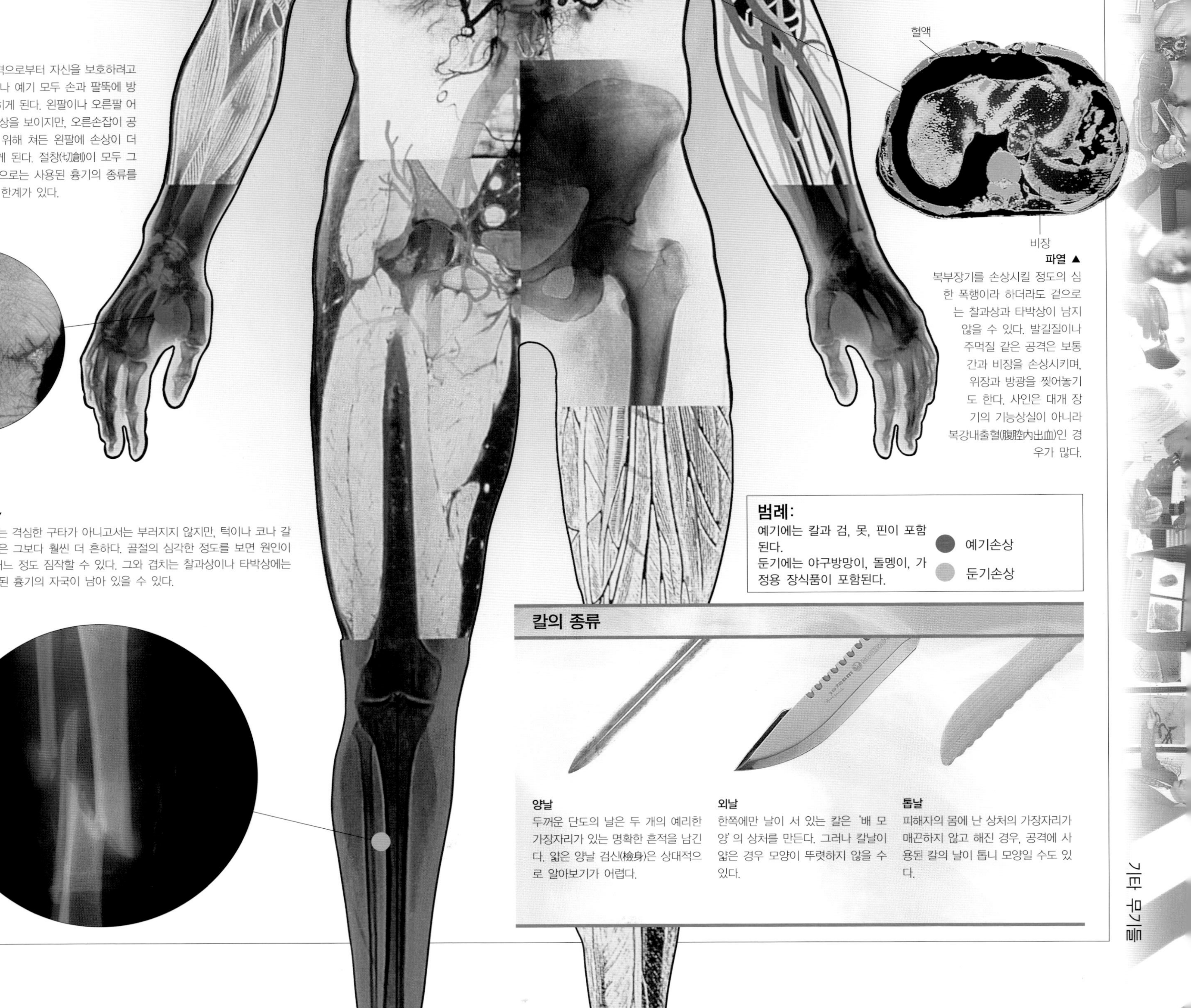

방어손상 ▼
피해자가 공격으로부터 자신을 보호하려고 한 경우 둔기나 예기 모두 손과 팔뚝에 방어손상을 입히게 된다. 왼팔이나 오른팔 어느 쪽이든 손상을 보이지만, 오른손잡이 공격자를 막기 위해 쳐든 왼팔에 손상이 더 많이 나타나게 된다. 절창(切創)이 모두 그렇듯, 모양만으로는 사용된 흉기의 종류를 식별하는 데 한계가 있다.

골절된 뼈 ▼
굵은 다리뼈는 격심한 구타가 아니고서는 부러지지 않지만, 턱이나 코나 갈빗대의 골절은 그보다 훨씬 더 흔하다. 골절의 심각한 정도를 보면 원인이 되는 힘을 어느 정도 짐작할 수 있다. 그와 겹치는 찰과상이나 타박상에는 공격에 사용된 흉기의 자국이 남아 있을 수 있다.

파열 ▲
복부장기를 손상시킬 정도의 심한 폭행이라 하더라도 겉으로는 찰과상과 타박상이 남지 않을 수 있다. 발길질이나 주먹질 같은 공격은 보통 간과 비장을 손상시키며, 위장과 방광을 찢어놓기도 한다. 사인은 대개 장기의 기능상실이 아니라 복강내출혈(腹腔內出血)인 경우가 많다.

범례:
예기에는 칼과 검, 못, 핀이 포함된다.
둔기에는 야구방망이, 돌멩이, 가정용 장식품이 포함된다.

칼의 종류

양날
두꺼운 단도의 날은 두 개의 예리한 가장자리가 있는 명확한 흔적을 남긴다. 얇은 양날 검신(檢身)은 상대적으로 알아보기가 어렵다.

외날
한쪽에만 날이 서 있는 칼은 '배 모양'의 상처를 만든다. 그러나 칼날이 얇은 경우 모양이 뚜렷하지 않을 수 있다.

톱날
피해자의 몸에 난 상처의 가장자리가 매끈하지 않고 해진 경우, 공격에 사용된 칼의 날이 톱니 모양일 수도 있다.

독극물

법독물학과 병리학의 발전으로 한때 손쉬운 살인무기로 통하던 독극물은 시체에서 너무 쉽게 검출되기 때문에 이제 그런 지위를 누리지 못한다. 오늘날의 독살범은 성질 급한 유산상속인이라는 범죄스릴러물의 상투적인 인물보다는 도시에 대혼란을 일으키려는 테러리스트나 살인하고픈 욕망으로 정신이 이상해진 의사일 가능성이 더 높다.

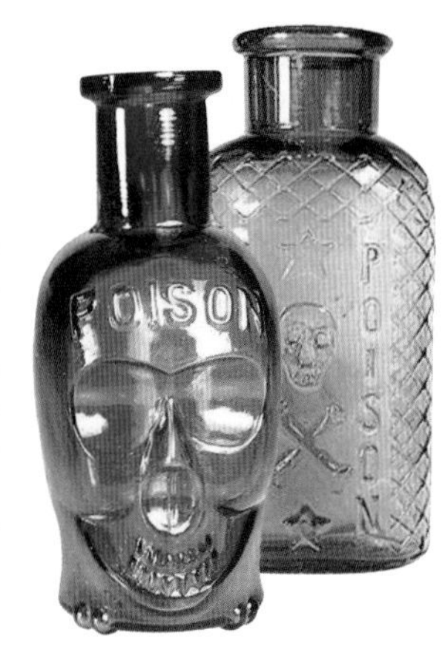

병에 담긴 죽음
이 19세기의 병에 새겨진 끔찍한 상징은 내용물의 위험성을 경고한다. 당시 규제가 전혀 없었기 때문에 아무리 치명적인 독약이라도 쉽게 구입할 수 있었다.

이집트 룩소르에 있는 호화 호텔의 침실에서 영국인 공업화학자 존 앨런은 돈 많은 애인의 진토닉에 하얀색 가루를 슬며시 집어넣었다. 희미한 아몬드 냄새를 알아채지 못한 애인은 칵테일을 다 마시자마자 갑자기 머리가 아프고 심장이 두근거리기 시작했다. 앨런은 10분 동안 그녀가 고통에 몸부림치며 죽어가는 것을 지켜본 다음에야 도움을 요청했다. 방으로 달려온 관광가이드는 앨런이 애인에게 구강 대구강 호흡소생술을 하려 들지 않는 것을 보고 의심을 품었고, 부검을 하자 죽은 여인의 위장에서 시안화물이 검출되었다. 독살의 고전적인 예라고 할 수 있다. 일 년 전 살인자는 피해자의 유언장을 자신에게 유리하도록 고쳐놓았다. 그러나 2000년 앨런의 유죄판결이 전 세계에 '나일 강의 죽음'이라는 머리기사로 알려진 것은 이 범죄가 애거서 크리스티의 소설 줄거리와 너무도 비슷한 데다 살인자가 법망을 빠져나갈 수 있으리라 몽상할 만큼 천진난만했던 까닭이다.

흔치 않은 무기

이 같은 냉소적인 살인은 기행에 속한다. 이제는 독극물이 살인무기로 사용되는 일이 드물어 살인통계에서도 전면에 등장하지 않는다. 독극물에 대한 엄격한 통제뿐만 아니라 부검에서 이를 검출해내는 감도(感度)가 개선된 점도 그 한 이유가 될 것이다. 그러나 1세기 전만 하더라도 독살범이 교수형을 피하기는 어렵지 않았다. 암살범들은 거추장스런 연인이나 동업자의 생명을 끊기 위해 독이 든 식물, 금속, 화학약품을 사용했다. 다른 무기와는 달리 독극물은 힘이나 담력을 필요로 하지 않는다. 독소에 대한 약간의 지식을 갖추고 투여량에 주의를 기울이면 자연사를 가장할 수도 있었다. 법과학적인 검사가 없었던 터라 부주의한 자들이나 유죄판결을 받았다. 오늘날 대부분의 살인범들은 다른 방법을 이용한다. 의사와 테러리스트들은 예외로 남아 있다.

의학적 살인

의학계에 몸담은 사람들이 환자에게 해를 입히는 일은 극히 드

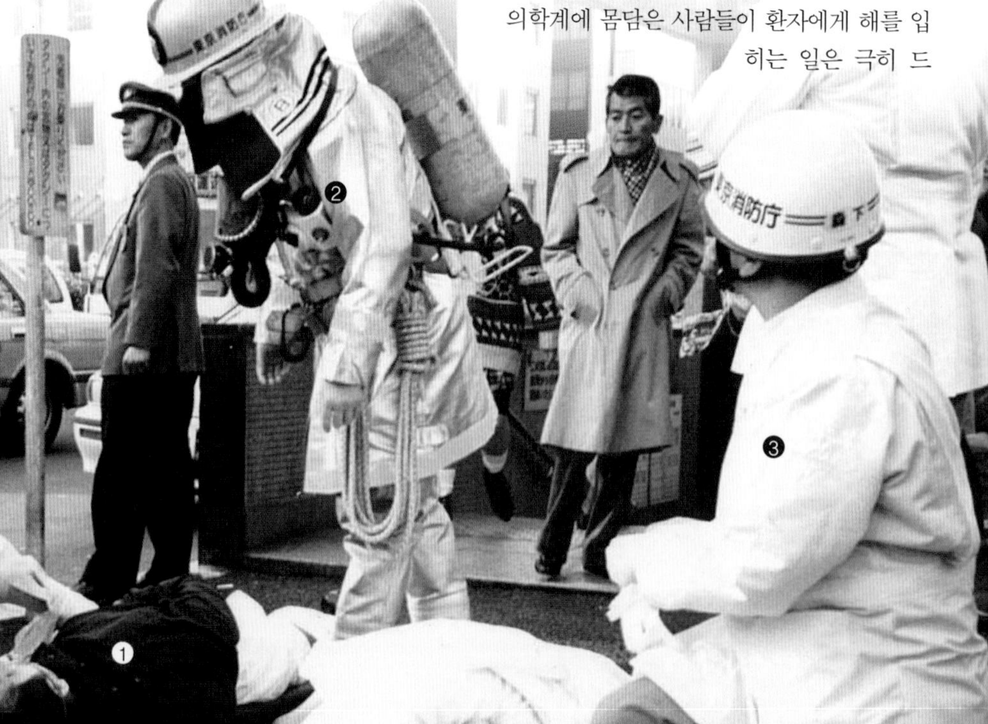

도쿄 지하철 공격

① 도쿄 지하철에 살포된 사린 가스는 근 5,000명의 사람들을 중독시켰다.
② 우연히도 도쿄 경찰은 사건이 일어나기 일주일 전에 특수화학방호복을 인수했다.
③ 적절한 보호장비를 착용하지 않은 의료보조원들도 신경작용제에 중독되어 치료를 받아야 했다.

사린 가스의 피해자들
1995년 3월 도쿄 지하철역 밖에서 사린 가스로 무력화된 통근자들이 구급차를 기다리고 있다.

물다. 하지만 마음만 먹으면 독극물을 투여하기 쉽고 의심도 잘 받지 않는다. 의업에 종사하는 범인들은 독극물을 입수할 수도 있고 전문적인 능력도 지녔다. 그들은 생명을 돌보지만 죽음과도 멀지 않다. 살해할 기회도 흔하다. 그들은 치료를 위해 통상적으로 사용되는 약물을 대량 투여하는 방법을 선호한다.

동기는 다양하다. 살인 자체를 즐기는 자들도 있고, 살인을 통해 지배감을 만끽하기도 한다. 어떤 자들은 유증을 받는 등 금전적 이익을 위해 범행을 저지른다. 자신의 살인이 자비를 행하는 것이라 믿는 자들도 있다.

신조에 사로잡히다

이와는 대조적으로 테러리스트 독살범들은 동기에 관한 한 모두 마찬가지이다. 이들은 자신의 이상을 중요하게 여긴 나머지 그 선전을 위해서는 어떠한 것도, 심지어는 대량살상조차 정당화하는 광신자이다. 어떤 자들은 전통적인 암살자들보다 뛰어난 장점을 지녔다. 바로 자신의 생명조차 버릴 수 있다는 것이다.

테러리스트들은 하나의 목표에 집중하기보다는 가능한 한 많은 사람을 살상하려고 노력한다. 그들이 비밀을 유지하는 유일한 이유는 독극물이 널리 퍼지거나 효과가 나타나기까지 시간을 벌기 위해서이다. 또한 테러리스트들은 아주 특이한 독소를 선택한다.

그런 독소는 의외로 쉽게 만들 수 있다. 화학과 졸업생이라면 1995년 옴진리교라는 종파가 일본 도쿄의 지하철에 살포했던 사린 신경가스를 합성하기에 충분한 지식을 갖추고 있다. 다행히도 화학 · 생물학 무기를 효과적으로 퍼뜨리기는 그리 쉽지 않다. 도쿄 사건만 해도 열두 명이 사망하는 데 그쳤다. 2001년 미국에서 탄저균을 살포한 사건으로 사망한 사람은 그보다 훨씬 더 적다.

테러리즘에 적응하다

미래에 발생할 유사한 사건에 대비하기 위해 독물학자들은 범죄현장에서 빠른 시간 안에 화학 · 생물학 무기를 식별하기 위한 휴대용 기구들을 개발하고 있다. 미국에서 발생한 탄저균 사건 이래로 병원체의 근원을 추적하는 데 DNA 서열분석법도 사용한다.

사례연구

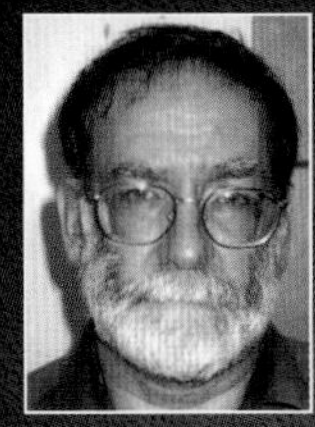

영국 맨체스터 부근의 하이드에 사는 사람들에게 해럴드 시프먼은 친절한 가정의였다. 그러나 그의 상냥한 태도 뒤에는 치명적인 열정이 숨어 있었다. 시프먼은 세계에서 가장 많은 사람을 독살한 사람의 하나로, 모르핀이나 헤로인을 주사해 200명이 넘는 초로의 여성들과 몇몇 남성들을 살해했다.

이 의사는 사망증명서도 자신이 발급하면서 겉보기에는 문제가 없는 것처럼 다양한 사인을 제시했다. 15년 동안 저지른 살인들 중 그 어떤 것도 경찰이 수사에 착수할 정도로 의심을 불러일으키지는 않았다. 그의 동기에는 욕심도 있었다. 그는 2000년 피해자의 유언장을 위조했다가 덜미가 잡혔던 것이다. 하지만 그는 살인에 중독되어 있기도 했고, 생사를 주관하는 '하나님' 노릇을 즐겼다.

사례연구

독살범들이 좋아하는 물질들

화학분석을 통해 시체에서 독소를 찾아내는 것이 간단해지기 전까지 독살범들은 다양한 화학 · 금속 · 식물성 독극물을 사용하곤 했다. 이러한 독극물 중 상당수는 손에 넣기도 쉽고 빠르게 작용했으며, 의심을 사지 않을 증상을 일으켰다.

비소 ▶
무미(無味)에 가까운 흰색 가루로 빅토리아 시대의 독살범들에게 인기가 있었다.
증상
구토, 약한 맥박, 청록색 팔다리 등.
침범
위와 장

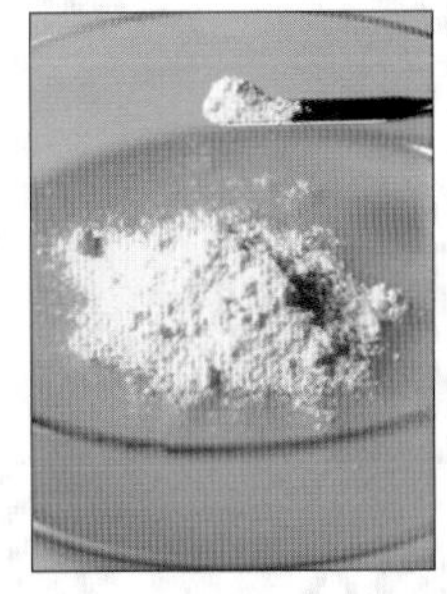

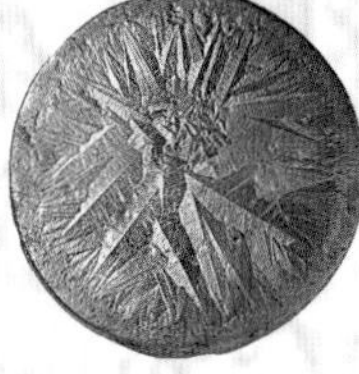

◀ 안티몬
강한 금속성의 맛을 지니고 있어 장기간에 걸쳐 소량씩 투여하는 경우가 많다.
증상
구토, 경련, 발한, 우울증, 약한 맥박
침범
심장에 침범해 심부전을 일으킨다.

납 ▶
연당(초산납)의 형태로 사용된다. 각설탕의 1/5 정도 양이면 사람을 죽이는 데 충분하다.
증상
복통, 구토, 설사, 혼수
침범
뇌, 순환기계 및 간

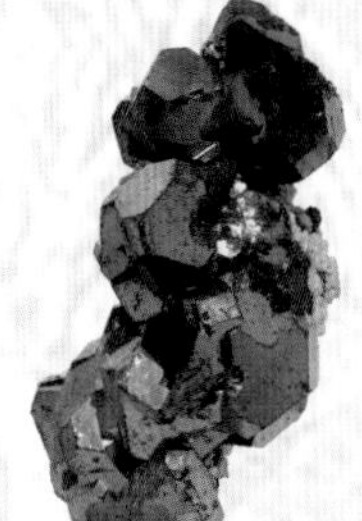

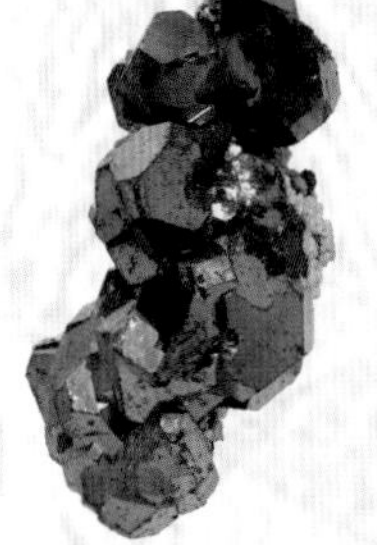

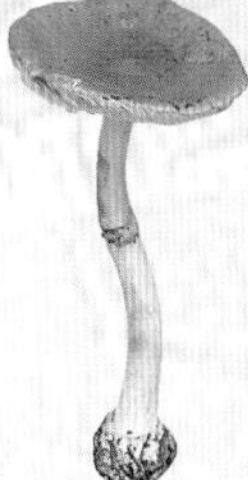

◀ 광대버섯
로마 황제 클라우디우스를 독살하는 데 사용되었다. 증상은 하루가 지나면 가라앉지만 재발해 치명적인 결과를 야기한다.
증상
위경련, 구토, 설사, 정신착란, 혼수
침범
장, 그런 다음 간부전을 일으킨다.

벨라도나 ▶
벨라도나 추출물의 형태로 사용되며 르네상스 시대 이탈리아에서 보르자 가문이 즐겨 쓰던 독약 중 하나이다.
증상
입이 마름, 발열, 동공확장, 환각, 혼수
침범
폐와 심장으로, 마비를 일으킨다.

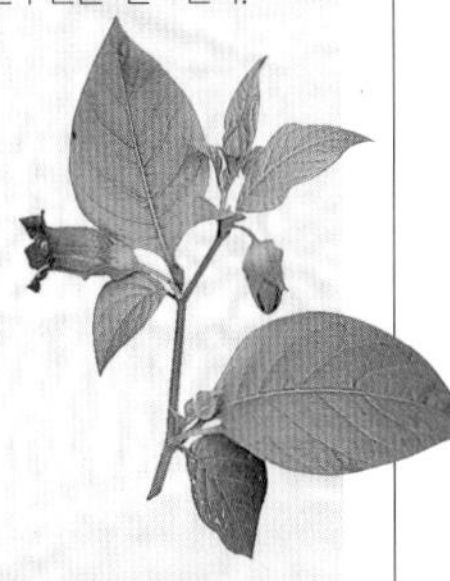

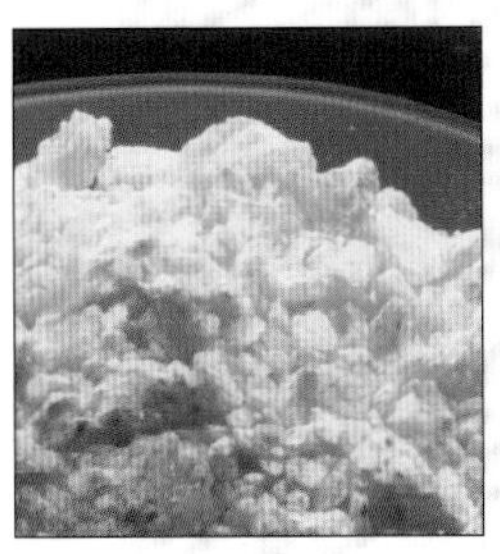

◀ 청산칼리
정원에서 키우는 라우로세라수스의 잎에서 발견되며, 그 추출물은 5분 이내에 사람을 죽일 수 있다.
증상
현기증, 경련, 인사불성, 질식
침범
혈액에 침범해 산소공급을 중단시킨다.

◀ 탈륨
화합물의 경우 물에 무색무미한 형태로 용해된다.
증상
독감과 비슷하지만 독특한 점은 탈모현상을 일으킨다는 것이다.
침범
신경계와 세포

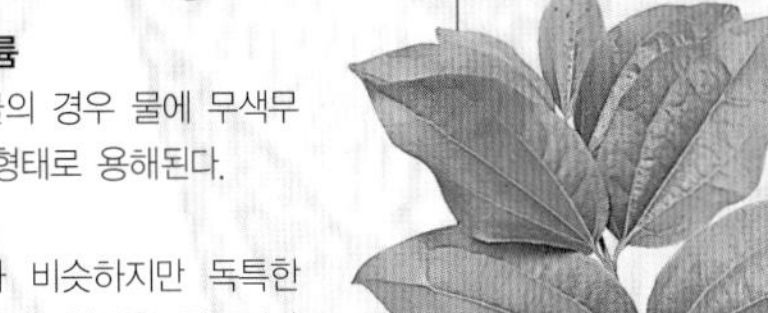

◀ 스트리크닌
강렬한 쓴맛이 있으며, 피해자는 의식이 있는 상태에서 고통스러운 경련을 겪는다.
증상
안절부절못하다가 경련이 일어나 근육이 인대에서 끊어지게 된다.
침범
호흡기 계통, 폐의 마비.

방화

건물의 창문을 핥아대며 타오르는 불꽃은 모든 것을 삼켜버릴 듯한 기세이다. 그러나 실제로는 그렇지 않다는 것에 화재수사관은 기대를 건다. 겉보기에는 송두리째 파괴되어 숯덩이가 되어버린 폐허일지라도 몇몇 단서는 손상되지 않은 채 남아 있어 방화임을 증명해줄 뿐만 아니라, 불로 인해 인명이 희생된 경우 그 의도까지 파헤쳐 고살이 아닌 모살임을 입증하기도 한다.

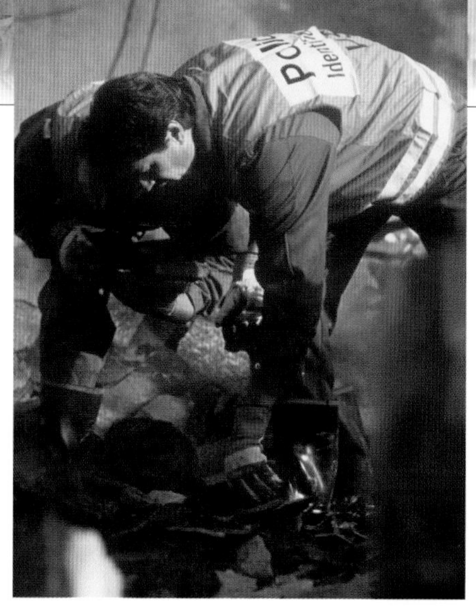

신흥종교집단에 일어난 화재 ▲
태양사원 종파의 신자들이 1994년 집단자살 와중에 불을 질렀다. 불타버린 폐허에서 스위스 수사관들이 증거를 찾고 있다.

수사관들이 화재현장에 도착해 처음으로 하는 일은 모든 구경꾼을 심문하는 것이다. 경보를 울렸거나 긴급구조대보다 먼저 현장에 도착한 사람들은 화재가 어디서 어떻게 시작되었는지 정보를 제공해줄 수도 있다. 퍼져나가는 화재의 사진을 찍었을 가능성도 있다.

일단 화재가 진압되고 온도가 떨어지면 건물을 안전하게 하는 일이 급선무이다. 수사관들은 건물이 주변에서 무너져 내리는 등의 명백한 위험에 직면하게 된다.

그러나 석면, 유독한 산화베릴륨(전기절연재로 사용), 발암성 연소부산물과 같은 미지의 위험도 존재한다.

보험사기

방화의 가장 흔한 동기로는 보험사기가 있다. 보통 망해가는 사업주는 창고나 공장에 불을 지르기 전에 재고품을 꺼내어 매각하는 한편, 화재에 대한 보험금도 청구하려고 한다.
수사관들은 재를 분류해 사업주의 주장과 모순되는 증거를 찾는다.
화재로 말미암아 의류창고의 옷들이 타버렸다 해도 금속 지퍼나 단추 같은 것들은 불꽃을 이겨낼 수 있기 때문에 재고품의 흔적이 전혀 없다는 것은 그 자체로 의심스러운 것이다.

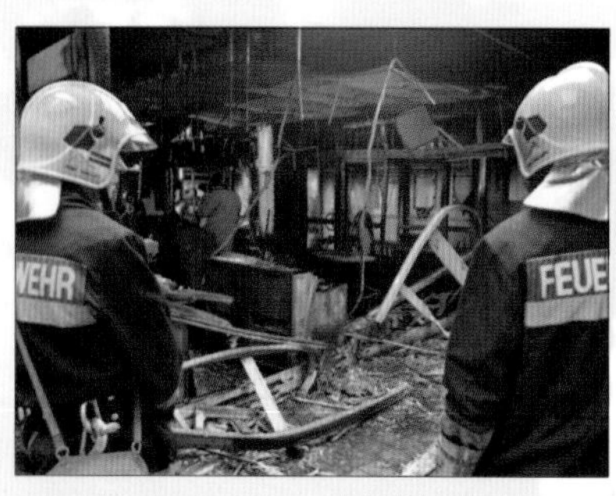

발화지점을 잡아내다

수사관들은 먼저 불이 어디서 어떻게 시작되었는지 알아내고자 한다. 방화범은 자신이 저지른 일을 은폐하고자 하며, 따라서 두 곳 이상에 불을 놓는 경우도 많다. 그와 달리 실화(失火)는 한 곳에서 불이 난 경우가 보통이고 화재의 발단, 즉 발화지점도 자명한 것이 대부분이다.

전문가가 아닌 구경꾼의 눈에는 숯덩이가 된 잔해에서 발화지점을 찾는 것이 불가능해 보이지만, 수사관들은 범죄현장을 '읽어내는' 일에 경험이 풍부하다. 불은 위쪽으로 움직여 가기 때문에 가장 낮은 층에서 시작된다. 발화지점을 알려주는 표지로는 잔열(殘熱), 까맣게 탄 깊이, 회반죽이나 콘크리트 같은 건축자재의 부스러짐, 연기로 생긴 무늬, 플라스틱, 유리 및 금속의 변형, 천장의 손상 및 건물의 도괴상태와 같은 것들이 있다.

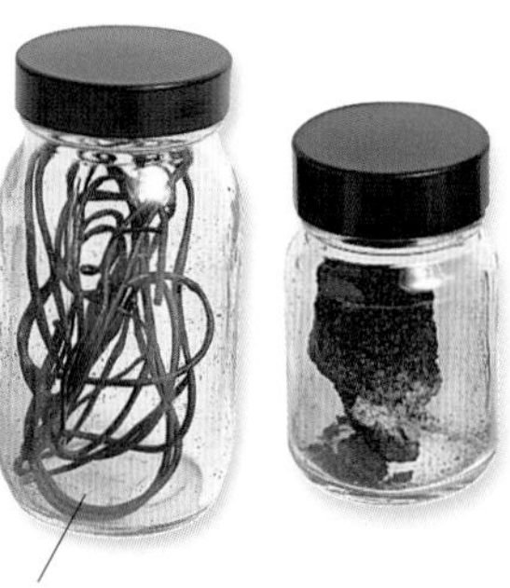

증발기체 차단을 위해 나사식 뚜껑으로 밀봉된 증거용 유리단지에 휘발성 연소매개체가 묻은 물건이 담겨 있다.

일단 발화지점을 알아내면 수사관들은 잔해를 철저하게 수색해 발화원인을 찾아낸다. 방화범이 기본적으로 사용하는 도구는 휘발유와 같이 불이 재빠르게 일어나도록 하는 연소매개체와 불꽃을 일으키는 착화장치이다. 착화장치는 전자타이머처럼 복잡한 것일 수도 있고, 종이성냥에 끼워놓은, 연기가 피어오르는 담배처럼 단순한 것일 수도 있다. 놀랍게도 연소매개체와 착화장치의 흔적은 엄청난 불길을 이겨내고 남아 있는 경우가 많다.

화재 전문가가 아니더라도 방화를 알아챌 수 있다. 연소되지 않은 탄화수소계열 연료, 용제 및 페인트 희석제에서는 모두 독특한 냄새가 난다. 액체 연소매개체는 윤곽이 선명하게 드러나며 들쭉날쭉한 웅덩이 자국 같은 눈에 띄는 단서를 바닥에 남긴다. 마룻장 가장자리를 따라 독특한 탄 자국이 나기도 하는데, 이는 불타는 액체가 그 틈으로 흘러갔음을 보여준다.

이러한 표지가 없는 경우, 수사관들은 연료탐지기를 사용해 연소매개체가 집중된 곳을 찾는다. 수상한 것이 발견되면 수거해 실험실에서 분석한다. 수거된 물품을 취급할 때는 특별한 주의가 요망된다. 연소매개

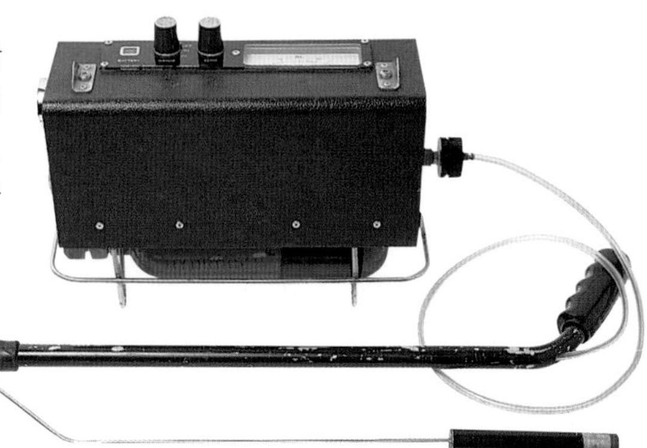

연료탐지기 ▶
탄화수소 증발기체 검출기라고 불리는 이 장비는 공기를 흡입해 표본을 수소 불꽃에 공급한다. 불꽃이 솟아오른다는 것은 연소매개체가 존재한다는 것을 입증한다.

체는 휘발성이기 때문에 잘 보관하지 않으면 증거가 흔적도 없이 사라진다. 보관용기는 확실하게 밀봉되어야 하므로 보통 나사식 뚜껑이 달린 단지나 페인트 깡통과 비슷한 원통형 금속용기, 그리고 폴리비닐리덴 봉투를 사용한다.

일반적인 추적

범죄현장에 대한 일반적인 조사를 통해 방화가 아닐까 하는 의혹이 짙어지기도 하고 사라지기도 한다. 특히 경보나 스프링클러 장치의 고장이 고의적인 것은 아니었는지 점검해본다. 건물 밖에서 사람이 지나간 자취를 찾기도 하고, 어떻게 출입했는지 알아내기도 한다.

수사관들은 서면기록, 스케치, 측정치, 사진 및 비디오 등 통상적인 수단을 사용한다. 특히 가구처럼, 옮겨지지 않았고 부분적으로 연소된 물체의 위치와 놓인 상태에 주목한다. 연소한 형태를 보면 발화지점이 물체의 어느 쪽에 위치하고 있었는지 알게 되기 때문이다.

황금빛 불꽃
누구나 은밀하게 방화를 저지르는 것은 아니다. 서울의 한 시위자가 든 화염병은 연소매개체와 착화장치를 교묘하고 편리하게 결합해놓은 것이다.

탐지도구

실험실로 돌아온 기술자들은 기체 크로마토그래피 장치/질량분석기(GC/MS, 83쪽 참조)를 이용해 연소매개체를 식별해낸다.

증발기체 속에 포함되어 있는 휘발성분은 GC/MS 기록에서 독특한 그래프 정점으로 나타나므로 컴퓨터 데이터베이스를 이용해 식별해내게 된다.

때로는 적외선 분광법을 비슷한 방식으로 이용하기도 하는데, 특히 연소한 플라스틱과 합성물질을 식별하는 데 적용된다. 실험실에서 발화장치를 찾기 위해 증거를 현미경으로 조사하는 경우도 있다.

화재로 사망자가 발생했을 때 부검보고서도 수사의 한 부분을 차지한다(38쪽 참조). 예를 들어 연기를 들이마신 흔적이 없다면 사망자는 화재가 발생하기 전에 이미 사망한 상태였다는 의미이며, 따라서 피살되었을 가능성을 생각해볼 수 있다.

화재 감식도구

체인톱 ▶
수사관들은 강력한 절단기구를 사용해 연소매개체로 흠뻑 젖은 마룻장을 수거한다. 체인톱은 필요한 물건이기는 하지만 연료가 흘러 증거를 오염시킬 수도 있기 때문에 주의해서 다루어야 한다.

손전등 ▶
손전등과 같이 간단한 도구가 생명을 구할 수 있다. 불타버린 건물에는 전기공급이 끊겼을 가능성이 높고, 바닥도 안전하지 못한 경우가 많다.

도끼 ▶
도끼는 오염의 우려 없이 작은 증거 조각들을 떼어내는 데 사용된다.

기체분석 키트 ▶
관 속에 들어 있는 진단용 결정은 흡입된 공기에 연소매개체의 흔적이 있는 경우 색깔이 변한다.

방화의 동기

1. 살인, 혹은 이미 저지른 살인을 사고사로 가장하기 위해.
2. 보험금을 부정 취득하려고.
3. 사업기록을 파괴해 사기와 같은 여타의 범죄증거를 은폐하기 위해.
4. 경쟁자를 파산시키려고.
5. 복수.
6. 전율을 맛보려고, 혹은 불을 질러 바라보고 싶은 충동적인 욕구를 만족시키기 위해.

폭발물

이제 그 어느 때보다 폭탄을 만들기 쉬워졌다. 광적인 애국주의자, 광신자, 구시대적인 사회부적응자들은 인터넷에서 쉽게 폭탄 제조법을 찾아볼 수 있고, 그 재료도 어디서나 구할 수 있다. 법과학 기술이 폭탄 제조를 막을 수는 없다. 그러나 폭탄공격이 감행되기 전에 폭파범들을 잡을 수 있고, 폭발 결과를 분석해 그들을 추적할 수 있다.

폭탄의 구조는 단순하다. 폭발과정이 진행되기 위해서는 시간조절장치나 원격조종장치가 필요하다. 이런 장치로 기폭약을 폭발시키게 되는데, 기폭약이란 소량이지만 쉽게 점화되어 폭발을 일으키는 데 사용되는 장약을 말한다(타이머와 장약을 결합해놓은 것을 기폭장치라고 한다). 그런 다음 주폭발물이 실질적인 폭발을 일으킨다. 주폭발물은 소량의 장약과 격렬하게 반응해 엄청난 속도로 기체를 대량 생성함으로써 압력충격파를 만들어내고, 바로 이 압력충격파가 파괴의 원인이다.

폭발현장에서

폭발이 일어난다고 해서 폭탄의 구성요소가 송두리째 파괴되는 것은 아니다. 폭탄의 외피와 기계 부품은 1/12 정도만 파괴되는 것으로 알려져 있다. 그처럼 많은 것이 보존되기 때문에 폭발현장에서 법과학 조사관들은 풍부한 수확을 거둬들인다.

폭탄의 잔해를 찾아내는 절차는 다른 범죄현장 수색과 세부적인 면만 다를 뿐이다. 폭발현장 책임자는 먼저 폭발의 중심부에서 파편이 얼마나 멀리 날아갔는지 측정한 다음 그보다 50% 넓은 영역에 차단선을 친다. 측정과 지도표시 작업이 이어지고 현장을 격자 모양으로 분할해 증거가 발견된 지점을 기록할 수 있도록 한다.

증거수색

수색요원들은 통상적으로 나란히 줄을 맞추어 천천히 움직이면서 눈에 띄는 모든 증거를 수거한다. 그들이 찾는 증거물은 들쭉날쭉한 파편들로서 그을음이 묻어 있을 수도 있다. 이러한 수색이 완료된 다음 각각의 격자에 모인 작디작은 파편들은 오염을 막기 위해 신품 도구나 소독된 도구로 쓸어 한 무더기로 만든다. 각 무더기들은 증거를 찾기 위해 체로 걸러낸다.

현장의 폭파된 물건들을 치워내면 폭발지점이 드러난다. 폭발물의 흔적이 발견될 가능성이 가장 높은 곳이므로 경관들은 이 지역을 깨끗이 치우고, 손으로 일일이 더듬어 수색하며, 폭발로 생긴 구덩이는 검사를 위해 그 일부를 파낸다. 폭탄이 차량에 숨겨져 있었다면, 차량의 잔해를 권양기로 들어올려 방수포 위에 올려놓은 다음 '선물을 포장하는 것처럼' 또 다른 방수포로 감싸서 상세한 조사가 진행될 안전구역까지 운반하는 동안 증거가 분실되지 않도록 한다.

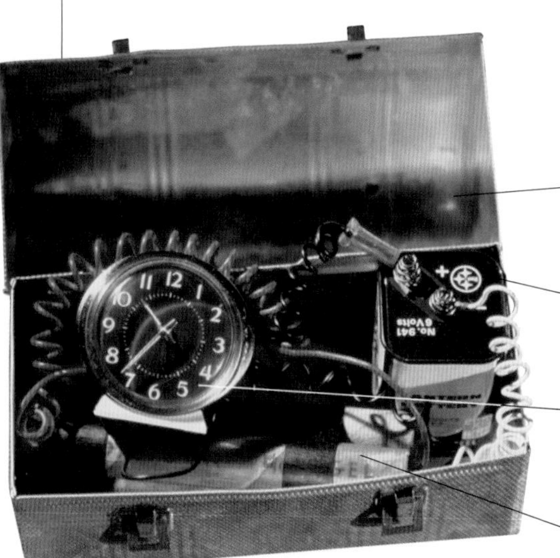

외피의 용도는 폭탄을 숨기기 위한 것이지만, 금속 파편이 내장되어 부근에 있는 사람들에게 부상을 입히기도 한다.

저급한 기술로 만들어진 폭탄에서는 전선과 건전지를 단락(短絡)하는 경우가 많다. 이렇게 하면 폭발을 일으키기에 충분한 열이 발생한다.

가장 조악한 (그리고 가장 신뢰성이 떨어지는) 타이머는 시계바늘이 움직여 전기접점이 접속되도록 하는 방식에 의존한다.

산업용 폭발물은 소형폭탄을 만드는 데 사용된다. 같은 규모의 폭발을 자가제조 폭발물로 일으키려면 몇 자루의 폭약물질이 필요하다.

폭탄의 구조

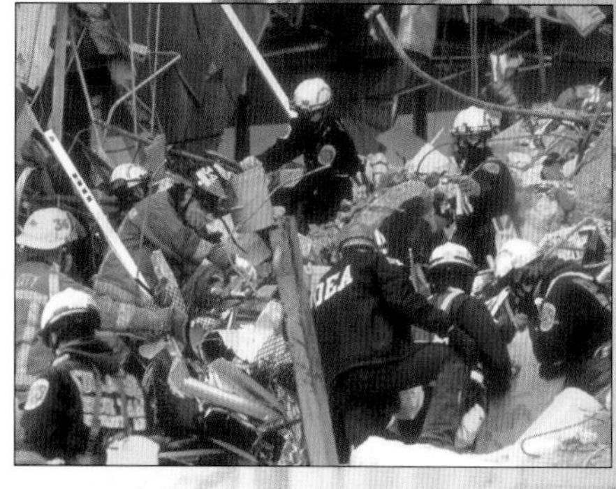

IRA의 폭탄공격
1993년, 런던의 사무지구에 주차된 IRA의 트럭폭탄으로 인해 1명이 숨지고 44명이 부상했으며 수억 파운드로 추산되는 손실이 발생했다.

폭발물의 분석

폭발물 수색은 범죄현장에서 시작되며, 연료 잔류물과 접촉하면 색깔이 변하는 시약과 탐지기 혹은 증발기체분석기를 사용한다(108쪽 참조). 그렇지만 폭발현장 수색은 마구잡이라고 해도 좋을 정도이고, 진정한 분석은 실험실에서 이루어진다.

폭발 현장 절차

1. 폭발로 부상당한 사람들을 치료하고 화재를 진압하며 건물을 안전하게 한다.
2. 사망자를 찾아냈을 때는 증거를 보존해야 한다. 폭파범의 시체일 수도 있다.
3. 현장을 확보하고 지도로 만든다.
4. 크기가 큰 증거를 수색한다.
5. 격자별로 파편을 체로 쳐내어 폭탄의 잔해를 모두 찾아낸다.
6. 폭발지점을 치워내고 폭발물이 있는지 검사하며 표본을 수거한다.
7. 폭발 구덩이는 촉수로 수색한다.

오클라호마 폭발 현장
오클라호마 폭탄공격 현장으로 출동한 법과학 공학자들은 폭탄으로 발생한 구조물의 손상을 조사해 비료와 디젤유(경유)로 만든 폭탄의 규모를 추산할 수 있었다.

폭발물의 종류

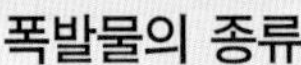

손에 넣으려는 마음을 먹고 판매자를 제대로 찾기만 한다면 수많은 종류의 폭발물들이 기다리고 있다.
입수하기 쉬운 가정용품을 이용해 주방에서 만들 수도 있다.

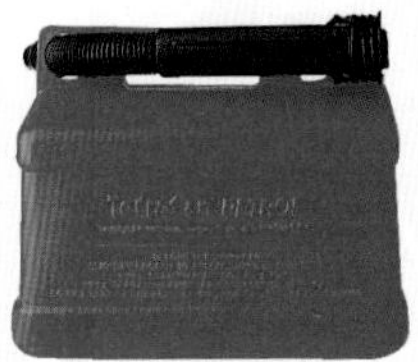

자가제조 ▶
휘발유와 디젤유는 산화제와 혼합하면 폭발적으로 연소하지만, 많은 양이 필요할 수 있다.

◀ 고성능 폭발물
고성능 폭발물은 산화제와 연료가 분자 수준에서 결합되어 있다. 소량의 기폭장약으로 기폭하면 펜타에리스리톨 테트라니트레이트(PETN) 같은 고성능 폭약은 급속도로 분해되면서 엄청난 압력파를 발생시킨다.

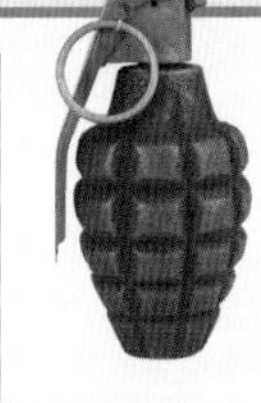

◀ 군용 폭발물
군수품은 산업용 폭발물보다 엄격하게 관리되기는 하지만 어느 쪽이든 똑같은 성분을 사용한다.

산업용 폭발물 ▶
채석, 시굴, 기타 산업적인 용도로 사용되는 산업용 폭발물은 안정적이고, 방수(防水)인 경우도 많다. 셈텍스는 산업용뿐만 아니라 군용으로도 사용된다.

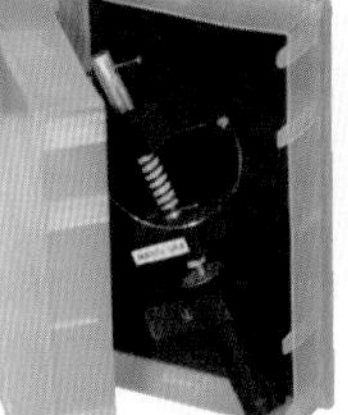

◀ 저성능 폭발물
산탄총 화약은 저성능 폭발물이지만 테러용으로 쓸 만하다. '마디 그라' 공갈범은 이를 이용, 사진의 VCR 폭탄을 만들었다.

연소되지 않은 폭발물 흔적이 남았다고 여겨지는 파편들은 먼저 현미경으로 검사해 잔류물 입자의 모양을 조사한 다음, 물과 아세톤으로 세척해 입자를 시험 가능한 용액으로 녹여낸다. 이렇게 추출된 잔류물들은 시약 표본추출조사, 박층 크로마토그래피, 고성능 액체 크로마토그래피, 기체 크로마토그래피/질량분석(83쪽 참조) 등으로 분석한다.

법과학 분석가들은 아직 '폭발하지 않은 폭발물'의 존재여부를 확인할 때에도 비슷한 시험을 한다.

그 밖의 흔적에 대한 조사

미세한 파편으로 부서져버리기는 했지만, 외피나 기폭 기계장치를 통해 폭탄 제조자를 알아낼 수 있다. 폭탄부품의 파편에 폭파범의 지문이 묻은 경우도 가끔 있지만, 부품 그 자체로 출처를 추적할 수 있는 경우가 더 많다. 일례로, 작은 회로기판 조각이 로커비 폭파범(116쪽 참조)의 추적에 도움이 되었다.

이런 업무를 용이하게 하기 위해 FBI 폭발물반은 흔히 사용되는 폭탄 부품들을 광범위하게 수집해놓고 있다. 회수된 폭탄 잔해를 수록한 데이터베이스를 통해 폭파사건 간의 관련성을 밝힐 수도 있다.

폭탄이 어떻게 폭발되었는지 알아내면 보안담당기관들이 대응수단을 강구할 수 있다. IRA 테러리스트들이 모형비행기의 무선조종기로 폭탄을 폭발시킨다는 것을 알아냄으로써 그들이 사용하는 무선주파수를 교란시키는 방법을 고안하게 된 것이 그 한 예이다. 이에 IRA는 전파탐지법으로 방법을 바꾸어 보통 교통경찰관이 사용하는 속도측정기로 폭탄을 폭발시키게 되었다. 보다 발전된 대응수단으로 이 기폭방법을 사용할 수 없게 되자 폭파범들은 사진사들이 무선으로 플래시를 동조제어할 때 사용하는 감광원격조종장치를 차용했다. 작은 손전등에서 나오는 갑작스런 빛의 파동을 센서가 감지하면 회로가 접속되면서 폭탄이 기폭되는 원리였다. 생명이 걸린 법과학적 경쟁은 정치적인 휴전으로 폭탄공격이 중단되고 나서야 끝나게 되었다.

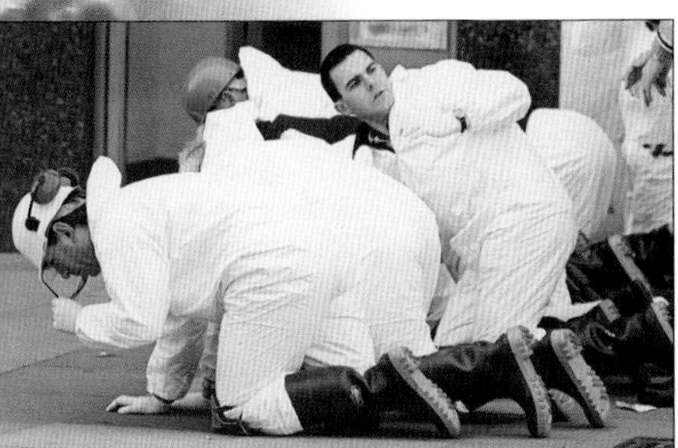

◀ 촉수 수색
폭탄은 작디작은 파편으로 부서지기 때문에 힘들게 무릎을 꿇고 손으로 더듬어가는 수색 이외에는 대안이 없는 경우가 많다. 사진은 번화가의 쓰레기통에 들어 있던 폭탄이 폭발한 사건현장이다.

살인무기가 된 자동차

자동차가 살인흉기가 될 수 있다는 사실이 잊혀지기도 한다 — 앞뒤를 가리지 않거나, 술에 취해 있거나, 그냥 살인을 저지르려는 운전자들에 경각심을 갖지 않는 한. 자동차는 총만큼 위험하지만, 살의를 증명하고 운전자를 살인혐의로 기소하는 데는 법률적 논쟁이 따르기도 한다.

승용차는 그 친근함 때문에 편안하고 안전한 교통수단으로 여겨지는 경향이 있다. 그러나 다음에 설명할 세 사건에서 보듯 자동차는 살인사건에서 무기로 사용되는 경우도 많다.

영국 런던에서 마약중독자가 한 여성의 손가방을 훔쳐 대기하고 있던 차로 달아났다. 여성이 쫓아오자 운전자는 자동차의 가속페달을 밟아 살해하고 말았다. 일본 하사마에서 어떤 목수는 가벼운 충돌사고가 일어나자 발작적으로 화를 내며 상대 여성운전자를 배척(쇠 지렛대의 한쪽이 노루발의 끝처럼 된, 큰 못을 뽑는 연장)으로 공격한 후, 차를 몰고 그녀를 살해했다. 미국 시카고에서 한 운전자는 자신의 스포츠형 다목적차량(SUV)을 주먹으로 친 자전거 여행자를 바퀴로 뭉개버렸다.

이 같은 공격에 대처하기 위해 많은 국가에서는 차량에 의한 살인죄를 두고 있다. 따라서 해치려는 의도를 조금이라도 지녔다면 차량에 치여 사람이 죽은 것은 교통사고가 아니라 살인으로 취급될 수 있다.

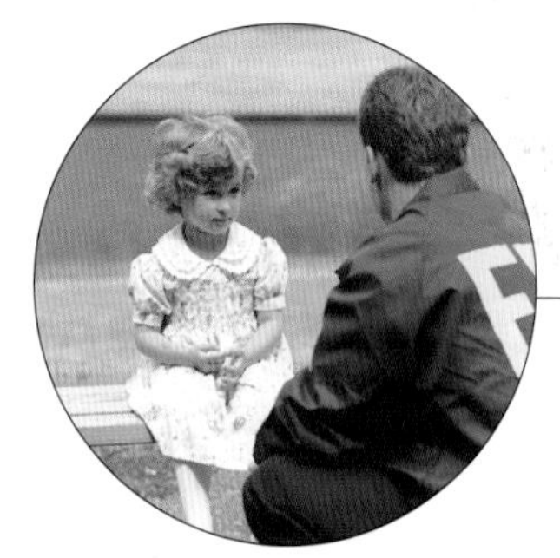

증인 탐문 ▲
구경꾼들은 유용한 목격담을 들려줄 수 있다. 그러나 지각(知覺)은 주관적이며, 목격자가 짐작한 속도가 터무니없이 부정확한 경우도 많다.

사건의 구성

앞서의 예들에서는 운전자의 살인의도가 명백했지만, 그렇다고 해서 자동적으로 살인에 대한 유죄판결이 나는 것은 아니다. 검사들은 변명의 여지가 없는 논거를 구축하기 위해 법과학자들의 도움에 의지한다. 다소 모호한 사건인 경우 어떤 일이 발생했는지 입증하는 데 법과학적 조사가 더욱 결정적인 역할을 한다. 수사관들은 범죄현장에서 차량의 속도와 진행방향, 시계(視界), 운전자가 제동했는지의 여부를 알 수 있는 증거를 찾는다.

정확한 측정, 타이어자국의 위치 등을 기록하는 도로 스케치는 특히 중요하다. 사진도 정보의 공백을 메우는 데 어느 정도 도움을 준다. 길이 환산 소프트웨어를 사용하면 사진 속에 비스듬한 각도로 담긴, 도로에 난 자국들의 실제거리를 추론해낼 수 있다. 차량의 종류와 크기도 나중에 충돌을 재구성해낼 수 있도록 기록해둔다.

사망자는 충돌현장에서 일단 치워지더라도 차량들은 곧장 견인해가지 않는다. 다른 증거들과 같이 신중히 취급된다. 법공학자는 고의적인 파괴가 조금이라도 의심되면 이를 조사할 필요가 있다. 차체의 손상이나 흔적증거 역시 차량의 속도와 방향 같은, 충돌에 대한 사실을 입증하는 데 도움이 되기도 한다.

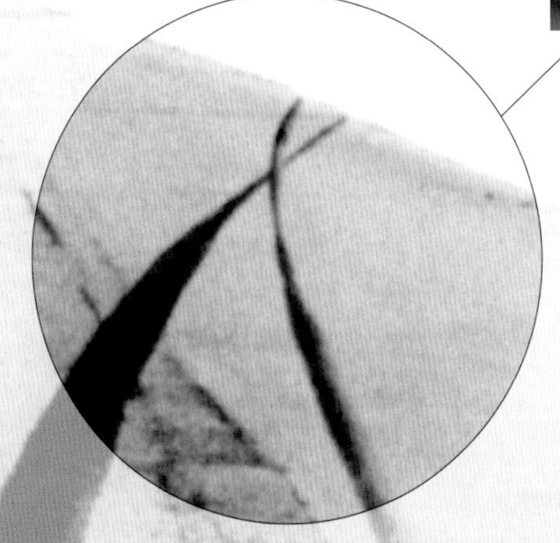

도로에 난 자국 ▲
타이어가 미끄러진 자국의 길이와 그 반경은 제동을 건 차량의 속력을 알 수 있는 좋은 지표이다. 고속으로 모퉁이를 돌게 되면 차량이 옆으로 밀리면서 특징적인 마찰 자국을 남긴다.

누가 운전하고 있었는가?

운전자가 항상 명확하게 밝혀지는 것은 아니다. 차량에 탑승하고 있던 사람들이 좌석에서 튕겨 나가는 경우도 있고, 살아남은 운전자가 자신의 죄를 숨기기 위해 충돌로 사망한 승객에게 책임을 뒤집어씌우기도 한다.

흔적증거는 의학 · 병리학 보고서와 더불어 실제로 운전대를 잡은 사람이 누구인지 입증

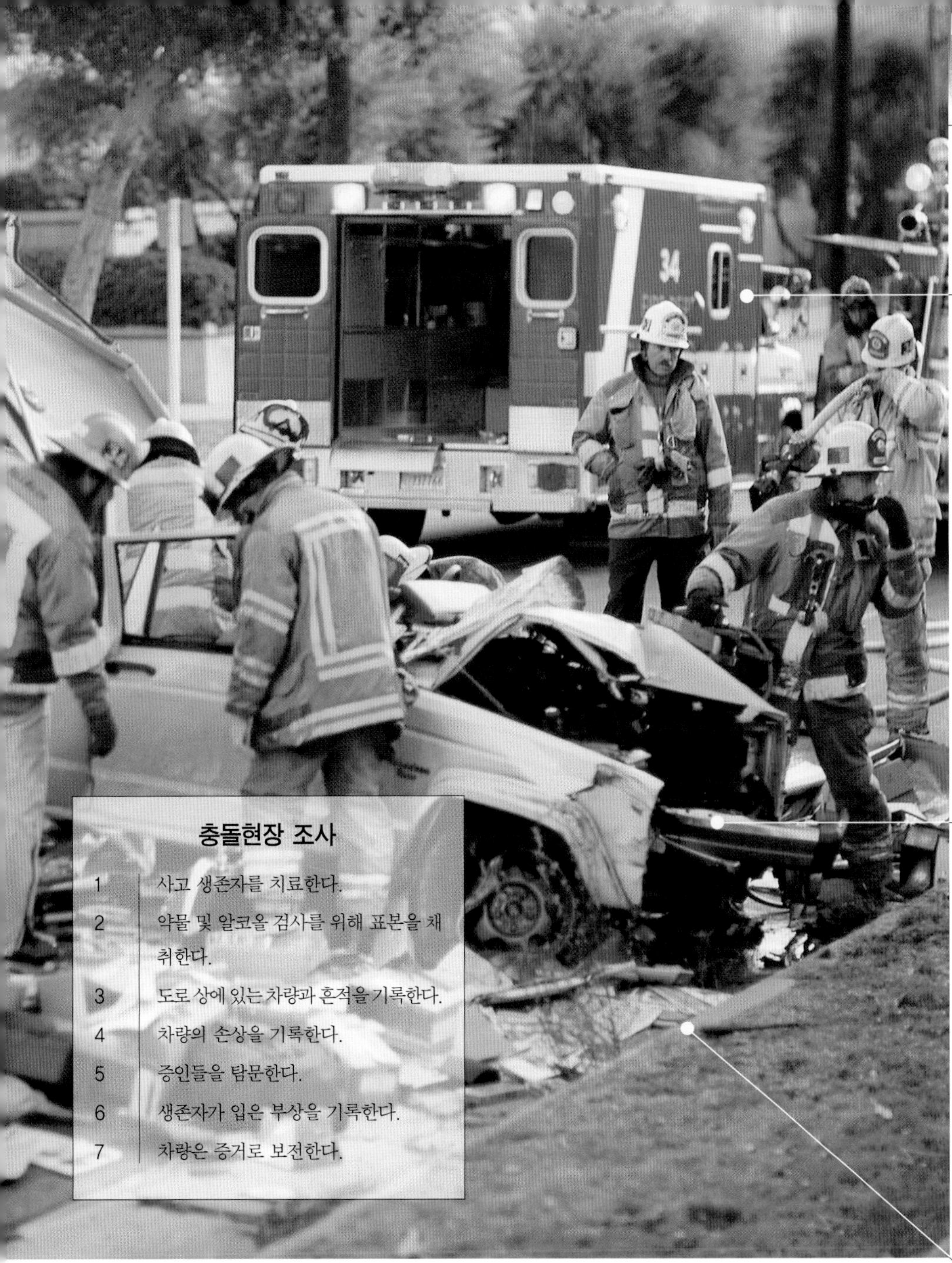

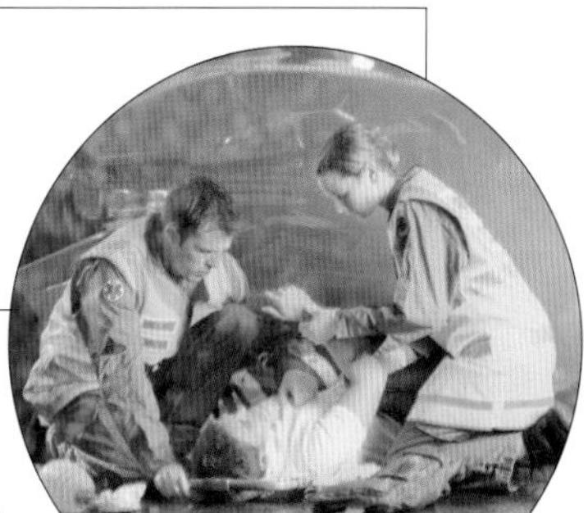

부상 ▶
부상자의 치료가 최우선이다. 그러나 구급요원들이 즉각적인 위험이 없다고 확인한 후라면 형사들은 생존자에게 다가갈 필요가 있다. 의류와 피부에 붙어 있는 흔적증거와 부상상태를 촬영한 사진은 기소과정에서 도움이 될 수 있다.

충돌현장 조사

1. 사고 생존자를 치료한다.
2. 약물 및 알코올 검사를 위해 표본을 채취한다.
3. 도로 상에 있는 차량과 흔적을 기록한다.
4. 차량의 손상을 기록한다.
5. 증인들을 탐문한다.
6. 생존자가 입은 부상을 기록한다.
7. 차량은 증거로 보전한다.

차량에 의한 살인이 의심되는 현장 ▲
효과적인 수사를 위해서는 인명이 희생된 충돌사고 현장을 적절하게 관리하는 것이 중요하다. 파손된 차량의 잔해를 무작정 트렁크에 실어버리면 유용한 증거가 파괴될 수 있다.

하는 데 도움을 줄 수 있다. 예를 들면 에어백에는 모발이나 화장품, 피부의 흔적이 묻어 있게 된다. 에어백이 얼굴에 독특한 상처를 입히는 경우도 많다. 차량의 페달과 운전자의 신발창은 상호 간에 흔적을 남긴다. 차량 탑승자가 안전띠를 매고 있었다면 의학 · 부검 보고서에 반드시 어깨 타박상이 나타나게 되고, 이를 통해 차량의 어느 쪽에 앉아 있었는지 밝혀져 운전자를 확인하게 된다.

충돌의 재구성

인명이 희생된 충돌을 재현할 수 있다면 운전자의 의도와 책임을 판단하는 일이 쉬워진다. 'PC-크래시' 같은 충돌 모형화 소프트웨어 패키지는 언뜻 보기에 순서가 뒤바뀐 듯한 방식으로 작동한다.

조작자는 차량이 멈춘 위치, 차량의 크기와 종류, 도로에 남겨진 타이어 자국의 길이와 반경 등 사건이 일어난 이후의 충돌현장에 대한 정보를 입력한다. 그러면 소프트웨어는 충돌 전의 속도와 방향을 판단하기 위해 복잡한 계산을 역순으로 해나간다. 최종 결과는 충돌사고 동영상으로 나오는데, 법정에서 배심원들이 이를 보는 경우도 있다.

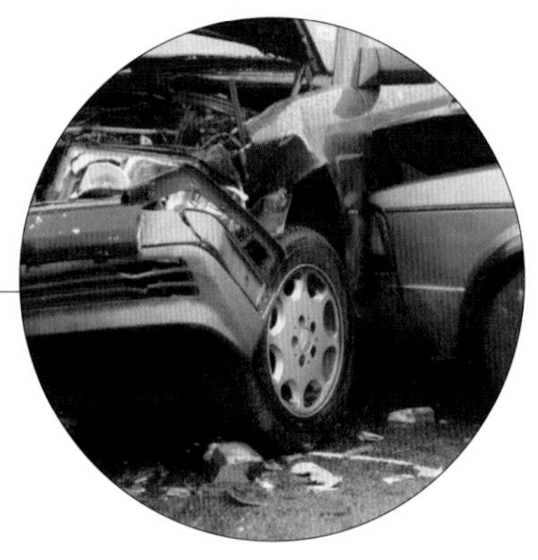

차량의 손상 ▲
비슷한 크기의 차량들은 모두 똑같은 안전기준에 맞게 만들어지므로, 충돌로 입은 손상은 차량들이 달리던 속도를 합산해볼 수 있는 지표가 된다. 그러나 각각의 차량이 달리고 있던 속도를 판단하는 일은 훨씬 더 어렵다.

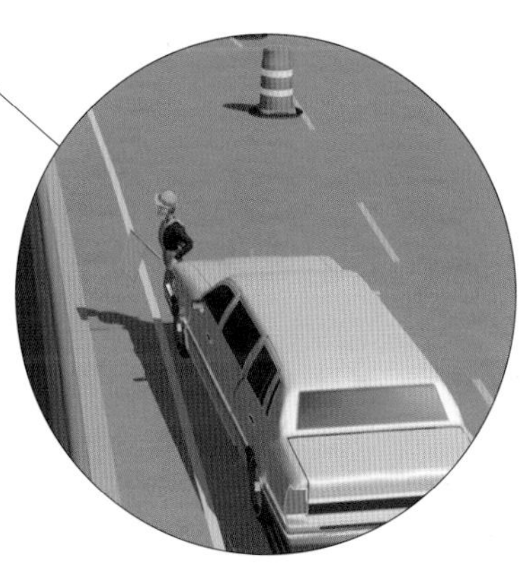

충돌의 재현 ▲
모의실험 소프트웨어는 사건현장과 타이어가 미끄러진 흔적에 대한 측정치, 차량과 보행자의 위치, 노면과 타이어의 상태 등과 같은 다양한 정보를 이용해 충돌을 재구성한다. 차량의 외형과 성능에 대한 자료는 내장되어 있는 방대한 라이브러리에서 얻는다.

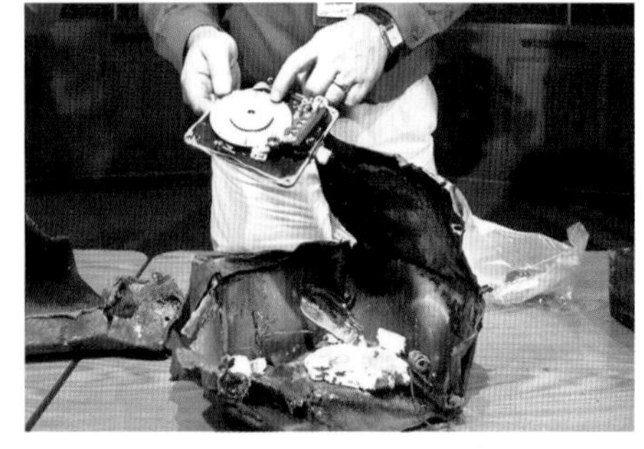

공중에서 일어난 재난을 기록하다 ▲
비행자료기록장치의 탄성도 손상으로 무색해졌다. 2001년 미국 뉴욕 주 퀸스에 587편 항공기가 추락했는데, 회수한 사진 속의 장치를 통해 항공기의 꼬리날개가 난기류로 떨어져 나갔음이 밝혀졌다.

대형사건

배가 침몰하거나 열차가 충돌하거나 비행기가 추락한 경우, 법과학 조사관들은 원인을 찾기 위해 시체가 널려 있는 비참한 현장에서 작업하게 된다. 그들의 조사결과가 이러한 재해의 재발을 막을 수도 있다. 과실이나 고의적인 파괴행위에 대한 기소에도 도움을 준다. 또한 사랑하는 이가 무엇 때문에 어떻게 사망하게 되었는지 알아야 할 유족들에게 위안을 준다.

재해현장 절차

1. 갇힌 승객과 승무원들을 구조한다.
2. 재해지역을 가능한 한 빠른 시간 안에 안전하게 확보한다.
3. 시체를 점검해 증거가 있는지 살펴본 다음 신원확인을 위해 시체보관소로 후송한다.
4. 현장의 나머지 부분을 기록하고, 증거를 찾기 위한 수색을 진행한다.
5. 증인들을 탐문한다.
6. 법과학 분석을 위해 교통수단의 잔해를 선별적으로 수거한다.

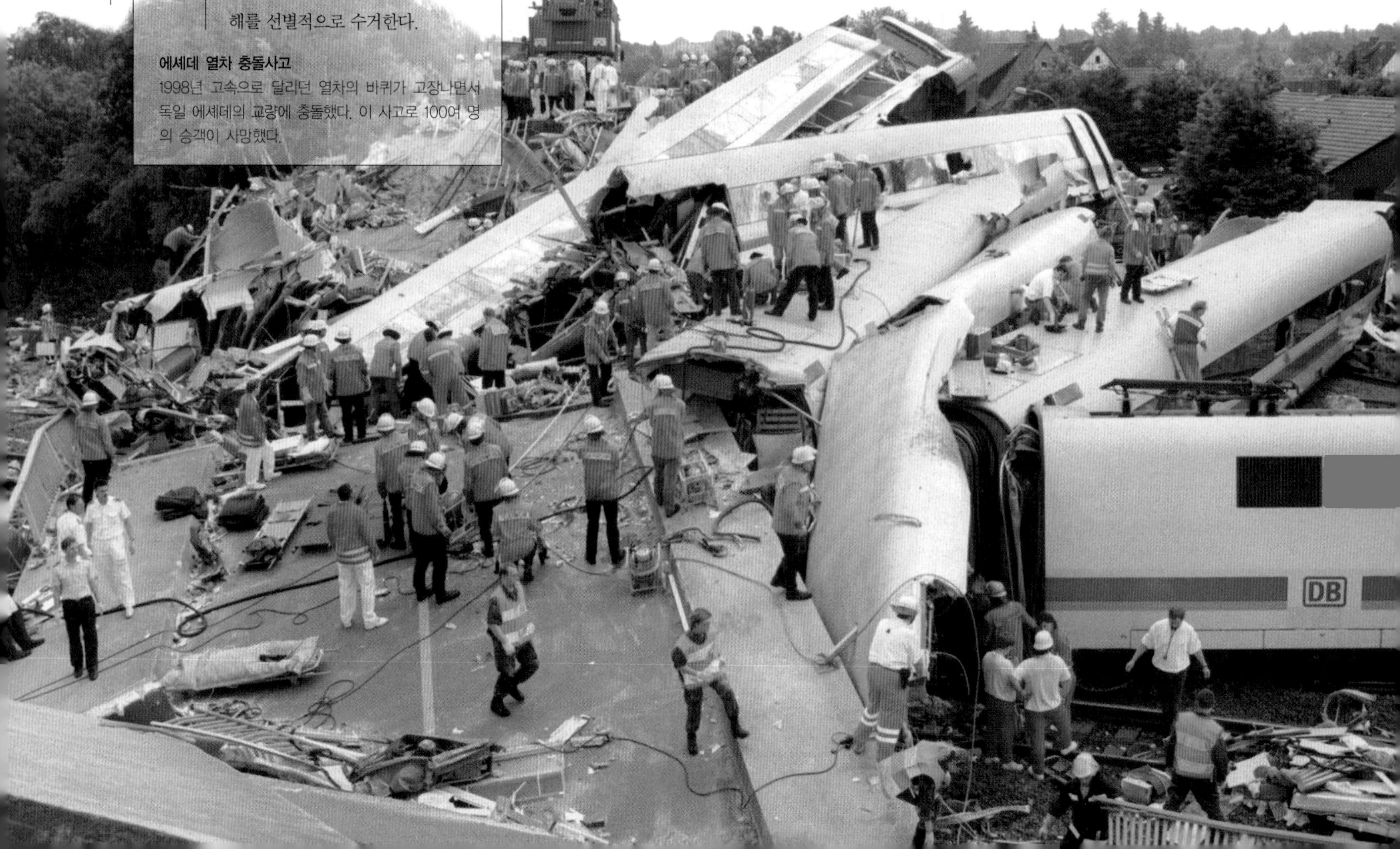

교통재해는 상상조차 하기 힘들 정도로 엄청난 인명피해와 파괴를 초래한다. 살인사건 현장이라면 몇 구의 시체가 나오는 데 반해 비행기 추락사고는 수백 구의 시체가, 그것도 넓은 지역에 걸쳐 흩어지게 된다. 대형사건의 조사에서는 희생자를 찾아내어 신원을 알아내는 일이 빠질 수 없다. 시체 그 자체가 원인을 확실히 가려내고 책임의 소재를 규명해내는 증거일 수 있는 까닭이다.

협동과 통솔

이런 충격적인 사건의 조사에는 수많은 기관들이 개입한다. 교통전문경찰, 운송회사의 대표단, 안전사고 조사관들, 그 밖에도 많은 사람들이 참여할 수 있다. 혼란을 막기 위해서 이해당사자들은 누가 조사를 지휘할 것인지 조기에 결정한다. 범죄의 의혹이 조금이라도 들면 경찰이 지휘를 맡는다.

누가 지휘하든 조사업무는 마찬가지이다. 사고가 사람의 실수로 일어난 것인지, 교통수단의 고장으로 일어난 것인지, 신호 같은 외부체계의 문제였는지, 혹은 의도적인 파괴였는지 가려낼 증거를 찾는다. 조사방법은 통상적인 증거보존원칙에 따라 결정된다. 단, 이 경우에는 재해의 규모 때문에라도 엄밀하게 조사하지 않을 수 없다. 카페리 선을 늘 하던

에셰데 열차 충돌사고
1998년 고속으로 달리던 열차의 바퀴가 고장나면서 독일 에셰데의 교량에 충돌했다. 이 사고로 100여 명의 승객이 사망했다.

대로 증거물 봉투에 넣어 꼬리표를 붙일 수는 없는 노릇이니 말이다.

현장의 전문가들

운송수단 조사의 기술적 특성상 전문가들이 중요한 역할을 맡게 된다. 비행기 추락의 경우에는 전문가들이 엔진, 항공교통관제, 날씨, 승무원의 활동, 항공기의 운항기록 등 다양한 부문에 각자 책임을 진다.

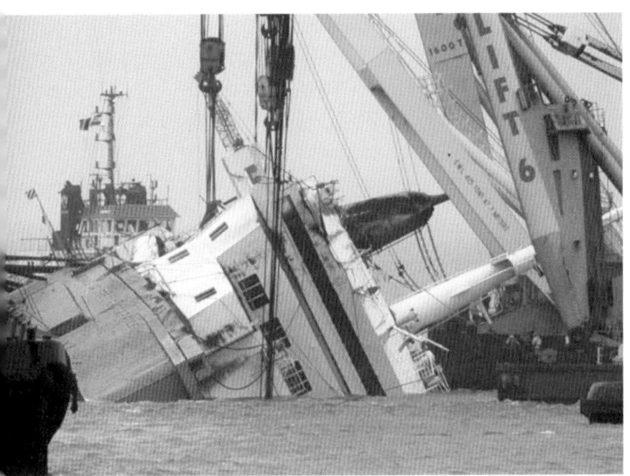

헤럴드 오브 프리 엔터프라이즈 호 ▲
1987년 벨기에 제브뤼헤 항에 정박해 있던 배가 파도로 인해 침몰되면서 근 200명이 사망했다. 수사관들은 피곤에 지친 한 승무원이 제 시간에 출항해야 한다는 압박감에 뱃머리 문이 닫히기도 전에 배를 출발시켰음을 알아냈다.

순식간에 사라지는 증거의 포착

일단 응급요원들이 생존자들을 대피시키거나 치료한 다음에는 조사관들이 엔진의 온도를 측정하거나 제동효율을 알아보는 등 시간을 다투는 검사들을 긴급하게 시행할 수도 있다. 그런 다음 철도운행을 재개하기 위해 교체해야 할 파손 철로처럼 유지할 수 없는 증거들을 비디오카메라와 사진기로 촬영한다. 가능하다면 기관사실같이 이후의 조사에서 중요할 만한 것들은 고스란히 수거한다.

항공재해의 경우에는 잘 확립되어 있는 절차에 따른다. 즉 모든 잔해를 회수해 격납고에서 항공기를 재구성함으로써 사고의 원인을 알아내도록 한다.

말없는 증인들

비행기 추락사고는 워낙 파괴적이라 증인이라고는 비행자료기록장치(FDR)와 조종실음성녹음장치(CVR)뿐인 경우가 많기 때문에 이를 찾아내는 일이 가장 우선적이라는 것은 잘 알려진 사실이다.

1960년 이래 항공기에 흔히 사용되는 이 두 상자(FDR과 CVR을 블랙박스라 한다-옮긴이)는 그 이름처럼 검정색이 아니라 눈에 아주 잘 띄는 오렌지색으로 칠해져 있다.

그 안에는 특별히 튼튼하게 만든 테이프 녹음기나 고체소자로 만든 컴퓨터 자료기억장치가 들어 있다. 이들 장치는 충돌에 따른 엄청난 충격과 뒤따라 이어지는 화재 혹은 침수를 견뎌낸다. FDR은 매초 최소 88개의 요소를 기록하는데, 여기에는 고도, 방향, 엔진 상태 등이 포함되며 25시간 분량의 자료를 저장할 수 있다. CVR은 최대 2시간 동안의 대화를 저장한다.

자료기록장치는 항공기에만 장착되는 것이 아니다. 첨단열차와 일부 선박들도 이를 보유하고 있다.

예를 들어 독일에서 발생한 에셰데 열차충돌 사고에서 조사관들은 재빨리 자료기록장치를 회수했다. 그 덕에 특정구간에서 열차가 제한속도의 세 배에 달하는 속도로 달렸음이 드러났다.

사례연구

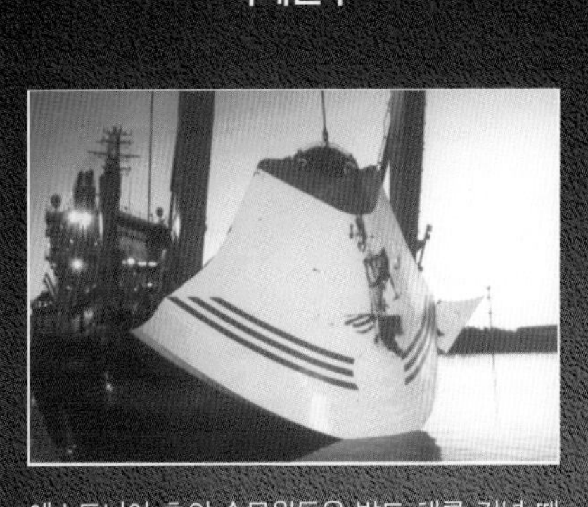

에스토니아 호의 승무원들은 발트 해를 건널 때 겪는 엄청난 폭풍우에 익숙해져 있었기 때문에 1994년 9월 28일 6m 높이의 파도가 배를 덮칠 때도 태연했다. 그러나 새벽 1시 15분 무렵에는 이미 배가 심하게 기울어져 있었다. 두 시간 뒤, 이 로로페리 선은 발트 해 바닥으로 가라앉았다. 승선했던 989명 중 852명이 얼음장 같은 물속에서 사망했다. 잠수부들과 두 대의 원격조종잠수정이 잔해를 조사해본 결과, 파도로 인해 뱃머리 문(로로 선에서 자동차가 드나들 수 있도록 뱃머리에 다는 방수문-옮긴이)이 떨어져 나가면서 자동차를 선적한 갑판이 물에 잠겼으리라는 추측이 사실이었음을 확인할 수 있었다. 조사관들은 부실한 관리와 과도한 속도가 비극의 원인이었다고 결론지었다.

사례연구

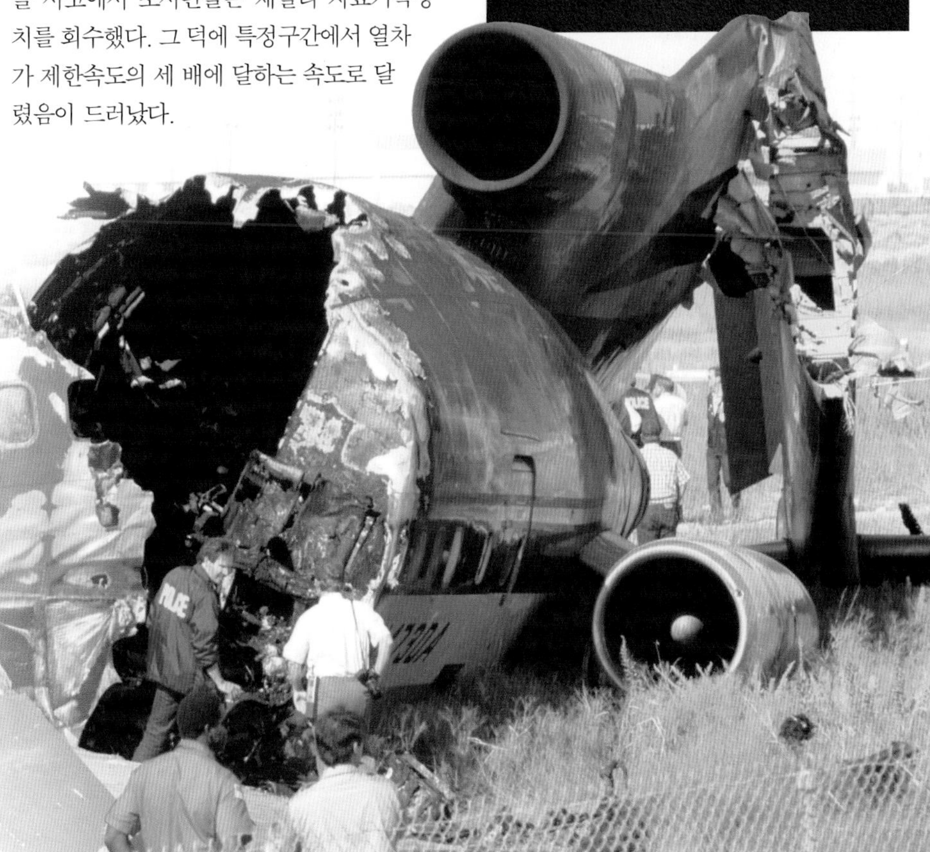

솔트레이크 시티 행 1141편 비행기 ▶
1988년 미국 댈러스에서 출발하던 이 항공기는 승무원이 보조날개를 부정확하게 조정한 까닭에 이륙하자마자 추락하고 말았다. 이런 실수를 경고했어야 할 경적기(警笛器)를 회수해 조사해보니 작동하지 않았다.

로커비 폭파사건

1988년 12월 21일, 앨런 톱스에게 자신이 관제하는 공역(空域)에 들어선 103편기는 뉴욕 행의 여느 대형 여객기에 지나지 않았다. 그러나 오후 7시를 막 지나면서 한 번도 경험해보지 못한 일이 발생했다. 스코틀랜드 로커비 읍을 지나는 비행기의 위치를 보여주던 레이더 디스플레이 광점(光點)이 갑자기 다섯 개로 갈라진 것이다.

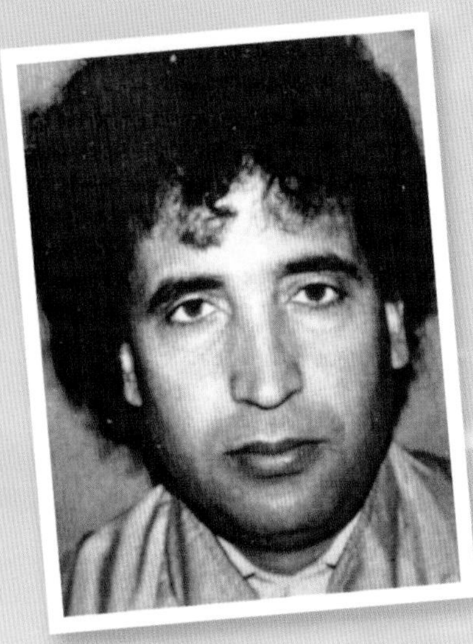

로커비 폭파범 ▲
폭파를 저질러 유죄판결을 받은 리비아 첩보장교는 리비안아랍 항공사에서 근무했다. 보안절차에 대한 지식을 이용해 폭탄을 별송화물(別送貨物 : 승객이 탑승한 비행기와는 다른 비행기로 운반되는 수하물–옮긴이)로 보낼 수 있었다.

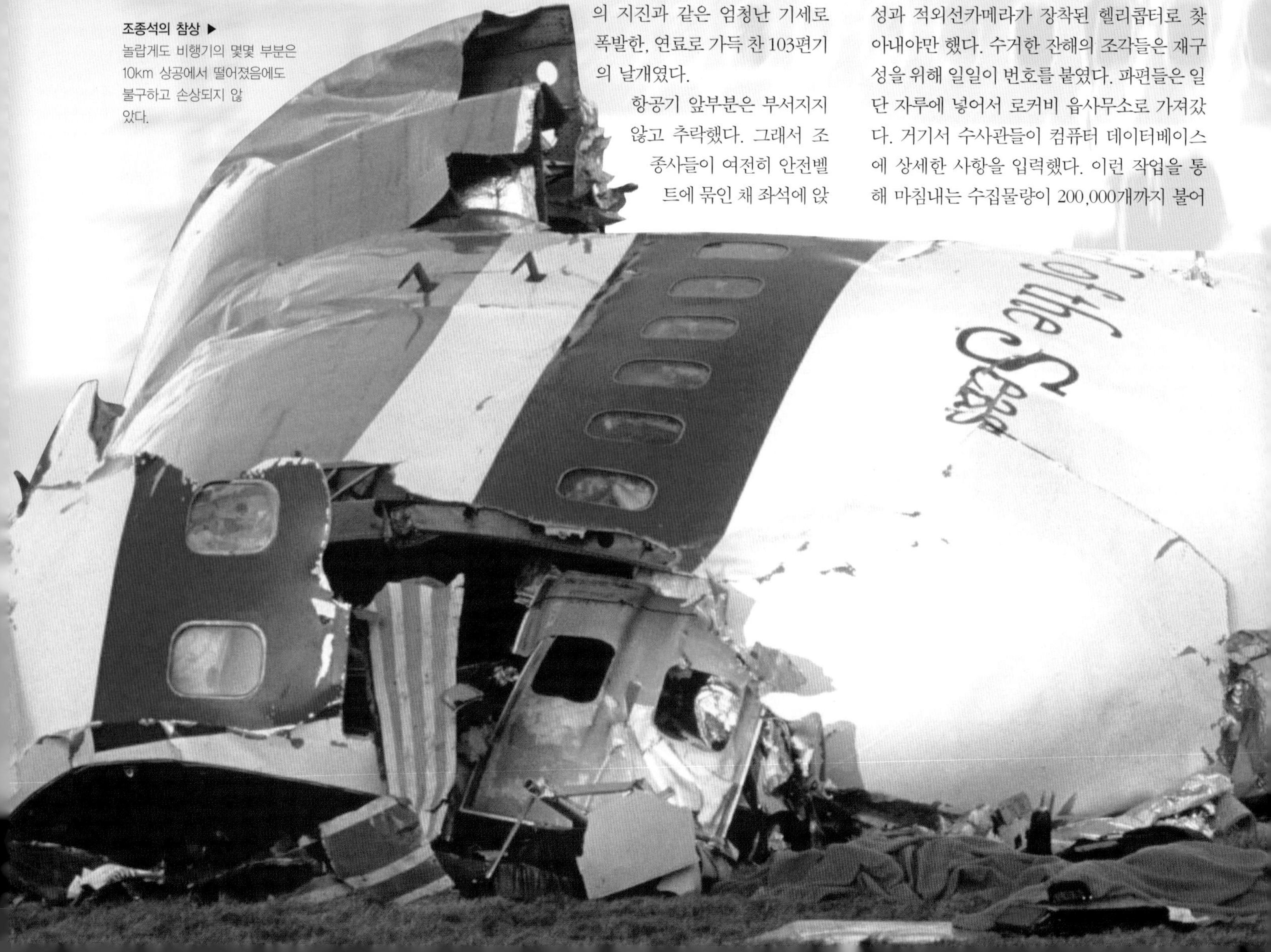

조종석의 참상 ▶
놀랍게도 비행기의 몇몇 부분은 10km 상공에서 떨어졌음에도 불구하고 손상되지 않았다.

톱스는 무선으로 비행기와 연락하기 위해 미친 듯이 애써보았지만 성공하지 못했다. 몇 분 뒤, 다른 비행기의 조종사가 지상에 화재가 발생한 것이 보인다고 보고했다.

"…마치 휘발유 저장탱크가 폭발한 것 같습니다."

그것은 지상에 충돌해 소규모의 지진과 같은 엄청난 기세로 폭발한, 연료로 가득 찬 103편기의 날개였다.

항공기 앞부분은 부서지지 않고 추락했다. 그래서 조종사들이 여전히 안전벨트에 묶인 채 좌석에 앉아 있는 상태였다. 나머지 기체는 1,610km²에 달하는 면적에 걸쳐 흩어졌다.

잔해수색

다음날 시체수색이 시작되었다. 자원봉사자들이 잔해를 찾아 샅샅이 뒤졌다. 일부 잔해는 접근하기 힘든 삼림지대에 떨어져 첩보위성과 적외선카메라가 장착된 헬리콥터로 찾아내야만 했다. 수거한 잔해의 조각들은 재구성을 위해 일일이 번호를 붙였다. 파편들은 일단 자루에 넣어서 로커비 읍사무소로 가져갔다. 거기서 수사관들이 컴퓨터 데이터베이스에 상세한 사항을 입력했다. 이런 작업을 통해 마침내는 수집물량이 200,000개까지 불어났는데, 손톱보다 작은 것들도 있었다.

회수된 비행기 조각들로 보잉 747기를 사실상 다시 건조했다. 폭발로 기체에 구멍이 뚫린 사실이 드러났다. 폭풍파로 항공기는 산산조각이 났다. 폭발은 14L 화물격실에서 일어난 것 같았다. 이것으로 결정적인 수수께끼가 풀렸다. 왜 103편기는 '메이데이' 신호를 보내지 않았을까? 14L 격실은 비행기 전원공급장치 가까이에 있어서 폭발로 인해 무선통신장치로 공급되는 전원이 차단된 까닭이었다. 그리고 그 때문에 비행자료기록과 조종실음성녹음이 돌연 중단되어 '블랙박스'도 입을 다물 수밖에 없었다.

폭탄의 흔적

오래지 않아 폭발의 기점이 짐칸에 집중되어 있음이 명백해졌다. 짐칸은 연료계통과 연결되어 있지 않았기 때문에 폭탄 때문이 아닌가 하는 의심이 제기되었다.

그쪽에서 나온 것으로 보이는 물품들은 GC/MS(83쪽 참조)를 사용해 기폭약의 흔적을 검사했다. 그와 함께 타이머 잔해를 찾기 위해 회수한 물품들을 조사했다. 정교한 기폭장치(타이머에 연결된 고도감응 스위치)의 조각들이 발견되었다. 공항의 보안을 뚫기 위해 교묘하게 설계된 것이었다.

수사관들이 폭파범들을 찾은 것은 뜻밖의 행운이었다. 추락사고로부터 1년여가 지났을 때 회색 셔츠 조각을 발견했다. 형사들은 그 제조회사가 지중해의 몰타 섬에 있다는 것을 알아냈다(상자글 참조). 정밀탐색 결과 회로기판 조각도 찾아냈다. 거기에는 '1'이라는 숫자가 찍혀 있었다. 이를 토대로 폭탄에 장치되었던 타이머가 스위스제 MST-13임을 확인하게 되었다.

중동과의 연계

사건의 윤곽이 드러나기 시작했다. 그 타이머 제조회사는 리비아 정부에 타이머를 판매한 적이 있었다. 그리고 2년 전 세네갈에서 두 명의 리비아 공작원이 그와 똑같은 타이머가 장착된 셈텍스 폭탄을 소지하고 있다가 발각되기도 했다.

잔해에서 발견된 다른 물품들도 중동과의 연계를 암시했다. 폭발물은 라디오카세트에 들어 있었는데, 이 카세트는 '봄비트'라는 모델로, 북아프리카와 중동에서만 판매되는 것이었다.

증거를 모두 취합한 결과 수사관들은 두 명의 리비아인을 용의자로 간주했다. 1999년, 엄청난 외교적 압력에 시달린 끝에 리비아 정부는 네덜란드 헤이그 특별법정에서 재판을 받도록 이 두 명을 넘겨주었다.

2001년 재판이 끝나면서 시간과 비용을 막대하게 쏟아 부은 이 범죄수사도 막을 내리게 되었다. 법원은 압델바세트 알리 모하메드 알메그라히에 대해서만 259명의 승객과 승무원, 그리고 지상에 있던 11명을 살해한 데 대한 유죄를 인정했다.

잔해를 샅샅이 살피다 ▼

1천 명의 자원봉사자들이 항공사고 조사관들과 더불어 잔해를 수색했다. 그들이 받은 지시는 간단했다. "자라는 것도 아니고 바위도 아니라면 뭐든지 긁어모으세요."

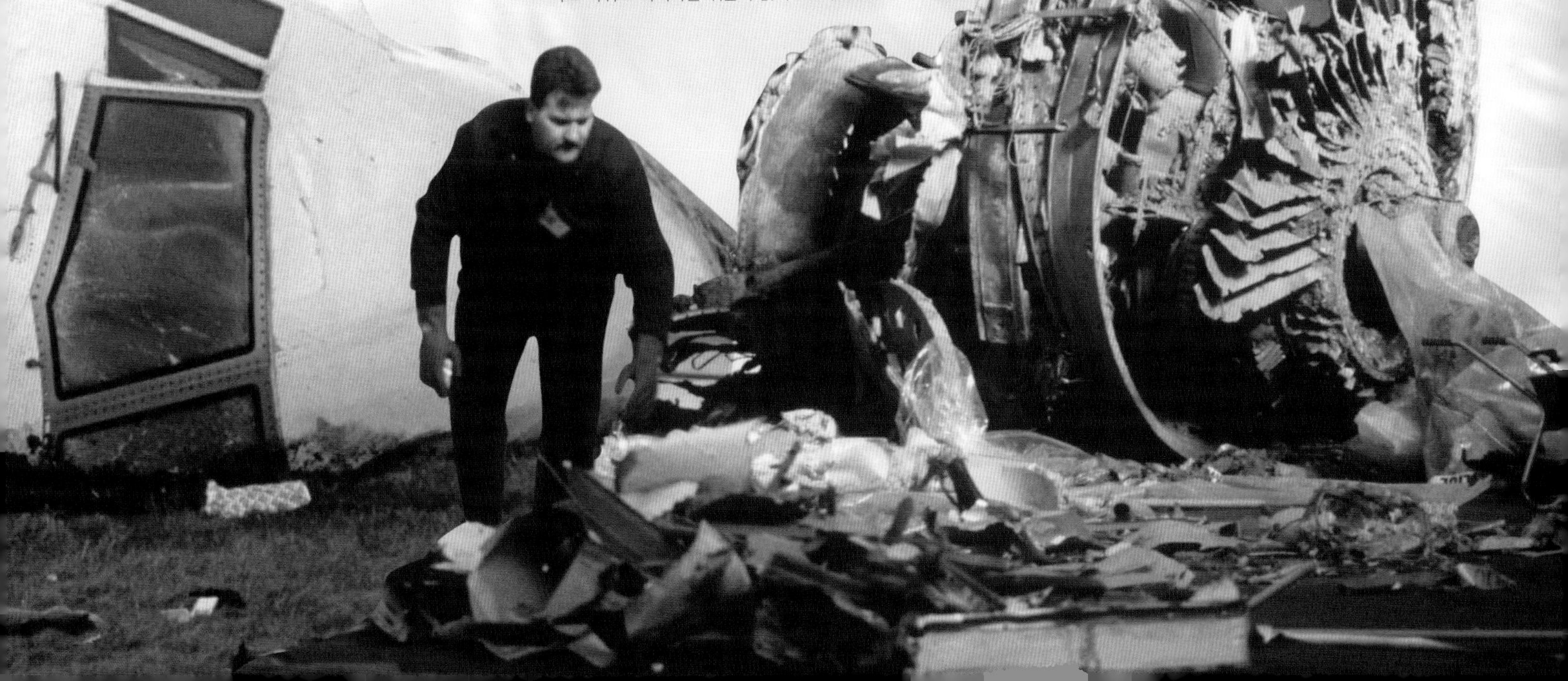

증거

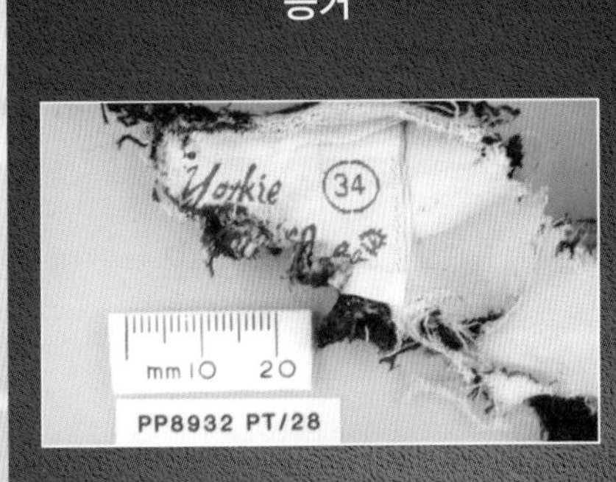

로커비에서 폭탄이 폭발하면서 폭탄을 감싸고 있던 회색 티셔츠도 갈가리 찢어졌지만, 그 상표는 남았다. 형사들은 이것을 가지고 제조회사를 추적할 수 있었다. 몰타에 있는 '요키' 의류회사였다.

형사들은 이 옷이 '매리즈 하우스'라는 작은 옷가게에서 판매되었음을 알아냈는데, 놀랍게도 상점주인 토니 가우치가 그 옷을 판 기억이 있다고 했다. 손님이 모양이나 크기는 전혀 상관하지 않고 이것저것 옷가지를 샀던 터라 기억하고 있었던 것이다.

가우치의 증언 덕분에 수사관들은 몰타 공항에서 일하는 두 명의 리비아 공작원으로 용의자를 압축할 수 있었다.

그들 폭파범 일행은 훔친 수하물 꼬리표를 이용해 폭탄이 든 갈색 여행가방을 독일 프랑크푸르트로 보냈다. 그리고 거기에서 뉴욕 행 103편기에 타기 위해 영국 런던으로 가는 승객들을 실어 나르는 비행기에 옮겨 실었다.

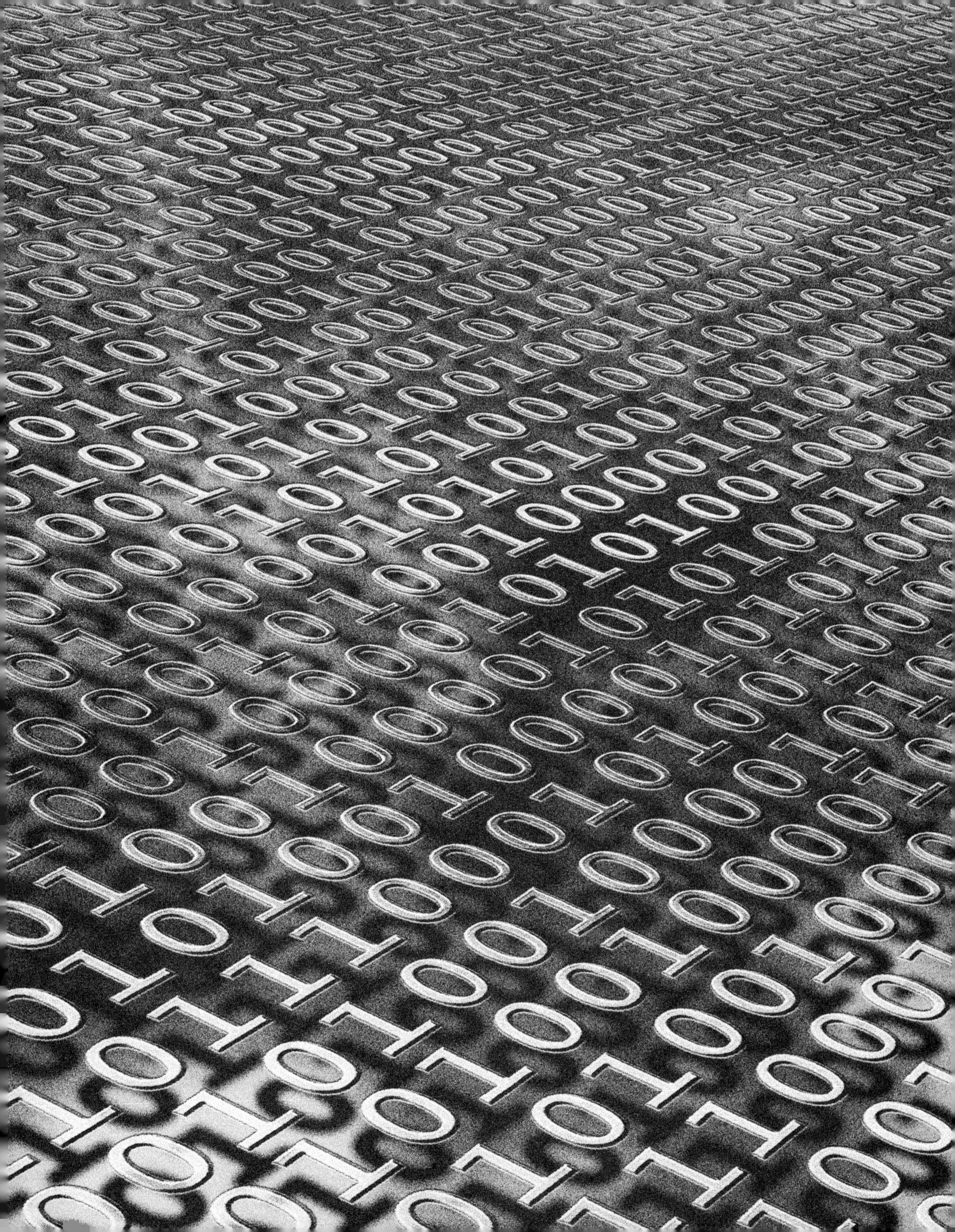

시체가 없는 범죄들

머리기사를 차지하는 것으로 치면 살인사건이 더 많겠지만, 발생하는 숫자로 따진다면 사기범죄가 훨씬 더 많다. 평범한 것이든 복잡한 것이든 절도와 강도는 범죄수사의 절대적인 부분을 차지하는데, 아마도 탐욕이 폭력이나 분노처럼 인간본성에 뿌리 박혀 있어서 그런 것은 아닌지….

단순한 도둑이나 강도를 추적하는 일은 일상적인 수사활동으로 이어지지만, 범죄자의 생각은 한없이 독창적이다. 위조, 사기, 컴퓨터범죄, 환경범죄 같은 보다 정교한 범죄행위에는 창의적인 해결책이 요구된다.

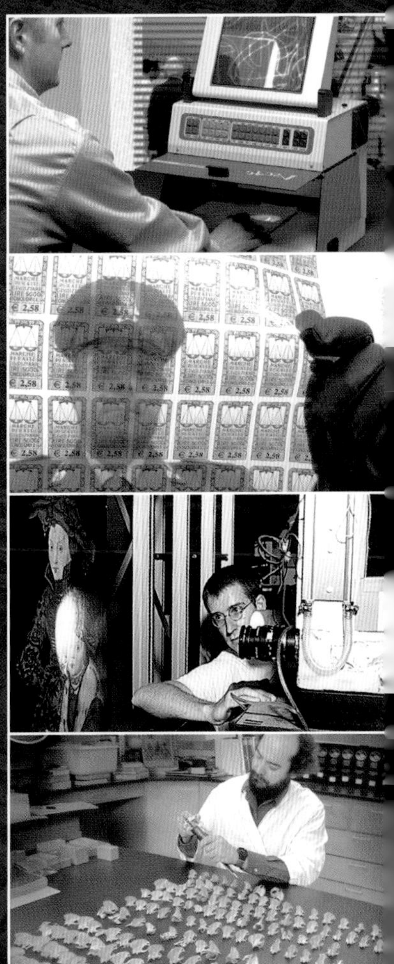

위조품

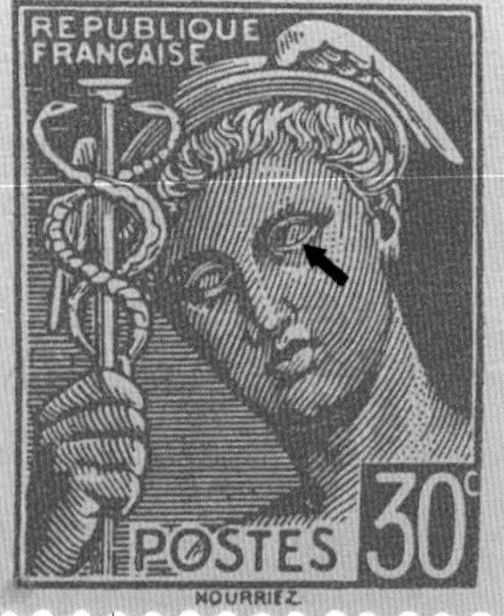

진품

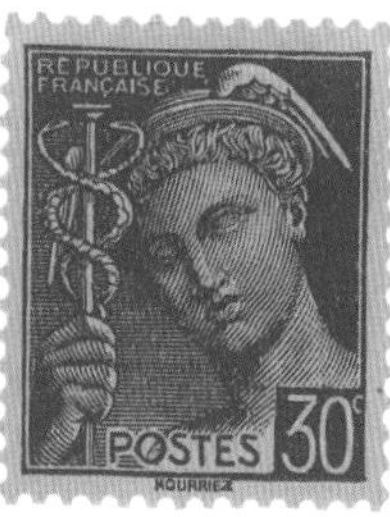

나치를 속이다 ▲
영국 정보국은 제2차 세계대전 당시 프랑스 레지스탕스를 위해 우표를 위조했는데, 의도적으로 틀리게 인쇄한 부분이 있었다(화살표). 회합에 초대하는 편지에 사용된 이 우표 덕분에 레지스탕스 투사들은 자신들을 함정에 빠뜨리려는 나치 밀정의 편지를 진짜 초청장과 구별할 수 있었다.

문서분석

멋진 장식문자이건 볼펜으로 휘갈겨 쓴 낙서이건 간에, 필적을 이루는 선들은 독특하고 개성적이기 때문에 이를 숨기는 일은 생각보다 어렵다. 하지만 위조된 편지나 신청서류, 여권을 찾아내는 데 필적분석이 필수적인 것은 아니다. 종이, 잉크, 인쇄양식에 숨어 있는 단서들 역시 문서 조사관이 감정하는 데 도움이 된다.

학교에서 몸에 익은, 글씨를 쓰는 습관은 고치기 힘들다. 펜을 잡고, 글자를 쓰고, 자간과 행간을 띄우는 데 특정한 방식에 익숙해지게 된다. 이런 고유의 특성 때문에 필적은 문제가 되는 서류의 분석에 유용한 수단이 되는 것이다.

문서분석은 협박편지, 위조된 계약서와 유언장, 가짜 여권과 신분증, 손으로 쓰거나 인쇄된 자료 등을 비교하고 확인하는 것과 관련된 법과학의 한 부문이다. 필적의 분석은 두 서류를 동일한 인물이 쓴 것인지 확인하는 데 가장 많이 이용된다.

필적을 살피다

문서 조사관은 필적의 개인적인 특성을 찾으면서 형태, 선, 배치, 내용이라는 네 영역에 초점을 맞춘다. 형태는 독특한 글자 모양, 즉 글자의 기울기, 상대적인 크기, 다음 글자와의 연결 상태를 말한다. 'and' 대신 '+'나 '&'를 쓰듯이 자신만의 독특한 글자를 사용하는 것 역시 조사한다.

손으로 쓴(혹은 인쇄된) 문서의 내용을 분석할 때는 구두점, 문법, 철자, 어법, 어휘의 유사점에 주의를 집중한다. 예를 들면 긴 내용의 문서를 컴퓨터로 분석해 즐겨 쓰는 단어, 하이픈을 사용한 복합어 등을 체크하면 그 출처를 확인하는 데 도움이 된다. 문서 작성자의 이런 특성은 세월이 지나면서 변하기도 하지만 단기간 내에는 일관성을 가진 경우가 보통이다.

비교를 하다

보통 문서 조사관은 협박장처럼 출처가 알려져 있지 않은 표본을 '기준'과 비교해본다. 기

사례연구

UNITED STATES ARMY
INSPECTOR
WINSTON, C
INTELLIGENCE

1992년 대담하기 짝이 없는 미국의 사기꾼이 맨해튼에서도 가장 화려한 지역에서 한 밑천 잡기 위해 신원증명 서류와 수표를 위조했다.
뻔뻔하기 이를 데 없는 사기행각의 일환으로 릴리 슈미트는 인상주의 그림 한 점을 '구입'하면서 70,000달러짜리 자기앞수표를 지불했다. 공휴일이었기 때문에 수표를 확인해볼 수 없었지만, 릴리의 신용카드와 신분증을 본 화랑주인은 안심했다.
수표는 지불이 거절되었다. 경찰이 마침내 릴리를 체포했을 때, 그녀는 각각 다른 이름으로 된 신분증을 아홉 개나 가지고 있었다(사진은 그 중의 하나). 모두 레이저프린터와 압형기(押型機 : 돋을새김 무늬를 만드는 기계-옮긴이)로 위조한 것이었다. 릴리는 일주일 동안 투옥되었다가 변호사가 30,000달러의 보석금을 우송해서 석방되었다. 보석금으로 낸 수표도 위조한 것으로 드러났다.

사례연구

해리슨의 가족들은 그가 죽은 곳이 팬들의 순례지가 되는 것을 원치 않았기 때문에 엉터리 주소를 기입했다.

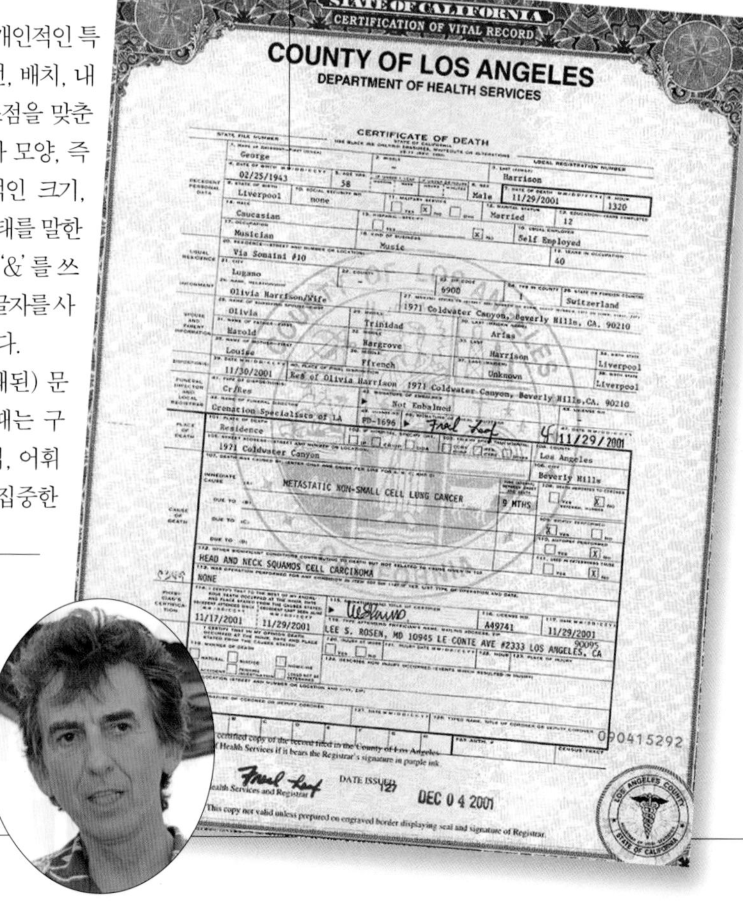
STATE OF CALIFORNIA
CERTIFICATION OF VITAL RECORD
COUNTY OF LOS ANGELES
DEPARTMENT OF HEALTH SERVICES
CERTIFICATE OF DEATH
George
Harrison
02/25/1943
58
Liverpool
none
Male
11/29/2001
1320
Caucasian
Married
12
Musician
Self Employed
Music
Via Somaini #10
40
Lugano
6900
Switzerland
Olivia Harrison/Wife
1971 Coldwater Canyon, Beverly Hills, CA. 90210
Olivia
Trinidad
Arias
Harold
Hargrove
Harrison
Liverpool
Louise
Ffrench
Unknown
Liverpool
11/30/2001
Res of Olivia Harrison 1971 Coldwater Canyon, Beverly Hills, CA. 90210
Cr/Res
Not Embalmed
Cremation Specialists of LA
FD-1696
11/29/2001
Residence
1971 Coldwater Canyon
Los Angeles
Beverly Hills
METASTATIC NON-SMALL CELL LUNG CANCER
9 MTHS
HEAD AND NECK SQUAMOS CELL CARCINOMA
NONE
11/17/2001
11/29/2001
A49741
11/29/2001
LEE S. ROSEN, MD 10945 LE CONTE AVE #2333 LOS ANGELES, CA 90095
090415292
certified copy of the record filed in the County of Los Angeles
Health Services if it bears the Registrar's signature in purple ink
Health Services and Registrar
DATE ISSUED
DEC 0 4 2001
This copy not valid unless prepared on engraved border displaying seal and signature of Registrar.
LOS ANGELES COUNTY
STATE OF CALIFORNIA

조지가 사망하다 ▶
진본 서류라 하더라도 혐의에서 벗어나는 것은 아니다. 2001년 로스앤젤레스에서 조지 해리슨(록밴드 비틀스의 일원-옮긴이)이 사망했을 때, 친척들은 사망증명서를 왜곡했다.

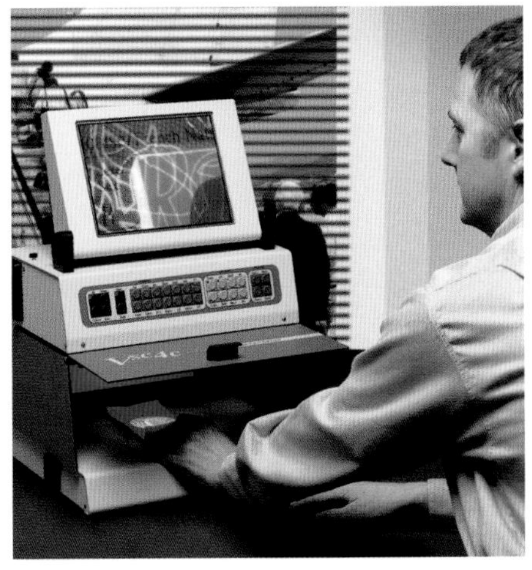

여권 조사 ▲
국경경찰은 다중분광 비디오 현미경으로 여권과 신분증을 확인한다. 고배율 확대와 자외선 조사(照射)를 통해 변조된 정보와 위조된 보안장치가 즉각 드러나게 된다.

준은 조사관이 주문한 내용대로 용의자가 작성한 필적 표본이다. 이렇게 하면 필적을 서로 비교해보기 용이하지만, 용의자가 자신의 필적을 숨길 수 있는 기회도 주게 된다.

용의자의 필적을 무작위로 수집할 수도 있다. 이 방법은 용의자의 필적을 사실대로 보여주기는 하지만 맞아떨어지는 단어만 출처불명의 표본과 비교할 수 있고, 그렇지 않으면 자모(字母)끼리 비교할 수밖에 없다.

조사관은 맨눈이나 확대경으로 필적을 비교해보는데, 저배율 실체현미경을 사용하는 경우도 있다.

특수조명은 어떻게 문서가 작성되었고 변조되었는지 밝히는 데 유용하다. 조명을 문서에 비스듬히 비추어보면 옴폭 들어간 부분이 현저히 눈에 띌 수 있다. 이는 서명이 투사(透寫: 원본 위에 얇은 종이를 올려놓고 베끼는 행위-옮긴이)로 위조되었을 때 주로 볼 수 있는 현상이다. 거친 부분이 두드러져 보이는 것은 지우개를 사용했을 때 나타날 수 있는 현상이다. 역광(逆光)을 비춰보면 지우개로 지운 부분은 밝게 보이며 수정액은 반대로 어둡게 보인다.

분광기로 조사해보면 각각의 잉크가 독특한 스펙트럼으로 나타나므로, 같은 색 잉크로 보여도 사실은 다른 것임을 밝혀낼 수 있다. 법과학 조사관들은 이러한 조사에 적외선 현미경을 이용하기도 한다.

그 외의 단서들

분석은 손으로 쓴 문서에만 국한되는 것이 아니다. 타이핑되었거나, 인쇄되었거나, 복사되었거나, 심지어 팩스로 보내어진 문서 역시 조사관에게는 유용할 수 있다. 타자기의 마모된 글자로 유죄를 증명한다는 것은 예전의 범죄소설에서 많이 써먹었지만, 최신기술에도 불구하고 특정한 사무기기의 특징을 식별하는 일이 사라지지 않았다는 점은 놀랍다고 하겠다.

예를 들어 레이저프린터의 감광드럼에 '부스러기' 자국이 난 경우 인쇄된 모든 종이에는 작은 점이 나타난다. 비슷한 방식으로 작동되는 복사기 역시 이러한 흔적을 복제해낼 뿐만 아니라 복사대 유리에 묻어 있는 먼지도 기록한다.

팩스에 첨부되는 머리글에는 송신에 대한 세부사항이 드러날 뿐만 아니라 때로는 수신기기에 대한 정보도 나타난다. 머리글의 정보가 엉터리라 하더라도 그 서체를, 비슷한 머리글을 모아놓은 라이브러리와 비교해 제조회사와 모델의 범위를 좁힐 수 있다.

종이와 잉크

종이, 잉크, 접착제, 고정용품의 조성을 시험해보면 의문시되는 문서들의 유사성을 증명할 수 있다. 문서의 연대를 알아내는 것도 가능하다. 예를 들어 20세기까지는 종이에 사용되지 않은 안료인 이산화티탄이 중세 문서 위조품에서 발견된 적도 있다.

답은 갈겨쓴 글씨에 있다

문서 조사관들은 의문이 가는 문서와 '기준' 문서에 모두 나타나는 독특한 글자의 구성을 찾는다. 글자의 획들을 쓰는 순서와 방향을 조사하고, 통상적인 방식에서 벗어나는 글자나 단어의 구성방식에 주목한다.

필적분석이 중요한 역할을 했던 최초의 사건은 1932년 부유한 조종사 찰스 린드버그(1927년 뉴욕에서 파리까지 무착륙 단독비행으로 처음 대서양을 횡단해 유명해진 미국의 조종사-옮긴이)의 두 살배기 아들이 유괴된 사건이었다.

유괴범은 50,000달러의 몸값을 요구하는 쪽지를 남겼고, 그로부터 30개월 뒤 브루노 하우프트만이 그 돈을 쓰다가 붙잡혔다. 그의 서명과 협박장이 유사하다는 점이 그에게 유죄 판결을 내리는 데 일조했다.

아래의 예는 그의 서명과, 협박장에 쓰인 글자들을 조합해 만든 서명을 서로 비교한 것이다.

하우프트만의 서명

집자해서 만든 서명

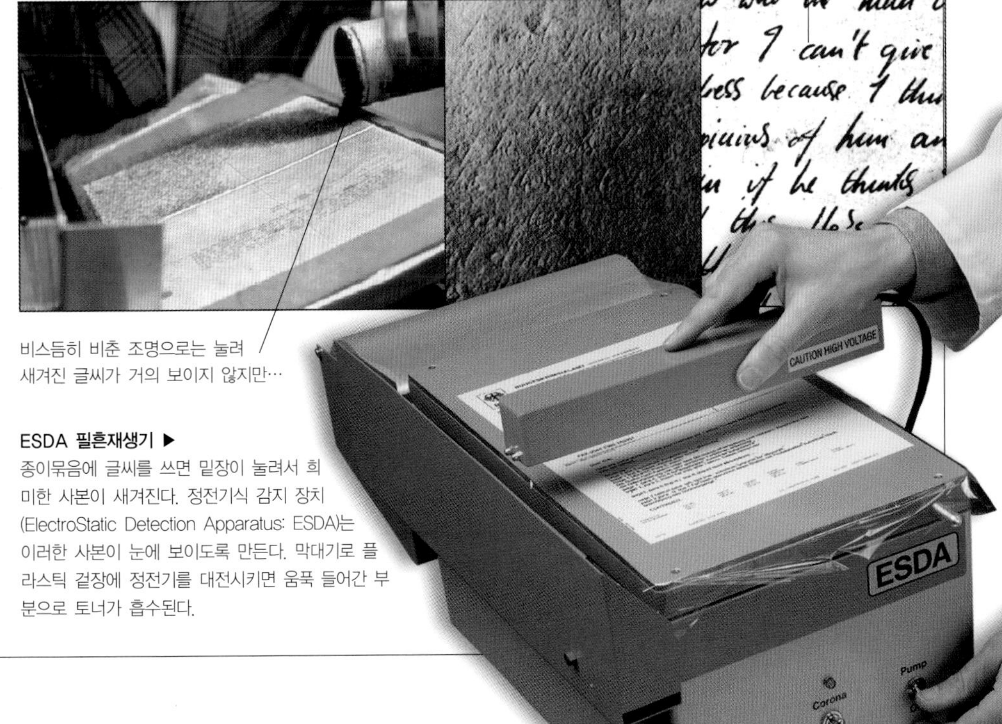

토너 가루를 얇은 플라스틱판에 부으면 문서가 '현상' 된다.

ESDA를 사용하면 같은 면에 인쇄된 내용이 있는 경우에도 글씨가 선명하게 보인다.

비스듬히 비춘 조명으로는 눌려 새겨진 글씨가 거의 보이지 않지만…

ESDA 필흔재생기 ▶
종이묶음에 글씨를 쓰면 밑장이 눌려서 희미한 사본이 새겨진다. 정전기식 감지 장치(ElectroStatic Detection Apparatus: ESDA)는 이러한 사본이 눈에 보이도록 만든다. 막대기로 플라스틱 겉장에 정전기를 대전시키면 움푹 들어간 부분으로 토너가 흡수된다.

화폐위조

화폐위조 범죄는 돈 그 자체만큼이나 오래되었으며, 지폐에 사용되는 보안장치가 점점 더 정교해졌음에도 불구하고 여전히 계속되고 있다. 그러나 방지와 감지 기법 때문에 위조가 힘들어지면서 위조범들은 신용카드 사기나 상표 도용과 같은 보다 손쉬운 표적을 찾고 있다.

위조화폐는 중앙은행의 골칫거리에 그치기도 하지만 최악의 경우에는 경제를 뒤흔든다. 은행에서는 이런 사람들을 각각 가정용 컴퓨터를 이용해 화폐를 복사하는 '성가신 위조범'과 '경제 파괴분자'라고 부른다. 앞의 집단은 위조화폐의 약 5%만을 차지할 뿐이고, 경제 파괴는 전시가 아닌 평시에는 드문 일이다. 보다 큰 문제는 그 중간, 즉 값비싼 인쇄공장에서 화폐복제품을 만들어내는 조직범죄자들로부터 비롯된다.

필름 압수 ▼

2002년 유로화가 도입되면서 위조범들로서는 새로운 화폐에 익숙지 않은 유럽인들을 속여 먹일 더없이 좋은 기회를 맞았다. 대형위조범 일당을 적발한 이탈리아의 금융전문 경찰은 수입인지를 인쇄하는 데 사용되는 필름도 압수했다.

어떤 화폐가 취약한가?

조직범죄자들은 주의 깊게 표적을 고른다. 세계적으로 널리 통용되는 화폐를 선호하는데, 그 이유는 발행국가 밖에서라면 위조화폐가 보다 쉽게 통용되기 때문이다. 그래서 미국 달러화가 가장 널리 복제된다. 쉽게 위조할 수 있는 화폐도 위조범들의 흥미를 끈다. 독일의 마르크화는 1991년과 1992년에 엄청나게 복제되었고, 결국 연방은행이 보다 나은 보안장치를 갖춘 지폐를 발행하고 나서야 기세가 수그러들었다.

보호와 감지

종래의 지폐는 정교한 장식도안, 복제하기 힘든 은화(隱畫), 일련번호, 금속선을 사용해 인쇄했다. 그러나 1980년대 후반 고화질 컬러복사기가 등장하면서 더 강화된 조치가 필요해졌다. 오늘날에는 복사기의 램프에 가열되면 '불법'이라는 글씨가 나타나는 지폐도 있다. 그 밖에 시선에 따라 녹색에서 검정으로 변하는 광가변성 잉크, 확대경으로만 보이는 미세인쇄, 진주빛 잉크, 홀로그램 등의 특징이 지폐에 포함된다. 위조와의 전쟁에서 금전등록기는 전선(戰線)이 된다. 외관과 감촉, 투명무늬, 그리고 은폐은선(隱蔽隱線)이 지폐가 진짜임을 확인하는 가장 신뢰할 만한 수단이다. 널리 사용되지만 신뢰성은 떨어지는 감식수단은 자외선램프와 요오드 펜이다. 이들은 진짜 지폐에는 사용되지 않

1930년대 중국에서 위조한 멕시코 은화

구리에 도금해서 만든 그리스 동전 모조품

16세기에 만든, 로마 클라우디우스 황제가 발행한 세스테리우스 은화의 모조품

위조주화 ▲

주화의 위조는 지폐가 도입되었지만 사라지지 않았다. 오늘날 위조는 수집가들을 속이기 위해 저질러진다.

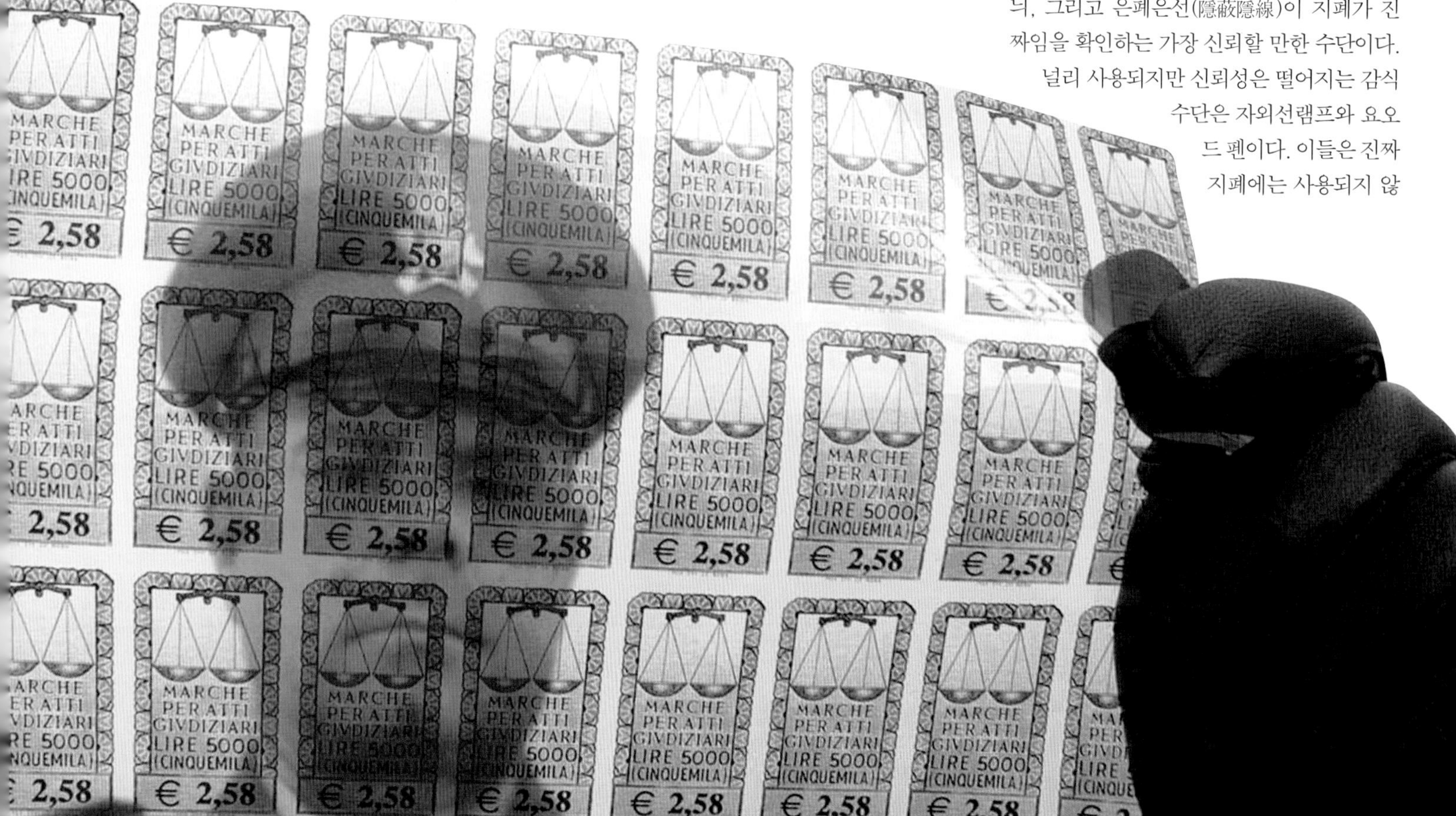

는 형광표백제와 녹말을 탐지해낸다.

위조범을 찾다

종이와 인쇄, 잉크에 숨어 있는 단서는 위조범의 추적에 도움이 된다. 모든 지폐는 비용적인 측면에서 복제할 수 없도록 고급 용지에 인쇄한다.

대용 용지를 식별하기 위해 보통 광학현미경검사를 실시한다. 이를 통해 수사관들이 용지 공급처를 추적할 수도 있다.

자외선 조명을 쬐면 진짜 지폐의 보안용 섬유, 위조지폐의 모조 특색이 드러난다. X선은 은화가 보다 선명하게 보이게 한다. 면밀히 조사해보면 용지의 출처가 바로 지폐의 발행은행임이 드러나는 경우도 가끔 있다. 어떤 위조범들은 금액이 낮은 지폐의 잉크를 말끔히 지우고 고액권으로 다시 인쇄하기도 한다.

인쇄에 대해서도 감지가 가능하다. 큰 규모로 위조할 때는 오프셋인쇄를 이용하지만, 레이저프린터나 심지어 잉크젯프린터를 사용하는 경우도 있다. 이런 방법으로는 아무리 잘 해봐야 진짜 지폐에 사용되는 고품질의 요판인쇄(凹版印刷)와 쉽게 구별이 된다.

크로마토그래피를 이용해 잉크를 화학적으로 분석해보면, 특히 컴퓨터 데이터베이스로 특징이 일치하는 잉크를 찾아내는 경우 수사관들이 위조지폐들 간의 연관관계를 밝히는 데 도움이 된다.

플라스틱 사기

플라스틱카드를 이용한 범죄는 위조보다는 사기에 더 가깝다. 카드를 복제하는 것이 아니라 훔치는 것이기 때문이다.

그러나 범죄자가 마그네틱(자기磁氣) 띠에 암호화해 기록할 수 있도록 실재하는 계좌의 정보를 입수했다면 위조카드를 만드는 것도 어려운 일이 아니다. 카드의 복제는 사실 지폐의 복제보다 쉬운데, 그 까닭은 카드의 도안이 수만 종에 이르기 때문이다. 위조범은 실재하는 은행의 도안을 사용할 필요도 없다. 마그네틱 띠에 기록된 자료가 정확하고 결제카드가 진짜인 것처럼 보이기만 하면 상점에서도 전혀 의심하지 않는다.

위조카드에 대한 수사는 압형기로 성형된 카드의 글자 결함, 서명용 띠의 세부, 홀로그램, 카드의 흰색 심재(心材)를 싸고 있는 PVC 피복 등 위조카드의 공통적인 특징을 식별하는 데 초점을 맞춘다.

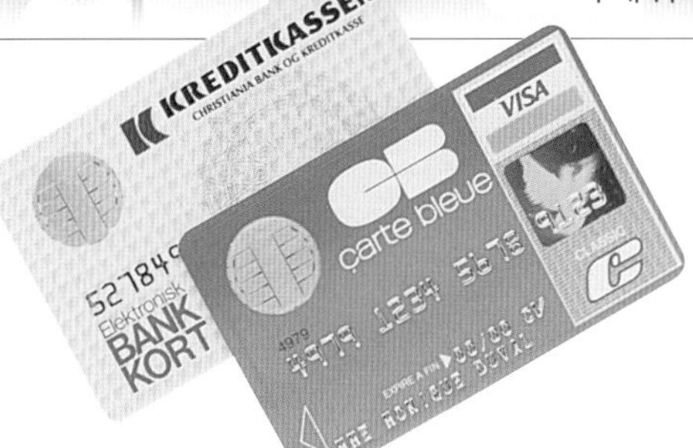

결제카드 ▲
사진의 스마트카드에 들어 있는 IC칩은 가정용 컴퓨터로도 복제할 수 있는 구형 결제카드의 마그네틱 띠에 비해 복제가 대단히 어렵다.

저작권과 상표

모조품은 놀랍게도 세계시장의 1/10을 차지한다. 이러한 모조품의 제조로 얻는 수익은 조직범죄의 자금으로 이용된다.

◀ 컴퓨터 게임
요즘 대부분의 게임은 CD로 출시되는데, 그 탓에 해커들이 복제방지 장치를 풀고 해적판 게임을 판매할 수 있다. 때로는 소리와 같은 중요한 기능이 빠지는 경우도 있다.

손목시계 ▶
롤렉스와 같은 일류 상표들은 널리 모조품이 만들어지는데, 주로 극동지역에서 생산된다. 복제품이라고 드러내놓고 판매하기도 한다. 이러한 시계에는 진품임을 보장하는 제품번호도 없고, 3년 이상 작동하는 경우가 드물다.

◀ 향수
모조향수는 인터넷에서 진품보다 훨씬 싼 가격으로 선전되고 있지만, 진품과 같은 냄새가 나는 경우는 드물다. 어떤 경우에는 피부에 알레르기 반응을 일으키기도 한다.

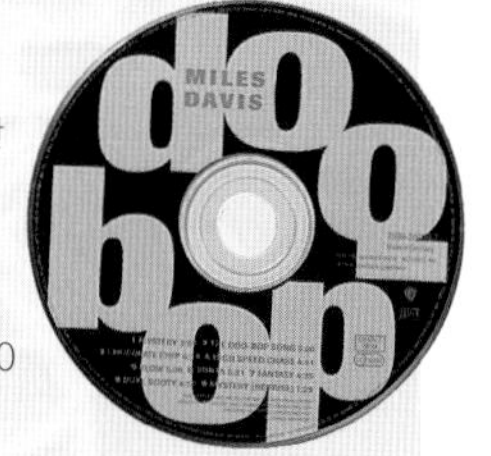

음악 ▶
음악저작권 침해는 음반회사로서는 엄청난 문제이다. 러시아는 위조범들의 메카로서, 이 나라에서 판매되는 CD는 1/10만이 진품이다.

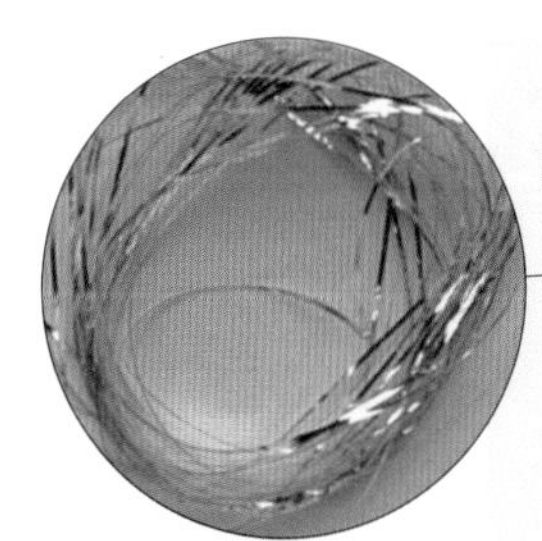

은폐은선 ▲
지폐 용지에 들어 있는 금속선을 모조하는 것도 어렵지만, 최신의 지폐에는 보안을 강화하기 위해 인쇄된 선이 사용된다.

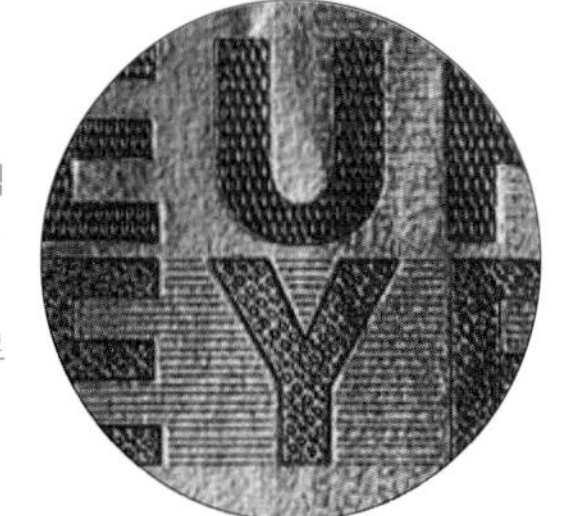

요판에 의한 잉크 ▶
비용이 많이 드는 특별한 방식으로 새겨진 인쇄요판은 독특하게 도드라진 선을 만들어내는데, 이는 다른 인쇄방법으로는 재현이 불가능하다.

홀로그램 ▶
지폐에 있는 광가변요소(光可變要素)가 모두 홀로그램인 것은 아니지만 돌려보면 색상이나 영상이 변한다는 점에서는 마찬가지이다. 또한 어느 것이나 진짜처럼 복제해내기도 어렵다.

미술품 위조

거장의 붓놀림은 안목 있는 수집가나 미술관 큐레이터라면 잘못 알아볼 리 없다. 그러나 어째서 그렇게 확신할 수 있단 말인가? 솜씨 좋은 위조범들은 '값진' 그림과 도자기, 금속 세공품을 만들어내면서 오랜 세월 전문가들을 속여왔다. 일급품을 위조품과 구별해내기 위해서는 비판적인 눈으로 열심히 바라보는 것만으로는 부족하다.

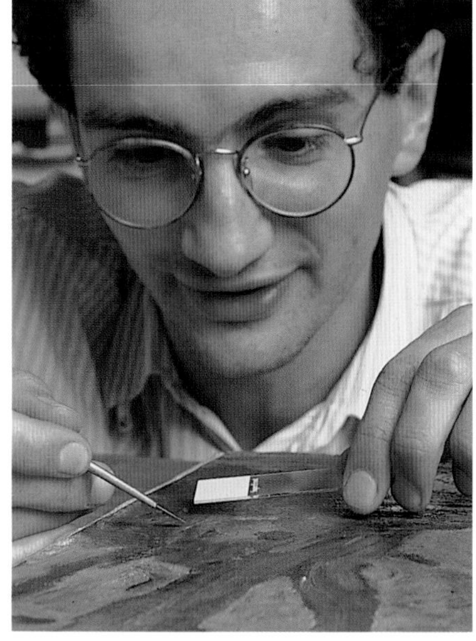

물감 표본 채취 ▲

바늘로 채취한 물감에 들어 있는 색상을 식별하기 위해 실험실에서는 X선 회절을 이용한다. 개별 물감의 고유한 결정구조로 인해 X선이 다양하고 독특한 모양으로 분산된다.

조잡하기 짝이 없는 위조품이라면 양식적인 측면에서도 쉽게 들통이 난다. 그러나 뛰어난 위조범이라면 아무리 통찰력이 뛰어난 감정가라도 속여 넘길 수 있다. 더구나 당대의 취향에 맞는 작품을 만들었다면 말할 필요도 없다. 예를 들어 19세기의 위조범들은 당시 낭만주의의 유행에 맞춰 진품보다 감상적인 복제품을 만들어 호황을 누렸다. 때로는 그 '유래' 때문에 미술품의 정체가 탄로나기도 한다. 이론상으로 보면, 구매자는 '미술품 족보'를 통해 미술품이 경매장이나 미술관, 개인수집가들을 거친 과정을 조사할 수 있다. 그러나 유래 역시 꾸며낼 수 있다.

미술품의 진위를 가리는 가장 정확하고 객관적인 방법은 과학적 분석이다. 과학적 분석은 의심되는 미술품의 재료를 같은 미술가가 동시대에 제작한 진품의 재료와 비교해보는 것이다. 실험실에서 조사할 때는 노화현상의 영향을 살피기도 하고, 기구를 사용해 의문시되는 작품의 오래된 정도를 측정하기도 한다.

니스를 살펴보다

유화라면 현미경으로 조사하는 것이 가장 간단하다. 저배율 실체현미경으로 들여다보면 물감 표면의 노화현상이 진짜인지 흉내 낸 것인지 보다 쉽게 알아낼 수 있다. 표면에 금이 가게 하기 위해 위조범들은 캔버스를 말기도 하고, 급속도로 열을 가했다가 식히기도 하며, 수축성 니스를 바르기도 한다. 점묘용 붓으로 오래된 흔적을 만들기도 한다.

비파괴검사 방법으로는 진품과의 차이가 보다 명확히 드러난다. 예를 들어 X선으로 검사하면 표면의 균열이 여러 물감 층을 모두 관통하는지 알 수 있다. 네덜란드의 위조범 한스 반 메헤렌(1889-1947)이 1930년대에 그린 베르메르의 작품들은 표면의 균열이 아래쪽의 물감 층들과 일치하지 않아 들통이 났다.

자외선을 비추면 재료의 조성과 시대에 따른 독특한 형광현상이 일어난다. 예를 들면 19세기에 사용된 니스는 청록색 형광을 발하게 된다. 적외선을 비추면 화가 특유의 물감이나 잉크가 나타나기도 한다.

이러한 방법으로 이상한 점이 발견되지 않으면 미술품 보존 전문가는 보다 과감한 조사에 착수한다. 보통은 갈라진 곳이나 손상된 부분에서 물감 표본을 잘라내어 저온 경화성 중합체에 붙인 다음 가장자리를 갈아내고 현미

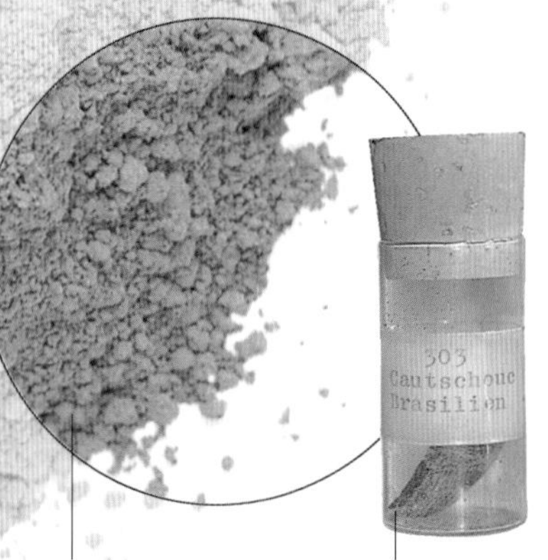

물감에 들어 있는 불순물의 양을 측정하면 정확한 연대의 추정이 가능하다.

결합제는 질량분석법을 통해 식별할 수 있다.

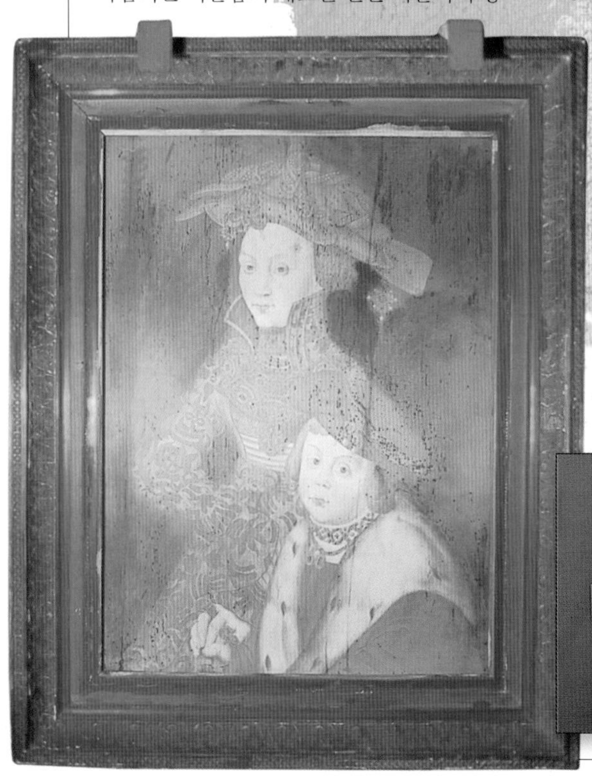

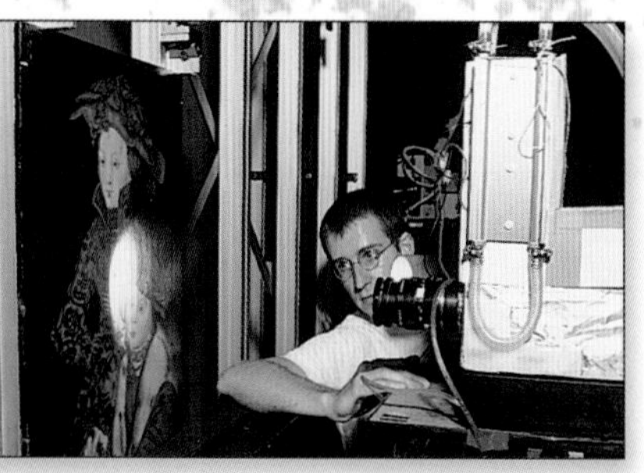

◀ 적외선 스캐닝

그림에 대한 다중분광 분석을 통해 일반적인 빛으로는 눈에 보이지 않는 세부가 드러난다. 적외선 스캐너(오른쪽)는 물감의 표면층을 부분적으로 투명하게 만들어서 밑그림이나 스케치가 나타나게 한다. 자외선 조명(왼쪽)을 사용하면 가필, 덧칠, 니스 및 접착제를 감지해 식별해낼 수 있다.

경, X선 회절, 분광법 혹은 화학분석을 이용해 식별해낸다.

15세기에 유화가 등장한 이래 화가들은 보다 선명한 물감, 보다 변색되지 않는 물감, 보다 저렴한 물감을 찾으려 애썼고, 그런 이유로 새로운 색상이 등장하면 자세히 기록했다. 이 점에 근거해 색채를 본다면 그림의 제작연도의 상한선이 드러난다. 예를 들어 프러시안 블루(감청색)는 1704년에 처음으로 합성되었기 때문에 이 색채가 들어간 그림은 그려진 지 3세기를 넘어서지 못한다.

캔버스 자체는 놀랍게도 제작연도를 추정하는 데 그다지 훌륭한 지표가 못된다. 직조방식이 약간의 단서를 제공해줄 수 있을지는 몰라도, 오래된 거장의 작품을 흉내 내려는 약삭빠른 위조범들이라면 동시대 무명 화가의 캔버스를 닦아내고 사용할 수도 있다.

이와는 달리 패널화는 나무가 언제 베어졌는지 1년 정도의 오차로 알아내는 나이테 측정기법인 연륜연대학(年輪年代學)으로 제작연도를 추정할 수 있다.

금속 공예품과 도자기

다른 분야의 미술품이 위조되는 빈도는 그 가치와 소요되는 노동력, 기술 및 재료에 달려 있다. 도자기는 복제하기가 힘들다. 복제에 성공하려면 먼저 원래의 작품에 사용된 것과 같은 찰흙을 구해야 하는데, 보통은 불가능하기 때문이다.

석상은 노동력이 워낙 많이 드는 관계로 거의 모두가 진품이다. 그러나 금속 주조물은 사정이 다르다. 작은 크기의 고대 크레타 청동조상(彫像)은 절반 정도가 모조품일 가능성이 있다. 조그마한 조상은 주조하기가 쉽고, 웬만한 경우에는 명화처럼 정밀조사를 통해 보증을 해야 할 만큼 가치도 높지 않다.

위조품을 찾아내기 위해 이 분야의 큐레이터들은 몇 가지 정교한 기술을 사용한다. 도자기의 경우 열발광 연대측정법을 이용해 85%의 정확도로 연대를 추정한다. 이는 작품이 구워진 이후 찰흙이 흡수한 자연방사선을 측정함으로써 가능하다. 안타깝게도 이 검사는 파괴적인 것이라 30g 정도의 재료를 떼어내야 한다.

금속의 연대측정은 비파괴 X선 형광분석을 통해 가능하다. 이 검사에 따라 작품은 합금 재료 특유의 X선 스펙트럼을 방출한다. 이 스펙트럼을 동일한 시기에 비슷하게 만들어진 작품의 스펙트럼과 비교해보기만 하면 된다.

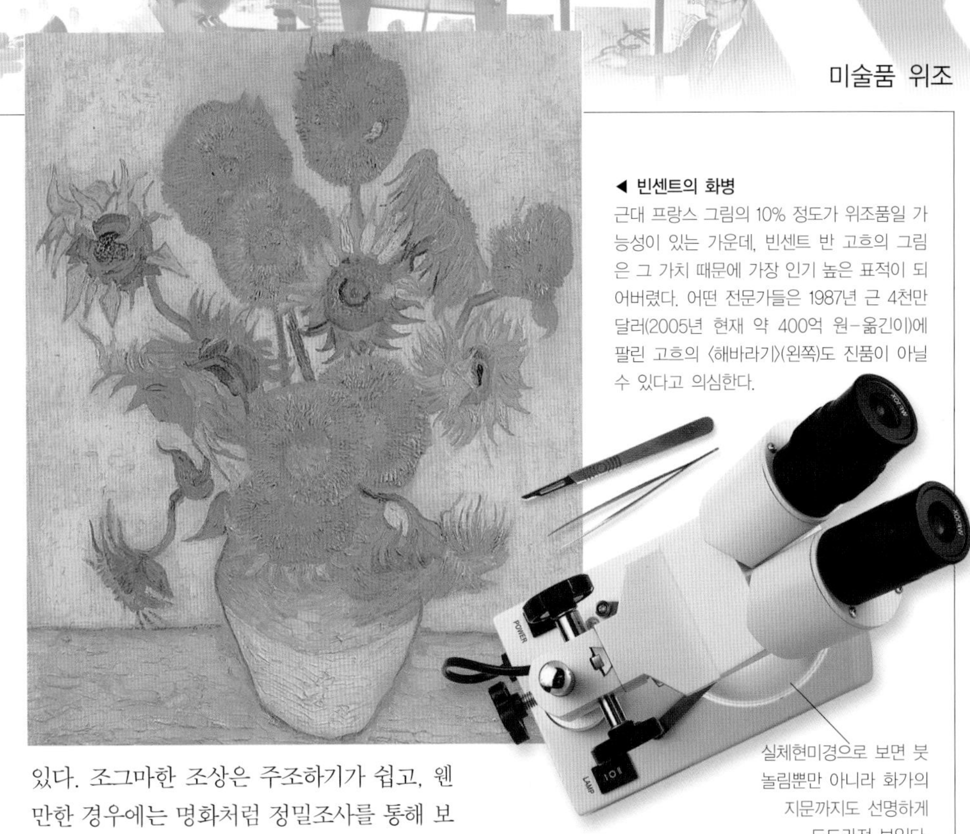

◀ 빈센트의 화병
근대 프랑스 그림의 10% 정도가 위조품일 가능성이 있는 가운데, 빈센트 반 고흐의 그림은 그 가치 때문에 가장 인기 높은 표적이 되어버렸다. 어떤 전문가들은 1987년 근 4천만 달러(2005년 현재 약 400억 원-옮긴이)에 팔린 고흐의 〈해바라기〉(왼쪽)도 진품이 아닐 수 있다고 의심한다.

실체현미경으로 보면 붓 놀림뿐만 아니라 화가의 지문까지도 선명하게 도드라져 보인다.

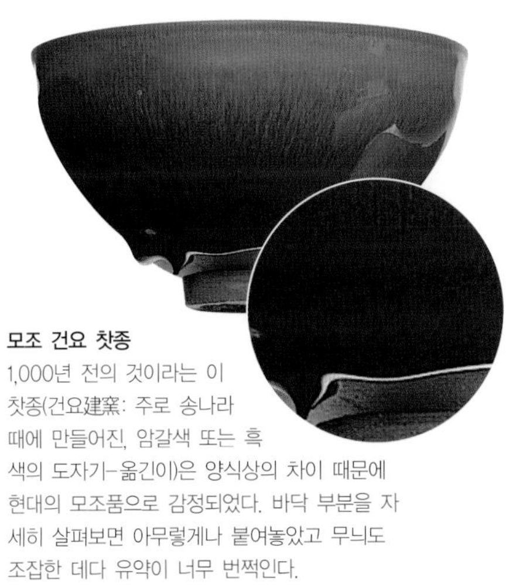

모조 건요 찻종
1,000년 전의 것이라는 이 찻종(건요建窯: 주로 송나라 때에 만들어진, 암갈색 또는 흑색의 도자기-옮긴이)은 양식상의 차이 때문에 현대의 모조품으로 감정되었다. 바닥 부분을 자세히 살펴보면 아무렇게나 붙여놓았고 무늬도 조잡한 데다 유약이 너무 번쩍인다.

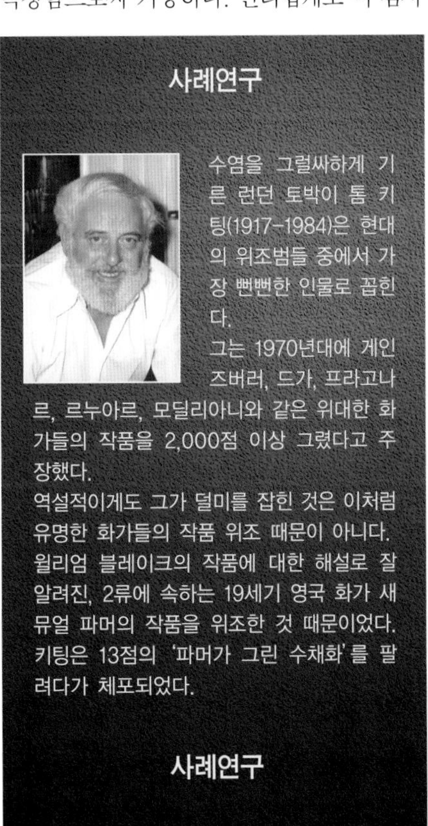

사례연구

수염을 그럴싸하게 기른 런던 토박이 톰 키팅(1917-1984)은 현대의 위조범들 중에서 가장 뻔뻔한 인물로 꼽힌다.

그는 1970년대에 게인즈버러, 드가, 프라고나르, 르누아르, 모딜리아니와 같은 위대한 화가들의 작품을 2,000점 이상 그렸다고 주장했다.

역설적이게도 그가 덜미를 잡힌 것은 이처럼 유명한 화가들의 작품 위조 때문이 아니다. 윌리엄 블레이크의 작품에 대한 해설로 잘 알려진, 2류에 속하는 19세기 영국 화가 새뮤얼 파머의 작품을 위조한 것 때문이었다. 키팅은 13점의 '파머가 그린 수채화'를 팔려다가 체포되었다.

사례연구

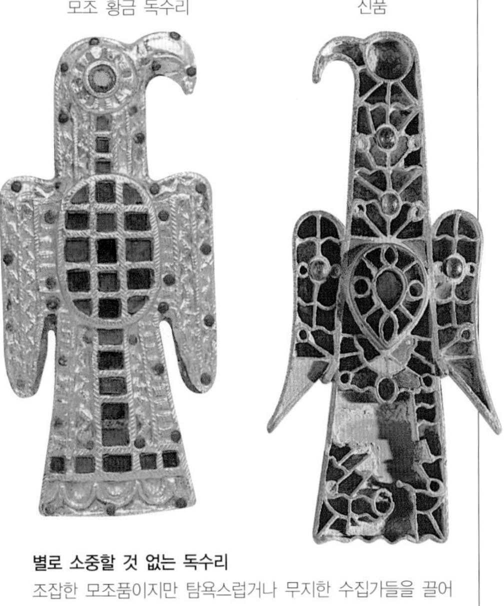

별로 소중할 것 없는 독수리
조잡한 모조품이지만 탐욕스럽거나 무지한 수집가들을 끌어들이기에는 충분한 경우도 많다. 사진 왼쪽의 독수리 브로치는 19세기에 청동에 금박을 입혀 만든 것이지만, 소중한 서고트족의 보물로 통했다.

히틀러의 일기

히틀러의 일기가 발견되면서 역사가들은 기대에 부풀었다. 600만 유대인들을 독가스로 처형하는 계획을 승인하며 그는 어떤 생각을 했을까? 제2차 세계대전에서의 패배에 직면해 어떤 느낌을 가졌을까? 진본이라면 최악의 독재자가 지녔던 생각을 통찰할 수 있는 유일한 기회였다.

1945년 4월, 제2차 세계대전은 막바지로 치닫고 있었다. 병들고 당황한 독일 총통 아돌프 히틀러는 베를린의 한 벙커에 몸을 숨기고 있었다. 그곳으로부터 멀지 않은 쇤발데 임시활주로에서 프리드리히 군들핑거 소령은 자신의 융커스 352 수송기에 무거운 금속제 트렁크를 싣는 일을 감독했다. 잠시 뒤 동이 트자마자 군들핑거는 풀들로 뒤덮인 활주로를 따라 비행기를 활주시키고 스로틀을 열었다.

그의 임무는 소련군이 베를린으로 돌격하기 전에 지휘 수뇌부를 피난시키려는 절박한 시도였던 '후궁(後宮) 작전' 가운데 하나였다. 그러나 군들핑거의 비행은 계획대로 되지 않았다. 드레스덴 상공의 차가운 구름 속에서 무슨 일이 일어났는지는 명확하지 않지만, 오전 6시가 되기도 전에 비행기는 하이든홀츠 숲에 추락해 폭발했다. 이 소식을 들은 히틀러의 얼굴에서 핏기가 가셨다. "그 비행기에는 내 모든 개인 기록이 실려 있었는데…" 그는 헐떡거리며 말을 이었다. "…이런 끔찍한 일이!"

일기가 발견되다

전쟁이 끝난 후, 히틀러의 개인 기록이 비행기 승무원과 함께 불타버렸다는 것을 의심하는 사람은 거의 없었다.

그런 까닭에 1979년 총통의 일기 가운데 한 권을 목격한 독일 「슈테른」 지의 기자 게르트 하이데만은 자신의 기자 경력사상 최고의 기삿거리라고 생각했다.

나치에 병적으로 천착하는 그에게 일기의 첫 권을 보여준 사람은 평소 알고 지내던 기록물 수집가였다. 고딕스크립트체로 쓰인 일기는 분명 히틀러의 필적이었고, 진본인 것으로 보였다. 하이데만이 출처를 알아내는 데는 그다지 오랜 추적이 필요치 않았다. 콘라트 쿠야우라는 상인이었다. 그는 이것을 동독의 한 장군에게서 구입했다고 했다. 또한 장군은 당시 동서로 나누어진 국경을 넘어 일기를 밀반입하고 있다고 했다.

사들여, 사들여, 사들여!

하이데만의 상사 역시 그 못지않게 흥분해 일기(총 62권)를 9백만 마르크(1982년 미화 370만 달러)에 구입하도록 허락했다. 극도의 비밀을 유지

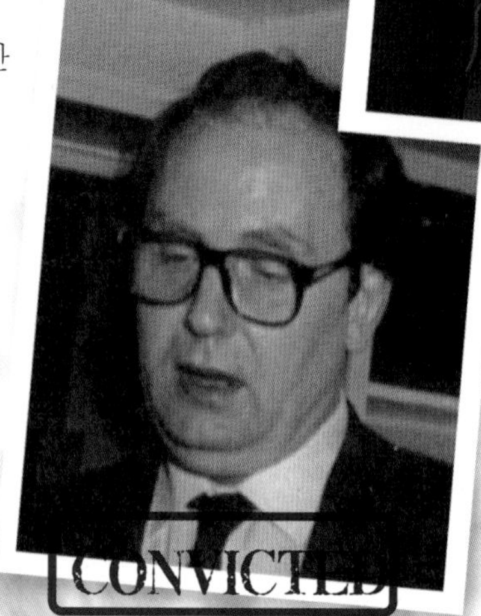

수감
위조범 콘라트 쿠야우(위)와 슈테른 지의 기자 게르트 하이데만(왼쪽)은 사기 행각에서의 역할에 따라 각각 4년 반의 징역형을 선고받았다. 슈테른 지에 얼마간의 돈을 물어주기는 했지만, 500만 마르크는 회수되지 않았다.

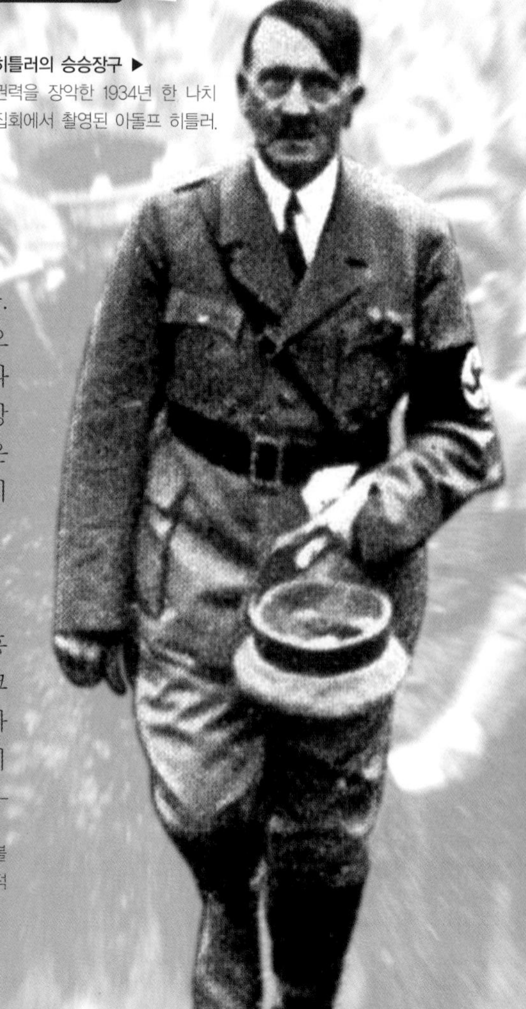

히틀러의 승승장구 ▶
권력을 장악한 1934년 한 나치 집회에서 촬영된 아돌프 히틀러.

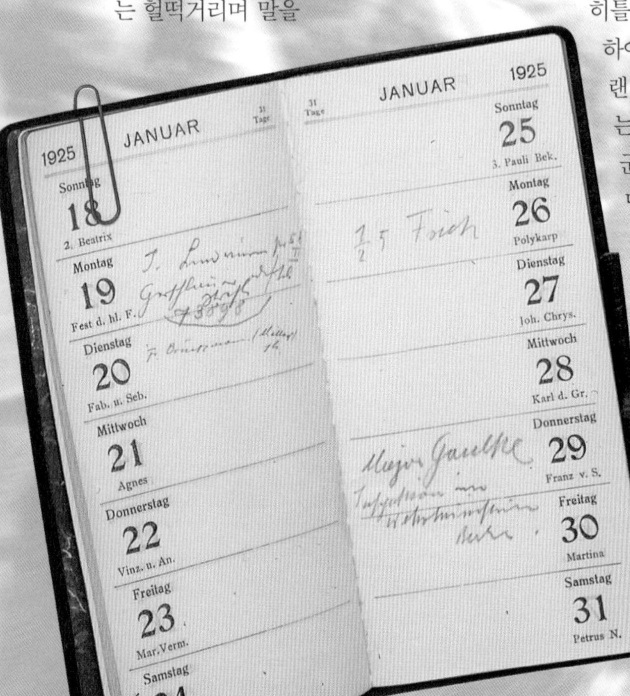

◀ 히틀러의 자필
히틀러의 1925년 약속일지로, 진짜 필적을 볼 수 있다. 히틀러의 전직 비서는 그가 개인적인 일기를 쓰지 않았다고 주장한 바 있다.

하는 가운데 슈테른 지 편집자들은 이 일기의 진본 여부를 대충 확인해본 다음(전문가의 의견은 구하지도 않았다) 공개할 준비를 했다. 1983년 4월, 356쪽에 달하는 특집을 통해 발췌문을 공개했고, 해외로도 이를 배급했다.

공개와 폭로

공개된 내용은 실망스러운 한편 세상을 떠들썩하게 했다. 일기의 내용은 놀라울 정도로 진부해서 이미 알려진 사실보다 별로 새로울 것이 없었다. 그러나 친절하고 인정 많은 사람으로 나타나 있어, 히틀러의 성격에 대한 놀랍고도 새로운 식견을 제공했다.

역사가들과 전문가들은 양분되었다. 혹자는 누가 봐도 날조된 일기라고 비난했지만, 다른 이들은 발 빠르게 옹호하고 나섰다. 억측을 잠재울 의도로 슈테른 지는 몇 권의 일기를 베를린에 있는 연방 법과학 수사연구소에 대여했다.

수사연구소의 보고서는 슈테른 지에 상당히 불리했다(상자글 참조). 슈테른 지 편집자 페터 코흐는 잡지의 명성을 지키기 위해 몸부림쳤다. 여전히 진본이라 확신한 그는 일기를 미국의 필적감정가 케네스 렌들에게 보여주었다. 하루 동안 일기를 조사해본 렌들은 "진본이 아닌 것 같다"고 발표했다. 가장 주목할 만한 불일치점은 대문자 E, H, K가 히틀러의 진짜 필적 표본과 상당히 다르다는 것이었다. 이처럼 가짜라는 증거가 쌓여가자 코흐는 슈테른 지가 속아 넘어갔다는 사실을 시인하지 않을 수 없었다. 일기가 공개된 지 고작 2주 만의 일이었다.

위조범은 다름 아닌 콘라트 쿠야우였다. 오랜 세월 그는 나치 기록물을 만들어내며 풍족하게 생활해왔지만 일기는 도가 지나친 것이었다.

처음에는 한 권만 위조했다. 그러나 슈테른 지가 뛰어들면서 위조를 계속하지 않을 수 없었다. 일기를 '발견'한 게르트 하이데만 기자는 일기가 위조되었다는 사실을 일찌감치 알아차렸지만, 이런 사기 행각을 반드시 지속시켜야 할 나름대로의 이유가 있었다. 중개인으로서 그는 지불된 돈의 일부를 배당받고 있었던 것이다. 또한 일기를 통해 히틀러의 명예가 회복되면 나치에 집착하는 자신도 체면이 설 것으로 보았다.

슈테른 지의 편집자들도 전적으로 결백하지는 않았다. 일단 일기의 구입에 동의하고 나자 위조되었다고는 생각하고 싶지 않아 진본 여부를 확인하는 데 무성의했다.

히틀러의 일기는 솜씨 좋은 위조물이 아니었다. 그러나 오고간 돈의 엄청난 액수, 욕심과 어리석음으로 인해 관련자 모두가 '열심을 내는 봉'이 되어버렸다는 점에서 문서분석의 역사에서 확고하게 한 자리를 차지하고 있다.

명백한 증거

- 일기에는 1962년 출판된 『히틀러의 연설과 공식 발표 *Hitler's Speeches and Proclamations*』와 대단히 유사한 부분들이 있다.
- 이 책에 등장하는 날짜에만 맞춰서 일기가 씌어 있었다. 더욱 불리한 점은 책에서 범한 오류가 일기에서도 반복된다는 것이다.
- 1943년에 타이핑되었다는 라벨들의 글자가 그보다 9년이 오래된 라벨들의 글자와 마찬가지로 또렷하다. 라벨이 진짜라면 타자기의 활자들이 마모되었을 것이다.
- 일기장 공책은 폴리에스터 실로 제본되어 있는데, 이 실은 1953년부터 생산된 것이다.
- 종이에 형광표백제 블랑코포어가 함유되어 있는데, 이 표백제는 1954년부터 사용된 것이다.

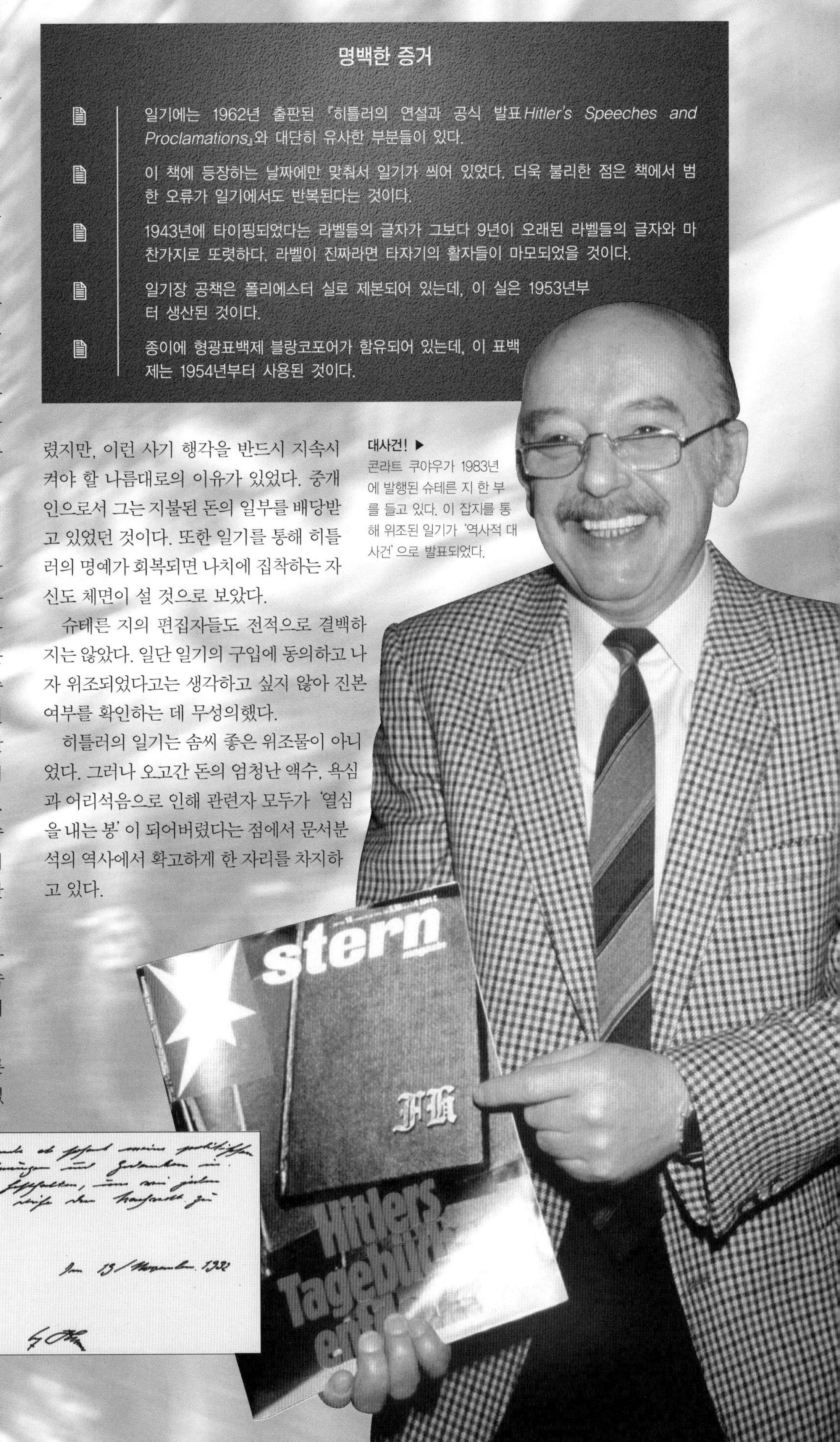

대사건! ▶ 콘라트 쿠야우가 1983년에 발행된 슈테른 지 한 부를 들고 있다. 이 잡지를 통해 위조된 일기가 '역사적 대사건'으로 발표되었다.

가짜 일기 ▶ 슈테른 지에 의해 공개된 히틀러의 일기 첫 장에는 다음과 같이 씌어 있다. '정치가라면 누구나 그러하듯, 후세에 기록을 남기기 위해 이제부터 나의 정치사상을 적어 나가고자 한다.'

컴퓨터 법과학

1과 0의 연속으로 추상화된 디지털 데이터는 포착하기 어렵고 쉽게 감춰질 것 같다. 이런 데이터를 저장하고 읽고 기록하고 전송하고 인쇄할 때마다 데이터는 마구 증가한다. 컴퓨터 범죄를 해결하는 일은 증거가 되는 데이터의 숨겨진 혹은 잊혀진 사본들을 추적해가는 단순작업인 경우가 많다.

한때는 특수한 분야였던 컴퓨터 법과학은 사람들이 정보에 전적으로 의지하면서 주류가 되었다. 전문가들은 해킹, 소프트웨어 불법복제, 바이러스 유포 같은 컴퓨터 관련 범죄뿐만 아니라 사기, 횡령, 조직범죄, 아동 포르노 등 '전통적인' 범죄도 다룬다.

'컴퓨터'라는 용어는 데스크톱, 노트북, PDA에 국한되지 않는다. 이는 마이크로프로세서가 장착된 모든 것에 적용된다. 휴대폰, 팩스기, 카메라, 비디오카메라, 심지어 세탁기도 정보처리와 저장을 위한 반도체소자를 내장하고 있다. 모두 잠재적 증거의 원천이다.

결정적 증거가 있는 곳은?

그러나 대부분의 컴퓨터 범죄는 PC와 관련되어 있다. 이런 범죄의 수사에 도움이 되는 것 중 하나는 컴퓨터 하드웨어와 소프트웨어가 지닌 보안상의 약점이다. 예를 들어 파일을 삭제한다고 해서 복구할 수 없도록 지워지는 것은 아니다. '삭제'는 단지 파일의 이름을 바꾸어 사용자에게 보이지 않게 하는 것일 뿐이다.

사라지지 않는 데이터

컴퓨터 범죄자들은 이런 보안상의 약점을 알고 있기 때문에 증거가 될 만한 데이터를 숨기기 위해 암호화 기법과 보다 안전한 삭제 프로그램을 사용한다.

어떠한 컴퓨터 운영체제든 프로그램의 실행속도를 높이기 위해 가상메모리를 사용한다. 데이터를 RAM(Random Access Memory: 임시기억장치)에 저장하면 소프트웨어의 응답이 획기적으로 개선되지만, RAM의 저장기능은 제한되어 있다. 컴퓨터의 운영체제는 자주 쓰이지 않는 데이터를 지속적으로 RAM으로부터, 처리속도가 느리기는 하지만 저장용량이 큰 하드디스크로 옮겨 RAM의 사용효율을 높인다. 이 과정에서 RAM의 크기에 맞먹는, 데이터를 담은 '스왑파일(램의 확장 가상 메모리로 사용되는 하드디스크의 한 공간)'이 만들어지는데, 그 크기는 200권의 소설책 본문을 담기에 충분하다.

파일이 삭제되어 스왑파일에 살아남을 가능성이 있다. 그러나 무기한으로 남아 있지 않는다. 컴퓨터를 켜고 작동시킬 때마다 스왑파일 안의 오래된 데이터 일부는 새 데이터로 대치된다. 이로 인해 수사관들은 증거가 하드디스크에 잔류할 가능성이 있지만 컴퓨터를 켜기만 해도 지워지는 문제에 직면한다.

다행히 간단한 해결책이 있다. 전문기술로 용의 컴퓨터를 켜지 않고도 하드디스크의 내용을 고스란히 복사한다. 이렇게 하면 하드디스크에 있는 데이터를 파괴시키지 않고 복사된 파일을 조사할 수 있다.

또 하나의 이점도 있다. 복사된 내용으로 작업하면 증거를 조작했다는 비난을 받지 않아도 된다. 용의자를 대리하는 감정인 같은 제

컴퓨터 범죄의 유형

1	소프트웨어 저작권 침해—컴퓨터 프로그램을 불법 복제해 판매하는 경우.
2	해킹 — 비밀리에 승인받지 않고 다른 컴퓨터에 접근해 파괴하는 행위.
3	컴퓨터 사기는 자산과 관계가 있다—예를 들면 불법적인 은행이체와 신용카드 거래 등.
4	컴퓨터 위조는 컴퓨터로 허위문서를 작성하는 것을 말하는데, 레이저프린터로 인쇄해 수표를 위조하는 행위 같은 것이 있다.
5	다른 범죄를 저지르는 과정에서 부수적으로 컴퓨터를 사용하는 것.

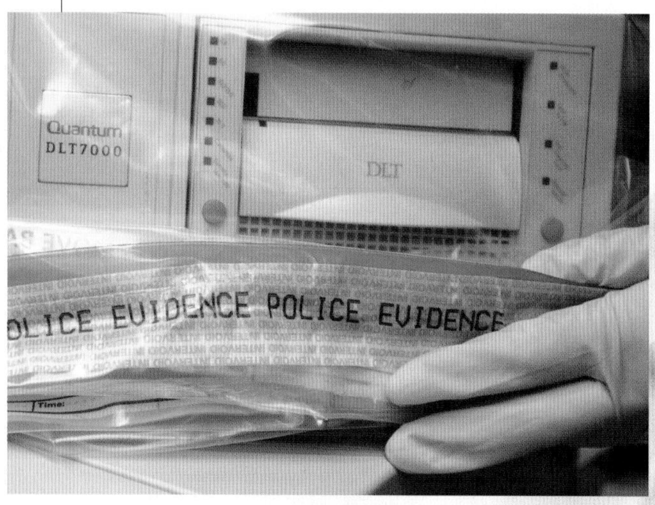

증거의 봉인과 보호 ▲
수사관들은 컴퓨터를 압수할 때 여타의 물적 증거와 마찬가지로 취급해야 한다. 사건이 법원까지 간 경우 피고 측에서 반론을 제기하지 못하도록 세심하게 보관하고 기록해야 한다.

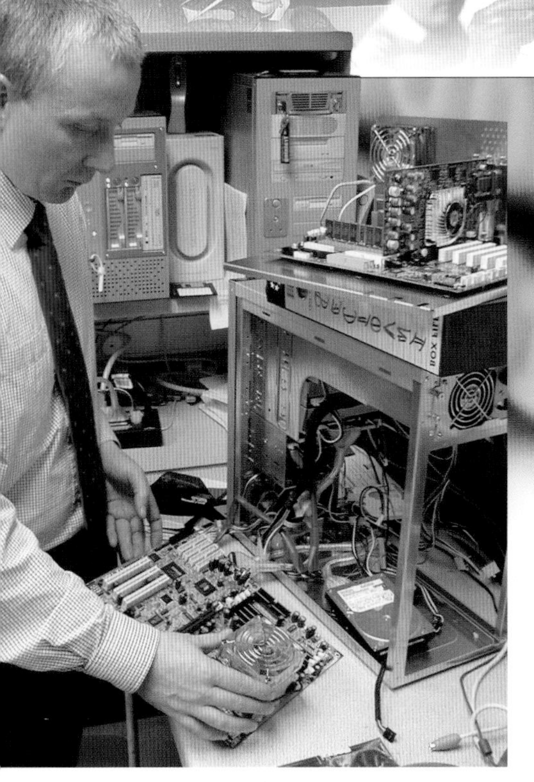

철저한 내부 조사 ▲
법과학 수사관이 압수한 하드웨어를 분해해 조사하고 있다. 저장된 데이터를 조사하기 전에 각각의 부품들을 확인하고 촬영한다.

디지털 데이터 ▲
수사관들은 자료를 복구할 뿐만 아니라 디지털 증거를 풀어내기 위해 운영체제와 프로그램을 복구하는 경우도 많다.

탄력성 있는 디스크 ▶
사진에 나온 것 같은 컴퓨터 하드디스크는 탄력성이 대단하다. 컴퓨터를 2층 창문으로 내던져도 데이터가 손상되지 않을 수 있다.

삼자가 삭제되거나 암호화된 데이터를 되살리기 위해 수사관들이 취한 모든 조치를 그대로 재현하고 검증할 수도 있다.

인터넷 사기

수사관들은 이와는 전혀 다른 문제들에도 부딪힌다. 게다가 금융기관들은 사이버 사기를 당했다는 사실을 밝히길 꺼린다. 밝힌다 해도 범인을 추적하기 쉽지 않은데, 공개된 극소수의 대형사건들 가운데 하나를 예로 들어본다.

1994년, 컴퓨터 해커들이 난공불락이라 알려진 시티은행의 네트워크에 침입해 미화 1천만 달러 이상을 빼냈다. 도둑들은 모뎀을 이용해 전화회선으로 시티은행의 지불용 네트워크에 접근했다. 그러나 거래가 너무도 빨리 이루어진 탓에 악당들의 발신지를 추적하기는 쉽지 않았다. 마침내 수사관들은 범행의 주모자인 러시아의 블라디미르 레빈을 찾아냈다. 이는 전화회사의 기록 덕분이었지만, 훔친 돈을 전자적으로 송금받은 은행계좌들을 감시한 것도 한몫했다. 사이버 범죄를 저지른 일당 중 한 명이 수백만 달러짜리 수표를 현금으로 바꾸려다가 체포되었다. 그는 가벼운 형을 받는 대가로 경찰에 협조했다.

"돈을 추적하라"

사이버 수사와 금융계좌 추적을 결합하는 이러한 방식은 인터넷으로 아동 포르노를 교환하는 범죄자들을 추적하는 데도 유용하게 사용되어왔다. 예를 들어 2002년 봄 영국 경찰은 소아성애증 환자(나이 어린 이성에게 성욕을 느끼는 성적 도착자–옮긴이) 일당이 드나드는 인터넷 채팅룸을 감시하는 소프트웨어를 사용했다. 그러나 용의자들은 결국 아동 포르노 웹사이트의 사용료를 결제하면서 사용한 신용카드를 통해 신원이 확인되었다.

암호화

범죄자들은 컴퓨터 범죄를 저지르면서 꼬리를 감추려고 암호화 기법을 사용하기도 한다. 그러나 범죄자들이 사용하는 상업용 비밀번호 보호 프로그램들은 최근까지 적당한 지식을 갖춘 수사관이라면 쉽게 풀 수 있을 정도로 아주 미약한 보안수단을 제공할 따름이었다. 강력한 암호화기법이 점점 더 널리 퍼뜨려지고 있지만 역설적이게도 사이버 범죄자들에게는 그다지 도움이 되지 못할 수 있다. 이메일 형태로 인터넷을 통해 보내지건 하드디스크에 저장되건, 암호화된 자료는 '의심스럽다'고 광고하는 것 같은 특징이 있다. 암호화기법을 사용하는 것 자체는 유죄를 인정하는 것이나 마찬가지일 수 있다.

사례연구

2000년 5월 초, 수백만 명의 컴퓨터 사용자들이 'I Love You'라는 제목의 이메일을 열어보았다가 큰 충격을 받았다. 주소록에 있는 모든 연락처에 동일한 메시지가 자동적으로 이메일로 전송된 것이다. 이 '러브버그' 바이러스가 폭발적으로 증가하면서 인터넷이 마비되었다.

수사관들은 바이러스의 코드에 'Barok'이라는 단어가 들어 있음을 발견했다. 이 단어는 4개월 전에 유포되었던, 상대적으로 위해도가 약한 바이러스에도 등장했던 것이었다. 제작자가 필리핀의 컴퓨터 단과대학 AMACC에서 공부한다는 내용도 들어 있었다.

해당 학교는 오넬 데 구스만이라는 학생이 학교를 중퇴하기 직전에 비슷한 프로그램을 학기말 리포트로 제출한 적이 있다고 했다. 마닐라 경찰은 그의 아파트를 습격해 그가 제작자의 한 사람임을 증명하는 디스크들을 발견했다. 그러나 당시 필리핀에는 컴퓨터 해킹에 대한 법이 없었다. 6월까지 새로운 법이 도입되기는 했지만 '러브버그' 사건에 적용하기에는 이미 늦어 있었다. 그리하여 일찍이 제작된 바이러스들 중 그 파괴력이 가장 강력한 바이러스의 제작자는 처벌을 모면했다.

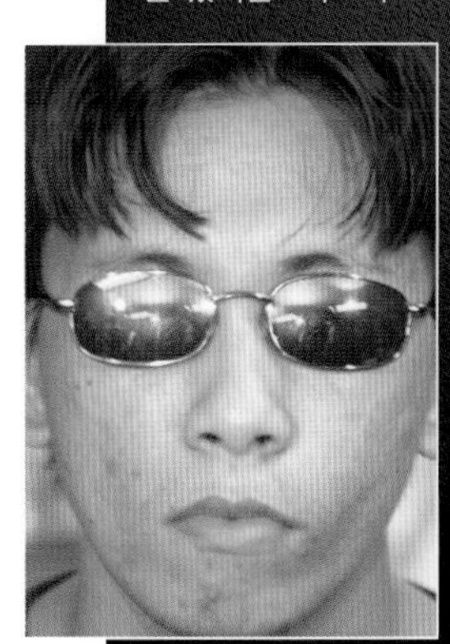

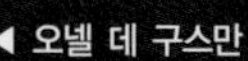

◀ 오넬 데 구스만
24세의 오넬 데 구스만은 바이러스를 제작한 사실을 부인했지만 실수로 유포시켰을 수는 있다고 말했다.

환경범죄

법 과학의 첨단 감지기술 덕분에 멸종위기에 처한 야생생물을 거래하거나 자연환경을 오염시키고 파괴하는 범죄자들을 추적하기가 그 어느 때보다 쉬워졌다. 그러나 이런 범죄의 상당수는 국제적 성격을 띠고 있고, 기득권적 이해가 개입되어 있는 데다, 정치적인 신념도 부재한 탓에 기소되는 경우는 드물다.

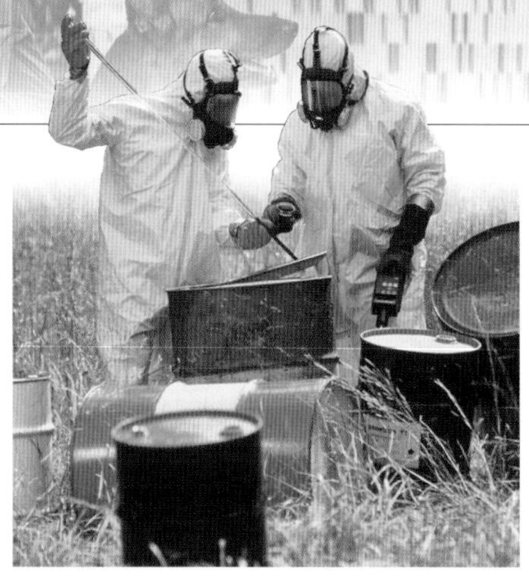

독극물 통 ▲
'채워놓고 잊어버린다'는 오염자의 태도 때문에 독물학자들은 위험천만한 쓰레기 더미에서 녹슬어 새는 드럼통의 내용물을 확인해야 한다.

국제조약과 국가의 법이 환경과 멸종위기에 처한 생물종의 보호에 도움이 되기는 하지만, 이를 무시하라는 압력도 엄청나다. 거액의 돈이 걸려 있는 데다가 빈곤과 자기만족, 문화적 차이 때문에 법을 집행하기 어렵다. 선진국에서나 개발도상국에서나 환경은 욕심과 부패로 너무나 쉽게 유린된다. 정부 역시(이를테면 오염의 주범인 화학공장을 폐쇄함에 따라 실업이 야기되는 경우) 딜레마에 봉착하기도 한다. 이런 문제의 해결은 복잡해도, 환경범죄를 적발해내는 일만큼은 간단하다.

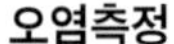

오염측정

이제는 분석기법들로 물이나 토양, 공기 중에 포함된 극미량의 오염물질을 검출해내는 일이 가능하다. 예를 들어 분석요원은 오염된 하천 표본을 10억 배로 희석시켜도 그 오염의 주범을 찾아낼 수 있다. 오염측정은 통상적으로 원격에는 탐지와 자동·수동검사를 병행해 이루어진다. 물의 경우에는 검사를 통해 산소의 결핍정도뿐만 아니라 영양분, 유기·무기화학물질, 기타 오염원을 측정하는 것이 가능하다.

안타깝게도 오염측정은 주어진 과제의 절반에 지나지 않는다. 오염을 막기 위해서는 오염원을 추적해야 하는데, 이것이 훨씬 더 어려운 일일 수 있다. 점점 더 상류로 올라가며 표본을 채취해 분석해봄으로써 환경 탐정들은 산업오염의 발생지에 이르게 된다.

그러나 다른 오염원들은 포착하기 더욱 어렵다. 비료나 농약은 여러 곳에서 시내와 강으로 흘러들기 때문에 책임을 규명하기 힘든 경우가 있다.

DNA의 추적

멸종위기에 처한 생물종의 거래를 막기 위해

오염물질을 배출하는 파이프 ▼
파이프로 배출된 의심 물질을 측정하기 위해 수많은 분석기법이 사용된다. 예를 들어 기체 크로마토그래피로는 극소량의 농약을 감지해낸다.

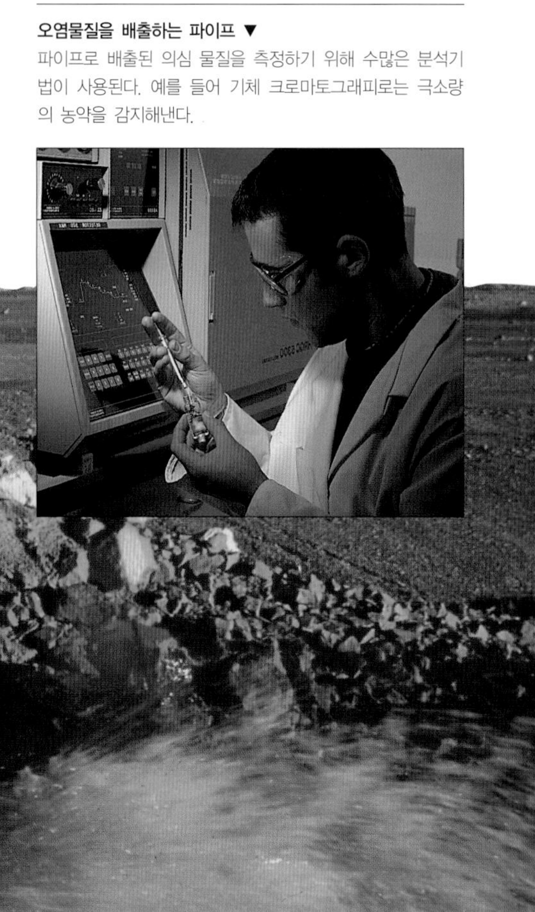

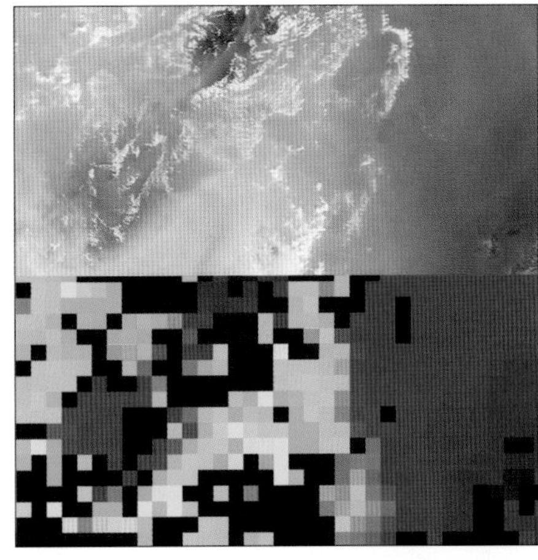

수마트라 섬을 덮은 '안개' ▲
NASA의 테라 위성에 실린 장비들은 공중에 부유하는 입자의 수를 측정한다. 높은 수치는 농지를 개간하기 위해 불법적으로 숲에 불을 지른 위치를 나타내는 것일 수 있다.

DNA 분석이 널리 사용된다. 많은 포유동물과 조류들은 그 신체 일부가 동아시아에서 전통적인 약재로 사용되기도 하고, 수집가들이 끊임없이 사들이기 때문에 멸종위기에 처해 있다. 살아 있는 동물을 확인하는 것은 어렵지 않지만, 동물을 죽여서 그 조직을 건조하거나 냉동한 경우에는 쉽지 않다. 이때는 형태학(뼈, 모피, 부리 및 깃털의 형태와 구조에 대한 연구)을 통해 종(種)을 알아낼 수도 있다. 혈청학 역시 사람의 피에 대한 침전소 검사(59쪽 참조)와 유사한 방법으로 도움이 된다. 그러나 DNA분석에 드는 비용이 더욱 저렴해지면서, 이 빠르고 확실한 방법을 선호하고 있다.

그 한 예로 미국 하와이 주의 과학자들이 휴대용 실험장비를 가지고 일본으로 가서 식당에서 파는 고래고기의 표본에서 DNA를 분석해본 것을 들 수 있다. 분석결과를 DNA 데이터베이스와 대조해보니 일본의 식당 손님들이 북태평양 혹등고래나 북대서양 수염고래 같은 보호종을 먹고 있음이 밝혀졌다.

불법적으로 잡은 철갑상어에서 얻은 캐비아나 약재상에 거래되는 호랑이의 뼈 등을 추적하는 데에도 비슷한 방법이 사용되어 왔다.

누구의 짓인가?

정부가 환경보전에 관심을 갖는다 해도 야생생물에 대한 범죄를 적발하고 방지하는 데 필요한 자금을 지원하는 일은 드물다. 많은 나라에서는 야생생물 법과학이 정보 · 치안업무와 통합되어 있지만, 미국은 오리건 주 애실런드에 국립 어류 · 야생생물 법과학연구소(NFWFL)라는 전문 부서를 두고 있다.

재정 부족으로 환경범죄를 적발하는 일이 자원봉사기관과 민간단체에 맡겨지는 경우가 비일비재하다. 예를 들어 브라질에는 불법적인 벌목을 막는 정부기관이 있기는 하지만 감독관 한 사람이 관리하는 숲의 면적이 스위스와 맞먹는다. 벌목회사들은 뇌물과 협박으로 이들의 활동을 막는다.

그린피스는 브라질 정부기관과 협력해 항공기와 대형 모터보트가 탑재된 배를 아마존 강에 배치하고, 벌목이 금지된 지역을 순찰하도록 했다. 이들은 자외선을 받으면 빛이 나는 무색도료를 벌목된 나무에 표시하고, 뗏목에는 전자 추적장치를 숨겨놓았다. 이런 방법을 동원해 영국과 프랑스로 가는 통나무들을 추적했고, 결국 브라질 벌목업자들은 수백만 달러에 달하는 벌금을 물게 되었다.

◀ 조류 밀수품
수하물을 X선으로 조사해보면 관으로 포장해놓은 희귀 조류를 적발할 수 있다. 불법적인 야생생물 거래로 연간 미화 100-200억 달러에 달하는 돈이 오간다. 이로 얻는 이익은 마약과 무기 밀매로 얻는 이익에 버금간다.

코뿔소가 겪는 문제 ▶
적외선 분광법을 이용하면 전통적인 발기부전 '치료제'에 함유된 1%의 코뿔소 뿔도 식별해낼 수 있지만, 이 기술이 가장 필요한 국가들로서는 비용부담이 너무 크다.

실험실 분석

멸종위기에 처한 야생생물들을 밀렵하고 밀수하는 자들을 성공적으로 기소하려면 그들이 다루는 생물의 종을 확실하게 밝혀내야 한다.

조류, 포유동물, 파충류 등의 전문가들이 잘 보존된 시체를 통째로 입수하는 경우에는 형태학(동물의 형태와 구조에 대한 연구)을 이용해 표본의 종까지 정확하게 밝혀내는 것이 보통이다. 표본이 불완전하거나 부패했다면 과(科)나 속(屬)까지만 식별하기도 한다.

압수한 야생생물 표본에 대한 DNA분석은 실험실 측에서 그 의뢰된 표본과 동일한 종의 유전물질을 보유하고 있을 때만 가능하다.

샤투시 불법거래

홍콩의 한 아파트에서 부유층 여성들이 미화 10,000달러짜리 가격표가 붙은 부드러운 숄을 구입하기 위해 만난다. 화려한 소비행태를 보이는 점에서 그전과 별다르지 않은 것 같지만, 이번에는 사정이 다르다. 그들이 구입하는 숄 하나를 만들기 위해서는 세계적으로 가장 희귀한 포유동물 네 마리가 밀렵자들의 총에 맞아 죽어야 한다.

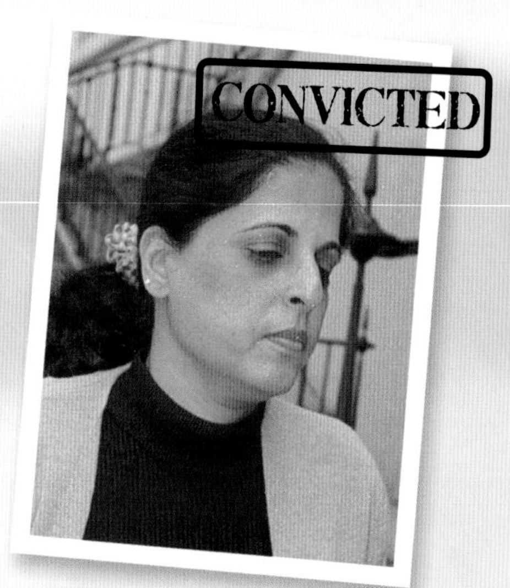

샤투시 무역업자 ▲
홍콩 당국으로서는 획기적이었던 한 사건으로 바라티 아소물은 미화 40,000달러에 달하는 벌금과 3개월의 징역에 집행유예 1년을 선고받았다.

티베트 고원은 황량한 땅이다. 해발 2,500m가 넘을 정도로 고도가 높을 뿐만 아니라 건조하기조차 하다. 온도계 수은주가 빙점을 조금이라도 넘는 날은 일 년에 60일이 채 안 되며, 강풍이 끊임없이 불어댄다.

가혹한 조건에서 살아남기 위해 여기에 사는 동물들은 자신만의 특별한 방어책을 진화시켜왔다. 영양의 일종인 '치루'는 세계에서 가장 곱고 부드러운 털로 몸을 보호한다. 그러나 패션에 민감한 사람들이 이 뛰어난 특성의 양모를 옷감으로 탐을 내면서 치루의 불행은 시작되었다.

패션의 희생물

양모를 얻기 위해 치루를 사육한다는 것은 불가능하다. 이 짐승은 조심성이 많아 사람의 냄새를 맡으면 도망치고 만다. 양모를 얻기 위해서는 죽여서 가죽을 벗기는 길밖에 없다. 과거에는 이렇게 해도 치루의 수에는 영향을 미치지 않았다. 사냥꾼이 거의 없었을뿐더러 사냥 방법도 효율적이지 않았던 탓이다. 그러나 요즘의 밀렵꾼들은 트럭을 빠르게 몰면서 지평선 상에 점으로나 보이는 치루를 겨냥해 맞출 수 있는, 고배율 조준경이 부착된 사냥총을 사용한다. 그 결과 약 백 년 전에는 100만 마리에 달하던 치루가 오늘날에는 75,000마리로 줄어들었다. 이렇게 적은 숫자로 줄어, 살상행위를 막지 않는다면 절멸할 위기에 직면하게 되었다.

밀렵꾼들을 효과적으로 단속하기란 불가능하다. 치루는 프랑스만 한 크기의 지역에 분포하고 있는 것이다. 그 중 약 7%가 중국의 아진 산(阿金山) 보호구역에 속하지만, 보호구역의 관리인들이 보유하고 있는 차량이 넉 대일 정도여서 치루를 보호하는 데는 거의 의미가 없다.

홍콩에서 1만 5천 달러

수요가 있으니 거래도 이루어진다. 상류층 여성들(그리고 남성들)은 치루가 처한 상황을 생각지도 않고 그 털로 만든 '샤투시' 숄을 걸치고 모은다. 샤투시는 세계적으로 인기가 높지만, 특히 홍콩에 이루어지는 거래가 악명이 높다. 이곳에서 '타이타이(太太: 마님)'라 불리는 사교계 명사들이 샤투시를 구입하는 데 미화 3,000달러에서 5,000달러를 지불하지만, 가장 큰 것은 15,000달러에 팔린다.

이런 거래를 방지하는 것이 이론상으로는 간단하다. 치루는 CITES(멸종위기에 처한 야생 동식물의 국제거래에 관한 협약) 부속서 I에 기재되어 있다. 따라서 협약 조인국은 치루로 만든 모든 상품의 매매를 불법화해야 한다.

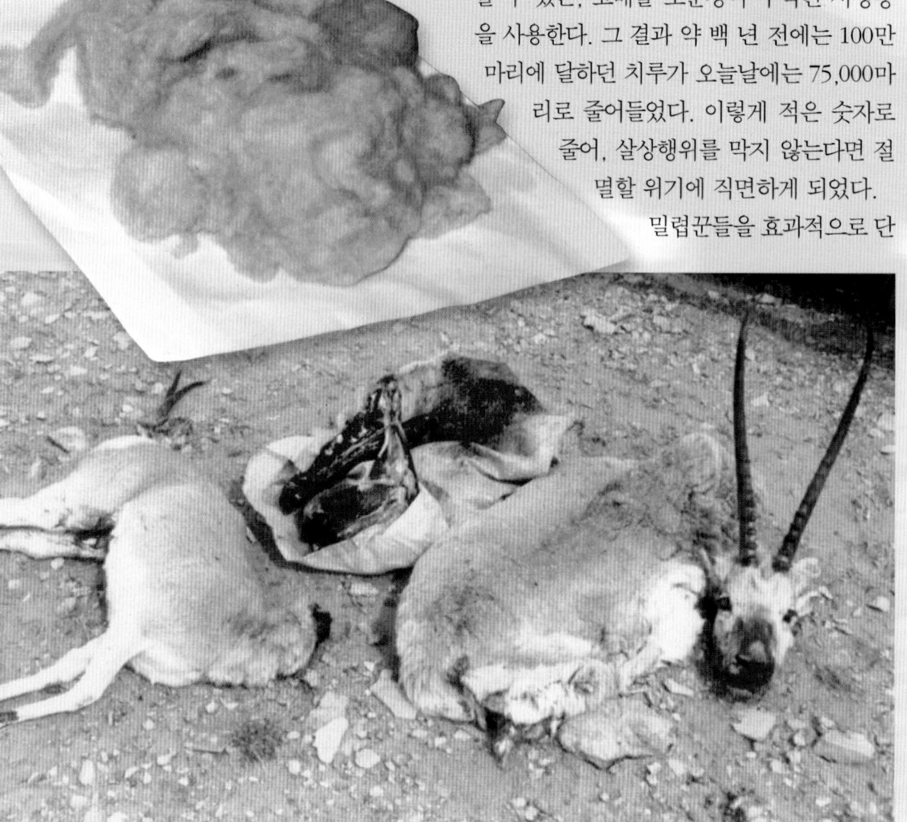

◀ 티베트의 살육현장
밀렵꾼들은 치루를 쏘아 죽이고 가죽을 벗긴 다음 가치가 없는 시체는 썩도록 내버려둔다. 모피 한 장에서 약 100g의 양모를 얻을 수 있고, 숄 한 장을 짜려면 양모가 300–500g이 필요하다.

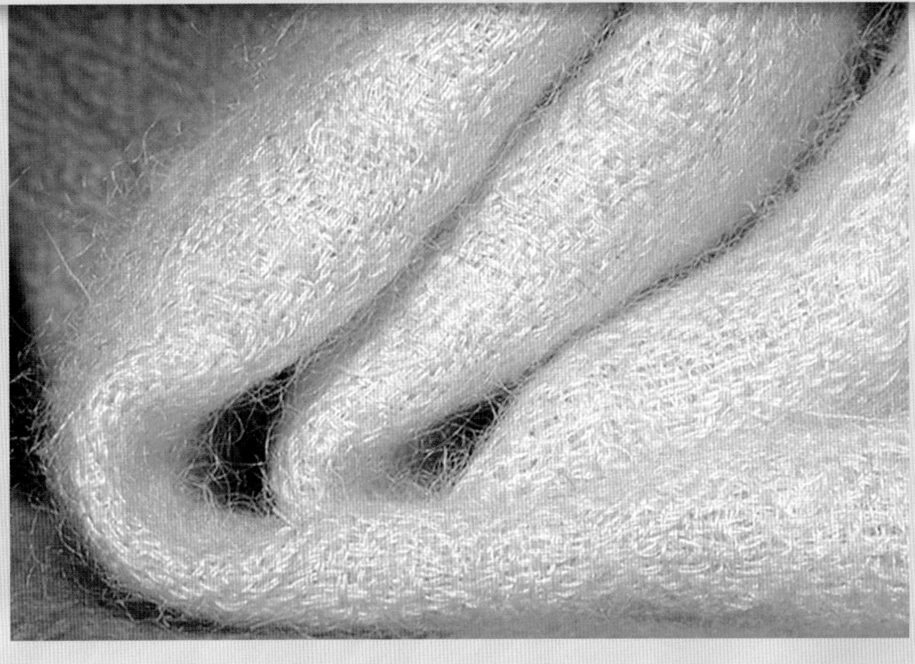

양모의 왕 ▶
샤투시는 페르시아어로 '자연에서 얻은 것으로 왕에게 걸맞다'는 뜻이다. 파시미나와 비슷한 이 직물은 대단히 부드럽고 가벼우면서도 따뜻하다.

홍콩 당국도 샤투시 거래를 근절하기 위해 노력했지만 법에 허점이 있었다. 거래자나 수집가들은 기소의 법망을 무사히 피해갔다. 예를 들어, 1995년 한 타이타이에게서 100점의 숄을 압수했다. 법정에서 문제의 양모가 멸종위기에 처한 생물종의 털임을 입증하기 불가능했기 때문에 타이타이의 변호사는 해명이 필요한 사건이 아니라고 주장했다. 결국 숄은 소유주에게 반환되었다.

살육으로 얻은 숄

해를 넘길 즈음에는 여론이 변하기 시작했다. 홍콩의 상류층 사람들이 샤투시 판매에 대한 정보를 환경단체인 TRAFFIC(야생동식물 국제거래 조사기록 특별위원회)에 넘겨주기 시작했고, 이는 홍콩 당국에 통보되었다.

그러나 종을 확인하는 문제는 여전히 남아 있었다. 이 문제는 마침내 홍콩에서가 아니라 미국 정부 산하 NFWFL(국립 어류 · 야생생물 법과학연구소)에서 해결되었다. 홍콩 정부연구소 소속의 화학자 한 사람이 NFWFL로 파견되어 선임 법과학 전문가 보니 예이츠가 개발하는 치루의 양모 검사방법을 도왔다.

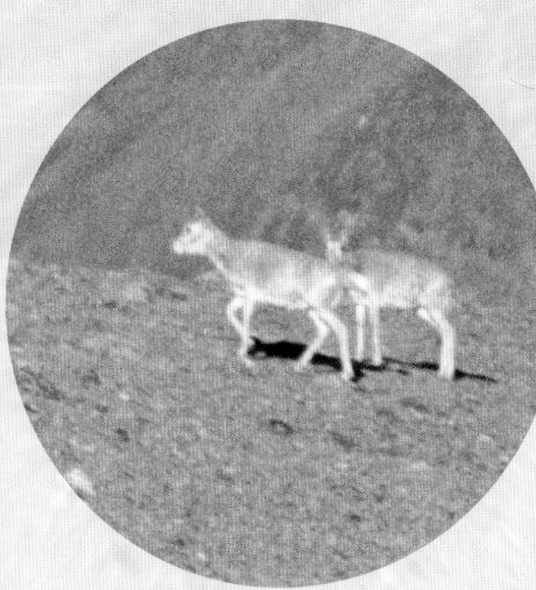

자유로운 상태의 영양 ▲
치루는 개와 늑대에게서 도망칠 수 있지만 사냥꾼을 피하진 못한다. 그러나 밀렵자들만 위협이 되는 것은 아니다. 1985년에 발생한 엄청난 모래폭풍으로 수많은 치루가 죽었다.

거래상의 뒤를 쫓다

이들은 양모의 출처를 밝히는 데 DNA분석을 고려해보았다. 그러나 비용도 비용이거니와 숄에는 분석에 필요한 모근이 거의 존재하지 않는다는 이유로 제외했다. 그 대신 털의 모양과 크기를 조사해 단서를 찾아 나섰다.

솜털처럼 부드러운 치루의 털은 파시미나(인도 북서부 잠무 · 카슈미르 지방 산양에서 얻는 최고급 양모-옮긴이)와 비슷하지만 조금 더 가늘다. 그러나 치루의 털에는 조모(粗毛: 길고 거센 털. 다른 털들을 보호하고 동물 고유의 색을 띠게 한다-옮긴이)도 섞여 있어 착용하는 사람의 입장에서는 탐탁지 않겠지만, 제거가 거의 불가능하다. 과학자들에게 필요한 지표를 제공해준 것은 바로 이 털이었다.

보니 예이츠의 설명에 따르면, "조모는 독특한 미세구조여서 티베트 산양의 털을 염소나 기타 계통적으로 가까운 유제류(有蹄類: 발굽을 가진 포유류-옮긴이)의 털과 구별할 수 있다." 털을 식별하는 것은 간단하고 신속했다. 그 차이는 구식 광학현미경으로도 볼 수 있었다.

법률적 공방에 맞설 수 있는 검사방법으로 무장한 홍콩 경찰은 습격을 개시했다. 1997년 12월 18일, 경찰은 푸라마 호텔(富麗華酒店)에서 열린 개인품평회를 급습했다. 그 자리에서 130점의 샤투시를 압수하고 바라티 아소물을 체포했다. 1999년 2월, 이 무역업자는 멸종위기가 극에 달한 생물종을 소지한 것으로 유죄판결을 받았다.

그 후로도 여러 건의 기소가 이어졌지만 홍콩, 서유럽, 북미, 일본을 중심으로 샤투시의 불법거래가 이루어지고 있다. 경찰들이 지속적으로 숄을 압수하고 수입업자들을 기소하고는 있지만, 샤투시를 걸치는 것이 호랑이나 판다 코트를 입는 것처럼 용납할 없는 일이 되지 않는 한 거래는 계속될 것이다.

반지 테스트 ▼
판매원들은 잠재적인 고객들에게 샤투시 직물의 올이 얼마나 고운지 보여주기 위해 1×2m 크기의 숄을 그러쥐어 남자의 반지 구멍으로 쉽게 통과시켜 보이곤 한다.

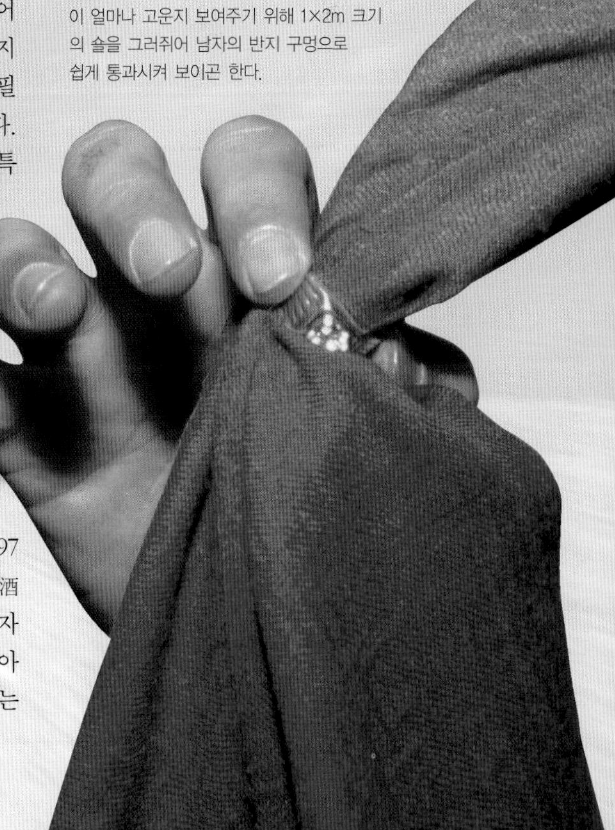

법과학의 도약

신원확인

1660
이탈리아의 생물학자 마르첼로 말피기(1628–94)가 손가락 끝의 융선 무늬를 서술한다.

1776
미국의 폴 리비어가 자신이 바다코끼리의 엄니로 만들어준 의치를 통해 워런 장군의 시체를 확인한다.

1823
체코의 생리학자 요한 에반젤리스타 푸르키녜가 지문의 유형에 대한 저술을 출판하면서 소용돌이 형태, 타원 형태, 삼각형 형태로 구분한다.

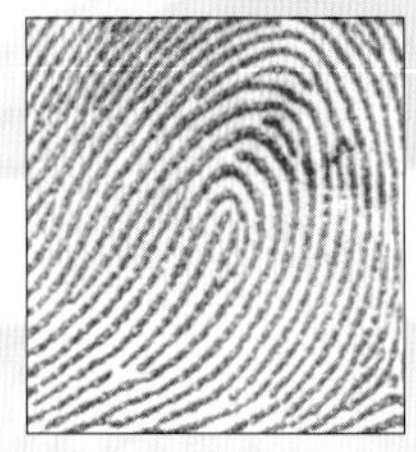

1843
벨기에 브뤼셀의 경찰이 처음으로 범인의 인상사진을 촬영한다.

1850
미국에서 살인자 존 웹스터가 처음으로 의학적 증거에 근거해 유죄판결을 받는다. 의사들과 해부학자들이 배심원들에게 피해자의 연령, 성별, 사망시점을 어떻게 판단했는지 설명한다.

1858
당시 영국령인 인도 벵골에서 후글리 지구 수석행정관인 윌리엄 제임스 허셜이 지문의 변치 않으면서도 독특한 무늬에 주목해 후일 군인연금 수령자들에게 연금을 받았다는 징표로서 지문으로 '서명'할 것을 요구한다. 이는 신원을 확인할 목적으로 지문을 현대식으로 이용한 최초의 예이다.

흔적, 화학, 기록

1609
프랑스에서 프랑수아 드멜르가 필적분석에 대한 최초의 논문을 출판한다.

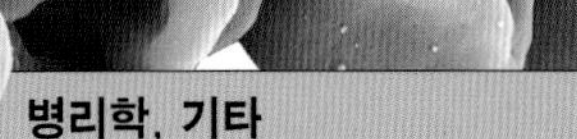

1670
네덜란드의 안톤 반 레벤후크가 최초로 강력하고 정밀한 현미경을 발명한다. 1674년, 그는 이를 이용해 적혈구를 관찰하고 기술하게 된다.

1804
독일의 물리학자 요한 빌헬름 리터가 자외선을 발견한다. 이후, 눈에 보이지 않는 자외선은 가시광선으로는 보이지 않는 흔적증거를 드러내는 데 널리 사용된다.

1814
스페인에서 마티외 오르필라가 독물의 검출에 관한 최초의 과학적 논문인 「광물 · 식물 · 동물계에서 나온 독극물에 대한 논문, 혹은 일반 독물학」을 발표한다. 이로 인해 그는 '독물학의 아버지'라는 칭호를 얻는다.

1830
이탈리아인 조반니 바티스타 아미치가 편광현미경을 발명한다. 19세기 말에 이르러서는 지질학 표본을 조사하는 데 이러한 기구들이 널리 사용된다.

1836
영국인 제임스 마시가 비소 검사법을 고안하는데, 이는 1/50,000g의 비소도 검출할 수 있을 만큼 민감한 것이었다. 이전의 검사법들은 법정에서 증거로 받아들이기에 확실하지 않았다.

병리학, 기타

기원전 44
로마의 의사 안티시우스가 암살당한 황제 율리우스 카이사르의 시체를 조사한다. 그는 카이사르가 23번이나 칼에 찔렸지만 치명적이었던 것은 가슴에 난 한 개의 상처였다고 결론짓는다.

1247
중국 송나라의 법의학가이자 검시관인 송자(宋慈)가 '원통함을 씻는다'는 뜻의 『세원집록(洗冤集錄)』을 쓴다. 이 책은 세계 최초의 법과학 저술로서 자살, 살인, 자연사를 구별하는 방법에 대한 설명이 포함되어 있고, 몸의 각 부분에 난 상처의 상대적인 위험성을 고찰한다.

1284
중국의 저술가 히쓰위안루가 사인에 따라 시체의 외형이 어떻게 바뀌는지 묘사한다.

1642
독일의 라이프치히 대학교가 법의학 강좌를 시작한다.

1809
프랑스 파리에서 경죄인(輕罪人) 외젠 프랑수아 비도크가 범죄세계에 대한 자신의 지식을 제공하기로 합의하고 출옥했다. 그의 도움으로 프랑스 정부는 파리 치안경찰을 창설한다.

1878
런던 경찰청이 영국 최초의 사복 형사대인 범죄수사부(Criminal Investigation Department: CID)를 창설한다.

총기, 혈청학

1794
영국 랭커셔에서 살인범 존 톰스가 유죄판결을 받으면서 탄도학이라는 분야가 생겨난다. 피살자의 상처에서 발견된 종잇조각이 살인 혐의로 기소된 톰스의 주머니에서 발견된 담시(譚詩)에서 찢겨나간 조각과 일치했다.

1835
영국 런던의 경찰관 헨리 고더드는 총탄 표면에 아주 작게 도드라진 부분이 그 총탄을 만들 때 사용하는 거푸집의 결점에 의해서만 생길 수 있음을 증명한다.

1889
프랑스 리옹 대학의 알렉상드르 라카사뉴가 총탄에 난 홈들을 총열 내부의 나선형 강선과 비교해, 총과 거기서 발사된 총탄을 연결시킬 수 있음을 증명한다.

1891
프러시아의 의학자 파울 에를리히가 독성 물질을 동물에 주사하면, 해당 독소에 대한 면역을 제공하는 항체의 생산이 촉진되는 사실을 발견한다. 이러한 발견은 면역학의 기초가 되어, 마침내 독물학의 핵심 분석방법인 면역분석법의 개발로 이어지게 된다.

1898
용의자의 총을 발사한 다음 그 총탄을 살해현장에서 회수한 총탄에 난 흔적과 비교해 보는 작업을 최초로 실시한 사람은 독일의 화학자 파울 예세리히이다. 둘 사이의 유사점은 살인자의 유죄를 증명하는 데 사용된다.

1859
미국은 법정에서 사진을 증거로 사용한 최초의 국가가 된다.

1879
일본 도쿄에서 일하던 스코틀랜드의 의사 헨리 폴즈가 지문을 이용해 강도를 잡는다. 이듬해 그는 고대 도자기 파편에 남아 있는 도공의 지문에 관한 글을 「네이처」 지에 기고하면서, 신원확인에 지문을 이용할 수 있으리라는 점을 최초로 시사했다. 윌리엄 허셜(1858년 참조) 역시 기고를 통해 자신이 먼저 생각해낸 것이라고 주장한다.

1882
프랑스 파리 치안국 사무관 알퐁스 베르티용이 범죄자의 신원을 확인하는 수단의 하나로, 신체 측정 체계의 하나인 '인체계측'을 제안한다. 이듬해 그는 용의자의 신원을 확인하는 데 처음으로 성공한다.

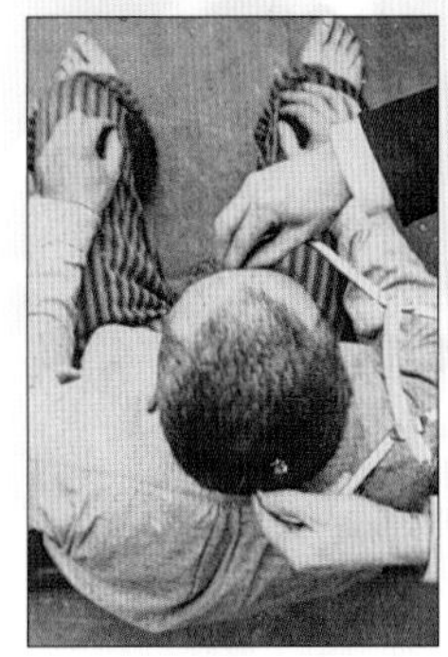

1892
영국의 과학자 프랜시스 골턴이 저서 『지문』에서 궁상문, 제상문, 와상문에 기초한 지문의 과학적인 분류 방법을 제안한다. 또한 그는 지문이 유전되는 것은 아니며, 일란성 쌍둥이의 지문이 다르다는 점도 증명했다.

1892
아르헨티나에서 살인자의 유죄 판결에 지문이 최초로 사용된다. 이는 부에노스아이레스의 경찰관 후안 부세티치의 승리이기도 한데, 그는 경찰에서 수사에 지문을 도입할 것을 요구하고 있었다. 아르헨티나는 인체계측에 앞서 지문감식을 채택한 최초의 국가가 된다.

1859
독일의 물리학자 구스타프 키르히호프와 화학자 로베르트 분젠이 불꽃의 색깔로 연소하는 물질을 식별할 수 있음을 증명하고, 이를 이용해 최초로 분광기를 만든다.

1861
독일의 병리학자이자 정치가인 루돌프 피르호가 베를린에서 병리해부학 교수로 재직하면서 최초로 모발과 그 증거로서의 가치를 연구한다.

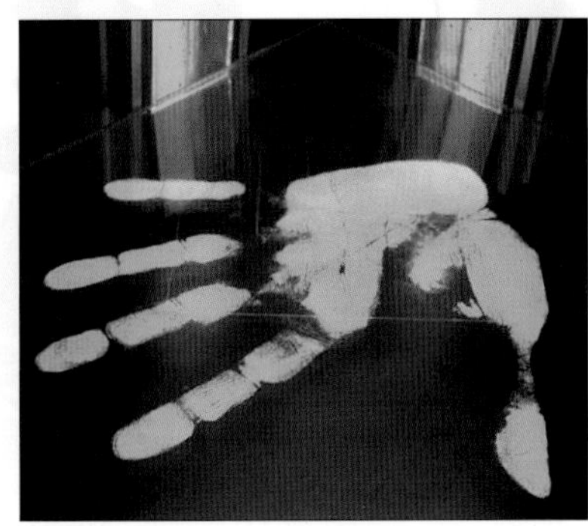

1877
런던 킹스칼리지에서 월터 노엘 하틀리가 자외선 분광사진기를 만든다. 발전되고 자동화된 그의 도구는 이후 법과학 분석에 없어서는 안 될 자외선 분광측광기가 된다.

1904
독일에서 게오르게 포프 박사가 최초로 생물학적 물질(토양 및 식물의 일부)을 증거로 사용한다.

1910
프랑스 파리의 법의관 빅토르 발타자르는 마르셀 랑베르와 더불어 「인간과 동물의 모발」이라는, 모발에 대한 최초의 과학적 논문을 발표한다.

1893
체코의 프라하 대학교 형법 교수인 한스 그로스가 『범죄학의 체계』(영어판은 1907년 『범죄수사』라는 제목으로 출판)를 출판한다. 현미경검사, 혈청학, 지문, 탄도학의 응용을 망라한 이 책은 법과학에 대한 이정표적인 저작물이 된다.

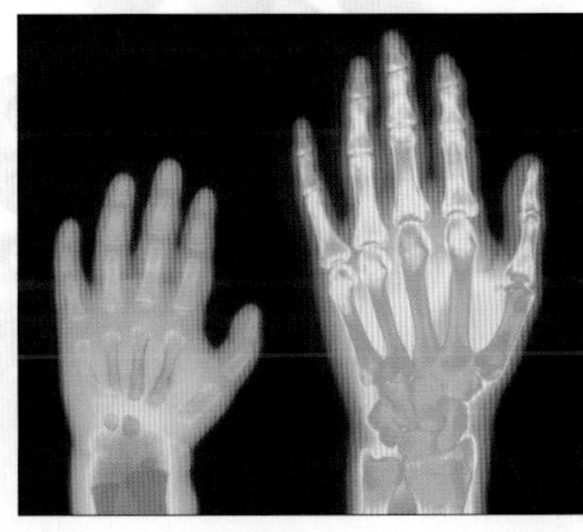

1895
독일인 콘라트 뢴트겐이 X선을 발견한다.

1908
미국의 법무장관 찰스 J. 보나파르트가 범죄수사를 위한 미국 최초의 국가경찰인 수사국(후일의 FBI)을 창설한다.

1910
프랑스에서 에드몽 로카르가 최초의 법과학 실험실을 개설하고 '접촉흔적 이론'을 정식화하기 시작했지만, 이를 공식적으로 표현한 것은 1920년에 이르러서였다.

1901
오스트리아의 병리학자 카를 란트슈타이너가 ABO 혈액형 체계를 고안하고, 인간의 혈액에는 최소한 3가지 유형이 있음을 발견한다. 1930년 그는 이 업적으로 노벨 의학상을 수상한다.

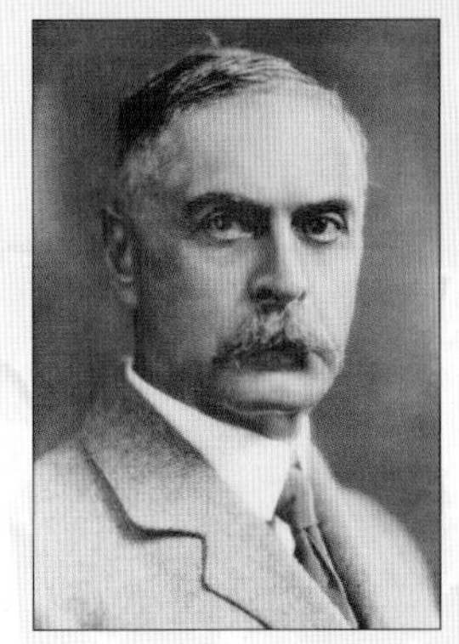

1901
독일 그라이프스발트의 조교수 파울 울렌후스가 영장류의 혈액을 다른 동물의 혈액과 구분할 수 있는 침전소 검사를 고안한다.

1913
프랑스 파리 소르본 대학교의 법의학 교수 빅토르 발타자르가 총탄에 난 자국의 중요성에 대한 선구적인 논문을 발표하면서 이러한 자국이 총탄마다 독특하다는 것을 보인다.

1915
이탈리아 토리노에 있는 법의학연구소의 강사이자 연구원인 레오네 라테스가 의류에 묻은 핏자국에 대한 ABO 검사방법을 개발한다. 그는 식염수로 건조된 혈액을 원래의 액체 상태로 되돌렸다.

1920
미국에서 물리학자 존 피셔가 총열의 내부를 기록하는 헬릭소미터를 발명한다.

1920
미국에서 찰스 E. 웨이트가 총기에 대한 국제적인 목록을 작성하기 시작한다. 5년 뒤 수집이 완료되면서 총탄을 조사해 어떤 종류의 총에서 발사된 것인지 판단할 수 있게 된다.

법과학의 도약

신원확인

1902
영국 최초로 법정에서 지문증거가 받아들여지면서 강도 헨리 잭슨에게 유죄판결이 내려진다.

1909
미국의 생리학자 토머스 헌트 모건이 염색체에 유전정보가 담겨 있음을 증명한다. 이는 DNA증거의 기초가 된다.

1920년대
러시아의 고생물학자 미하일 게라시모프가 얼굴 살의 두께를 계산하는 방법을 고안해 실물과 꼭 닮은 안면복원술로 가는 길을 닦는다.

1930
미국 FBI가 전국적인 지문 파일을 작성하기 시작한다.

1940
미국 로스앤젤레스 경찰국의 민간부문 책임자인 휴 C. 맥도널드가 몽타주사진 합성장치를 고안한다.

1941
미국 벨 연구소 연구원들이 말씨의 특징으로 용의자의 신원을 확인하는 방법인 음성 스펙트럼 분석을 개발한다(이후, 로렌스 커스터에 의해 기법이 다듬어진다).

1969
사진가 자크 페리가 150억 가지의 얼굴을 만들어낼 수 있는 포토피트 신원확인 체계를 고안한다.

1975
미국 FBI가 자동화 지문식별체계(AFIS)를 도입해 전산화된 지문 짝짓기를 위해 십지지문(十指指紋) 카드판독기를 설치한다.

흔적, 화학, 기록

1910
미국 최고의 필적 감정가 앨버트 S. 오즈번이 『의심쩍은 문서』를 출판한다. 이 책은 문서분석 분야에 표준서로 남아 있다.

1924
미국에서 보비 프랭크스라는 학생을 살해한 범인들이, 그들 중 한 사람이 가지고 있던 타자기가 몸값을 요구하는 편지를 작성하는 데 사용되었음을 보여주는 법과학적 증거에 근거해 유죄판결을 받는다.

1922-1928
아서 C. 하디가 미국 매사추세츠 공과대학에서 최초로 분광광도계를 만든다. 이 기기는 표본에서 나오는 스펙트럼을 자동으로 표시해 조작자를 지루하고 고된 관찰작업에서 해방시킨다. 이후 그는 제너럴일렉트릭사(GEC)와 상업적 생산 계약을 맺는다.

1925
미국인 필립 그래빌과 캘빈 고더드가 비교현미경을 발명한다. 이듬해 그들이 내놓은 증거는 총탄을 비교해 무정부주의자 니콜라 사코와 바르톨로메오 반체티가 유죄판결을 받도록 하는 데 사용된다.

1931
독일의 베를린 기술대학교에서 막스 크놀과 에른스트 루스카가 최초의 투과전자현미경을 만들기 시작한다. 이후 루스카는 지멘스사가 이를 생산하는 데 협력한다.

1938
네덜란드의 물리학자 프리츠 제르니케가 최초로 위상차현미경을 만든다. 이에 따라 세포를 염색해 죽이지 않고도 조사할 수 있게 된다. 1953년 그는 이러한 발전을 이룬 공로로 노벨상을 받게 된다.

병리학, 기타

1920
미국에서 루크 메이가 최초로 도구에 난 줄무늬 흔적을 연구하고, 이를 비교해 범죄 해결에 사용한다. 그는 이 작업 결과를 통계적으로 분석한 최초의 인물이기도 하다.

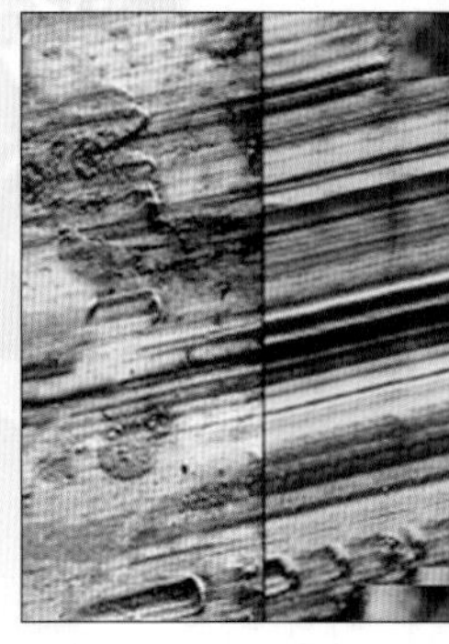

1921
미국의 존 라슨이 혈압·호흡 측정에 의한 거짓말탐지기를 최초로 만든다. 1930년, 레너드 킬러가 피부전기반응 측정을 첨가함으로써 본질상 현대적인 다중생리측정기가 탄생하게 된다.

1923
프라이 대(對) 미국 정부의 사건에서 법원은 다중생리측정 장치 검사를 증거로 받아들일 수 없다고 판시한다.

1924
로스앤젤레스 경찰국장 오거스트 볼머가 버클리에 미국 최초의 범죄실험실을 설립한다.

1932
미국 FBI가 전문범죄실험실이라는 최초의 자체적인 법과학 실험실을 창설한다.

총기, 혈청학

1923
찰스 웨이트와 필립 그래빌이 미국 뉴욕에 법탄도국을 설립한다. 후일 미국의 일류 총기 감정인이 된 캘빈 고더드가 1926년 여기에 합류한다.

1929
캘빈 고더드가 성 발렌티누스 축일 학살사건(미국의 전설적 조직폭력배 알 카포네가 시카고의 조지 모런 조직을 제거하기 위해 일으킨 사건. 7인의 사망자가 발생-옮긴이)에서 발사된 기관총탄으로 알 카포네의 행동대원들이 사용한 무기들을 찾아내어 그 중 한 명이 유죄판결을 받는다. 이를 고맙게 여긴 시카고 재계의 거물들이 노스웨스턴 대학에서 고더드가 운영하는 과학적 범죄탐지 실험실에 자금을 제공한다.

1930년대
손에 묻은 사격 잔류물에 대한 최초의 검사법인 피부 질산염 검사가 멕시코의 멕시코시티 경찰서장인 토마스 곤살레스에 의해 도입된다. 이 방법은 1960년대까지 사용된다.

1932
스웨덴 과학자 E. M. P. 비드마르크가 술에 취한 상태에 대한 객관적인 지표로 혈중 알코올의 양을 측정하는 방법을 제안한다.

1937
독일의 발터 스페흐트가 혈액의 존재 여부에 대한 예비 검사법으로 루미놀을 사용할 것을 최초로 제안한다.

1940
오스트리아의 빈 병리학연구소에서 카를 란트슈타이너와 필립 레빈, 그리고 알렉산더 비너가 최초로 Rh혈액형에 대해 설명한다. 이 명칭은 실험에서 사용된 붉은원숭이(rhesus monkey)에서 따온 것이다.

1977
일본 경시청의 흔적증거 조사관 마쓰무라 후세오(松村父征生)가 모발을 현미경에 올려놓기 위해 수퍼글루를 사용하다가 슬라이드에 묻은 자신의 지문이 접착제의 증기로 인해 훨씬 더 눈에 잘 띄는 것을 알아차린다. 이후 수퍼글루 훈증은 잠재지문을 드러내는 가장 중요한 방법 중 하나가 된다.

1980–1985
일본 경시청에서 세계 최초로 컴퓨터로 검색이 가능한 지문 데이터베이스를 도입한다.

1986
2년 전 최초로 DNA 프로파일링 검사를 개발했던 앨릭 제프리스 경이 이를 이용해 콜린 피치포크가 영국 미들랜즈 지방에서 두 명의 소녀를 살해한 살인범임을 확인한다. 의미심장한 것은, 수사과정에서 DNA가 처음에는 무고한 용의자의 무죄를 입증하는 데 사용되었다는 점이다.

1987
미국 법정에 DNA 증거가 제출되면서 그 승인 여부가 최초로 시험대에 오른다. 이 사건으로 인해 DNA 실험실에 대한 인가제, 표준화, 품질관리가 도입된다.

1991
영국 런던 의과대학의 의학물리학과 로빈 리처즈 박사가 이끄는 팀이 두개골의 모양에 기초해 인간의 얼굴을 컴퓨터로 본떠낼 수 있도록 하는 레이저 스캐닝 기법을 창안한다.

1999
미국 FBI가 통합 자동화 지문식별 체계(IAFIS)를 도입해 6천5백만 명의 지문을 저장할 수 있게 된다. 이 체계는 중앙집중식 기억장치와 검색수단을 갖추고 있어 전자적인 의뢰가 가능하다.

1938
러시아의 카르코프 대학에서 N. A. 이즈바일로프와 M. S. 슈라이버가 단순한 형태의 박층 크로마토그래피를 개발한다.

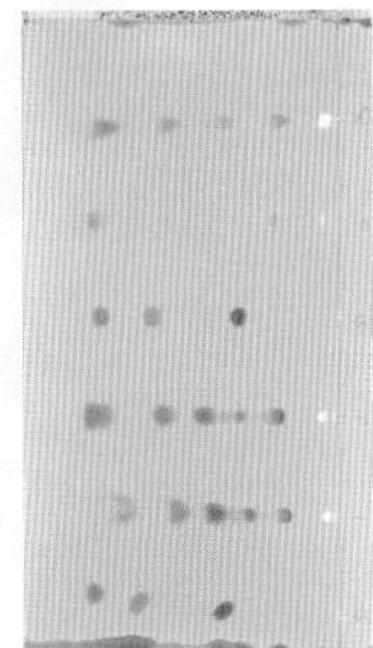

1941
목재 구조에 대한 연구의 일환으로 영국의 아처 J. P. 마틴이 액체 관 크로마토그래피를 개발하고, 기체의 분석에도 비슷한 원리를 이용할 수 있을 것이라고 제안한다(기체 크로마토그래피는 이후 법과학 분석방법에서 가장 중요한 자리를 차지한다).

1945–1954
미국 농무부에서 유스투스 키르히너가 동료들과 함께 과일 주스를 분석하는 방법으로 박층 크로마토그래피를 완성한다.

1965
영국 케임브리지 대학 찰스 오틀리, 데니스 맥뮬런, 켄 스미스의 연구 덕분에 최초로 고해상도 주사전자현미경이 만들어진다.

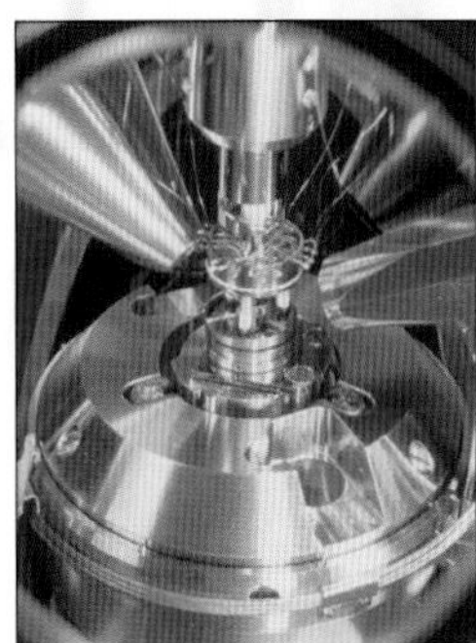

1978
영국에서 봅 프리먼과 덕 포스터가 종이에 남은 필적 자국을 드러내는 정전기식 감지장치(ESDA)를 발명한다.

1936
영국 글래스고 대학 위생연구소의 알렉산더 먼스 박사가 벅럭스턴 박사에 대한 재판에서 구더기의 생활사를 이용해 사망시점을 추정한다.

1938
미국의 롤라 N. 하거가 날숨 속의 알코올 농도를 측정하는 '드렁카미터' 음주측정기를 개발한다. 그는 인디애나 주 경찰의 로버트 F. 보르큰슈타인과 공조해, 1954년에 사용이 편리한 최초의 노상용 기구인 '브레설라이저'를 만들게 된다.

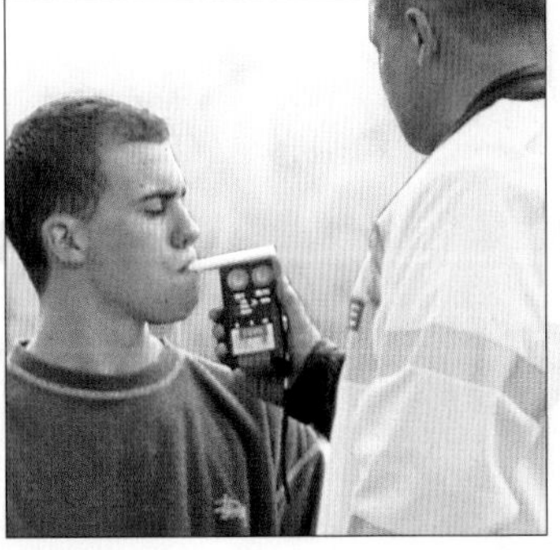

1967
미국 FBI가 범죄자와 장물에 대한 정보를 조정하기 위한 국가 범죄정보센터를 창설한다.

1949
스웨덴의 과학자 외르얀 오우크테를로뉘가 항원과 항체를 담음, 오목한 부분이 있는 한천 평판 배지(寒天平板培地)를 사용하는 이중확산법을 고안해 침전소 검사방법(「신원 확인」장 및 1901년 항목 참조)을 개선한다.

1959
H. C. 해리슨과 R. 길로이가 사격 잔류물의 유무에 대한 색상검사법을 개발한다. 용의자의 손에서 면봉으로 닦아낸 것을 화학시약으로 처리하는데, 납, 바륨, 안티몬 성분이 잔존하면 색깔이 변한다.

1968
영국 런던 경찰청 법과학 실험실에서 전자분산 X선 주사 전자현미경을 이용해 사격 잔류물을 검출하는 방법을 연구하기 시작한다. 이는 그런 목적에 사용되는 주요한 방법이 된다.

1992
미국 FBI 연구소가 총탄과 탄피의 흔적 등에 대한 세부사항을 컴퓨터에 수록해 신속한 검색과 비교로 총기범죄들 간의 연관관계를 입증할 수 있는 '드럭파이어' 데이터베이스 개발을 의뢰한다.

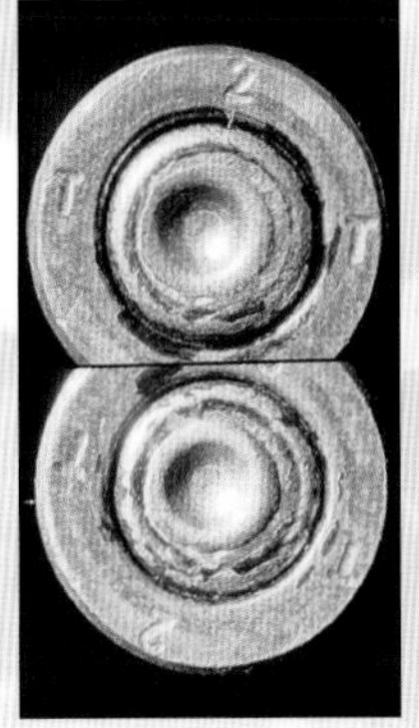

1996
미국 주류 · 담배 · 총기국(ATF)에서 통합탄도 식별체계(IBIS)의 탄피 데이터베이스가 운영에 들어간다. 캐나다 몬트리올 소재 회사인 퍼렌식 테크놀로지사가 개발한 이 체계는 FBI의 드럭파이어 데이터베이스와 유사한 기능을 갖고 있다.

2000
미국 FBI와 ATF가 자체적인 총기 데이터베이스를 통합해 국가통합탄도네트워크(NIBN)를 구축한다. 결국 드럭파이어와 IBIS는 이 체계로 대체된다.

용어해설

용어 설명의 문장 가운데 고딕체로 된 단어들은 본 용어 해설에 독자적인 표제어로 분류되어 있다는 뜻이다.

거짓말탐지기
다중생리측정 장치 참조.

검시
검시관이 행하는 조사.

검시관
자연적인 원인에 의한 것이 아닐 가능성이 있는 모든 사망을 조사할 책임을 진 공무원.

고성능 액체 크로마토그래피
크로마토그래피의 한 방법으로, 펌프로 주입된 액체(보통은 유기물질)의 성분을 고체 매체를 이용해 감속(減速)하고 분리한다.

과산화효소
혈액에서 발견되는 효소로서 흔히 추정시험에서 검출되는 것.

굴절률
유리와 같은 물질이 빛을 휘게 하는 힘.

기체 크로마토그래피(GC)
분석할 물질이 기체인 경우 고체나 액체 매체를 통과하게 되는 크로마토그래피 방법.

기체 크로마토그래피/질량분석법(GC/MS)
두 개의 기법을 별도로 사용한 경우에 비해 보다 명확한 결과를 얻을 수 있는 혼성 분석기법.

닌히드린
잠재지문을 보라색으로 바꿔놓는 시약.

다중생리측정 장치
신문을 받는 용의자의 발한, 맥박, 호흡 등을 측정하는 장비로, 거짓말을 하고 있는지 시험하고 감지하거나 자백을 유도하는 데 사용된다.

단기일렬반복
DNA 프로필에서 흔히 확인되는, 반복되는 염기쌍의 형태로서 통상적으로 용의자에게서 채취한 표본과 범죄현장에서 채취한 표본을 맞춰볼 때 사용한다.

도구흔적
표면에 난 흔적으로 이를 만든 특정 도구, 혹은 적어도 도구의 종류를 밝혀낼 수 있다.

독물학
약물과 독극물에 대한 학문.

DFO
1, 8-diaza-9-fluorenone의 약자로서 레이저나 청색 및 녹색 빛을 비췄을 때 잠재지문이 빛을 내도록 하는 화학적 처리방법.

DNA
디옥시리보핵산 참조.

DNA 프로파일링 혹은 DNA 지문
디옥시리보핵산의 분석에 의한, 사람들의 신원을 확인하는 강력한 방법.

디옥시리보핵산
핵이 있는 모든 세포에 존재하는 긴 나선형의 분자로서, 각 개인의 고유한 유전정보를 지닌다.

루미놀
미량의 피가 희미하게 빛나도록 하는 시약. 혈액에 대한 추정시험의 하나.

면역분석법
혈청학적인 분석방법으로 항원에 대한 인체의 자기방어 반응에 근거한다.

모세관 전기영동
전기영동(電氣泳動)의 방법으로서, 감속매개로 가는 관을 사용하는 것.

무늬증거
혈액이나 티끌과 같은 물질의 모양이나 분포가 정보를 제공하는 증거로서, 물질 그 자체와는 무관하다.

물리현상(現像)
용액에 녹아 있는 은을 침착시켜 축축한 표면에 있는 잠재지문을 드러내는 방법.

물증보관의 연속성
범죄현장으로부터 법정까지 이어지는 증거물품의 궤적. 물증보관의 연속성이 끊어지지 않았다는 서류상의 증명은 증거가 보전되었음을 보장한다.

미량화학분석
통상적인 화학분석 방법을 차용해 미세한 증거표본에 시행하는 분석기법.

미토콘드리아 DNA(mtDNA)
세포의 미토콘드리아에서 발견되는, 디옥시리보핵산의 특별한 형태. mtDNA는 보통의 DNA에 비해 훨씬 더 오랜 기간 살아남으며 모계를 통해 유전되므로, 가족관계를 판단하는 데 이상적이다.

박절기(薄切機)
현미경 분석을 위해 조직을 대단히 얇은 조각으로 잘라내는, 대패와 비슷한 장치.

박층 크로마토그래피
크로마토그래피의 한 방법으로 보통 한천을 씌워놓은 판을 타고 오르는 액체로 인해 혼합물의 성분들이 분리된다.

법과학용 광원
강력한 빛을 조사하는 특수한 광원으로서 단색, 자외선 혹은 적외선을 비추기 위해 필터를 사용할 수도 있다.

법의관
상근 혹은 비상근으로 법의학에 종사하는 훈련받은 개업의.

병리학
법과학의 경우, 범죄 및 법과 관련해 질병 · 부상의 원인과 결과를 조사하는 학문.

부검
사망원인을 판단하기 위한 시체의 해부.

부류증거
전반적인 특성을 동일시하기에는 충분하지만(이를테면 신발의 만듦새) 유일하다고 간주하기에는 일반적인 증거.

분광측광법
분광학 참조.

분광학
미지의 물질이 흡수하거나 발산하는 특징적인 스펙트럼을 통해 그 물질을 식별해내는 광학의 한 분과.

분말도포
잠재지문에 솔로 분말을 묻혀 눈에 보이게 하는 방법.

비교현미경
한 쌍의 렌즈가 장착되어 비슷한 증거물품을 나란히 놓고 비교할 수 있게 만든 현미경.

사인
머리의 가격 등 사망을 야기한 행동. 뇌출혈 같은 의학적인 이상과는 구별된다.

사격 잔류물
총을 쏜 사람의 손에 뿌려진 연소되지 않은 뇌관 분말로서, 목표물에 묻어 있기도 한다.

사망의 종류
사망의 방식(자살, 자연사, 사고사 혹은 살인)에 대한 법률적 분류로서, 검시관이 판단한다.

사후검사
부검을 포함한 시체의 조사.

사후경과시간
사망 이후 흐른 시간.

사후경직
시체의 뻣뻣한 정도. 사후경과시간에 대한 대략적인 척도이다.

삭조(索條)
목을 조르는 데 사용되는 끈 모양의 물체.

생활반응
살아 있는 피부에 생긴, 손상 주변이 붉어지는 현상. 이를 가지고 생전에 생긴 상처와 사망 후에 가해진 손상을 구별하게 된다.

섬유증거
인간과 동물의 모발이나 의류의 섬유에 의한 증거.

성문(聲紋)
말소리를 그래프의 형태로 나타낸 것.

슈퍼글루 훈증
슈퍼글루 증기를 이용해 잠재지문을 드러내는 방법.

시반(屍斑)
피가 몸의 낮은 부분에 고이면서 발생하는, 피부가 거무스름하게 되는 현상.

X선 분광학
주사전자현미경으로 이루어지는 분광학적 분석으로서, 발산되는 X선의 에너지로 표본에 있는 원소를 식별해낸다.

연료탐지기
방화가 의심되는 현장에서 연소매개체를 밝혀내는 데 사용되는 탄화수소 검출장치.

연소매개체
고의적으로 지른 불이 보다 격렬하게 타오르도록 하기 위해 사용하는 연료.

연쇄살인범 · 강간범
냉각기간을 사이에 두고 3회 이상의 해당 범죄를 저지른 범죄자.

요오드 훈증
요오드 증기의 작용에 의해 잠재지문을 드러내는 방법.

용의자
조사 중인 해당 범죄를 저질렀을 가능성이 있는 사람으로서, 유죄가 추정되거나 이미 증명된 범인과는 구별된다.

원자흡수 분광측광법
미지의 표본에 있는 원소를 식별해내는, 분광학을 이용한 분석방법. 농도가 아주 낮은 경우에도 식별이 가능하다.

잠재지문
손가락 끝의 융선(隆線)이 남긴, 눈에 보이지 않거나 뚜렷하지 않은 흔적.

적외선 분광학
적외선을 이용한 분광학. 흔히 합성화합물의 종류를 판단하기 위해 사용된다.

전기영동법
전하를 이용해 단백질과 같은 물질이 고정된 매체를 통해 움직이도록 해서 크기별로 분류하는 분석방법.

점적시험
작은 면적에 한 방울의 시약을 떨어뜨려 색깔 변화로 식별하는 시험.

정전기 리프터
먼지투성이 발자국 같은 무늬증거를 들어내어 기록하는 데 사용되는, 정전기로 대전(帶電)된 두꺼운 종이.

젤라틴 리프트
끈끈한 젤라틴으로 만들어진 두꺼운 판으로서, 범죄현장에서 발자국 같은 무늬증거를 들어내는 데 사용된다.

조직학
현미경을 사용해 인체 조직을 연구하는 학문으로, 보통 사후검사의 일부로 활용된다.

주사전자현미경
전자선을 표면 전체에 걸쳐 주사(走査)해 주로 초고배율로 표면의 세부를 보여주는 기구.

중합효소연쇄반응
디옥시리보핵산을 분석과 신원확인에 충분한 크기로 '증폭' 하는 방법. 중합효소반응.

지표(地標)
얼굴 조직의 두께를 측정해 그 얼굴 위에 표시한 지점. 두개골을 이용해 얼굴의 특징을 시각화할 때 사용된다.

진공금속침착
진공 상태에서 금속을 기화시켜 잠재지문을 드러내는 방법.

질량분석법
물질을 이온화시키고, 전기장이나 자기장을 가해 이온입자들이 굴절되는 정도로 각 이온의 질량과 상대적인 양을 검출해 물질을 분석하는 방법.

추정시험
표본에 확인하고자 하는 물질이 들어 있을 확률이 대단히 높음을 보여주는 저렴하고 간단한 시험.

침전소시험
혈액 표본이 영장류에게서 나온 것인지 확인하는 시험.

크로마토그래피
혼합된 물질들을 고정된 매체를 통해, 그 각 물질들의 움직이는 속도에 따라 분리해내는 일단의 분석방법.

탄도학
엄격하게는 총탄이나 기타 비행무기의 비행방식에 대한 학문을 말하지만, 부정확하나마 총기에 대한 학문이라는 의미로 사용되기도 한다.

프로파일링
심리학적 프로파일링, 범죄 프로파일링 혹은 범죄자 프로파일링이라고도 한다. 관련된 범죄들에 존재하는 공통적인 요소들을 분석하는 방법으로, 범인을 파악하고 용의자의 범위를 좁히는 데 도움이 된다.

항원
독극물이나 바이러스나 박테리아 같이 몸 안으로 침투한, 해로울 수도 있는 이물질.

항체
항원에 반응해 방어를 위해 몸이 생산하는 단백질.

현미분광측광법
분광학의 한 방법으로, 보통 염료나 물감의 미세한 표본을 식별하는 데 사용된다.

혈청학
혈액에 관한 학문.

흔적증거
접촉에 의해 부지중에 옮겨진 극미량의 증거.

찾아보기

도판목록

이 책에 나오는 사진의 출처는 다음과 같다.

(도판의 위치: b=bottom; c=centre; l=left; r=right; t=top) Page borders: Federal Bureau of Investigation cl, cr, tl, Metropolitan Historical Police Museum cr; 2: H.K. Melton: cr; Popperfoto r; 2: Science Photo Library/Colin Cuthbert cl; 2–3: Pascal Goetgheluck ; 3: Katz/FSP/Demange François r; PA Photos/EPA European Press Agency cl, Science Photo Library/Dr. Jeremy Burgess cr, /James King-Holmes l; 4: Masterfile UK/Gail Mooney t, /Green Project tr; Science Photo Library/Costantino Margiotta b; 5: Corbis/Steve Prezant bc, Masterfile UK/Pinto bl, Popperfoto br, Science Photo Library/David Parker tc; 6–7: Science Photo Library/TEK Image; 8–9: Topham Picturepoint; 9: Katz/FSP trb, PA Photos tr, Rex Features b, David White cra, Greg Williams cr, Science Photo Library/Dr. Jurgen Scriba crb; 10: Masterfile UK/Gail Mooney c; 10–11: Masterfile UK/Green Project; 11: Popperfoto cra, Rex Features br, Science Photo Library/Sheila Terry tr; 12: Rex Features/Kenneth Lambert tr, Star Telegram b; 13: Associated Press AP/Jennie Zeiner, Stringer c, Corbis t, Getty Images/Eyewire: b; 14: Popperfoto b; 15: Katz/FSP cr, PA Photos bl, br, Rex Features tl; 16: PA Photos t, John Giles b; 17: Corbis Ron Slenzak c, Rex Features tr, 19: Corbis Ed Kashi tr, Katz/FSP Demange François Gamma/Frank Spooner c, Science Photo Library/James King-Holmes tl; 20: Associated Press AP/Denis Poroy tc, Corbis/Richard Hamilton Smith bl, Federal Bureau of Investigation/FBI Laboratory Division cr, br, Rex Features/Stewart Bonney tr; 21: Associated Press AP tl, tr, Corbis/Nogues Alain/Sygma bl, Pictures courtesy of Foster & Freeman Ltd c, br; 22: alamy.com r, Science Photo Library/Sheila Terry l; 23: Associated Press AP tl, Custom Medical Stock Photo/Rowan cr; 24: Associated Press AP/LAPD, Handout tl, tr, /Sam Mircovich, Corbis/Sygma bl; 25: Associated Press AP/LAPD, Handout tr, /Myung J. Chun br.; 26–27: Science Photo Library/Costantino Margiotta; 27: PA Photos crb, Science Photo Library/Custom Medical Stock Photo br, /Pascal Goetgheluck cra: 28: Custom Medical Stock Photo: Shout Pictures b, PA Photos/EPA European Press Agency c; 28–29: Science Photo Library/Pascal Goetgheluck; 29: PA Photos cb, Rex Features/Sam Morgan ca, Science Photo Library/Simon Fraser tr, 30: Katz/FSP br. 31: Katz/FSP tl, PA Photos b, 32: CMSP tl, Science Photo Library/Dr. Arthur Tucker cl; 33: Corbis/John Bartholemew bl; 34–35: Science Photo Library/Custom Medical Stock Photo; 35: The Design Works, Sheffield tr, Science Photo Library/Custom Medical Stock Photo br; 36: Custom Medical Stock Photo/Miller bl, Mediscan t, Science Photo Library/Dr. P. Marazzi br; Scott Camazine cl; 37: Custom Medical Stock Photo/M. English tl, /Wilson b, Mediscan cr, Rex Features tr; 40: Associated Press AP/Al Behram bl, Corbis/Bettmann tr; 41: Bernard Greeberg l, Associated Press/Al Behram br; 42–43: Science Photo Library/David Becker; 43: Associated Press AP/Alexander Zemlianichenko cr, /Freddy Martin cra, Science Photo Library/Chemical Design cr, Jerry Young crb; 44: Rex Features tr, bl, 45: Corbis/Steve Chenn, Forensic Science Laboratory/Courtesy of Elaine M. Pagliaro, CT Department of Public Safety cr, Mediscan tc, Science Photo Library/Dr. H.C. Robinson tl, /Françoise Sauze br; 46: Rex Features/David White tl, Science Photo Library bl /James King-Holmes tr; 46–47: Science Photo Library/Mehau Kulyk; 47: Metropolitan Historical Police Museum tl, Popperfoto br, Rex Features/Action Press tr, Science Photo Library/David Becker bl; 48: Metropolitan Police Service c, Rex Features/Photo News Service tl, Photo News b; 48–49: PA Photos/David Giles; 49: PA Photos/Tony Harris r, Rex Features/Photo News cl; 50: Mary Evans Picture Library br, Popperfoto bl; 51: Freddie Martin tl, bl, br; 52: Associated Press AP/Alexander Zemlianichenko b, Science Photo Library/Peter Menzel tr; 53: Associated Press AP tr/cra/cr, Science Photo Library tl, /Alfred Pasieka br; 54: Associated Press AP/STR bl, Novosti (London) tr, University Of Manchester/Faculty of Medicine, Dentistry, and Nursing tl; 55: Jerry Young; 56: Prof. Attardi and Silvano Imboden bl, br, Forensic Pathology, Sheffield University: cl; 57: Prof. Attardi and Silvano Imboden: tl, cl, cr, bl, br. 58: Custom Medical Stock Photo/©SHOUT b, Science Photo Library tr; Chemical Design c; 59: Science Photo Library tr; 60: Science Photo Library/A. Barrington Brown tr; 61: Custom Medical Stock Photo tl; 62: Science Photo Library/David Parker bl; 62–63: Corbis/Duomo; 63: Corbis/Quadrillion tr, Science Photo Library br, t; 64: Associated Press AP bl, Corbis/Paul Thompson/Eye Ubiquitous br, Newspix Archive/Nationwide News tr; 65: Newspix Archive/Nationwide News tr, br; 66–67: Masterfile UK/Pinto; 67: Corbis/Anna Clopet b, Rex Features tr, /Greg Williams crb; 68: Corbis/Bettmann bl, Science Photo Library/Jim Varney tr; 69: Rex Features br, Science Photo Library/Jim Varney t; 70: Rex Features/Sipa Press tr, bl; 71: Associated Press AP/Joe Picciolo l; Mark Elias l; 72: Associated Press AP/Noble County Jail, Handout br, Commissioner for the City of London Police tl, Federal Bureau of Investigation bl; 73: Identix Incorporated www.identix.com tl, Rex Features/Greg Williams b, Science Photo Library/Stanley B. Burns, MD & The Burns Archive, N.Y. tr; 74: Corbis/Anna Clopet bl; 75: Brain Fingerprinting Laboratories, Inc cr, Science Photo Library/Hank Morgan br, Wellcome dept. of Cognitive Neurology t; 76: Associated Press AP/Nati Harnik tl, b, Ira Nowinski tr; 77: PA Photos tr, Corbis/David Turnley b; 78–79: Science Photo Library/David Parker; 80: Corbis/Tom & Dee Ann McCarthy cl, Science Photo Library/Colin Cuthbert br; 80–81: Peter Menzel; 81: Custom Medical Stock Photo/Rowan br, Federal Bureau of Investigation tc, Science Photo Library/Dr. Jurgen Scriba cl, /Michel Viard, /Peter Arnold Inc. tr; 82: Science Photo Library/Jim Varney b, /TEK Image tr, tr; 83: Custom Medical Stock Photo cl, Dr Brian Widdop of the Medical Toxicology Unit Laboratory photo: Gary Ombler t, PA Photos/EPA European Press Agency bc, bc, br; 84: Esther Neate br, Katz/FSP/A. Morvan/Gamma bl, L'Est Republicain t, PA Photos/EPA European Press Agency c; 85: www.bloodspattersoftware.com/A L Carter Phd. tl, tr, cla, ca, cra, cl, c, br, bl, Rex Features/Argyropoulos cr, Science Photo Library/Peter Menzel c; 86–87: Topham Picturepoint tr, bl, br; 87: Topham Picturepoint tr, cl, br; 88: Science Photo Library/Andrew Syred tl, /Colin Cuthbert tr, Roger Viollet bl; 89: Corbis/Lester V. Bergman tr, Science Pictures Limited/David Spears tl, Leica Microsystems, Inc. cl, Rex Features/Clare Dickson br, Anthony Ise/Getty Images/PhotoDisc tc, Science Photo Library/Dr Jeremy Burgess cb, Innerspace Imaging bl; 90: Science Photo Library/Dr Jeremy Burgess tl, Mark Thomas b; 91: Rex Features/PNS tr, Science Photo Library/Dr Jeremy Burgess clb, Eye of Science cla, cl, bl, Volker Steger tl; 92: Corbis/Bettmann tr, b; 93: Associated Press AP/John Bazemore l, Corbis/Bettmann br, Dr Brian Widdop of the Medical Toxicology Unit Laboratory/Gary Ombler tr; 94: Katz/FSP/photo: G. Bassignac b; 95: Katz/FSP tl, br, Gamma/G. Bassignac tr, Science Photo Library/Custom Medical Stock cr, M. Kalab/Custom Medical Stock Photo cl; 96: Corbis/Ruet Stephane bl, PA Photos br, /European Press Agency tr; 97: Corbis/Sygma br, Getty Images/Mike Powell bl, Nick Laham tl; 98–99: Corbis/Steve Prezant; 99: Corbis/Ruet Stephane/Sygma cr, Getty Images cr, Topham Picturepoint/Image Works crb; 100: Rex Features br; 100–101: Getty Images; 101: Associated Press AP cl, Michael V. Martinez, MSFS, Senior Forensic Scientist, Bexar County Criminal Investigation Laboratory bc, Science Photo Library/Michel Viard, Peter Arnold Inc. br; 102: Katz/FSP bl, Rex Features tr; 103: Federal Bureau of Investigation tc, r, Katz/FSP c, bl; 104: Custom Medical Stock Photo/Willoughby tr, Mediscan cb, b, Science Photo Library/PHT tl; 104–105: Science Photo Library/Mehau Kulyk; 105: Custom Medical Stock Photo/Willoughby bl, Science Photo Library br, /GJLP tl; 106: Rex Features/Sipa Press b, www.antiquebottles.com tr; 107: Rex Features tr, Science Photo Library/Astrid & Hanns-Frieder Michler bc, Klaus Guldbrandsen clb, /Richard Megna/Fundamental bl; 108: Assistant Divisional Officer Derek and the Fire Investigation Unit at Acton Fire Station c, br, PA Photos/EPA bl, Rex Features/Action Press t; 109: Corbis/Sung-Su Cho/Sygma b; 110: Corbis/Sygma tr, Getty Images/Image Bank bl; 110–111: Topham Picturepoint/David Giles; 111: Getty Images/Eyewire tc, /Photodisc tr, /Taxi c, Topham Picturepoint cr, /Malcolm Croft br; 112: Associated Press AP b, Federal Bureau of Investigation tl, Corbis tr; 113: © 2003 21st Century Forensic Animations br, Corbis/Ruet Stephane/Sygma cr, Getty Images/Taxi tr; 114: Rex Features/Ron Sachs (CNP) tl, /Sipa Press b; 115: Rex Features/Sipa Press tl, tr, Topham Picturepoint/Image Works b; 116: Rex Features tl, /Bryn Colton b; 117: PA Photos tr, Rex Features/Tom Kidd b; 119: Picture courtesy of Foster & Freeman Ltd cra, PA Photos cr, Science Photo Library/Volker Steger cb; 120: Katz/FSP/Rotolo-Liaison b, H. K. Melton tl, PA Photos br, Rex Features/Judy Totton bc; 121: Corbis/Bettmann cr, Picture courtesy of Foster & Freeman Ltd tl, br, cbr, Federal Bureau of Investigation cbl; 122: PA Photos/EPA b; 123: ECB cr, Rex Features/Martti Kainulainen br; 124: Science Photo Library/Volker Steger tr, bl, bc, br; 125: © Christie's Images Ltd tl, Getty Images cb; 126: Corbis/Bettmann cr, PA Photos tr, /EPA r, Rex Features br; 127: Topham Picturepoint bl; 128: PA Photos bl, Corbis bc, Getty Images/The Image Bank c; 129: Associated Press AP br, Getty Images/The Image Bank tr; 130: Corbis/Jim Richardson bl, /Mug Shots tr, Science Photo Library br; 131: Corbis/Sharna Balfour, Gallo Images br, Jim Chamberlain – U.S. Fish & Wildlife Service cr, Rex Features/Profile Press cl; 132: International Fund for Animal Welfare cl, bl, Wan Kam-yan/South China Morning Post tr; 133: Corbis/Earl & Nazima Kowall br, Jim Chamberlain – U.S. Fish & Wildlife Service tr; 133: Nature Picture Library Ltd bl; 134: Katz/FSP b Science Photo Library cl; 135: Katz/FSP ca, Science Photo Library cb, b, /Stanley B. Burns, MD & The Burns Archive, N.Y. t; 136: Associated Press AP cl, Science Photo Library/Michel Viard, Peter Arnold Inc. b; 137: Dr Brian Widdop of the Medical Toxicology Unit Laboratory, photo: Gary Ombler tl, Leica Microsystems, Inc. b, Science Photo Library/Colin Cuthbert cr, /Jim Varney crb.

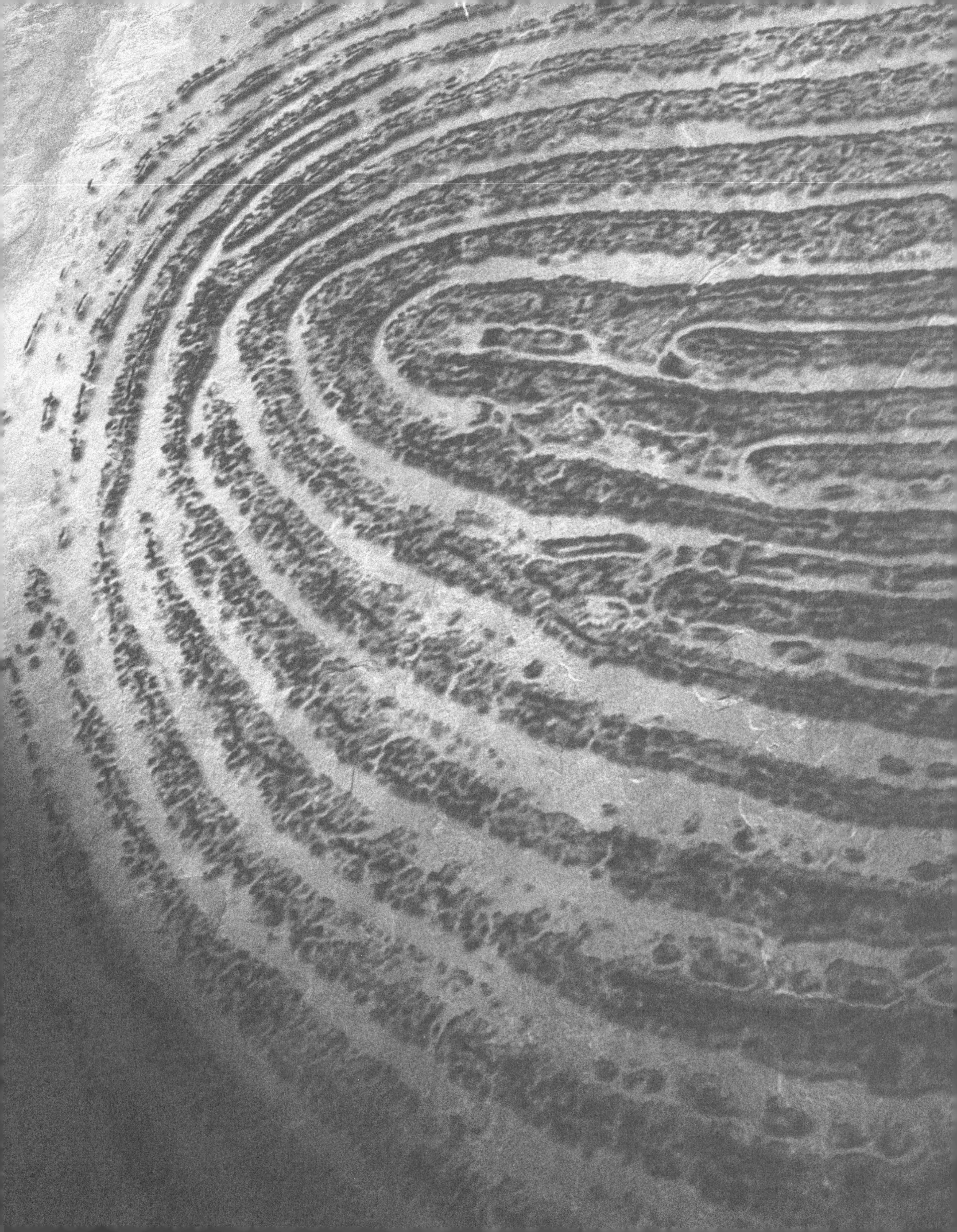